의료환경에서의

의사소통 및 인간관계

개정판

윤혜상 지음

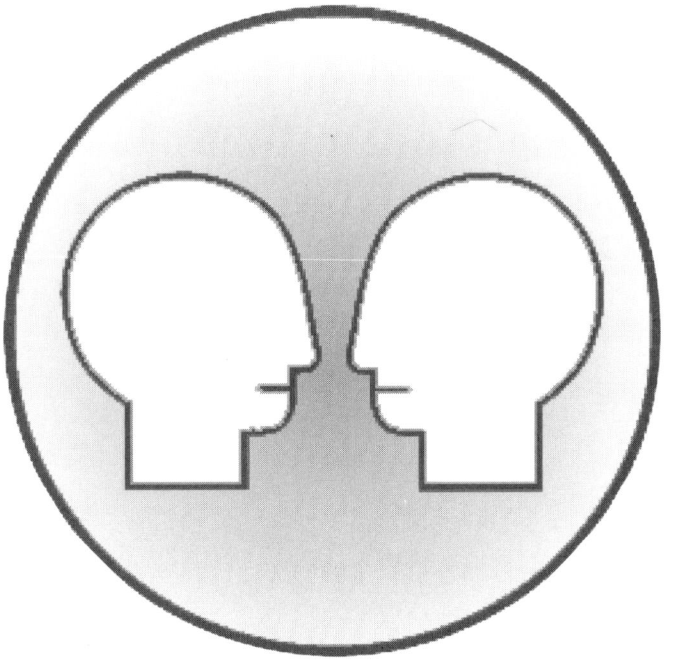

청구문화사

1차 개정판을 내면서

1996년 "의료환경에서의 의사소통 및 인간관계"를 선 보인지 4년 만에 1차 개정판을 선보이게 된 것을 기쁘게 생각합니다. 그동안 "의료환경에서의 의사소통 및 인간관계"에 보내주신 관심과 사랑에 깊은 감사를 드립니다.

'가는 말이 고와야 오는 말이 곱다'는 속담처럼 상대방이 나에게 잘하면 말을 다정하게 하게되고, 잘못하면 말을 함부로 하게 됩니다. 그러므로 함부로 하는 말은 사람의 마음을 멀리 떠나게 하고 인간관계를 흐리게 하거나 상하게 합니다. 특히 대화는 서로의 입장을 헤아리고 보살펴 주는 것으로 '인간 존중'이라는 절대적인 가치가 대화의 바탕을 이루고 있어야 원만한 대화가 이루어질 수 있습니다.

의료 관련인들이 건강소비자와 얼마나 효과적으로 의사소통 할 수 있는가? 하는 것은 간호실무는 물론 의료관련실무에서 매우 중요한 부분 중의 하나입니다. 의사소통 기술이 환자를 포함한 건강소비자와 상호관계를 중요시하는 간호 및 의료관련 실무를 관찰해보면 우리는 보고, 듣고 느끼는 것과 같은 모든 감각을 충분히 이용하여 의사소통하고 있음을 알게 됩니다. 이론적 부분은 사고력을 키워 주는데 중요하지만 기술과 훈련은 임상실무 경험에 있어서 보다 더 중요합니다. 훌륭한 의사소통 기술은 대인관계와 임상실무를 만족스럽게 이끌 수 있도록 도와 줄 것입니다.

초판은 간호학생을 대상으로 원고를 써갔지만 1차 개정판은 본서가 간호학생 외의 보건의료분야의 학생들에게도 관심을 받고 있다는 사실을 감안하여 간호이론에 관련된 내용은 삭제를 한 반면 의료관련인과 의료환경과 관련된 일반적 예를 보다 많이 준비했습니다. 특히 건강소비자들이 의료관련인에게 보내는 불평과 함께 바램도 소개를 하려고 노력했습니다.

가정을 소홀히 하는 아내에게 마음의 따스함과 용기를 키워주는 남편, 늘 바빠서 관심을 나누어 주지도 못한 엄마에게 사랑과 기쁨을 안겨주는 수빈과 소영에게 미안함과 고마움을 전합니다. 부족한 저자에게 끊임없는 지지와 격려를 늘 보내주시며 가장 좋은 책을 만들고자 노력하시는 청구문화사 이상태 사장님과 손정욱 부장님 및 직원들에게 깊은 감사를 드립니다.

2000년 10월
노랗게 물든 나뭇잎을 밟으면서
저자 윤혜상 드림

탈고를 하면서

최근 들어 과학기술의 급격한 발달이 가속화되면서 의료 환경도 첨단 기술화 되어가고 있습니다. 과거 인간의 손길을 필요로 했던 간호와 치료의 많은 부분들이 과학 문명의 소산인 기계로 대치되어 가고 있는 상황에서 인간과 인간간의 관계가 보다 더 필요하고 중요시되고 있습니다. 이러한 인간관계는 의사소통을 통해 맺어 집니다. "간호사가 얼마나 효과적으로 타인과 의사소통 할 수 있는가?"하는 것은 간호실무의 매우 중요한 부분 중의 하나입니다. 의사소통 기술이 환자를 포함한 건강소비자와의 상호관계를 중요시하는 간호에 얼마나 중요하며 얼마나 자주 이용되고 있는가는 거론할 필요도 없습니다. 간호사는 간호대상자와 보고 듣고 느끼는 것과 같은 감각 모두를 이용하여 의사소통하고 있습니다.

의사소통이란 인간의 마음과 행동을 표현하고 전달하는 하나의 도구입니다. 저의 마음을 깊이 흔들어 주었던, 감동적이었던 그리고 우리 학생들과 함께 나누고 싶었던 *Patricia Benner, Judith Wrubel, Jean Watson, Bishop, A.* 와 *Scudder, J*의 따스한 그러면서도 용기있는 마음을 소개하고자 합니다. 간호사-건강소비자(*client*) 또는 환자(*patient*)간의 상호작용이 진공 또는 공허 속에서 일어나는 것이 아니라 간호사가 간호행위를 수행하는 간호환경에서 일어나게 됩니다. 이러한 간호행위는 가시성이라는 견해에서 보았을 때 한쪽 극단의 고가시성 간호업무인 고도의 숙련된 기술을 요구하는 간호행위(*highly technical nursing actions*)와 또 다른 극단 쪽의 저가시성 간호업무인 의사소통 상호작용으로 크게 나누어집니다. 간호사의 고유한 역할은 고가시도 간호행위와 저가시도 간호행위를 결합시키고 조화시키며 건강소비자의 신체적, 정신적 요구를 만족시켜 주는 데에 있다고 생각합니다. 본서가 건강증진, 건강회복, 건강유지라는 간호의 궁극적인 목표를 이루어 가는 데에 도움이 되었으면 하는 간절한 바램입니다. 특히 간호의 첫걸음을 시작하는 간호학생들이 간호 환경에서 접하게 되는 다양한 간호대상자는 물론 그들의 가족, 의사, 간호사, 그 외에도 다양한 건강협력요원과의 인간관계를 맺는 데에 많은 도움이 되기를 바랍니다. 화려하지는 못하지만 소박한 첫 열매를 선보이게 된 것을 기쁘게 생각하며 앞으로 보다 나은 내용의 책이 되도록 최선의 노력을 다 할 것을 약속드립니다.

원고가 완성되기까지 두 해의 아름다운 계절의 변화가 스쳐갔고 이 동안에 마음의 따스한 지지를 보내주고 격려해주고 가정의 모든 것을 소홀히 해도 오랫동안 기다려주고 참아준 나의 소중한 가족-시어머님, 요한, 수빈과 소영에게 미안한 마음과 더불어 깊은 감사의 마음을 전합니다. 또한 출판을 기꺼이 맡아주신 청구 문화사 이상태 사장님께도 깊은 감사의 마음을 드립니다.

1996. 7
짙은 여름을 맞이하면서
저자 윤혜상 드림

머 리 말

본 서의 목표는 의사소통에 대한 개념적 기틀을 제시하여 간호사들이 의사소통 기술과 간호과정에 대한 기본적 지식을 학습하여 건강관리 전문인으로서의 역할에 통합할 수 있도록 하기 위함입니다. 의사소통의 기본적 구성요소를 나타내는 의사소통 모델은 물론 의사소통의 구성요소들이 간호과정과 건강소비자-간호사간의 상호관계로 어떻게 부합되고 있는 가를 설명하였습니다. 간호사들은 메시지의 내용과 상호관계 측면은 물론 타인과 함께 하는 쌍방적(two-way) 의사소통을 격려해주는 피드백(feedback)의 이점을 잘 알고 있어야 합니다. 의사소통의 이론적 부분은 사고력을 키워 주는데 중요하지만 기술과 훈련은 임상실무 경험에 있어서 보다 더 중요하다. 훌륭한 의사소통 기술은 다양한 반응 기술의 개발과 임상실무를 할 수 있게 도와주므로 간호사에게는 훌륭한 의사소통 기술이 필요하다고 생각합니다.

본서의 1장과 2장에서는 간호의 토대를 이루고 있는 실존주의, Watson의 돌봄의 요소, 그리고 간호실무의 커다란 맥을 이루고 있는 돌봄에 대한 내용을 소개했습니다. 3장에서는 메타페러다임, 페러다임, 이론과 개념에 대한 정의와 더불어 의사소통이론과 간호실무의 틀을 제공해주는 간호이론을 소개하였고 간호실무를 고가시도 업무와 저가시도 업무로 나누어 보았습니다. 4장에서는 다양한 의사소통 채널을 통해 간호대상자의 메시지를 어떻게 받아드리며 간호대상자의 채널을 통해 어떻게 메시지를 전달하는가를 다루었습니다. 5장에서는 우리 자신의 의사소통 유형을 돌이켜 보고 바람직한 의사소통 유형과 바람직하지 못한 의사소통의 유형을 소개하여 우리의 의사소통이 바람직하고 적절한 의사소통이 될 수 있도록 내용을 꾸몄습니다. 6장에서는 치료적인 의사소통이 되기 위해 갖추어야 할 조건과 신뢰와 감정이입과 관련된 언어적 기술과 비언어적 기술을 소개하였습니다. 7장에서는 면담시의 정보수집 기술과 정보수집시에 반드시 피해야할 위험요소 등을 소개하였습니다. 8장에서는 성숙한 간호사로써 갖추어야 할 개인적 정체감과 직업적 정체감을 소개하였고 이러한 정체감의 발달에 필요한 자기주장과 공격의 적절한 사용을 다루었습니다. 특히 간호학생이 실습하면서 겪게되는 어려움을 다루었습니다. 9장은 간호사와 간호대상자와의 관계를 다루면서 간호사의 역할, 환자와의 역할, 좋은 환자와 나쁜 환자라는 낙인, 겉으로 보기에 좋은 간호사, 그리고 환자가 경험했던 간호사와의 치유적 관계와 비치유적 관계를 소개하면서 우리의 조그만 관심 또는 무관심이 환자와의 관계에 어떻게 영향을 미치는 가를 소개했습니다. 10장에서는 간호사와 타 보건의료 인력간의 협력관계를 소개했고 11장에서는 병원의 입원실과 외래에서의 의사소통 기술과 간호환경 내에서의 업무 활동조직과 의사소통 유형을 다루었습니다. 12장에서는 다양한 건강관리 환경에서 접하게 되는 간호대상자들과의 마음과 그들과의 의사소통을 소개했습니다. 불평이 많은 간호대상자, AIDS 환자, 사회 문화적 배경이 다른 대상자,

노인간호 대상자, 임종을 앞둔 간호대상자 및 가족 간호 그리고 사별 간호대상자들과의 의사소통 방법과 간호를 다루어 보았습니다.

본서가 의사소통 과정을 세부적으로 나누어 설명하지만 궁극적으로는 의사소통의 전체과정이 통합되어 의사소통의 메시지(message)가 습관적으로 그리고 무의식적으로 신체적 언어, 의사소통 채널(channel), 의사소통 기술, 의사소통 양식, 역할 관계에 대한 간호사의 지식을 반영할 수 있도록 구성하였으므로 학습자로서의 간호 학생은 본서에 제시되어 있는 의사소통 지식과 훈련을 익힘으로서 보다 효과적인 의사소통 기술이 간호실무의 한 부분이 되도록 노력해야 할 것입니다.

시간, 노력과 땀방울의 결정체인 소박한 첫 열매를 선보이게 된 것을 기쁘게 생각하며 앞으로 보다 나은 내용의 책이 되도록 최선의 노력을 다 할 것을 약속드립니다.

1996. 7.
짙은 여름을 맞이하며
저자 윤혜상 씀

목 차

제 1 장 철학과 돌봄의 과학

철학은 과학의 성과로써 얻은 경험적 지식을 활용하여 보다 새로운 경지에 도달할 수 있고 과학은 철학적 반성과 결합하여 유익한 도구의 구실을 하게 된다. Silva는 모든 간호이론과 간호연구는 철학으로부터 추론되고 또한 철학에 이르게 된다고 주장하였는데 이는 간호연구가 간호철학을 기초로 이루어지며 간호연구를 통해 간호이론 개발이나 간호이론의 검증을 함으로써 간호과학의 필수 요소인 간호 지식체를 얻을 수 있다는 것을 의미한다.

철학이란 인생과 세계에 대한 궁극적인 근본 원리를 추구하는 학문으로 추구하는 목적에 따라 3가지 유형-사고의 규칙이나 인식에 관해 탐구하는 논리학 및 인식론, 인간・역사・사회에 대한 근본적인 존재 방식을 탐구하는 존재론 및 형이상학, 그리고 가치에 대해 탐구하는 윤리학・미학・종교학 등이 있다. 간호학이 학문으로서의 위치를 견고히 하고 사회 속에서 전문직으로 자리 잡고자 노력하는 시점에서 간호의 본질이 무엇인가 하는 간호 철학의 정립이 필요하리라고 생각하며 철학의 존재론 영역에 속하는 실존주의와 인본주의를 기초로 하고 있는 Watson의 간호 철학을 살펴보고자 한다.

1. 실존주의

B.C. 5세기경 Socrates는 Philos(사랑)와 Sophia(지혜)라는 뜻을 가진 Philosophia라는 용어를 처음으로 사용했다. Socrates와 Plato는 사랑으로서의 철학에 관심을 두었으나 Aristotle는 지혜를 사랑하여 지혜로서의 철학, 즉 지식으로서의 철학을 강조했다. Aristotle는 철학을 탐구된 지혜, 즉 객관적인 지식의 체계라고 정의했는데 이 "객관적인 지식의 체계"는 과학(science)이라는 의미를 지니고 있다. 즉 사랑으로서의 철학은 주체성을 강조하나 지식으로서의 철학은 객관성을 강조했다. 그러나 그 당시는 물론 18세기까지도 여전히 과학은 철학의 일부에 지나지 않았다.

19세기에 이르러 근대 과학이 눈부신 발전을 하며 독자성을 강조하자 철학의 영역은 더욱 좁아져 첫째 철학은 단지 개인적인 신념, 체험 및 주장이라는 견해, 둘째 철학은 논리학과 인식론에 국한되어 과학의 토대를 이룬다는 견해, 셋째 철학은 지식이 아니라 신비적 직관에 의한 천재적 창조라는 견해, 넷째 철학은 존재 전체에 대한 지식으로 전통적인 철학과 근대 철학을 결합시키고 있다는 견해를 가지게 되었다. 특히 19세기의 철학

사상을 지배했던 합리주의적 관념론 혹은 실증주의에 대한 도전과 비판으로부터 출발하여 주체적 존재로서의 실존에 대한 본질과 구조를 밝히려는 철학적 입장을 실존철학이라고 한다. 특히 Sartre는 실존주의라는 용어를 사용했고 실존(existence)의 규명에 관심을 쏟았기 때문에 실존철학자로 분류된다.

Jaspers와 Heidegger의 실존철학은 제1차 세계대전 이후, Sartre와 Marcel의 실존주의는 제2차 세계대전 이후에 발달되기 시작했는데 이러한 실존사상은 전쟁을 전후한 사회적 불안과 회의와 절망, 허무와 비관에서 출발한 사상으로 현대 문화와 현대인에 대한 반항의 사상이다. 실존(existence)이란 자기 존재에 대한 책임과 자유를 의식하는 구체적인 자기로 정의되며 실존은 보편 타당한 진리에 의해 파악되는 것이 아니라 자기자신의 존재를 선택하고 결정하고 결단해 가는 모험의 감행 속에서만 체험할 수 있을 뿐이다. 자기 상실에서 자기 회복으로, 비본래적 자기에서 본래적인 자기로 귀환하고자 하는 것이 실존주의가 지향하는 방향이며 이념이다. 실존주의는 첫째, 인간에 대한 보편적인 이론보다는 개인적인 인간 존재가 중요 관심사이며 둘째, 객관적 진리보다는 내면적 또는 주관적 경험을 중요시하여 인간생활의 의미 또는 목적에 관심을 두고 있으며 셋째, 인간의 중요한 특성은 개인의 자유로써 모든 인간은 스스로 자신의 태도, 목적, 가치와 생활 방식을 선택할 수 있다는 견해를 갖고 있다.

Kierkeggard는 종교적 관점에서, Heidegger는 윤리적 관점에서, Sartre는 무신론적 관점에서 실존주의 사상을 전개했으나 본 서면에서는 Sartre의 무신론적 실존을 고찰해 보고자 한다. Sartre는 신의 존재 자체를 거부했고 따라서 초월적이며 객관적인 가치 기준, 신의 계율이나 플라토닉한 형상 어느 것도 이 우주에는 존재하지 않으며, 우주에서 인간은 스스로를 돌보도록 버림받은 내던져진 존재임을 주장했다. 인간의 존재는 인간의 본질에 선행하며 인간은 자유롭게 되기를 포기할 자유가 없는 것을 제외하고는 무한의 자유를 소유하고 있으며, 인간의 의식이란 자기 자신이 아닌 다른 무엇인가에 대한 인식이며, 감정이란 우리가 세계를 이해하는 방식이고, 인간의 자유와 책임은 우리가 생각하고 행동하는 모든 영역으로 확장되며, 불안은 자기 자신의 행동을 예견할 수 없음을 의식하는 것으로부터 오게 된다. Sartre는 인간이 자유를 의식함으로써 불안하고 고통스러워 불안으로부터 도피하고 싶어하나 이러한 도피는 환상적이다. 인간의 태도와 행동은 인간의 성격이나 상황, 또는 생활 속에서의 역할 또는 자기자신에 의해 결정되며 자기자신이 아닌 주변의 다른 어떤 상황에 의해 결정된다고 우리 자신에게 확신시키는 것은 자기기만 또는 거짓믿음이며, 완전한 진실성이라는 이상은 불가능하나 거짓믿음의 위험을 피하고 진실성을 성취하는 것은 가능하다고 주장한다.

앞에서 살펴본 우주론, 인간관 및 인간의 조건을 토대로 Sartre는 인간 행동에 대한 처방으로서 첫째 어느 누구도 우리를 위해 어떠한 것도 결정해 주지 않으므로 인간은 개인적 선택을 행사하며, 둘째 인간은 스스로가 자기 자신의 행동, 태도, 감정과 성격에 대한 것까지도 책임을 져야 하며, 셋째 자유의 불안으로부터 탈출하여 숨어있을 수 있는 도피

처는 영원히 없으며 책임을 회피하는 것 자체가 하나의 선택일 뿐이므로 불안으로부터 도피하려는 시도를 하지 말 것을 제시했다. Sartre는 의식의 개념이 어떻게 자유의 개념을 동반하는가 라는 분석에서 인간 모두에게 실제적이고 밀접한 문제들을 제기함으로써 보다 참되게 인간 자신을 알게 되고 자신을 변화시킬 수 있는 힘을 행사하도록 촉구하고 있다.

2. 인본주의(Humanism)

인본주의는 근대의 르네상스에서 시작된 것으로 부자유한 봉건사회의 질서와 불합리한 기독교의 도그마에서 인간을 해방하려는 정신운동이 곧 르네상스의 휴머니즘이다. 서양에서의 휴머니즘은 18세기 후반에 독일에서 문학운동으로 전개되었는데 이것을 보통 네오 휴머니즘, 즉 신인문주의라고 명명하기도 한다. 프랑스 혁명과 산업혁명을 거쳐 자본주의 성숙기를 맞이한 근대 서양의 시민사회는 노사의 계급적 대립, 기계 문명의 위기, 전쟁의 비극, 인간의 소외 등 어려운 역사적 전개에 따라서 세 단계로 나눈다. 제1단계의 휴머니즘은 르네상스의 휴머니즘으로 고전적 교양을 강조했으며, 제2단계의 휴머니즘은 18세기 말엽의 근대 휴머니즘 또는 네오 휴머니즘으로 인간성의 조화적 발전을 강조했으며, 제3단계의 휴머니즘은 현대의 휴머니즘으로 인도주의적 휴머니즘 또는 행동적 휴머니즘 특성이 강하게 나타났는데 이와 같은 현상은 현대의 역사적 양상이 르네상스나 근대의 역사적 양상에 비해 더 절박하고 많은 어려움이 따르고 위기적이었기 때문으로 생각된다.

최근 휴머니즘의 개념은 더욱 확장되고 발전하여 고정 불변한 사상이 아니라 시대와 사회의 역사적 상황에 따라 여러 다양한 방향으로 생성 발전해 가는 역동적인 개념으로 발전하기에 이르렀다. 휴머니즘의 중심 개념인 인간성(humanities)이란 단어는 역사적으로 볼 때 여러 가지 의미로 발전해 왔다. 즉 희랍인과 로마인이 생각한 인간성은 주로 인간의 교양과 문화를 의미했고 스토아 사상과 기독교 사상에서는 인류 또는 인류애라는 의미를 지니고 있었고 후에는 정의와 인도의 측면을 강조하게 되었다. 휴머니즘의 내용적 의미를 자세히 살펴보면 첫째 신(God) 중심주의나 자연 중심주의에 대한 인간 중심주의로서의 휴머니즘으로 인간에게 있어서 인간 이하의 또는 인간 이상의 아무런 권위도 인정하지 않고 모든 기준과 가치의 척도를 오직 인간에게 두고 있으며, 둘째 문화와 교양을 이념으로 하는 휴머니즘으로 이것을 흔히 인문주의라고 하며, 셋째 정의와 인도 또는 인류애를 내용으로 하는 휴머니즘으로 이것을 인도주의라 칭한다.

이러한 휴머니즘의 정의에 공통되는 원리와 요소는 인간 해방, 인간 존중의 사상과 운동이며 인간 및 인간성을 왜곡하고 억압하고 속박하는 모든 사상, 제도, 조건 및 세력에서 인간을 해방하고 인간성을 옹호하고 육성하고 발전시켜 인간성을 완성하여 가는 것이 모든 휴머니즘의 근본이요 중심원리이다. 휴머니즘의 소극적 원리는 인간을 억압하고 속박하는 모든 세력에서 인간을 해방하려는 노력과 운동이다. 그러나 적극적 정의는 인간성의 적극적인 육성과 발전과 완성을 의미하는 것으로 인간의 인간다운 품위와 가치를 실현하고 인간의 존엄성을 드러내고 인간의 창조력을 발휘하여 인간의 생명을 높이고 풍성하게 하며 인간의 기본적 권리와 인간성의 조화로운 발전, 전인으로서의 이념을 실현하고, 개성의 완성을 통하여 인간으로서 인간답게 살고 모든 사람에게 자아실현의 기회를 주는 것이 휴머니즘의 적극적 원리다. 이러한 휴머니즘의 원리를 한 민족이나 한 계급에만 국한시키는 것이 아니고 모든 인류에게 적용시키는 것이 휴머니즘의 기본 정신이다. 휴머니즘은 인간성의 옹호, 육성과 실현을 기본 원리로 한다.

Humanity는 보통 인간성이라 번역되는데 흔히 인간성, 인도, 박애, 사랑, 인정, 자비, 인류, 일반 교양과 인문학 등의 의미를 갖고 있다. 인간성이란 인간을 인간답게 만드는 본질로 인간이 갖는 모든 속성을 의미한다. 인간에 대해 긍정적인 태도를 가지며 인간성을 신뢰하고 인간적인 모든 것에 적극적인 관심을 갖는 것이 휴머니스트의 태도요 휴머니즘의 자세이다. 인간의 착하고 아름다운 점 뿐 아니라 인간의 추하고 약한 측면에 대해서도 따뜻한 이해를 갖는 것이 휴머니스트의 태도이다. 인간의 소중한 가치와 인간성에 대해 존중하며, 고귀한 사랑과 정의를 실천하고 인간의 도리를 알고 사람다운 길을 걸음으로써 인간의 차원은 동물의 차원과 엄연히 구별되고 동물의 질서를 뛰어 넘는다. 인간성이란 말은 기술적 측면과 규범적 측면의 의미가 있다. 휴머니즘에서 인간성을 의미할 때는 규범적 의미가 강하다. 인간의 높은 이상, 인간의 장점, 인간적 완성과 미덕에서 인간성을 찾으려는 것이 휴머니즘의 근본적 정신이다. 인간 과학에는 인간의 자유, 선택, 책임감에 대한 철학이 기본적으로 깔려 있으며, 생물학적 심리학적 전체론(holism : 인간의 각 부분은 전체로써 기능하고 있어 인간을 구성하는 부분으로 환원될 수 없는 것으로 간주하는 개념)적이며, 경험적일 뿐 아니라 미학적, 미적 가치, 직관 발견의 과정을 허용하는 인식론, 시간 및 공간에 대한 존재론, 인간관계에서 발생되는 사건・과정・관계의 맥락, 개방체로써 과학적 세계관을 토대로 하고 있다.

3. 돌봄의 과학과 Watson의 간호철학

간호는 오랫동안 이론과 실무가 일치하지 못했고 간호의 이론 및 실무간의 불일치를 감소시키기 위해 Watson(1985)은 돌봄(Caring)의 간호철학을 주장했다. Caring은 간호실무의 중심 사상으로 업무 중심적인 행위라기 보다는 도덕적 이상이라 할 수 있으며, 간호사-간호대상자간의 상호작용으로써 건강관리 영역에서 소홀해지기 쉬운 부분을 포함하고 있다. 또한 건강관리체계 내에서 인간의 존엄성과 인간성의 유지가 고려되어야 하며 전문직 간호의 궁극적인 목적은 과학과 시공을 넘어 간호사-간호대상자 상호작용의 토대가 되고 있는 인본주의와 과학의 결합이라고 주장한다.

인본주의와 과학의 결합화 과정은 윤리적 인간 과학의 기초 위에 세워지고 10개의 돌봄 요소에 기본을 두고 있다. Watson은 간호를 과학과 인본주의(humanism)의 결합으로 간주하며 간호는 인본주의적 가치체계를 기초로 해야 하며, 인본주의적 가치체계는 과학적 지식과 결합하여 간호 행위를 이끌어야 한다고 주장했다.

특히 Watson은 의학에서의 치료적 요소(curative factor)에 대조되는 용어로써 간호학에 돌봄의 요소(carative factor)라는 용어를 사용함으로써 의학과 간호학을 구별하고 있다. 돌봄의 요소는 인본주의적 철학에서 발달된 것으로 한 인간이 다른 인간을 돌봄에 있어서 핵심이 되고 있음은 물론 지속적 성장을 해온 간호학의 과학적 토대를 기초로 하고 있다. curative factor가 질병 치료에 목표를 두고 있는 반면 carative factor는 돌봄의 과정에 목표를 두고 인간이 건강을 유지하거나 또는 평화스런 죽음을 맞이하도록 도와주게 된다. 즉 간호학은 인간의 건강을 증진시키고, 질병을 예방하고, 환자를 돌보며 건강을 회복시키는 것과 관련된 care에 초점을 두고 있으며 의학은 질병치료에 관련된 cure에 초점을 두고 있다.

1) 돌봄의 과학에 대한 기본

- 돌봄과 간호(caring and nursing)는 인류의 역사이래 모든 사회 속에 존재해 왔으며 모든 사회는 다른 사람을 돌보아 주는 누군가를 가지고 있다. 돌봄의 자세는 유전자에 의해 세대간에 전달되는 것이 아니라 환경에 대처해 가는 독특한 방법으로써의 직업 문화에 의해 전달되는 것으로 간호는 항상 다른 인간을 돌본다는 자세를 지녀 왔다.
- 돌봄의 과학적인 면과 예술적인 측면 또는 이론과 실제 사이에는 불일치가 있는데 이는 과학적 가치와 인본주의적 가치 사이에는 어느 정도의 괴리가 있기 때문이다.

2) 돌봄의 과학에 대한 기본 가정

- 돌봄은 인간 상호간에서만 효율적으로 설명되며 수행될 수 있다.
- 돌봄은 돌봄의 요소로 구성되어 있으며, 돌봄의 요소가 인간의 요구를 만족시켜 준다.
- 효과적인 돌봄은 인간의 건강을 유지시킴은 물론 개인 또는 가족의 성장을 증진시킨다.
- 돌봄의 반응은 인간을 지금 현재의 존재로서는 물론 변화 가능성이 있는 존재로써 받아들인다.
- 돌봄의 환경이란 잠재력의 발달을 제공해 주는 환경으로서 인간은 돌봄의 환경에서 주어진 시간적 공간적 상황에서 스스로를 위한 최선의 선택을 할 수 있게 된다.
- 돌봄은 치료보다 더 건강 생성적(healthogenic)이며, 돌봄의 실무(practice of caring)는 생물학적 그리고 물리학적 지식과 인간 행동에 대한 지식을 조화시켜 건강을 이루거나 증진시키고 환자에게는 건강을 회복하고 유지하도록 도와된다.

그러므로 돌봄의 과학(science of caring)은 치료의 과학(science of curing)을 보완해 주고 있다.

· 돌봄의 실무는 간호의 핵심이 되고 있다.

3) 돌봄의 요소에 대한 고찰

학문 자체로써 보다는 실무 적용에 존재 의의를 두고 있는 간호학이 독자적인 학문의 고유 영역을 찾기 위해 오랫동안 노력해 온 결과 간호실무의 중심이라 할 수 있는 돌봄(caring)을 찾아냈고 이 돌봄은 간호학을 치료(curing)로서의 의학과 명확하게 구분해 주는 개념이 되었다. 최근 간호의 중심개념이 실증주의적 관념에서 인본주의적 관점으로 변해 가는 근자에 Jean Watson은 Philosophy of Science of Nursing에서 돌봄을 간호실무의 중심 개념으로 끌어 올려 간호의 철학적 기반을 제시해 주었다. 특히 돌봄의 과학(science of caring)을 위해 제시한 돌봄의 요소 10가지는 간호를 연구하고 이해하고 수행하는데 기본이 되고 있다. 그러면 돌봄의 과학에 철학적 근간이 되고 있는 10가지의 돌봄의 요소와 돌봄의 요소들 간의 상호 연관성을 살펴보고자 한다. 간호학을 돌봄의 과학으로써 연구하고 이해하기 위한 10가지의 돌봄의 요소는 다음과 같다.

① 인본주의적-이타적 가치 체계 형성
② 믿음과 희망의 고취
③ 자신과 타인에 대한 민감성 배양
④ 조력과 신뢰 관계 구축
⑤ 긍정적, 부정적 감정 표현의 수용과 격려
⑥ 문제 해결을 위한 의사 결정에 체계적, 과학적 방법을 사용
⑦ 간호사와 환자간에 교육자와 학습자로서의 관계 맺기
⑧ 환자에게 지지적, 보호적, 정신적, 신체적, 사회 문화적, 영적 환경을 제공
⑨ 인간의 기본적인 욕구를 만족시킬 수 있도록 돕기
⑩ 인간의 실존적, 현상학적 측면을 고려하여 간호 제공

돌봄의 과학에 토대가 되는 10가지 돌봄의 요소 중 ① 인본주의적-이타적 가치 체계 형성, ② 믿음과 희망을 심어 주는 일, ③ 자신과 타인에 대한 민감성 배양이 돌봄의 과학에 철학적 근간이 되고 있으며 이 세 가지 요소는 상호 의존하여 건강증진을 촉진시키는 기능을 하게 된다. 3가지의 철학적 근간을 이루는 요소들이 잘 나타날 수 있는 간호실무 내용으로 간호사는 첫째, 간호 제공시 환자와 도움과 신뢰(helping-trust) 관계를 발전시켜야 하며, 둘째 환자의 부정적, 긍정적 감정표현을 잘 받아들임은 물론 환자가 표현할 수 있도록 격려해 주고, 셋째 간호문제의 해결을 위해 체계적, 과학적 방법을 사용해야 하며,

넷째 간호사와 환자간에 교육과 학습(teaching-learning) 관계를 증진시키고, 다섯째 환자에게 지지적, 보호적, 정신적, 신체적, 사회 문화적, 영적 환경을 제공하며, 여섯째 인간의 기본적인 요구를 만족시킬 수 있도록 도와주며, 일곱째 인간의 실존적, 현상학적 측면을 고려하여 하나의 전인적 인간에게 요구되는 개별간호를 제공해야 한다. 간호사가 인도주의적, 이타적 가치체계를 형성하고 환자에게 믿음과 희망을 심어 주며 자신과 타인에 대한 민감성을 배양시키는 세 가지 요소는 간호과학의 철학적 기반이 되어 간호의 본질을 더욱 활성화시키고 구체화시키게 될 것이다.

(1) 인본주의적-이타주의적 가치 체계 형성

돌봄(caring)은 인간의 보편적인 가치-친절, 관심, 그리고 타인과 자신에 대한 사랑을 기반으로 이루어져야 한다. 인본주의적-이타적 가치체계는 보통 인생의 초기에 시작되어 계속해서 성장하고 성숙해 간다. 한 개인이 태어난 후 성장하여 청년이 되면 인간으로서의 가치는 더욱 확고해지고 때때로 간호사가 되고자 하는 선택적 결정에 직접적인 영향을 미치기도 한다. 인간적 가치의 자연스러운 발달은 간호 학생과 간호 교육자간에 태도와 신뢰의 상호 교환, 학습과 역할 모델의 상호 교환으로 촉진될 수 있다. 성숙해 가고 있는 인간은 사회적 목적 성취를 위하여 인간적 의미의 가치를 조화시키며 개인적 경험과 동기로부터 인간적 가치를 확인하고 증진시키기 시작한다. 인본주의적, 이타적인 가치체계는 대개 삶의 초기 과정에서 시작되어 계속적으로 발달되고 성숙해 가는 질적 수준을 갖고 있는 철학(qualitative philosophy)으로써 인간의 삶을 성숙된 삶으로 이끌며 주는 것(giving)을 통해 받는 것(receiving)을 경험하며 만족감을 얻게 된다.

가치의 인본주의화는 부모와의 관계를 포함한 개인적인 어린 시절의 경험으로부터 유추되며, 다양한 철학, 신념, 그리고 생활 양상에 관한 탐구와 연구를 통해 확장되고 강화된다. 인간성(humanities)에 관한 연구를 통해 한 개인은 다양한 문화의 사람들에 대한 사고와 인식에 있어서 자유롭게 된다. 타인에 대한 공감 또는 감정이입에 대한 토대는 한 개인이 다른 사상, 기호, 그리고 삶, 죽음, 세계에 대한 다양한 관점을 알고 이해함으로써 성립된다. 돌봄(caring)은 간호사와 간호대상자의 만남에 영향을 미치는 가치 체계와 신념을 기초로 이루어진다. 개인이 다른 사람의 철학과 가치를 의식하던 의식하지 않던 타인의 철학과 가치는 이미 돌봄의 행동에 영향을 미친다.

인본주의적 가치와 이타적 행동은 타인의 관점, 신념, 그리고 가치에 대한 면밀한 검토와 인식의 고취를 통해 개발될 수 있다. 인간의 경험들도 개인으로 하여금 성숙, 만족, 통합성을 증진시키는 인생의 철학을 구성하는 가치를 사용하고 인정할 수 있도록 도와준다. 이타적 가치와 행동은 타인과의 관계를 통해 개인의 삶에 의미를 준다. 인본주의적-이타적 가치 체계에는 사랑으로 인간을 바라보고 인간의 다양성과 개별성을 존중하고 인정하는 능력이 모두 포함된다.

Adler(1927)는 인간이 이기주의를 키우고 자아의 우월성을 추구하기는 하지만 사회적 이익을 개발하고자 하는 경향도 있다고 했다.

간호에 있어서의 인본주의적-이타적 가치체계는 단지 간호사가 희생적이고, 모든 것을 다 내어주고 자신을 부인하는 자기 부정적인 행동을 취하는 것을 의미하는 것이 아니라 자아감을 확장해 가는 인본주의적 방법 속에서 발달되어야만 한다는 것을 의미하고 있다.

인본주의적-이타적 가치체계가 간호의 역사적인 가치체계로 오랫동안 자리잡아 왔었으나 최근 간호직이 전문직으로 발달해 가면서 이러한 가치체계가 간호에게 보다 낮은 사회적, 직업적인 지위와 보다 복종적인 태도를 감수하게 만들었다는 이유로 일부에서는 인본주의적-이타적 가치체계를 비판하기도 하나 이 가치체계에 대해 보다 긍정적인 측면의 평가도 필요하다고 생각된다. 돌봄(caring)은 인본주의적-이타적인 감정과 행위로 구성되어 있으며 돌봄을 통해 최상의 전문적인 간호를 제공할 수 있으며 가장 성숙된 사회적 공헌을 증진시키게 된다.

결론적으로 인본주의적-이타적 가치체계(humanistic-altruistic value system)의 형성은 돌봄의 과학(science of caring)에 가장 우선적이고 기본적인 필수적 요인이며 인본주의적-이타주의적 가치체계는 생의 초기에 형성되어 계속적으로 성숙, 성장되며 간호교육에 의해 더욱 촉진될 수 있다. 인본주의라는 것은 인간답게 살고자 하는 본성과 개인의 권리와 존엄성을 존중하는 것이며 이타적이라 함은 인간화 방법을 통해 자신을 제공하고 자아영역을 확대해 가는 것을 의미한다. 그러나 인본주의적-이타적 가치체계는 반드시 과학적 지식과 결합해야 한다.

(2) 믿음과 희망을 고취시키기

두 번째 돌봄의 요소(carative factor)는 첫 번째 돌봄의 요소인 인본주의적_이타적 가치체계와 상호작용하여 여러 종류의 다른 돌봄의 요소를 향상시키고 있다. 간호사와 다른 건강관리 요원들은 환자들의 치료과정(curative process)은 물론 돌봄의 과정(carative process)에 있는 믿음과 희망(faith-hope)의 중요한 역할을 인식해야 한다. 간호사는 특히 간호와 치료 안에 있는 믿음과 희망의 의식을 환자에게 고취시켜야 한다. 믿음과 희망(faith-hope)은 환자로 하여금 간호사로부터 얻은 여러 가지 정보를 받아들여 환자의 태도를 변화시키고 건강추구 행동에 참여하도록 도와주게 된다. 최근 여러 연구에서 환자의 믿음과 희망이 환자가 갖고 있었던 질병의 치유과정과 질병의 결과에 영향을 미치고 있음이 증명되었다.

의사가 환자를 위해 아무 것도 해줄 것이 없다고 할 때에도 간호사는 환자를 지지해주는 다양한 안위와 믿음과 희망을 제공함으로써 환자를 간호할 수 있다. 과학적인 돌봄(science of caring)을 제공하는 간호사는 과학적 접근의 한계와 제한점도 초월할 수 있는데 이는 간호사가 전인(whole person)으로서의 인간에 관심을 갖고 전인으로서의 인간을 인식하고 전인으로서의 인간에 대한 지식을 통해서 가능하다. 인간을 전인적인 인간으로 간주하는 것은 믿음과 희망이 인간의 삶에 영향을 주는 요소임을 정당화시켜 주게 된다.

Hippocrates는 환자의 신체적인 질병회복 이전에 환자의 정신과 영혼을 고무시켜야 한다고 주장했고 Aristotle은 극장이 정신적 문제가 있는 사람들에게 치료적 효과를 가지고 있다고 믿고 있었다.

이외에도 Greece의 의료신 이었던 Asclepius의 딸-Hygiea는 자기훈련과 좋은 환경을 통해, Panacea는 약과 함께 조정(manipulation)을 이용하여 건강을 유지할 수 있다고 주장했다. 고대 Egypt에서는 수세기 동안 성직자와 의사가 동일인이었고 의료는 종교 및 믿음과 밀접하게 연관되어 있었다. 믿음-희망은 전통적으로 질병의 증상을 감소시키는데 중요한 치료법이었다. 의학자체가 마술, 주문, 기도의 부산물이었던 적이 있었고 믿음의 기적은 성경에도 종종 나온다. 치료에 있어 고대적 접근들, 즉 바빌로니아의 점성술적 접근 같은 것들은 질병의 원인과 치료에 대한 초자연적 설명에 토대를 두고 있다. 집단 심리치료의 초기 시도에서도 권위적이고 고무적인 접근이 사용되었다. 예를 들어 1905년 Dr. Pratt는 결핵 환자들에게 위생 습관을 교육하기 위해 단체 모임을 개최하였는데 이러한 단체 모임을 통해 격려와 고무의 부수 효과를 얻어 치료적 효과가 매우 컸다. Adler(1927)는 집단 상담의 성공과 실패는 상담자의 격려 능력에 달려 있다고 주장했고 정신치료의 분야에서도 치료자는 매우 중요한 역할을 한다. Yalom은 치료 요소로서 희망의 고취를 규명하였는데 Yalom의 치료 요소인 희망의 고취는 믿음-희망이라는 Watson의 carative factor와 밀접하게 연관되어 있다.

Lipkin은 모든 환자의 치료에 영향을 미치는 두 가지 요소 - 암시의 힘과 관계의 힘을 규명해 냈다. 사소한 두통에서부터 질병의 주된 증상의 제거에 이용되는 최면과 위약의 효과는 모두 암시의 형태이며 암시의 힘(긍정적 느낌의 힘)은 믿음-희망의 고취와 관련되어 있다. 간호사는 환자로 하여금 간호사에 대한 믿음과 희망을 갖게 해야 한다. 믿음 - 희망은 환자가 간호사로부터 받은 정보를 수용하고 태도 변화에 참여하여 건강 추구 행동을 보이도록 도움을 주어 질병의 과정과 결과에도 영향을 줄 수 있다. 오늘날 건강에 있어서 자가 훈련은 종종 무시되고 있으며 약물치료 요소들이 보다 중요한 것으로 인정받고 있다. 그러나 사람들은 본능적으로 질병과 죽음이 악이나 눈에 보이지 않는 파괴적 힘의 결과라고 믿거나 느끼며 질병에 대한 모든 치료가 실패했을 때에도 더 해야 할 필요가 있는 "무엇"이 있고 바로 그 "무엇"이 질병을 치료해 주는 인간, 건강 치료법, 또는 신념 체계에 대한 믿음을 갖게 해준다. 어떤 사람들은 현대에 들어 신체적 의료 치료에 종말이 시작되었다'고 생각하기도 한다. 의료는 많은 치료 방법들 중의 하나일 뿐이다. 동양철학의 주된 관심은 믿음-희망 및 훈련이 많은 사람들에게 주는 만족을 증명하는 데에 있다. 즉 명상, 행동요법 그리고 biofeedback은 사람들이 믿음 - 희망을 이용하여 안녕 상태를 어떻게 향상시킬 수 있는가에 대한 현대적 예이다. 이러한 치료는 고대부터 있었지만 지금도 종종 수용되고 있다. 5~10년 전 만해도 그러한 것들은 이상하고 별로 도움이 안 되는 것들로 간주되었지만 최근에는 과학자 및 일반인 사이에서도 소수이기는 하지만 관심을 받고 있다.

간호사가 타인을 돌보는 것은 믿음-희망의 기틀 내에서뿐만 아니라 과학적 기틀에서 돌보는 것이며 개인적 관계의 상호작용은 중요한 돌봄의 요소이다.

한 사람의 간호에 어떠한 과학적 치료가 이루어지던 간에 간호사는 그 사람에게 가장 중요하고 의미 있는 것이 무엇인가를 발견해 내야 한다. 개인의 믿음이 결코 무시되어서는 안되며 개인의 믿음은 건강의 유지와 증진에 중요한 영향을 미치는 것으로 간주되고 격려되어야 한다. 비록 과학으로서의 의학이 환자를 위해 할 수 있는 것이 아무 것도 없을지라도 간호사는 돌봄을 제공할 수 있으며 이때 돌봄의 중요한 부분은 다양한 안위방법과 믿음-희망의 고취이다. 지식인들도 인간의 정신적, 신체적 문제에 대해 비과학적 치료와 해결을 추구하고 있다. 과학적 의료는 전통적으로 비과학적 접근으로는 환자를 치료할 수 없다고 믿고 있다. 그러나 비과학적 치료가 아무 것도 주지 못한다면 왜 많은 사람들은 그것을 사용하고 또 만족은 느끼는가?

돌봄의 과학을 수행하는 간호사는 전인(whole person)으로서의 인간에 대한 이해와 지식으로 과학적 접근의 한계와 제한점을 극복할 수 있다. 간호사는 인간행동과 행동과학에 대한 연구를 통해 신체적 의학이 질병-건강에 반응하는 수많은 방법 중의 하나일 뿐이라는 것을 알아야 한다. 자신과 타인에 대한 희망-믿음을 고취시키는 것은 science of caring에 있어서 매우 중요하다. 신뢰의 치료효과가 결코 간과되어서는 안 된다. 믿음-희망의 고취는 결코 끝이 있는 완성된 과정이 아니기 때문에 정의하기가 어렵다. 간호사는 돌봄 과학의 수행 요소로서 믿음-희망을 고려해야 하며 믿음-희망이 인간 생활에 영향을 미치는 주요 요소임을 기억하고 있어야 한다. 믿음-희망은 인본주의적-이타적 가치체계로부터 유래했고 전문직으로서의 간호를 증진시키고 긍정적인 건강의 변화를 선물해 준다. 인본주의적-이타적 가치 체계의 형성과 믿음-희망의 고취는 서로 보충적이며 3번째 carative factor에 더욱 도움을 준다. 의학적 견해에서의 치료(curing)가 이미 포기된 환자에게도 돌봄(caring)의 제공은 가능하며 건강의 회복, 건강 유지와 건강 증진에 믿음과 희망을 심어 주는 것이 중요하다.

(3) 자신과 타인에 대한 민감성 배양

인간적으로 된다는 것은 느끼고 있다는 것이다. 모든 사람들은 자주 자신의 사고에 대해서 생각하지만 자신의 감정을 느끼려 하지는 않는다. 자신과 타인에 대한 민감성을 발달시키는 유일한 방법은 인간의 즐거운 느낌은 물론 고통의 느낌도 인식하고 인지하는 것이다. 자아를 개발하고 인간관계에 있어서 감수성과 가치, 기호, 판단을 함양하는 것은 정서적 상태로부터 전개된다. 인간은 다양한 느낌을 인지하고 발달시켜 감으로써 자기수용(self-acceptance)과 정신적 성장을 얻을 수 있고 자기수용과 정신적 성장을 통해 자아실현(self-actualization)에 이르게 된다.

대부분의 사람들은 그들의 잠재력을 발휘하지 않으며 자신의 외부에서 기회를 찾고자 하는 경향이 있으나 잠재력 발달의 자원은 자신의 내부에 있다. 잠재력 개발의 시점은 스스로 자신의 내면을 바라보는 감정에 대한 의식 수준을 개발하는 것이다. 사람들은 만일 자신이 정직해지면 오직 불완전한 것만을 보게 될 것이라는 두려움 때문에 내면을 바라보는 것을 두려워한다. 개인의 자아와 감정에 대한 감수성은 감정을 조절할 방법이 없는 것처럼 보이게 하고 또는 변화가 불가능한 것처럼 보이게 하므로 위협적일 수도 있다.

따라서 감정으로부터 도피하고 감정을 부정하고, 감정을 다루기를 거부하고, 감정을 사용하기를 거부하는 것이 용이해 보일 수도 있다. 그러나 개인의 감정에 대한 균형 있는 감수성은 다른 사람들과 공감(empathy)할 수 있는 기반을 부여해 준다. 개인이 자신의 고유한 감정을 인정하고 수용하고 탐색한다면 타인의 감정도 수용하고 인지할 수 있게 될 것이다. 이는 5번째 carative factor인 긍정적, 부정적, 감정 표현의 수용과 증진과도 관련되는 능력이다. 자신의 감정에 민감하지 못한 사람들은 타인의 감정에도 민감하지 못하기 쉽다. 자신의 감정을 억압하는 사람은 타인이 스스로의 감정을 추구하고 표현한다는 것을 허용하지 못할 것이다. 다양한 느낌에 대한 균형 있는 민감성은 타인에 대한 감정이입(empathy)의 기초가 되는데 자신의 느낌을 인식하고 수용하고 탐색함으로써 타인의 느낌도 인식하고 받아들일 수 있게 되기 때문이다.

자신과 타인에 대한 민감성은 인본주의적-이타적 가치체계의 형성, 믿음과 희망의 고취를 토대로 형성된다. 간호사의 자신과 타인에 대한 민감성은 간호사로 하여금 환자들이 신체적인 통증과 고통에서 벗어날 수 있도록 도와줄 수 있음은 물론 만족감 및 편안감과 같은 보다 상위 수준의 안녕감과 같은 목표를 성취할 수 있도록 해준다. 인간의 다양한 느낌에 대한 민감성을 갖추고 있는 간호사는 돌봄을 받고 있는 다른 사람들이 이해되고, 받아들여지고, 보다 성숙한 단계의 기능과 성장 수준으로 이동할 수 있는 능력이 있다고 스스로 느낄 수 있도록 돌보고 타인의 세계관을 더 잘 배울 수 있게 된다. 자기 자신과 타인에 대한 민감성은 간호사가 자아를 개발하고 자신을 완전히 사용하는 정도에 따라 결정된다. 간호의 교육적 그리고 실무 환경은 간호사가 타인의 감정에 지나치게 몰두하거나 예민해지는 것을 예방해 준다. 간호사는 자신의 감정을 보호하기 위해 과다 행동을 취할 수도 있고 그 결과 간호사는 소위 전문직 특성이라는 갑옷 뒤에 숨어서 비인간적인 고립된 전문직 관계를 자주 형성한다. 간호사는 때때로 간호사와 환자 또는 간호대상자 사이에 존재하는 잠재적 갈등을 위장하여 간호사 자신의 감정을 처리한다. 그러나 그 갈등들이 다음의 예에서 보듯이 간호사 또는 간호대상자 모두에게 해결되지 않는다.

젊은 여자가 첫아이를 사산했다. 그 여인은 길고 고통스러운 분만을 경험했으며 분만이 진행되는 동안 그녀는 자신의 아이가 죽었다는 것을 알았다. 비록 그 여인이 분만에 적극적으로 참여했지만 아이가 나오는 순간 그녀가 죽은 아이를 보는 것을 막기 위해 그 여인의 얼굴은 가려졌다. 그러나 그녀의 얼굴을 가린 이유는 솔직히 말해 의료진들이 자신의 불안과 부적절한 감정을 피하기 위해서일 것이다.

의료진들은 자신과 여인에 대한 민감성이 부족했고 전인 간호를 제공하지 못했다. 위와 같은 상황에 대해 과학적 지식과 직관 모두는 의료진과 환자 모두의 감정을 서로가 고백하여 고통스런 감정을 처리하는 것이 바람직하다고 말한다.

그렇게 하지 않으면 모두가 당장에는 고통스럽지 않지만 중요한 경험을 박탈당하고 만다. 물론 위와 같은 상황에서 의료진과 환자는 모두 고통을 받는다. 만일 고통을 부정하고 계속해서 감춘다면 병리적 결과가 간호사의 정신건강, 실무행동, 그리고 환자의 정신건강 및 행동에 영향을 미칠 것이다.

돕는 전문직(Helping professionals)으로서의 간호사가 민감한 그리고 고통스런 순간에 인간으로서의 감정을 경험하는 데에 실패한다면 간호사는 간호대상자를 도울 수가 없으며 간호사의 역할, 불안과 근심 뒤에 숨어 있다면 간호사로서 성공할 수 없다. 또한 간호사는 자신의 건강은 물론 타인의 건강을 위해서도 아무런 공헌을 할 수가 없다. 간호사는 자신과 자신의 감정에 성실해야 한다. 자신에 대한 정직은 자신과 타인을 향한 진실성과 감수성(sensitivity)을 증진시켜 주며 이는 Neuman이 제시한 일차 예방의 토대가 된다. 간호사는 조정적인 인간 관계(manipulative relationship)에 반대되는 인간 대 인간 관계를 형성할 때 높은 수준의 건강을 얻을 수 있다. 일차 예방적 간호는 간호사가 자신과 타인에 대한 높은 수준의 건강과 성장을 제공하는 경우에 가능하다. 자신과 타인에 대한 민감성 배양이라는 돌봄의 요소(carative factor)가 간호에 스며 있을 때 간호사는 전인(whole person)으로서 기능하며 전인간호를 제공할 수 있다. 또한 환자와 간호사 모두가 독립된 정체감(identity)을 성취할 수 있게 된다. 자신과 타인에 대한 진실성은 자신과 타인의 인간관계에 토대가 되고 있다. 자신과 타인에 대한 민감성을 개발하고 촉진시킨다는 것은 모든 형태의 간호에 일반적인 기초가 된다. 민감성은 인본주의적-이타적 가치체계를 형성하고 믿음-신뢰의 고취를 가능케 하며, 간호사로 하여금 타인이 만족과 안위를 얻게 해주고, 고통과 통증으로부터 해방되고 높은 수준의 안녕을 달성하도록 도와준다. 감정에 민감한 간호사는 간호대상자들이 보다 성숙과 성장을 향해 발돋움할 수 있고 간호대상자가 수용되고 이해 받았다고 느낄 수 있도록 도와준다. 민감성이 풍부한 간호사는 세계에 대한 타인의 관점과 견해를 더 많이 받아 드릴 수 있다. 문화, 언어, 신념 체계, 그리고 가치는 안위, 회복, 그리고 안녕에 대한 간호사의 희망과 관심사에 영향을 준다.

간호사들의 감정 표현이 부족하여 결혼상대자를 만나지 못할 가능성도 있다는 주장도 있다.

영국의 간호사들 중 상당수가 사랑의 대상자를 찾고 있다. 영국의 *Dating agency Dateline*에 등록한 여성 중 단일직종으로는 간호사가 가장 많은 8%를 차지하고 있고 다음 교사가 5%를 차지하고 있다. 반면 남성은 건축기사와 디자이너가 가장 많다고 한다.

분명한 것은 간호사와 교사가 직장생활 속에서 그들의 배우자를 찾기가 어렵다는 점이다. 간호사라는 직업이 인간관계를 형성하는 데에 적절하지 못하여 인간관계를 시작하는 것도 어렵지만 시작된 인간관계를 지속시키는 것도 매우 어렵다. 대부분의 간호사들은 퇴근을 하자마자 집으로 돌아가 잠을 자는 것과 같이 사회생활이 열악한 상태이다.

많은 간호사들이 인간관계에서 어려움을 가지고 있는 것을 보게 된다. 인간관계를 어렵게 하는 가장 큰 문제는 교대 근무와 환자들과 함께 스트레스가 많은 환경 속에서 많은 시간을 보낸다는 점이다.

또한 사회는 간호사라는 직업에게 감정을 표현하지 못하도록 요구하며, 간호사들이 감정을 표현할 경우 그것은 나약함으로 보이는 것으로 간주하고 있기 때문이다. 간호사들이 감정을 표현하지 못하는 것이 배우자를 찾는 데에 결정적인 취약점이다.

Naish J(1997) Unlucky in love. Nursing Times, 93: 34-35.

결론적으로 인간의 다양한 느낌과 민감성을 인지하고 사용하는 간호사는 자기 자신의 자아발전과 자아실현을 증진시킴은 물론 타인의 자아발전과 자아실현을 촉진시킬 수 있게 된다. 여러 가지 돌봄의 요소 중 인간의 다양한 느낌에 대한 민감성이 간호에 기본적인 토대가 되고 있으나 아직 명백히 인정되거나 평가되고 이용되지는 못하고 있다. 그러나 이 요소의 결핍은 성공적인 간호를 기대할 수 없도록 만든다. 타인의 감정을 수용하고 이해하기 위해 자신의 감정을 인정하고 수용하며 탐색해야 하며, 자신과 타인에 대한 느낌의 감수성을 증진시키기 위해 인간이 느낄 수 있는 행복, 기쁨과 같은 긍정적인 느낌은 물론 슬픔, 고통과 같은 부정적인 느낌도 인정하고 느껴야 한다.

자신에 대해 민감하고 명확한 감정의 인식을 하는 간호사는 타인에게도 민감하며 환자의 감정표현을 도와주게 된다.

(4) 조력-신뢰 관계의 개발

① 효과적인 의사소통의 형태

조력-신뢰 관계에 있어서도 일반적인 의사소통 원칙은 반드시 고려되어야 한다. 의사소통은 다른 사람들에게 자신의 메세지(message)를 전달하기 위하여 사용되는 인지적, 정서적, 그리고 행동적 반응으로 구성된다. 모든 행동은 각 개인에게 있어서 나름대로의 의미를 지니며 모든 행동은 메시지로서의 가치를 지니고 있다. 치료적 관계에 있어서 효과적인 의사소통을 하기 위해 간호사는 다른 사람에게 영향을 미칠 수 있는 모든 행동양식에 진지하게 반응해야만 한다.

의사소통의 유형에는 신체수준(호흡, 심박동율, 일반적인 신체 및 생화학적 상태를 포함), 활동수준(몸동작, 자세, 걸음, 체위와 같은 모든 비언어적 행위를 포함)과 언어수준(단어와 그 의미에 관한 것)의 3가지 기본 유형이 있으며 언어적 수준에는 외연적 의사소통

(단어나 말 혹은 이야기의 뜻과 표현이 명백하고 분명한 의사소통)과 내포적 의사소통(단어나 말 혹은 이야기의 뜻이 함축적, 상징적이거나 이야기 속에 다른 숨은 뜻이 내재되어 있는 의사소통)의 2가지 종류가 있다. 모든 사람들은 의사소통을 주고 받는다. 그리고 의사소통에 있어서 단어(word)는 메시지에 특별한 의미를 주는 내포적 의사소통에 비해 덜 중요하다. 내포적, 외연적 의사소통의 중요성에도 불구하고 언어적 의사소통은 35% 정도이고 나머지 65%가 비언어적 의사소통이라고 한다. 이 사실은 비언어적 의사소통이 조력-신뢰관계 발전에 중요하다는 것을 의미하고 있다. 타인의 메세지, 의미, 감정을 정확하게 이해하는 것은 인간관계의 3가지 중심 요소인 일치, 공감, 따뜻함에 기초한다.

효과적인 의사소통을 하기 위해 간호사는 비언어적 의사소통이 더 신뢰할 만한 표현 방법임을 인식해야 한다. 왜냐하면 사람들은 무의식적으로 표현되는 비언어적 메세지는 덜 통제하기 때문이다. 또한 표현된 감정과 행위에 대한 개인적 의미를 이해하려고 노력해야 한다. 간호사는 받은 메세지와 보낸 메세지가 동일한지를 상대방과 함께 명확히 확인해야 한다. 만약 동일하지 않을 경우 불완전하고 역기능적인 의사소통이 발생하게 된다. 메세지에는 행동(action), 정보(information), 이해(understanding)의 같은 세 가지 종류가 있으며 이 세 가지는 각각 독립적으로 표현되기도 하고 다른 것에 의해 하나가 숨겨지기도 한다. 예를 들면 행동을 요구하는 언어적 메세지는 이해와 도움을 요구하는 비언어적 메세지를 포함할 수 있다. 현명한 간호사는 의도된 모든 의사소통을 이해하기 위해 메세지의 모든 수준에 대해 듣고 찾는다. 앞에서 제시되었듯이 타인과 의사소통하고 관계를 맺기 위한 첫번째 단계는 메세지를 정확하게 지각하는 것이다.

대상자의 메세지는 행동을 요하는 것인데 간호사는 정보를 제공했다면 그 사람의 메세지는 해답을 얻지 못하게 된다.

Garza는 부적절한 의사소통으로 rumor, gossip, 만성적 혹은 지나친 고집, 부적절한 의존과 부적절한 행위(불법적, 비윤리적, 안전에 위협적, 유혹하는 활동)의 다섯 가지를 제시했다. 의사소통이 부적절하다고 여겨지는 상황일 때 간호사는 그 상황뿐만 아니라 환자 행위의 주관적 의미도 파악해야 한다. 간호사가 보다 개방적이고 정직하며 솔직할수록 부적절한 메세지는 보다 건설적으로 될 수 있다. 간호사가 사용할 수 있는 중요한 접근 방법은 메시지를 간단히 확인하는 방법이다. 이것은 어떤 메세지가 받아들여지고 어떻게 해석되는지를 확인하고 부적절한 메세지 뒤에 숨어있는 의미를 찾고자 노력하는 것을 말한다. 일반적으로 사람들은 자신이 말하려고 하는 것을 나타내기 때문이다. 메세지는 보통 행동이나 정보, 이해의 참여를 요구한다. 간호실무현장에서 caring이란 단어는 연루 또는 관련(involvement)라는 말로 대치될 수 있다. 메세지의 의도한 바가 차단되고 오해될 수 있는 상황(송수신 모두에서)에는 선입견, 감정 차단, 적대감, 카리스마, 과거의 경험, 숨은 의도, 불분명한 발음, 상투적인 말, 물리적 환경, 마음이 오락가락 하는 것, 방어적, 관계성, 지위 등이 있으며 의사소통 과정을 방해하는 상황들을 감소시키기 위해서 간호사는 다양한 방법들을 사용할 수 있다.

그 중 가장 중요한 것은 의사소통을 방해하는 상황에 대해 알고, 조력 - 신뢰관계를 발전시키는 것이다. 일단 의사소통을 방해하는 상황을 알게 되면 메세지가 명확하게 이해되도록 자신의 행동을 수정해야 한다. 관계발전을 위한 돕는 관계는 간호사에게 유용한데 이것은 일상의 삶을 도와주는 자기탐구, 자기이해, 타인을 위한 건설적 활동을 가능하게 하는 행동으로 수정하고 변화시키는데 유용하기 때문이다. 이것이 바로 돕는 관계의 궁극적 목표이다.

타인과의 관계에서 초기에 돕는 상호작용동안 간호사는 수준 높은 일치, 공감, 따뜻함을 제공해야 한다. 이것은 상대방의 자기탐구, 자기경험을 촉진시켜 결국 건설적 활동을 증진시킨다. 인간관계 초기에 간호사는 대상자에게 집중하고 관심을 주는(attending) 것이 필요하다. attending은 심리적 것뿐만 아니라 눈맞춤과 같은 자세도 포함된다. 이것은 효과적 의사소통을 방해하는 상투적인 말과 태도, 선입견, 방어적, 마음이 오락가락하는 것 등을 극복하는 것을 의미한다. 심리적 attending은 자신의 감각, 태도, 표현 등을 사용하는 것을 포함한다. 어조 또는 목소리(voice tone)와 같은 요소들도 메세지의 의미에 중요하다.

우리가 듣는 목소리는 화자가 보이지 않을지라도 보일 때 보다 더 많은 것을 말한다. 중요한 것은 소리 자체가 아니라 소리를 통해 화자가 우리에게 전달하려고 하는 것이다. 그러므로 대화에 있어서 어조(*voice tone*)도 대단히 중요하다. *Speak in order that I may see you* 라고 *Socrates*는 말했다.

경청은 초기 상호작용에 영향을 미치는 주의집중하기(attending)의 중요한 부분이다. 경청은 비언어적 의사소통 방법들-고갯짓, 몸 움직임, 자세-등을 포함한다. 현명한 경청자는 말을 하지 않을 때라도 눈과 표정으로 질문한다.

“나는 당신의 말을 듣고 있으며 더 많은 것을 듣기 원하고 있습니다”와 같은 것을 상대방에게 보여주는 것은 신뢰를 위한 기본적 태도이다. 경청 과정에서 간호사는 더 많은 탐색과 이해 및 건설적 활동을 가능하게 하는 실마리에 유의해야 한다. 경청은 자신의 판단을 보류하는 것과 의사소통을 방해하는 산만함 등을 저지하는 것도 포함한다. 또한 간호사는 주제 및 말속에 숨어있는 의미에도 유의해야 한다. 간호학생과 간호사는 그들 자신의 인식, 실무행위에 대한 평가 등을 통해 attending & listening 기술을 개발할 수 있다. 초기 주의집중하는 행위는 관계 발전에 긍정적 혹은 부정적으로 영향을 미칠 수 있다. 만약 간호사가 효과적으로 주의집중하고 일치, 공감, 따뜻함으로써 잘 반응한다면 상대방은 자신의 행위를 탐구하기 시작할 것이고 참된 의사소통이 이루어져 건강을 위한 건설적 행위를 선택하게 될 것이다.

앞에서 논의된 개념과 원칙들을 이해하고 사용하여 돌봄 요소(carative factor)의 기초가 되는 조력과 신뢰관계(helping - trust relationship)의 발전을 증진시킬 수 있다. 이런 개념과 원칙들은 경험, 관찰, 이론, 연구결과 및 제언에 의해 유도된다. 간호사의 인간성과 자질은 다른 간호 행위뿐만 아니라 효과적인 의사소통 기술도 결정한다. 그러나 관계의 전후 배경에 대한 전체적인 이해가 없이는 간호사는 단지 기술자 혹은 역할 행위자일 뿐이지 질적 간호에 필수적인 신뢰와 이해의 수립자가 되지는 못한다. 만약 간호가 과학이라면 조력과 신뢰관계라는 돌봄의 요소가 과학적인 간호연구, 간호실무 분야에서 소홀히 다루어져서는 안된다.

② 가십(Gossip)

어떤 집단에서 일어난 사건이나 그 집단 사람들에 대해 집단 밖의 사람들이 말하는 것을 보통 가십이라고 하는데, 가십은 파괴적인 집단갈등의 원인이 될 수도 있고 집단 에너지의 중요한 원천이 될 수 있다. 가십은 여성들의 말을 이어주는 기술이며, 여성에게 관련된 단어로 한때 긍정적인 뜻을 가졌으나 이제는 부정적인 뜻으로 왜곡되었다. 원래 가십이라는 단어는 출산 시 산모를 도와주는 여인(labor coach)을 의미하는 명사 가십은 출산을 도와주는 사람으로 출산을 도운 후에는 마을로 가서 아기 탄생의 새 소식을 퍼뜨렸다. 그녀는 별들의 지혜(wisdom of stars)와 통할 수 있는 아주 현명한 여인으로 생각되었다.

우리는 이제부터라도 가십의 미학을 되찾을 수 있다. 가십의 미학을 되찾음으로써 집단의 다른 구성원들과 사건에 대해 어떻게 이야기할 것인가에 대한 새로운 가능성을 기대할 수 있게 한다. 집단 밖의 비교적 조직화가 안된 상황 아래서 집단 구성원간에 주고받은 이야기가 중요한 에너지의 원천이 될 수 있고, labor coach처럼 집단 구성원에게 집단에 대한 창의적인 사고와 비전이 생겨날 수 있도록 도울 수 있다. 다음에 제시된 가십의 윤리는 가십의 미덕을 되찾을 수 있도록 도와줄 수 있을 것이다.

첫째 가십은 목적이 있어야 한다. 당신이 어떤 사람 또는 어떤 일에 대한 이야기를 할 때 당신은 왜 그 이야기를 함께 나누는가를 말하십시오. 예를 들어 만약 당신이 집단 내의 두사람 간에 일어난 성적인 관계에 대해 당신 친구에게 말하고자 한다면 이러한 정보에 개입하게 된 이유를 이야기하십시오. 왜냐하면 집단 내에서 상황의 민감성에 대한 당신의 관심과 그 결과로서 일어날 수 있는 분열을 차단시킬 수 있는 방법을 찾아야 하기 때문입니다.

둘째 당신 자신의 느낌과 사고를 소유하십시오. 다른 사람의 느낌이나 생각보다는 당신 자신의 느낌과 생각에 초점을 맞추어 이야기를 하십시오. 비록 그룹의 다른 사람이 위에서 언급한 성적인 관계에 대해서 어떻게 느끼며 반응할까?에 대해 염려가 될지라도, 당신의 가십은 그 일에 대해 당신이 어떻게 느끼며 당신이 생각하는 것이 집단의 분열에 어떻게 기여할 것인가에 초점을 맞추시오.

셋째 정보의 출처를 밝히시오. 정보에 개입하게 될 때는 그 정보를 어떻게 손에 넣게 되었는가를 분명히 하시오. 누가 당신에게 무슨 일이 일어났는지에 대해 말해 주었는지, 당신이 어떻게 무슨 일이 일어났는지에 대해 알게 되었는가를 이야기하시오. 예를 들어 "위원회는 당신의 청원을 받아들이지 않기로 결정했어요."라고 말하지 마시오. 만약 당신이 위원회가 그 결정을 할 때 그 자리에 없었다면 어떻게 그 결정에 대해 알게 되었는가를 말하시오. "Nancy, 그 위원회의 의장이 내게 말했는데 위원회가 당신의 청원을 받아들이지 않기로 했대요. 만일 거기 있었다면 다음과 같이 말하시오: 나는 위원회가 당신의 청원을 부결하는 투표를 할 때 참석했고, 나도 반대투표를 한 사람인데 그 이유는 ……."

넷째 타인에게 상처를 입힐 수 있는 방법으로 정보를 제공하는 것을 주의하십시오. 예를 들어 상처를 줄 수 있는 정보를 주는 방법이다. "나는 오늘 class에서 Principal이 말한 것에 대해 깜짝 놀랬어요. 그녀는 참으로 편협해." 어떤 말은 잘못 전하지 않으면서도 같은 놀라움을 전할 수 있다.

"나는 여성 생활의 군대화에 대한 Priscilla의 견해를 들었을 때 깜짝 놀랐어요. 다음에 우리가 만나 그 토론을 어떻게 계속할 것인가에 대한 생각을 하는 것이 필요해요." 타인에게 상처를 입힐 수 있는 방법으로 정보를 제공하는 것을 주의하고 보다 많은 동정심을 가지고 타인을 이해할 가능성을 넓히는 방법으로 정보를 주시오.

다섯째 성장과 변화를 위한 기회와 가능성을 긍정하시오. 군대화에 대한 Priscilla의 견해를 이야기할 때, 건설적인 이해를 위한 토론을 하려면 무엇이 필요한가? 등의 여러 가지 점을 고찰해 보시오. 해야 할 필요가 있는 것에 초점을 둔 가십은 논쟁점에 대한 보다 많은 이해를 위해 계속 이야기를 합니다.

여섯째 자신의 감정을 전하고 상황을 밝히기 위한 방법으로 유머를 사용하시오. 결코 다른 사람을 고의로 놀리거나 비웃지 마시오. 유머가 자기 모독이 될 수 있는 것을 주의하시오. 예를 들면, "나는 나의 견해를 표현할 자격이 없는 하찮은 학생이라고 생각합니다."라고 웃는 어조로 말하는 것은 재미있지도 않고 자연스러운 유머도 아닙니다.

일곱째 정보를 조작하지 말고 함께 나누고 알리기 위해 정보를 이용하시오. 예를 들면, 만일 당신의 친구가 잘못된 일을 하고 있다고 생각되면 당신이 바라는 방향으로 그녀의 결정을 강요하지 말고 당신이 줄 수 있는 모든 정보를 제공하고, 스스로 결정하도록 내버려두시오.

여덟째 경쟁하지 않고, 지역사회 또는 집단을 돕는 데에 가십을 이용하시오. 당신이 다른 여성의 이야기를 들을 때는 한발 앞선 것처럼 이야기를 들으면서 반응하는 것을 늦추십시오. 그 대신 그 사람의 이야기가 당신에게 의미하는 것, 당신이 그 이야기로부터 어떻게, 함께 배울 수 있을 것인가에 대한 생각과 느낌을 나누는데 초점을 맞추십시오.

(5) 긍정적 감정과 부정적인 감정의 표현에 대한 수용과 격려

정서(emotion)는 인간행위의 중심역할을 하므로 정신역동과 집단역동에 대한 지식은 정서의 힘을 설명하는데 도움이 된다. 인간의 이성적 요소(rational factor)와 정서적 요소(affective factor)가 사고, 의사 결정, 행위에 영향을 미친다. Izard는 정서가 인간의 일차적 동기 체계를 구성한다고 주장했고 정서가 동기를 조직하고 행동을 유지하는 중요한 역할을 한다고 강조한다. 사회심리학자들은 인간의 내적 행위를 서술하기 위해 일관성, 균형, 부조화 등의 이론을 사용한다. 동일한 정보에 대한 지적 이해와 정서적 이해가 매우 다르다는 사실이 보편적으로 받아들여지고 있다. Rosenberg는 같은 주제에 대해 아는 것과 느끼는 것에는 차이가 있다는 가설을 세우고 연구했다. 대체적으로 인간들은 정서-인지 일관성을 추구하므로 사고와 감정의 불일치는 불안, 스트레스, 혼동, 공포 등을 초래하고 이해, 태도, 행위에 영향을 미치게 된다. 대인적 상황에서는 인지와 정서 모두가 가능하다. 어떤 주제나 건강-질병 사건에 대한 인지 및 관련된 감정은 순조롭게 의사소통하고 서로 경청하고 라포-신뢰(rapport-trust)를 형성한다.

어떤 사건의 감정 및 비이성적 정서에 초점을 두어 설명하는 것은 돌봄을 수행하는 간호사에게 매우 적절하다. 사고와 견해에 초점을 두는 것은 간호현장에서 많이 다루어졌지만, 정서적 반응에 대하여는 종종 무시되어 왔다. 감정은 사고와 행동을 변화시키므로 돌봄의 관계에서 감정을 고려해야 한다. 인간에게는 인지적 요소, 정서적 요소와 행위적 요소의 3가지가 있다. 모든 사람은 자신의 행동에 영향을 미치는 일련의 인지와 감정을 가지고 있다. 인지적 요소는 지적 내용을 나타내고 정서적 요소는 지적 내용에 대한 개인의 감정을 나타내며 정서적 요소를 이해하기는 어렵다. 정서적 요소는 종종 특별한 생각이나 사건에 대해 한 개인이 어떻게 반응하는지를 통해 추론되지만 "나는 화가 나 있다. 기쁘다." 같이 직접적으로 표현되기도 한다. 행위적 요소는 활동 경향으로 구성되며 사람이 무엇을 하고 혹은 무엇을 하고 싶다고 말하는 것을 통해 추론된다. 인간의 의사소통은 세 가지 요소 즉 인지적, 정서적, 행위적 요소로 구성된다. 사회 심리학자들은 이 3가지 요소를 사용하여 인간의 태도를 개념화했다. 태도라는 상황에서 이 세 가지 요소들은 환경에 적응하기 위한 개인의 감정, 사고의 규칙성으로 설명할 수 있다. 이 세 요소는 모두 사회적 상호작용을 설명하는데 중요하며 자신 및 타인, 자신의 경험에 대한 견해에 영향을 미친다.

인지와 정서는 행동을 변화시키는 정도가 다르다. 행동에 대한 인지적 요소가 정서적 요소보다 더 쉽게 설명되고 이해되기는 하지만 정서적 요소는 행위 자체와 행위의 의미를 이해하기 위한 중심 요소로써 고려된다. 감정은 행동과 사고에 매우 영향력이 크며 때로는 비합리적이거나 충동적인 결과를 초래하는데 이와 같은 감정적 반응을 논리적으로 혹은 인지적으로 설명할 수 없다. 개인의 사고와 행동은 개인의 인식 영역에 의해서가 아니라 감정 영역에 의해 지배를 받는다.

자신의 감정에 대해 앎으로써 자기 감정의 비합리성을 해결할 수 있고 자신의 사고와 행위에 대해 어느 정도 통제를 할 수 있다. 예를 들어 어떤 사람이 자신의 감정에 대한 인식도 없고 감정이 어떻게 자신의 행동에 영향을 끼치고 있는지를 알지 못할 때 불안해 하고 부적절하게 화를 내게 된다. 그러나 만약 자신의 감정에 대한 인식을 하고 분노를 촉발하는 요인을 이해하게 되면 그는 감정을 보편적인 것, 즉 비슷한 상황일 때 타인에게서도 나타날 수 있다는 것으로 받아들이게 된다.

이런 현실화는 분노 상황에 보다 적절하게 반응하도록 도와준다. 세 가지 요소 중 어느 하나의 변화는 나머지 다른 두 가지 요소를 변화시킨다. 많은 이론들이 행동의 두 가지 요소, 즉 정서적, 인지적 요소를 인정하며 태도 변화의 합리적, 인지적 원인에 관심을 가졌는데 인지가 정서에 영향을 미치는 것으로 알려져 있다. 그러나 감정에 초점을 둔 돌봄의 요소(carative factor)를 고려할 때 정서가 인지를 변화시키며, 정서적 요소의 변화에 의해 태도가 바뀔 수 있으며, 대상이나 사람에 대한 감정의 본질과 강도는 감정과 연관된 인지와 관계가 있다는 것을 알 수 있다.

간호이론과 간호실무는 인간의 다양성을 통해 발달되며 개인 및 집단상담과 심리요법은 감정에 기초를 둔다.

치료적 중재와 조력-신뢰 관계(helping-trust relationship)의 발전도 개인의 감정에 초점을 둔다. 긍정적, 부정적 감정의 표현에 대한 수용과 증진은 중요한 돌봄의 요소(carative factor)이며 간호의 한 부분이 된다.

Yalom의 임상 연구에 의하면 집단요법의 환자들에게 치료 과정 동안 어떤 전환점이 되었던 중요한 사건을 하나씩 회상하라고 했을 때 주로 보고된 사건들은 강한 부정적 감정(예 : 증오, 분노)의 갑작스런 표현이 많았다. 이런 중요한 사건의 공통되는 특성은 다음과 같다.

① 환자에게 생소했던 부정적 감정을 표현한다.
② 부정적 감정의 표현에 따르는 공포적 혹은 환상적 대이변은 일어나지 않는다.
③ 현실 검증은 환자로 하여금 부정적인 감정의 표현이 부적절했으며 또한 부정적 감정을 피하려 했던 과거 경험이 부적절했음을 이해하게 된다.
④ 보다 자유롭게 상호 작용할 수 있고 보다 깊게 탐색할 수 있게 된다.

이것은 긍정적 감정의 표현에서도 비슷한 결과를 보인다.
① 환자에게 생소했던 강한 긍정적 감정을 표현한다.
② 긍정적 감정의 표현에 따르는 공포적 혹은 환상적 대이변은 일어나지 않는다. 긍정적 감정의 표현으로 타인에게 해를 준다거나 타인을 거부하거나 비웃는 상황은 없었다.

③ 긍정적 감정 표현을 통해 과거 자기자신에 대해 알지 못했던 부분을 새로이 알게 되어 타인과 새로운 차원의 관계를 맺을 수 있게 되었다.
④ 보다 자유롭게 상호 작용할 수 있고 보다 깊게 탐색할 수 있게 된다.

이런 결과들은 긍정적, 부정적 감정의 표현에 대해 방어하지 말고 이해하고 지지할 것을 강조한다. 간호사는 상대방뿐만 아니라 자신에게서도 그런 긍정적, 부정적 감정의 표현 요소를 허용할 수 있어야 한다.

(6) 의사 결정에 과학적인 문제 해결 방법의 체계적인 사용

간호과학에 인본주의적 접근이 중요한 것처럼 간호과학에 있어서 의사결정에 과학적인 문제해결방법을 체계적으로 사용하는 것은 중요하다. 간호학에서 가장 큰 문제 중의 하나는 과학적인 방법이 부족하고, 자료를 수량화하지 못하며, 직관이나 그 당시 옳은 듯이 보였던 것을 확실하게 신뢰할 수 없다는 점이다.

그 이유는 첫째 간호학을 공부하고자 원하는 사람들의 목표나 동기가 인간적이기 때문에 과학적인 접근을 꺼려 왔고, 둘째 간호가 지나치게 임상이나 업무 위주이고 간호에만 집착하여 연구라는 더 큰 문제나 과학적인 지식개발, 뚜렷한 분야로서의 간호학 형성, 국가적 차원의 보다 큰 건강 문제를 다루지 못했기 때문일 것이다. 다음은 자연현상에 대한 과학적 탐구과 종교적 신념의 견해가 어떻게 다른가를 살펴보자.

경기도 의왕시 청계사 불상에 3000년 만에 한번 핀다는 전설 속의 꽃 "우담바라"가 피었다고 화제를 불러 일으켰으나 "우담바라" 꽃이 풀잠자리의 알이라는 주장이 제기되고 있다. 풀잠자리는 보기에 잠자리와 비슷하게 생겼지만 잠자리와는 전혀 다른 곤충으로 봄과 가을에 나뭇잎에 알을 낳는다. 길쭉한 알자루를 잎에 붙이고 그 끝에 알을 얹는다. 대전대 생명과학부 남상호 교수는 청계사 불상에 핀 우담바라 꽃은 근접 촬영한 사진으로 보았을 때, 풀잠자리 알이 확실하다고 말했다. "풀잠자리의 애벌레가 알을 빠져나갈 때 알껍질이 벌어지기 때문에 마치 꽃이 핀 것처럼 보일 수 있다"며 종교적인 해석은 별개라고 말했다.

우담바라 기사가 나간 후 언론사에는 "우리 집 대문에 우담바라 꽃이 피었다." "우리 학교 담장에 우담바라 꽃이 피었다."라는 제보가 잇따랐다. 초등학교 교사 박영태씨는 "학교 담장에 무수히 많은 풀잠자리 알을 아동들이 우담바라라고 하며 신기해 한다"고 말했다. 그러나 청계사 관계자는 "대법회를 통해 이미 우담바라 꽃으로 인정을 받았으며 학계의 풀잠자리 알이라는 주장은 우리와는 상관없는 일"이라고 말했다.

조선일보 2000년 10월 27일 이기원

간호에 과학적 지식이 결핍되면 위와 같은 종교적 우를 얼마든지 범할 수 있다. 간호학이 간호실무에 적용되려면 간호학은 행동과학, 간호과학으로서의 기본적인 지식을 갖추고 인간이 스트레스 하에서, 건강할 때, 건강하지만 걱정이 있을 때, 그리고 아플 때 어떻게 느끼고 행동하는지에 대한 이해를 해야 한다. 전문간호사는 간호상황에서 결정을 내릴 때마다 항상 과학적인 문제해결방법을 체계적으로 사용하여야 한다. 과학적인 문제해결방법을 사용하면 간호사는 일반적인 원칙과 자료들을 토대로 체계적인 의사결정과 사려깊은 판단을 할 수 있게 된다.

어떤 영역의 간호에서든지 간호사는 자신이 이용할 수 있는 인간행동, 생리학적 과정, 병리학적 과정, 간호기술과 간호과정, 다양한 치료법에 대한 지식을 가지고 있으며 특정한 사람, 가족, 집단을 간호할 때 이와 같은 모든 지식, 견해와 자료를 통합함으로써 간호학이 돌봄의 과학, 간호과학으로 자리잡을 수 있게 된다. 간호교육과 간호실무에서 가장 어려운 문제 중의 하나는 간호과정과 과학적인 연구과정을 구별하는 것이다. 간호과정이 틀을 갖춰 간호교육이나 간호실무의 주된 부분이 되었지만 연구나 과학적인 방법은 간호학생이나 간호사 모두가 아직도 많은 두려움을 느낀다. 간호과정은 받아들이지만 과학적인 연구과정은 아직도 쉽게 받아들이지 못하고 있다.

과학적인 연구란 나와는 관계가 없는 타인이 하는 것, 그리고 추상적인 것으로 생각한다. 간호연구가 구체적이고 현실적이지 못하고, 임상에서 유용하지 못하다고 생각하는데 그 이유는 무엇일까?

이러한 이유를 간호의 역사와 전통 속에서 일부 찾아 볼 수 있다. 과거 간호는 의사들에 의해 영향을 받아 왔고 간호사는 헌신적이며, 자기 희생적이며 의사의 의견에 따랐고, 특히 의사에게 매우 복종적이었고 질문을 하거나 불평을 하지 못했다. 간호사는 권위유지와 자존감의 유지가 매우 어려웠고 간호사는 타인에게 모든 것을 주어야 했고 간호사의 요구는 늘 무시되었다. 이러한 분위기 속에서 간호사는 충분한 간호교육은 물론 지식적, 이론적 배경 없이 간호현장에 직접 나아가 부딪히면서 간호를 배웠다. 간호학생이 간호사가 될 수 있는 유일한 방법은 어떤 간호업무를 완벽해 질 때까지 여러 번 반복하는 일 뿐이었다. 과학적인 연구과정을 받아들이지 못하는 이유는 다음과 같다.

① 간호의 역사와 전통

과거 간호는 간호분야 자체에 의해서가 아니라 다른 분야에 의해서 이끌려 왔다. 대개 의사에 의하여 이끌려와 간호사는 자기 희생적이고, 순종적이고, 질문을 하거나 불평하지 않고 의사의 모든 지시를 거의 받아들여 왔다.

② 함으로써(doing) 배운다는 철학과 실무

간호사가 되려면 어떤 업무를 계속 반복하여야 하며 과정이나 원리는 알지 못해도 충분하다는 생각을 갖고 있었다.

③ 간호의 전문적인 갈등

증명한다거나 배운다는 것보다는 행함이라는 과거의 전통적인 간호 윤리가 간호계 내부의 직업적인 갈등을 초래하였고 타인에게도 부정적인 결과를 초래하게 되었다.

이런 점들 때문에 과학과 인간적인 가치를 함께 생각하고, 과학의 근본적인 지식을 배우고, 과학과 인간적인 가치가 체계적인 과정을 통하여 간호실무를 이끌어야 한다는 것을 이해함으로써 간호실무가 행함에 의한 학습'이 향상되고 확장될 수 있음을 강조하여야 한다.

따라서 간호사는 간호과정과 과학적인 연구과정이 근본적으로는 같다는 것을 이해해야 한다. 과학적인 연구과정을 간호과정과 같이 배울 수 있는 방법은 두 과정을 같은 틀로 보고, 다른 과정으로 각각 학습하는 것이 아니라 동시에 배우고 간호실무에 적용하여야 한다.

간호과정과 과학적인 연구과정의 차이는 ① 직접적인 목표-간호실무 또는 간호연구), ② 문제들의 해결 범위-구체적 또는 추상적인 해결 범위, ③ 다른 상황으로 일반화시킬 수 있는 자료의 체계화 정도에 따른 차이이다.

(7) 간호사와 환자간에 교육자와 학습자로서의 인간관계 맺기

간호사와 환자간에 교육자와 학습자로서의 인간관계를 맺는 것은 간호사와 환자가 함께 참여하는 과정이며 학습의 본질과 학습을 유용하게 하는 상호과정에 대한 관심일 뿐만 아니라 지식을 전달해 주는 문제도 포함된다. 간호학에서는 건강교육(health teaching)이 간호의 중요한 기능 중의 하나임을 주장해 왔고 때때로 학사 또는 석사학위 소지 간호사는 전문대학 졸업간호사에 비해 교육자로서의 능력을 인정받고 있다. 임상실무에서 간호사는 돌봄의 요소인 대인과정, 학습 그리고 환자교육에 관심을 두었다. 개별지도방법이 가장 흔한 교육방법으로, 건강교육은 일상생활과는 별개의 상황으로 다루어지는 경향이 있어 환자는 특별한 상황이나 사건, 절차에 대해 기대되는 것이나 행해야 할 것에 대해 특수한 용어로 설명을 듣게 되었다. 건강교육(health teaching)이 임상실무에서 보다 중요해지려면 기대되는 요구나 상황에 대해 일반적인 용어로 설명되어야 하고 일상적인 실무로 공식화되어야 하며 체계적이고 구조적인 지식과 정보의 전달이 필요하다.

긍정적인 건강 변화를 증진시키기 위해 교훈적인 교육(didactic instruction)이 흔히 사용되어 왔다. 자조집단(Self-help group), 금주자 모임(Alcoholics Anonymous), 금연자 모임의 회원들에게 효과적으로 학습을 하고 성장을 용이하게 하기 위해 교훈적인 교육이 많이 이용된다. 개인차가 있겠지만 간호실무에서는 스트레스가 치료나 수술과정, 상황의 심각성과 불확실성과 관련이 있을 때 공포와 불안을 감소시키는 방법으로 지식을 제공하는 것으로 인식되어 왔다.

Appley, Trumbull, Lazarus 등은 인간이 스트레스에 효과적으로 적응할 수 있도록 도와주기 위해 정보와 지식을 제공하여 준비시킴을 강조했다. 스트레스는 계획, 연속, 일상생활, 행동 양상이 파괴되었을 때 나타나며, 건강-질병 상황에서 일상생활의 파괴는 흔한 일이다. 파괴는 스트레스를 유발할 수 있으며, 스트레스는 건강-질병 문제와 결합되어 있다. 사회 심리적 연구와 임상연구에서 건강-질병 스트레스에 대한 교육과 준비가 효과적인 대응방법으로 중요한데 스트레스를 감소시키는 정보의 기능을 다음과 같이 개념화하였다.

① 정보는 정확한 기대감을 증진시키고 기대되는 스트레스와 경험하는 스트레스 사이의 불일치를 감소시킨다.
② 정보는 앞으로 일어날 것을 예측하게 하고, 통제할 수 있는 능력을 배우게 하며, 관련된 공포를 감소시킨다.
③ 정보는 스트레스가 정서적으로 수용될 수 있도록 현실적인 걱정과 정신적인 예행연습(mental rehearsal)을 이끌어 준다.
④ 정보는 스트레스에 의해 일어나는 두려운 환상을 감소시키고 신념을 변화시킨다.
⑤ 정보는 지적 이해를 유도하며 질병을 다루는 방법을 구성하고 스트레스를 보다 적게 받는 방법으로 개념화한다.
⑥ 정보는 상황의 평가와 위협을 감소시키는 방법의 평가에 관여한다.

스트레스에 대한 정서적 반응에서 정보의 역할은 간호이론에서 중요한 의미를 가지고 있다. 정보는 간호환경에서 피할 수 없는 스트레스 과정-진단적 검사, 수술, 치료 과정에 대한 정서적 반응을 감소시킨다. 스트레스에 대한 반응을 결정하고 도와주는 정보의 중요성을 나타낸 많은 자료와 연구가 간호에 이용된다. 정확한 정보가 위협이나 잠재적인 스트레스 자극을 감소시킬 수 있다는 것은 많은 정보가 돌봄의 요소를 증진시키고 간호에 영향을 미친다는 것을 의미한다. 돌봄의 과학은 일차예방과 건강간호를 위해 두 개의 돌봄 요소를 결합시키는데, 즉 과학적인 문제해결 방법과 이론적이고 실증적인 자료-이 두 요소는 개별화된 간호에서 문제해결과 일치하고 이론과 경험에 기초를 둔다. 건강-질병 스트레스와 일반적인 스트레스에 적응하는 반응은 정확한 지식과 적절한 대안 반응을 보는 것이다. 즉 사람은 자신의 일이나 계획을 방해하여 스트레스를 일으키는 상황에 대해 통제력은 물론 정보를 필요로 한다. 간호사는 환자가 대안적인 해결책을 찾도록 도와주어야 한다.

스트레스가 일어났을 때, 평형인자(balancing factor)가 확실하면 인간은 평형상태를 유지할 수 있는데, 즉 사건에 대한 인식, 유용한 상황적 지지, 적응 기전 등이 평형인자가 된다. 교육자와 학습자로서의 대인관계를 맺음으로서 돌봄의 요소를 증진시킨다는 것은 중요한 평형인자이며 스트레스를 겪고있는 사람을 도와주게 된다. 간호사는 스트레스를 접하는 사람과 계속적으로 그리고 항상 만나고 있다.

교육자와 학습자로서의 대인관계를 맺음으로서 사람에게 인지적 지식을 주고, 치료하기 위한 대처방안을 찾도록 함으로써 불균형 상태를 예방하고, 입원, 진단검사, 일상과정, 수술과 같은 현재의 스트레스를 다루기 위해 필요하다. 사건이나 예측되는 상황에 대한 정확한 지식의 제공은 환자가 실제적 상황을 인식하도록 도와준다. 교수-학습(teaching-learning) 과정에서 간호사는 지식을 제공하기 전에 환자가 사건이나 상황에 대해 어느 정도나 인식하고 있는 지를 알아야 하는데 이것은 환자의 상황을 토대로 간호사가 환자와 교수-학습의 관계를 맺을 수 있도록 도와준다. 간호사가 환자에게 정보를 제공하고 일관된 지식과 정보의 제공이 중요하다는 것을 알고 있어도 환자가 지식을 학습했는지, 사건과 상황에 대해 현실적이고 정확한 인식을 가지고 있는지를 항상 파악하고 있는 것은 아니다.

간호학에서 가르치는 것이 부적절하거나 비효과적인 이유 중의 하나는 대인과정과 학습과정보다는 교수(teaching)에 관심의 초점을 두기 때문이다. 간호사는 돌봄의 모든 요소를 고려하여 돌봄의 과학을 실천하여야 한다.

Rogers에 의하면 학습이라는 것은 교수 또는 교사의 기술이나 지식, 교과과정, 시청각 재료의 사용, 강의, 풍부한 서적도 중요하지만 교수자와 학습자간의 인간관계 내면에 존재하는 개인적 자질 또는 태도가 더 중요하다고 보았다. 그렇다면 교수-학습에 있어서의 돌봄의 요소를 증진시킨다는 것은 조력과 신뢰 관계의 돌봄 요소를 개발하는 것과 관련이 있다. 간호사에 대한 교수의 효과성은 간호사가 환자의 인식정도를 얼마나 정확히 사정하며 학습을 촉진시키는 간호사의 개인적 자질(attitudinal qualities)에 달려 있다.

간호사의 개인적 자질은 효과적인 돕는 관계(helping relationship)에서 요구되는 자질과 동일한 자질로 예를 들면 일치성, 공감, 비소유적 온정이 좋은 예가 된다. 이런 자질은 학습자-환자 또는 건강소비자에게 자유롭고 신뢰감 있는 분위기를 제공하고 성장시킨다. 조력과 신뢰 관계는 가르치는 간호사와 배우는 환자 사이에 이루어지는 쌍방적 대인관계 과정(two-way interpersonal process)이다. 교수(teaching)보다 학습(learning)에 더 많은 관심을 둔다는 것은 사건이나 현상에 대한 환자의 인식뿐만 아니라 환자의 잠재력과 목표, 환자에 대한 관심을 필요로 하게 된다. 그렇다고 해서 간호사가 교수보다 학습에 더 많은 관심을 둔다는 것이 지적 정보의 제공, 시청각 자료나 태도, 교수법(teaching skill)의 사용을 배제하는 것은 아니며 교수보다 학습에 더 많은 초점을 둔다는 것은 적절한 orientation, 분위기, 자질의 제공도 포함한다. 교수-학습 과정의 증진은 간호사가 타인과 만나는 모든 과정에서 필요한 돌봄의 요소를 접하는 사람이 특정상황(예 ; 출산, 결혼, 부모 역할, 성장, 식이, 은퇴, 노부모의 간호, 안전감, 질병으로부터의 회복, 슬픔)은 물론 일상적 상황에 있는 경우에도 반드시 필요하다.

간호실무의 7단계(Seven clinical care phases)

돌봄의 요소는 문제해결의 형태나 과학적인 문제해결 방법의 사용으로 개념화할 수 있다.

간호사와 환자 모두의 참여는 간호사와 환자의 상호작용 과정에 필요하며 상대방의 인식과 역할을 학습하는 과정에 꼭 필요하다. 간호사는 지식과 자질뿐만 아니라 상대방과의 상호작용 관계를 인식해야 한다. Pridham, Hansen, and Conrad는 문제 해결뿐 아니라 가르치고 배우는 원칙에 부합되는 건강관리모델(health care model)을 발표했다. 이 모델은 임상 간호의 7단계를 기술한 것으로 각각의 단계는 자료나 결정, feedback에 의한 간호사의 활동을 설명하고 있다.

① 탐색(Scanning)

환자에게 중요한 문제나 환자의 목적을 확인한다. 환자의 체계 내에서 환자의 시각에 따라 잠재적이고 실제적인 문제를 발견하고, 간호사는 환자 또는 특수 집단에게 현재의 스트레스 정도를 묻거나 또는 환자 또는 특수 집단에게 무엇이 일어났으며 그들이 그 상황을 어떻게 이해하고 있는 지를 알아본다.

② 명확히 하기 또는 공식화(Formulating)

환자에게 관련된 문제-탐색 단계에서 환자가 직접 표현하거나 또는 언어적, 비언어적으로 인식하고 있는 것을 파악하여 확인하고, 분류하고, 명명한다. 간호 목표는 문제를 명확히 하기 또는 공식화에 포함되기도 한다.

또한 발생된 문제가 환자에게 얼마나 중요한가를 알아보아야 하며, 간호사는 환자로부터 feedback을 받아야 현실적인 문제가 무엇인가를 이해할 수 있다. feedback, 말, 몸짓, 행동에 대한 관심이 필요하다.

③ 사정하기(Appraising)

공식화된 문제가 해결되어야 할 정도로 중요한지에 대해 함께 결정하는 단계이다. 이 시기에 현실적으로 이용이 가능한 선택사항을 고려하여 환자가 문제를 해결하겠다는 의지를 갖도록 도와주기도 한다.

④ 문제해결 의지의 개발(Developing a willingness to solve problem)

환자가 배우고, 문제를 해결하고, 행동하려는 의지가 없다면, 문제해결을 위한 준비와 참여를 개발하는 방향으로 나가야 한다. 조력 관계(helping relationship)와 상호작용 과정이 문제 해결과 학습 촉진에서 중요하므로 간호사의 일치성, 공감, 비소유적 애정, 문제해결과 학습에 대한 의지가 요구된다. 이 시기는 교수를 통한 문제해결과정의 단계로 간호사-교수자(nurse-teacher), 환자-학습자(patient-learner) 사이에 구별이 된다. 관계의 일치성, 문제에 대한 합의 해결을 위한 참여가 없으면 학습과 문제 해결은 일어나지 않는다.

⑤ 계획(Planning)

문제를 어떻게 해결하고 어떤 간호기술과 간호전략을 사용할 것인지, 중요한 문제가 무엇인지를 함께 결정한다.

⑥ **수행(Implementing)**

중재, 계획, 간호과정으로 적절한 지식을 주고 책자와 시청각 자료, 그 외의 다른 도구와 방법을 사용한다.

⑦ **평가(Evaluating)**

환자가 배우고 극복하고, 문제를 해결하고, 적응하고, 건설적인 행동을 하도록 가르치고 준비시켰는지를 평가한다.

(8) 환자에게 지지적, 보호적, 교정적 그리고 정신적, 신체적, 사회문화적, 영적 환경을 제공

인간의 삶과 건강 및 안녕에 영향을 미치는 요소는 수없이 많으며, 이런 요소들은 매일매일 간호에서 고려되어야 하고, 간호에서 인간의 삶과 건강(안녕)에 영향을 끼치는 요소를 고려하는 것은 건강증진, 건강회복, 질병예방, 또는 환자간호라는 간호사의 기본적인 기능과 활동의 일부가 된다. 이와 같은 기능과 활동이 주요 돌봄의 요소로 지지적, 보호적, 교정적 그리고 정신적, 신체적, 사회 문화적, 영적 환경의 제공으로 묘사될 수 있다. 이런 요소(변수)들은 내적변수와 외적변수로 나눌 수 있는데 외적변수는 간호사가 타인에게 지지, 보호, 안전을 제공하기 위하여 사용하는 신체적, 사회 환경적 활동과 조정을 의미하며, 내적변수는 간호사가 타인에게 정신적, 영적, 사회 문화적, 조화와 건강을 제공하게 하는 지지적, 보호적, 교정적 활동을 의미한다.

특히 8번째 돌봄요소인 환자에게 지지적, 보호적, 그리고 교정적, 정신적, 신체적, 사회문화적, 영적 환경제공은 학생 간호사나 임상 간호사가 돌봄의 과학이라는 관점에서 간호의 주요 부분을 개념화하는데 도움을 줄 것이다. 내외적 환경의 상호의존성은 건강과 질병에 큰 영향을 끼치며, 내적인 생물학적 생리적 조절 기전은 인간의 삶의 방식을 지원해주며 인간의 외적 생활방식은 내적 항상성에 기여한다. 역학적 연구결과에 의하면 인간의 주거, 영양, 수입, 직업, 위생은 건강관리센터와 건강관리요원의 양적 증가보다 더 중요한 건강변수로서 질병의 치료에 커다란 영향을 미치는 것으로 알려졌다. 정신적, 영적 건강과 사회 문화적 신념과 같은 내적 조절 기전이 인간의 건강에 대단히 중요하다. 따라서 간호사는 생물학적, 정신적, 영적, 그리고 사회 문화적 내적인 환경의 다양한 요소에 적절한 지지, 보호, 교정을 제공해야 한다. 외적 환경은 스트레스-변화, 편안함, 사생활, 안전, 청결-취미 환경과 같은 요소들을 포함하고 있다.

① **스트레스-변화**

스트레스-변화는 계획된 일상생활 활동의 방해로부터 초래되며, 스트레스는 계획된 일상활동의 방해에 대한 인간의 순간적이고 직관적인 평가와 도전, 또는 위험 - 위협 상황의 예상 여부에 의하여 확대되거나 증폭된다. 일상활동의 방해는 인간 자신이 갖고 있는 고유의 건강 - 질병 상황을 변화시키고, 인간의 정신적 신체적 구조를 위협한다. 외적 환경의 변화는 스트레스를 유발할 수 있으며, 스트레스가 발생하면 이에 따라 적절한 적응을 요하게 된다.

<스트레스-변화와 관련된 간호사의 활동>

ㄱ. 환자의 스트레스 - 변화에 대한 주관적, 즉각적, 직관적 평가를 사정한다. 경청, 수용, 이해로 환자의 두려움, 공포, 불안 등의 왜곡된 부적절한 인식을 감소시킨다.

ㄴ. 스트레스 - 변화의 객관적 본질을 파악하여 환자가 보다 현실적이고 정확한 상황 인식을 하도록 돕는다.

ㄷ. 간호사가 환자의 스트레스 - 변화를 사정한 후 해야할 스트레스 - 변화에 대한 지지적, 보호적, 교정적 간호활동은 다음과 같다.

- 인간에 대해 인본주의적 자세 갖기(humanistic orientation to the person)
- 환자에게 신념 - 믿음의 고취 능력 개발
- 자아와 타인에 대한 민감성 개발
- 도움-신뢰 관계의 개발
- 환자의 긍정적, 부정적 감정 표현을 증진시키고 수용하기
- 과학적 문제해결 방법의 체계적 사용
- 교수-학습의 대인과정(interpersonal teaching - learning)을 증진

객관적 스트레스-변화의 사정은 간호계획과 간호수행 전략에서 다음과 같은 방향을 제시한다.

- 예기치 못한 변화에 적절한 정보 제공
- 정확하고 현실적 인식을 증진시킬 수 있는 객관적 인지적 정보 제공
- 위협적 사건에 대한 타인의 기대를 구조화
- 현존하는 적응 기전의 지지
- 문제해결을 위한 도움 관계에 타인을 참여시킴
- 상황적 지지의 확인

간호사는 잠재적 스트레스 사건과 증상의 관계를 파악하기 위한 시도를 할 뿐 아니라 한 인간에게 그 사건이 주는 의미와 중요성을 파악하도록 노력해야 하며 적응기전과 상황적 지지도 평가해야 한다. 간호중재는 지지적 이어야 하고 환자를 불필요한 스트레스로부터 보호할 수 있고, 과거의 그릇된 문제해결 접근과 왜곡의 교정을 가능하게 할 수 있어야 한다.

② 편안함 또는 안위감

편안함(comfort)은 간호사가 부분적으로 조절하여 외적 환경으로부터 얻을 수 있으므로, 간호사가 조절 또는 통제할 수 있는 외적변수이다. 편안한 활동은 지지적이고 보호적

이어야 하며 인간의 내적, 외적 환경을 교정할 수도 있어야 한다. 여기에서 간호사는 한 개인이 처해 있는 제한된 건강-질병 상태에서 가장 효과적이며, 효율적으로 기능할 수 있도록 도와주어야만 한다. 간호사는 8번째 돌봄의 요소인 환자에게 지지적, 보호적, 그리고 교정적, 정신적, 신체적, 사회 문화적, 영적 환경의 제공을 통해서 편안함을 제공하여야 한다.

간호사는 신체적 편안함을 제공하고, 신체적 안위감을 증진시키기 위해 많은 기본적 간호법을 사용하는데 예를 들면, 하루의 시작을 준비하는 아침간호, 좌욕, 구강 간호, 침상정돈과 투약 등이 이에 속한다. 그 외에 간호사가 지지적, 보호적, 교정적 환경을 제공할 수 있는 포괄적인 안위방법(comfort measures)에는 다음과 같은 것이 있다.

- 외부 환경으로부터 유해한 자극을 제거한다.
  너무 밝은 조명, 소음, 부적절한 실내 온도와 환기, 정리 정돈되지 못한 주변 환경
- 환자의 체위에 관심을 갖고 자주 체위를 변경시킨다.
- 침대를 편안하게 해준다.
- ROM(range of movement), 운동, 등마사지 등을 이용하여 근육의 긴장을 완화한다.
- 치료적 절차를 수행한다.
- 환자의 질병과 지지, 보호를 위해 이용 가능한 자원의 사용을 확인한다. 환자가 스스로 조절하도록 격려하고 선택의 자유를 최대한 부여한다.
- 질병의 심한 정도, 범위와 간호단계를 고려하여 환자에 대한 접근법을 수정한다.

이와 함께 간호사는 환자 개개인에 대한 개방성, 인식, 융통성, 적절한 지지적 보호적 교정적 활동을 결정, 개발할 수 있는 창조력을 발휘하여야 한다. 편안감은 복합적인 내, 외적 기전과 관련되어 있으므로 간호안위중재법에는 정신적, 사회문화적, 신체적, 영적 환경 모두를 포함하며 편안한 환경의 제공은 간호사의 업무이다.

- 환경적 편안감 : 병실의 재정돈, 소음제거
- 신체적 편안감 : 구강 간호, 등마싸지, 체위 변경
- 정신적 편안감 : 환자에게 경청, 소음 제거
- 사회 문화적 편안감 : 환자의 문화, 가족 문화, 사회 계급의 정상적 행동과 습관적 방식과 관련되어 있으며, 사회 문화적 믿음은 편안감을 제공할 수 있다.
- 영적, 종교적 편안감 : 영적, 종교적 편안감의 인식은 간호사의 업무이며, 인간의 삶에서 영적인 의미에 대한 간호사의 인식, 존경, 평가는 환자에게 편안감을 제공할 수 있다.

③ 사생활 유지

사생활(privacy) 유지는 8번째 돌봄의 요소에서 고려해야 할 주된 요소이다. 입원으로 일어나는 비개인화(depersonalization)와 친근한 질문, 시술, 그리고 치료는 개인의 사생활에 관계된 것들이다. 환자가 자신의 신체를 노출시키고 개인적 정보를 남김없이 공유하기를 원하는 간호사의 기대는 또한 환자의 사생활 박탈을 야기한다.

간호사가 환자의 외적 환경에서 제공하게 되는 기본적 지지, 보호나 교정은 환자의 사생활 보존을 최대한 지켜 주도록 고려되어야 한다. 사생활은 건강과 깊은 관계를 맺고 있는데 Maslow의 초기 연구는 건강한 대상자가 사생활에 대한 강한 선호도를 지니고 있다는 것을 보여주었다. 사생활은 다음의 사항을 포함한다.

ㄱ. 자기 자신에 대한 특정 지식으로부터 다른 사람을 배제할 권리
ㄴ. 개인이 자신에 대해 바라는 것과 똑같은 특권을 다른 사람도 소유하고 있다는 것을 자각
ㄷ. 한 개인의 시간, 장소, 태도의 요소와 한 개인에 대한 정보의 양
ㄹ. 일시적, 자발적으로 자신을 타인으로부터 배제하고 타인에 대해 신체적, 심리적으로 배타적인 태도

사생활은 환자의 존엄성과 통합성을 유지하는데 기여한다. 사생활의 침해는 환자의 존엄성을 침해하는 것으로 비인간화, 당혹, 그리고 비개인화도 사생활이 침해당함으로써 오게 된다.

<사생활의 기능>

ㄱ. 사생활은 한 인간으로서의 개인의 독특함, 개인의 자율성을 유지한다.
ㄴ. 사생활은 매일 매일의 삶에서 오는 스트레스와 긴장으로부터 감정적 이완을 제공해준다.
ㄷ. 사생활은 자기평가에 있어서 개인이 자신의 느낌과 경험의 평가, 검진, 통합을 하도록 도와준다. 사생활의 이와 같은 기능은 개인의 삶에 의미를 부여하는 창조적-명상적 혹은 영적 활동과 밀접하게 연관되어 있다.
ㄹ. 사생활은 제한되고 보호받는 의사소통을 가능하게 한다.

사생활의 이런 기능은 인간관계에서 확실한 정보와 환경적 경계, 사회적 거리를 공유할 수 있게 해준다. 사생활에 영향을 미치는 다양한 변수들이 있으며 이 다양한 변수들은 사생활이 사회적 행동으로 나타나는 방식에 영향을 준다.

아프리카의 어느 부족은 사생활이라는 단어는 물론 유사한 단어조차 갖고 있지 않다. 이 아프리카 종족에게 사생활이라는 개념을 설명하고자 노력하였으나 가장 가까운 의미를 가진 단어가 은둔이었다. 즉 그 사회에서 사생활을 갖는 사람은 타인과의 관계나 문명화를 싫어하는 은둔자로 이해되고 있었다. 중화 인민 공화국, 북한과 같은 공산주의 사회에서는 사생활이 민족의 단합, 공유, 그리고 사회복지와 마찰을 빚기도 한다.

환자의 사생활에 유지에 필요한 지지, 보호, 그리고 교정적 간호제공은 간호사에게 중요한 돌봄의 요소이다. 간호사는 환자 개개인과 특정 환자 집단에 대한 전반적인 사생활의 기능을 고려해야 한다. 개인의 기본적 권리에도 사생활이 포함된다. 간호사는 타인을 위해서는 물론 간호사 자신을 위해서도 그러한 사생활에 대한 기본적 권리를 인식할 필요가 있다. 간호사는 환자의 생리적, 신체적 노출에서도 사생활을 고려해야 함은 물론 사생활의 고려는 환자로 하여금 간호사와 나눈 의사소통의 내용이 공공연히 타인에게 알려지지 않는다는 확신을 하도록 도와주게 된다. 간호사의 전문적인 통합성과 비밀성 유지는 환자의 사생활 유지에 가장 중요한 부분이다. 조력-신뢰(helping-trust)관계는 인간의 존엄성이 유지된다는 관점에 달려 있다. 사생활 유지가 건강 관리에 필요한 치료적 과정을 방해하지 않는다면 간호사가 사생활에 대한 인간의 권리를 지지함으로써 환자에게 믿음을 고취시키고 간호사에 대한 희망-신뢰 등을 싹트게 한다.

보호적이며 사생활을 지켜 주는 환경의 제공은 누군가가 아플 때 간호를 해주고 건강을 유지 증진시켜 주는 치료적 상호과정의 첫걸음이다. 간호사는 환자 간호에 필요한 정보를 얻는 동안 환자에 대한 비밀 유지를 존중해 주어야 한다. 사생활의 중재는 정보, 감정적 이완, 자가평가를 위한 환경제공, 인간으로서의 개인에 대한 기본적 존엄성에 대한 반응을 포함한다. 사생활의 심리적, 신체적 특징은 모두 지지적, 보호적, 교정적 환경제공에 중요한 고려사항이다. 마찬가지로 사생활은 정신적, 신체적, 사회 문화적, 영적 부분들을 포함하고 있으며 개인의 사생활 의미에 영향을 미치고 사생활 유지 수단을 결정하게 된다.

④ 안전

안전(safety)은 간호사의 기본 역할로 환자의 안전에 관심을 갖는 것은 환경을 교정하고, 지지하고 보호하는 간호사의 활동에 영향을 준다. Maslow는 안전을 인간 성장과 발달에 대한 기본적 욕구라고 정의하였다. 안전은 영아기 에서부터 나타나는 욕구로 생각되며, 어린이의 생리적 욕구가 만족될 것이라는 확신 다음에 온다.

안전함을 느끼는 것은 위협이나 위험의 부재를 의미하는데 위험, 위협은 인간의 내적·외적 환경에서 인식된다. 인간은 삶의 전기간을 통틀어 환경을 탐색하고 환경이 안전한지 또는 위험한지를 결정하도록 도와주는 활동과 사고 패턴을 발전시켜 나아간다. 인간은 과거의 경험과 안전 욕구에 대한 충족에 따라 안전의 느낌을 유도하는 다양한 방식으로 행동할 것이다. 안전에 대한 간호사의 관심에는 인간이 심리적으로 안전함을 느끼도록 이끌어 주는 지식, 판단과 행동의 인내 등이 포함된다.

그러나 간호 활동의 대부분은 신체적 부분의 안전과 관련되어 있다. 사고는 모든 연령군에서 사망을 유발할 수 있는 원인이며, 안전의 유지는 것은 아프고, 흥분되어 있고, 불안하고, 자신의 환경에 대한 조절력을 잃은 개인을 돌볼 때 특히 중요하다.

허약, 감각상실, 감각과민, 혹은 무능력과 같은 질병과 동반되어 나타나는 일반적 변화는 개인으로 하여금 자신의 일상적 활동과 환경에 대응하는 방법의 수정을 요구한다. 간호사는 특히 환경에서의 안전요소 뿐만 아니라 안전을 위협하는 혹은 위협할 것으로 예상되는 변수들-예를 들면 연령, 기동상태, 지남력, 보조기구 등에 민감해야 한다. 기본적인 안전유지 방법에는 손씻기, 피부관리, 격리, 멸균 등을 통한 감염방지가 포함한다.

ㄱ. 영아기와 아동기 : 낙상, 화상, 이물질 흡입, 위험한 장난감, 중독, 질식, 익사 등으로 건강 환경 관리 소홀과 예방 접종 결여 등에 의한 건강 문제와 손상이 주된 위험이다.

ㄴ. 성인기 : 자동화, 독성 연기, 감정적 스트레스, 고도의 소음 등이 주된 위험 요인이므로 간호사는 지역사회 안전계획, 수질 안전지도, 응급처치, 약물사용, 출산 조절과 관계된 성인의 안전환경을 알고 있어야 한다.

ㄷ. 노인기 : 기동력 저하, 감각유입 장애가 생명유지에 영향을 미치게 된다. 또 가정에서의 일상재해도 위험 요인이 된다(미끄러운 깔개, 목욕탕의 문턱, 부주의한 흡연, 가스 사용).

8번째 돌봄의 요소를 과학적 돌봄의 실무로 통합시키기 위해서는 첫째 안전 환경을 정비함으로써 현존하는 그리고 가능성이 있는 재해 요소를 제거하고, 둘째 개인과 가족에게 안전사항과 과정을 설명하고, 셋째 안전 예방책을 점검하도록 하는 것이 중요하다. 개인의 환경적 자극은 감각박탈이나 과잉감각방지의 필요에 따라 조정되고 변화되어야 한다. 개인의 환경을 정리하여 가능한 한 각 개인이 환경에 대해 많은 조절력을 갖으며 스스로 무엇인가를-어떤 일을 할 수 있도록 격려해 주어야 한다. 물론 타인의 도움에 대한 이용성과 접근성의 정도를 고려하여야 한다.

환경에서의 안전성 고려는 건강사정과 건강증진이라는 간호영역에 속해 있는 건강의 중요한 특징이다. 지지적, 보호적, 교정적 안전 활동을 통한 8번째 돌봄의 요소는 간호사가 모든 연령의 개인에게 과학적 돌봄을 행하고 발전시키도록 돕게 된다.

⑤ 청결-심미적 주변 환경

깨끗하고 아름다운 환경(clean-esthetic surroundings)은 8번째 돌봄요소의 기본적 요소이다. 간호역사를 뒤돌아보면 주된 간호활동을 깨끗한 환경유지에 두고 있다.

간호활동이 일차적으로 보호하는 것이었을 때 조차도 깨끗한 환경의 중요성을 결코 소홀히 다루지 않았다. 이러한 연유로 청결이란 개념은 돌봄의 요소를 보다 잘 이해하기 위해 심미적이라는 개념과 관련되어 있다.

활동의 완성과 질서, 대칭을 바라는 요구는 돌봄과 관계된 심미적 간호 활동을 결정하는데 도움을 준다.

인간은 기본적으로 심미적인 욕구를 갖고 있다. 인간의 건강을 사회적 환경과 관련시켜 보았을 때 자기자신에 대해 좋은 감정을 느끼고 있을 때 건강이 증진되는 것과 마찬가지로 자신의 주변 환경을 아름답게 함으로써 건강이 증진된다. 인간의 교제와 느낌 또는 감정을 색채와 연관시키려는 시도는 주변환경이 인간에게 어떻게 영향을 주고 있는지를 보여준다. 병실, 복도, 침대보에 다양한 색채를 사용함으로써 인간의 안녕에 심미적 영향을 준다. 청결하고 심미적인 환경을 제공하는데 있어 간호사의 역할은 유해한 환경을 제거하고, 깨끗하고 위생적인 환경을 제공하는 것 이상을 포함한다. 심미적이라는 개념에는 더 높은 수준의 정신적, 신체적 편안감에 이르도록 환경을 아름답게 하는 것이 포함된다. 여기에는 매력, 색깔, 유쾌함, 가구의 기능적 배치 등이 포함된다. 심미성을 위시한 치료적 환경은 또한 미술, 음악, 시 그리고 문학과도 관련될 수 있다.

한 개인의 주변 환경이 기쁘고 유쾌한 환경이 되어 세계를 유쾌한 환경으로 해석하도록 개인을 돕는다. 개인의 자아개념, 자존감은 편안감 뿐만 아니라 생활 만족에 기여하는 환경의 심미성을 증진시킴으로써 강화될 수 있다.

심미성은 친구 사귀기, 오락 즐기기, 음악 감상, 독서, 취미 활동을 촉진한다. 청결하고 아름다운 환경은 또한 좋은 분위기를 창출한다. 간호사는 청결 - 심미적이라는 개념이 타인을 위한 것이라는 의미를 고려해야 한다. 왜냐하면 간호사의 가치가 타인의 가치와는 다르기 때문이다. 그럼에도 불구하고 청결 - 심미적 환경은 청결 - 심미적 환경을 성취하는 방법이 지나치게 강박적이고, 일상적 생활 양식을 방해하지 않는다면, 개인의 전반적 안녕감을 증진시킨다. 지지적, 보호적, 교정적 환경을 감독하는 목적은 간호의 질을 높이기 위함이다. 청결과 심미성은 높은 수준의 자기 가치와 존엄성을 증진시킨다는 점에서 질(quality)과 관련되어 있다. 돌봄의 요소는 인간보다 높은 수준의 욕구를 만족시키거나 자아실현을 위한 가치 체계와 경험에 영향을 준다. 그러나 낮은 수준의 욕구 예를 들면, 청결, 안전, 편안, 그리고 사생활에 대한 만족이 없으면 상위 수준의 욕구는 충족될 수 없다. 청결성과 심미성과 같은 돌봄의 기본적 측면은 높고 낮은 수준의 욕구에 대한 모두의 만족을 증진시킨다.

(9) 기본적인 인간 욕구의 만족을 도와줌

① 음식과 수분의 욕구

비록 음식과 수분의 욕구가 생존에 필수적인 보다 하위수준의 생물학적인 욕구로 분류되지만, 음식과 수분에 대한 욕구 만족은 인격과 사회적 발달과 관련된 보다 상위수준의 욕구 만족에 중요한 기초가 된다.

모든 문화권에서 먹는 것(eating)과 음식은 출생 시부터 인간의 사회적이고 정서적인 관계의 통합된 부분으로 이성(logic)보다는 감정(feeling)에 의해 보다 많이 동기화 된다고 믿어졌다. 대부분의 사회에서 음식은 정서적 관계의 중점이며, 상호작용과 사랑 또는 차별, 비난의 의사소통의 통로가 된다.

초기 모유수유 경험은 상호의존적인 만족을 갖는 공생적 관계의 연속으로 그 관계는 타인과의 관계를 이루는 근원적인 형태이며 신뢰감 발달에 중요한 기회가 된다. 영아기 동안의 수유과정을 통한 좋은 엄마는 아이에게 수용되어, 결과적으로 "좋은 엄마"의 연상은 "좋은 나"의 의미가 된다. 그리하여, 타인과의 관계에 의한 자아의 근원과 기초는 음식과 수분에 대한 욕구만족의 초기 경험에 의해 형성된다. 생의 초기 발달 동안의 음식과 수분섭취 욕구의 만족은 전적으로 외적인 인간환경에 의존하여 어린아이는 무력감(helplessness)상태의 세계에 진입하며 그 세계는 배고픔과 만족을 공전한다.

음식과 수분 섭취 욕구에 대한 만족의 본질은 영양적 요구는 물론 사랑, 안전과 신뢰에 달려 있다. 음식과 수분섭취 만족에 대한 욕구를 음식섭취의 이차적 측면의 고려 없이 생존과 관련된 일차적인 조건으로만 간주하는 것은 바람직하지 않기 때문에 음식과 수분섭취 욕구의 만족은 생물학적 건강뿐만 아니라 심리적, 사회 문화적 건강에 중요하다. 식습관과 음식의 맛은 문화마다 다양하며 식습관은 문화적 또는 종교적 경험에 달려 있다. 따라서 간호사는 영양 프로그램에 문화적으로 가치 있는 음식을 포함시킬 수 있는 욕구에 대한 이해와 지식이 있어야 한다.

흔히 어떤 식품과 음식(예, 채식가, 육식가)의 선택은 어떤 지위(status)나 집단과 관련되어 있으며 이러한 개인의 태도는 그의 사회 문화적 경험과 상황(conditioning)에 달려 있다. 대부분의 사람은 건강해지기 위하여 그리고 만족과 평온, 좋은 느낌을 위하여 먹으며 먹는 것과 마시는 것은 우정과 선의의 보편적인 신호이다. 또한 음식은 건강과 미와 상징적으로 관련되어 있다.

식욕부진, 연하곤란, 이식증(pica)과 다식증은 음식섭취 및 수분섭취 욕구의 좌절이나 불만족과 밀접하게 관련되어 있으며, 청소년기에 흔히 발생하는 건강-질병 상태는 당뇨, 위궤양, 위염, 신경성 식욕부진증, 알코올중독 등이다. 음식 및 수분섭취와 관련하여 발생되는 건강-질병상태는 의존감, 불안, 식사조절 등과 같이 먹는 것과 관련된 행동 문제와 흔히 관련되어있다.

탐식(bulimia) : 식욕의 항진, 무절제한 식욕과 과다한 섭취로 비만과 이차적인 의학적 문제를 야기한다.
연하곤란증(dysphagia) : 신체적 물리적 기능장애로 삼키는 것이 불가능한 상태를 뜻한다.
신경성 식욕부진증(anorexia nervosa) : 생명을 위협할 수 있을 정도로 식욕이 심각하게 상실된 상태로 식욕의 상실은 사랑하는 대상의 상실이나 사랑하는 대상으로부터의 거절을 상징화하는 것으로 알려져 있다. 대개 영아기의 수유 경험동안의 인간관계 장애와 연관된 좌절에서 유래된 것으로 생각된다.

위염(gastritis, nervous stomach) : 위의 급격하고 심한 통증이 특징이며 구토로 시작된다.
위궤양(peptic ulcer) : 위산과다에 의한 위나 십이지장 점막의 궤양이다.
이미증(pica) : 식용으로 이용하지 않는 물질 예를 들면 유리조각, 흙, 분필이나 종이와 같은 물질을 먹는 상태를 뜻한다.

공포, 분노. 죄의식 또는 당황과 같은 정서들이 신체에 대해 명백하게 물리적 영향을 미치고 있음은 물론 신체적 상태에 영향을 미치는 일시적인 정서상태나 정서적 긴장이 장기간에 걸쳐 유지되면 인체의 생물-물리학적 기능에 만성적 장애를 유도하는 것으로 알려져 있다. 신체 물리적 장애의 중요한 요소로서 정서적 갈등을 설정하고 있으나 신체 물리적 장애와 정서적 갈등과의 관계는 인과관계라기 보다는 상관관계이다.

위궤양(Peptic ulcer)

음식과 수분섭취 욕구와 관련된 질병에서 가장 심도깊게 연구된 것으로 일반적으로 여성보다 남성에게서 유병율이 높다. 위궤양은 흔히 만성적 위경련, 과다 활동, 과식의 소견을 가진 사람에게 나타나는데 과다하게 분비된 위산이 위 또는 소장의 점막을 자극하여 염증을 일으켜서 형성된다.

위궤양은 "hungry stomach eats itself"의 질병으로 심리역동적으로 묘사되어 왔으며 이것은 음식에 대한 갈망으로 표현되는 사랑의 갈구를 상징화한 것이다. 위궤양에서의 통증이 음식의 섭취에 의해 완화되고 공복감으로 악화된다는 것도 흥미있는 일이다.

특징적으로 위궤양을 가진 사람은 경직되어 있고 충동적이며 불안정하나, 즐겁고 호의적이며 직업적으로 성공한 경우가 많다. 자신의 성에 만족하며 적응되어있고, 타인에 대한 우월성이 강하며 경쟁적이고 과다 활동적이다. 위궤양 환자의 정신분석에서 겉으로 보기에는 야심적이고 경쟁적이며 충동적이지만 내면적으로 휴식, 안정, 지지 및 사랑에 대한 욕구가 많은 것으로 알려져 있다. 의존감과 공격성도 위궤양 환자에게서 흔히 보 수 있는 행동이다. 인간의 의존적 욕구는 따뜻한 돌봄과 사랑에 대한 욕구와 관련되어 있으며, 어린 영아기 시절 음식물 수용이 억제되면 위궤양과 긴장의 만성적 상태가 야기되면서 소화과정에 영향을 미친다. 특히 공격성은 영아기 동안 음식에 대한 욕구가 좌절될 때 나타나는 것으로 알려져 있으며, 영아기에 형성된 적대감과 분노는 성인의 소화기계에 영향을 미쳐 염산, 점액, 펩신의 과도한 분비를 수반한다고 보고되어왔다. 위궤양의 원인들은 복잡하므로 간호사들은 건강소비자의 음식섭취와 수분섭취 욕구를 충족시키기 위해서 총제적-역동적(holistic-dynamic) 접근을 취해야 한다.

신경성 식욕부진증(Anorexia nervosa)

신경성 식욕부진증은 남성보다는 여성에서 흔히 나타나며, 음식에 대한 부정적인 태도와 식욕의 결여는 음식섭취 및 수유과정과 접목된 분노및 죄의식과 깊이 연관되어있다. 신경성 식욕부진증의 일반적 원인은 다음과 같다.

- 사랑하는 대상의 거절, 자기징벌이나 자살의도, 타인 또는 사회에 대한 징벌
- 상위 수준으로의 성장 발달에 대한 저항 (예를 들면 청소년기로부터 성인기로의 발달 과정을 거부한다)
- 자신의 성적 발달에 대한 불안
- 성적 욕구의 오해와 왜곡을 기초로 한 불확실한 공포
- 부모의 요구에 대한 공격적 저항

이러한 관점들은 소화과정의 물리적 장애가 영아기의 구강기동안에 기원함을 지시하고 그 동안에 표현된 음식과 수분욕구가 성인의 생활에 영향을 미침을 제시한다. 먹기를 거부하는 아이나 최대한도로 먹은 후 구토하는 아이는 영아기의 초기 수유과정에서 극심한 좌절이나 거부(불충분한 우유공급, 엄마로부터의 거부감, 이유에 대한 거부감)를 경험하였으며 이는 후에 행동적 불신감과 같은 여러 가지 방식으로 표현된다. 이러한 행동은 가정환경과 모성과의 관계를 거부하며 불쾌한 식이 상황과 연관된 거부와 상처의 감정은 평생동안 지속될 수 있다.

당뇨병(Diabetes)

당뇨병이 심리-사회적인 요소 특히, 정서적 스트레스에 기인한다는 이론이 아직 결정적으로 증명되지는 못했지만 스트레스성 사건과 당뇨병의 시작 사이에 밀접한 관계가 있는 것으로 알려져 있다. 당뇨로 인한 식이의 제한은 다음의 반응을 유발한다.

- 식이에 지나치게 집착하는 과도한 강박관념
- 계획적이고 체계적인 과식과 식이 거부를 동반하는 식이 도착증

이 행동은 당뇨병 발생에 대한 죄의식과 연관된 자기체벌일 수 있으며 건강소비자가 질병의 원인이나 의미를 왜곡하고 있음을 주지하여야 한다. 식이의 이탈은 주변의 타인을 징벌하는 방법이 될 수 있으며, 특히 청소년기에는 부모의 제한으로부터 탈피하는 시도로 이용될 수 있고 부모와의 관계를 조절하는 수단이 되기도 한다.

비만(obesity)

비만은 정상체중 보다 20%정도 이상의 과다체중 상태로서 지방조직의 과도한 축적으로 나타난다. 성인의 20-25%, 학령기 아동의 10%가 과다체중이며, 비만은 전세계적으로 심각한 건강문제이다.

비만과 관련된 건강문제는 치료가 일반적으로 성공적이지 못하며 식이요법자중 오직 2%만이 충분히 체중을 감량하고 이상적 체중을 유지함을 문헌에서 시사하고 있다. 많은 요인들간의 복잡한 상호작용이 비만을 초래하므로 간호사는 간호계획에 대상자를 참여시키고, 먹는 행동의 역동적 측면을 이해하여야 한다. 비만한 사람에게 음식과 수분 섭취의 욕구 만족과 관련된 상호적 정서적 지지가 체중조절의 성공 여부에 영향을 미친다.

음식과 수분섭취는 생존에 필요한 영양소의 섭취 외에 많은 내용을 담고 있다. 즉 음식과 수분섭취 욕구는 신뢰, 사랑, 온정 및 인간관계의 안전성과 관련되어 있으며, 영아기의 수유과정과 관련된 상징적이고 현실적 의미를 가지며, 의식적 무의식적인 과거의 경험과 직접 연관되어 있다. 따라서 음식과 수분섭취 욕구는 한 개인의 자아개념 및 자아상(self image)을 반영하고 있다고 볼 수 있다.

음식 및 수분섭취 욕구 만족을 위한 돌봄은 인간에게 근본적이고 중요하다. 간호실무는 개인의 음식 및 수분섭취에 대한 욕구, 기호 및 관련 감정 등에 대한 이해를 포함해야 하며 식습관의 문화적 중요성도 간호 계획에 포함되어야 한다. 식습관은 태어난 후부터 지속적으로 형성되기 시작하며 음식의 나눔은 개인 상호간의 관계를 엮어주는 통로이다.

② 배설 욕구

배설욕구는 내적이고 주관적인 감정상태일 뿐만 아니라 많은 외적인 환경적 사건을 포함하는 것으로 사생활 개념, 신체기능의 의미, 배변습관, 개인의 내적 감정상태와 물리적 감각과의 관계 등이 속한다.

Freud, Erickson 등에 의하면 배설욕구의 만족에 대한 심리적인 기원은 배변-훈련과정의 시작으로부터 유래되며 이 단계에서는 자율성/수치심, 의심 등이 발달된다. 어린이가 항문-방광 훈련단계에 도입하면(약 18개월~3년 6개월) 성감영역이 입에서 항문과 배설로 이동된다. 초기 1~2년 동안에는 어린이가 완전히 의존적이고 수용자이었는데 이제 부모는 어린이가 제공자가 되기를 바란다. 따라서 어린이는 청결의 사회적 기준에 순응해야 하며 어린이는 배설물의 보유를 배워야 한다. 아이의 내적인 신체적 인지와 외적인 환경이 상이할 수 있으므로 아이는 사회적 규칙에 순응하도록 학습하여야 한다. 사고와 감정의 순응은 다음의 상호 관련된 요소들 - 모아관계, 음식과 수분섭취 욕구의 만족, 어린이의 신체에 대한 부모의 태도, 청결, 겸손, 사생활과 신체기능에 대한 종교적이고 문화적인 태도에 달려 있다.

부모의 태도나 문화는 건설적인 방식으로 배설욕구를 만족시키기 위한 자녀의 학습능력에 영향을 미치며, 배설욕구와 관련되어 어린이의 미래 태도와 행동을 형성시킨다. 배설욕구와 관련된 간호사의 활동은 신체적 배설기능을 넘어서 감정상태, 청결, 사생활, 종교적 행동, 신체에 대한 태도와 자아개념으로 확장되어야 한다. 자율성, 융통성, 호기심, 창의성/수치심, 의심, 경직성, 창의적 표현의 방해가 배설욕구의 만족 여부에 따라 발생할 수 있으며 어린이의 인격 발달에 영향을 끼친다. 배설욕구와 그 기능에 대한 언급은 문화적, 사회적 차이에 따라 폐쇄적이거나 개방적이며 부모 또는 사회의 전체적 문화가 배설욕구의 만족과 관련된 가치와 기준을 설정한다. 프로테스탄트의 윤리는 강박적인 청결을 고무하며 영국과 미국과 같은 서구 사람들은 배설과 관련하여 수치심과 혐오감을 갖는 듯이 보인다. 예를 들면 코를 푸는 것은 허용되나 트림을 하거나 방귀를 뀌는 것은 대단한 실례가 되기 때문이다.

어린이의 인지적 발달과 배설욕구의 발달은 동시에 발생하여 아이는 옳고 그름과 수용과 불수용에 대한 부모와 문화의 태도와 기대에 일치하도록 학습되어 배설욕구에 대한 자각의 발달은 의식과 초자아의 발달과 부합된다. 배설(배뇨와 배변)뿐만 아니라 다른 것에서도 힘과 조절의 기쁨을 배우게 된다. 아동에 대한 사회적 관점은 아동의 발달에 있어서 부모의 믿음에 영향을 주며 선 또는 악의 철학은 다른 인간관계의 상황뿐만 아니라 양육의 거의 모든 일상 반응들에 영향을 끼친다.

공포나 분노에 의해 저해되는 위장관 기능은 Cannon에 의해 논증된 후에 다른 관찰자들이 유쾌하고 불유쾌한 정서상태에 따라 다르게 반응하는 위와 직장의 반응을 보고하였다. 위의 기능저하는 놀람, 피로, 다양한 강한 감정들과 관련이 있으며 시험과 같은 스트레스 상황하에서는 위의 산도가 의미있게 증가함이 발견되었다. 인지와 위장관 체계에 대한 가장 매력있는 정보는 위루를 가진 사람을 대상으로 5년간 수행되어 온 Wolf & Wolf의 연구에서 제시되었는데 그의 연구에 의하면 즐거운 식사는 위 활동의 증가, 위산 증가를 가져오며 억압이나 분노의 정서는 위액분비를 억제하고 때때로 식욕부진과 오심을 동반하였다. 배설장애와 관련된 가장 흔한 세가지 정서는 불안, 죄의식, 분노 - 원망으로 분노와 적대감에 관련된 욕구는 경직된 장운동을 유발한다.

간호의 과학화를 실행하기 위해서, 간호사는 내적 인식과 주관적 감정상태 뿐만 아니라 외적 감정에의 기능을 고려해야 하며, 배설욕구 만족을 위해서 사생활, 도덕, 겸손과 같은 복잡하고 미묘한 사회문화적 변수와 심리적인 연상과 적응을 포괄적으로 고려해야 한다.

③ 환기 욕구

환기욕구는 호흡과 순환기에 관련된 생리적 욕구로써 호흡기와 순환기는 모두 낮은 수준의 생리적 요구에 속하지만 건강에 영향을 주는 환기욕구와 관련된 총체적인 사회, 정신적 요인으로서 다루어진다. 사회 환경적 스트레스는 체내의 산소와 혈액을 운반하는 기능에 영향을 준다. 많은 연구에서 병원에 장기입원을 한 대다수의 환자는 정신적, 신경계 장애를 일으키는 것으로 알려졌는데 이는 모든 건강-질병 문제는 생리적 문제뿐만 아니라 정신적 문제를 갖는다고 설명될 수 있다. 복합적 환기욕구를 도와주는 간호사는 반드시 심박동수, 혈액검사, 호흡수, 산소공급과 같은 생리적 기능에 주의를 기울여야 한다. 건강간호의 목적에 환기의 개념과 의미를 포함시켜야 한다.

Friedman & Rosenman의 "심질환에 대한 정신·신체적 요인 연구"에서 Type A 성격의 요인을 발견하였다. 극도로 정확하고, 경쟁적이고 공격적이며 적의감이 많은 Type A형의 성격을 가진 사람은 심질환의 발생 빈도가 더 많다고 한다. 모든 인간의 욕구는 질환의 진단뿐만 아니라 그 사람의 사회적 상태, 내적지각, 적응방법, 생활형태를 포함해서 살펴보아야 한다.

높은 콜레스테롤 수치와 지방을 많이 먹는 식습관이 반드시 심질환을 일으키는 것은 아니다. 한 연구에서는 Type A형 사람이 Type B형 사람보다 심질환 발생률이 7배가 높다고 주장하였다. Type B형은 시간에 대한 엄격성이 없고 심한 경쟁심도 없으며 적의감이 없는 사람이다. 호흡기, 순환기의 기능은 감정에 의해서 결정된다. 환기욕구는 감정의 변화 또는 환기결핍에 의해서 영향을 받는다. 예를 들면, 불안이 있을 때 호흡의 수와 호흡 깊이가 변하며, 울 때는 호흡이 불규칙해진다. 죄의식, 분노, 분개, 수치심을 느낄 때 빠르고 얕은 호흡이 나타나며 불안과 공포감이 있을 때는 맥박과 심박동수가 증가한다.

즉, 스트레스와 같은 정신, 기질적 요인도 환기욕구의 원인이 되는데 호흡기, 순환 기계의 사정은 간호의 수행보다도 건강예방 측면에 더욱 기여한다. 따라서 인간의 기본적인 욕구와 질환에 대한 감정과 정신, 사회적 변수의 이해가 필요하다. 많은 연구에서 감정의 건강한 표출은 환기욕구와 관련이 있으며, 호흡기와 순환기에 영향을 줄 수 있다고 강조한다. 산소와 혈액공급은 생존에 필수적이며, 감정의 환기는 건강관리와 긴장의 조절에 필수적이다. 감정의 환기가 제공되지 못한다면 호흡기, 순환기 장애를 초래하며, 심장-폐질환과 다른 질환을 일으킨다. 감정의 환기욕구는 개인뿐만 아니라 사회 전체에도 영향을 줄 수 있다.

간호사는 대상자의 감정을 관찰해야 하며 특히 호흡기계의 장애는 중요하다. 감정적 스트레스는 환자의 질환을 악화시킨다.

간호사는 환자의 감정과 환자들의 환기 방법을 사정해야 한다. 간호사가 대상자의 환기 욕구를 만족시키는 총체적 측면에 대하여 알고 있다면 환자를 더 잘 도와 줄 수 있다. 즉, 신체와 정신의 상호관계와 환기욕구를 이해하여야만 기본적인 인간의 욕구만족을 도와줄 수 있다.

④ 활동과 비활동 욕구

활동-비활동에 대한 욕구(activity-inactivity need)는 인간의 삶에 있어서 기초적이며 중요한 것으로 환경과 상호작용하고 역동적인 인간의 능력으로 외적인 힘을 조절 할 뿐 아니라 인간의 다른 욕구를 알아내는 데에 중요하다. 운동과 활동은 행동과 삶의 양식범위를 나타내고 정서범위를 표현하는 통로이다. 활동-비활동은 건설적 에너지를 얻는 방법인데 활동을 통해 성숙, 새로움, 숙련, 능력과 변화를 얻게 되며 이완, 휴식, 수면, 독서, 명상과 같은 형태의 활동을 통해 에너지를 저장시킨다. 인간의 활동-비활동 수준은 에너지 수준과 환경 사이의 균형을 이루는데 있어서 중요한 요소로 활동-비활동 욕구는 에너지 소비와 에너지 회복의 균형을 유지한다.

ㄱ. 활동

활동-비활동 욕구는 에너지 이용이라는 연속선상에 존재하는데 에너지 이용에 영향을 끼치는 두 요인은 여러 활동에서의 에너지 소비와 인간의 활동에 대한 내성이다.

건강-질병의 변화는 인간의 활동-비활동 수준에 영향을 주며 이러한 변화에 대한 적응은 간호사들에게 주요 관심거리로 활동-비활동에 대한 욕구의 인식 변화가 인간의 적응과 욕구만족에 영향을 미치는 것과 마찬가지로 많은 인간적 요구는 활동-비활동 욕구의 만족에 영향을 끼친다.

입원과 더불어 대상자의 활동-비활동 수준에 변화가 온다. 인간이 질병에 걸리면 활동에 대한 내성이 변화되는데 병원에 입원하게 되면 입원 전의 동일한 활동에 비해 에너지 요구가 더 필요하게 된다. 물론 건강한 사람은 각각 다양한 수준의 활동에 대한 내성을 갖는다. 운동 선수와 사무실 직원이 동일한 활동을 한다면 사무실 근로자가 더 많은 에너지를 소비한다. 대상자의 활동수준을 결정하기 위해 간호사는 대상자의 현재 상태, 신체 에너지에 대한 요구와 어떤 활동에 요구되는 에너지 소비를 고려해야만 한다.

활동수준의 변화는 과로와 과활동에서 비건설적 또는 부동 상태까지 범위가 넓은데 활동수준은 첫째 질병 또는 상해에 의해, 둘째 침상안정과 같은 지시된 치료에 따른 외적 제한에 의해, 셋째 에너지 보존을 위해 수의적으로 에너지의 사용을 절제하고 내외적 환경 사이의 평형을 유지함으로써 변화하게 된다. 활동 - 비활동 요구는 두 부분이 모두 건설적인 면과 비건설적인 면을 갖고 있다는 점이 중요하다. 활동의 건설적인 면은 움직임과 일상생활 업무를 포함하며 그러한 활동들은 인체의 균형유지와 자동조절을 증진시킨다. 과도한 활동이 어떤 사람에게는 문제를 야기시키지만 다른 사람들에게는 에너지를 건설적으로 발산시킬 수 있는 방법을 찾도록 해준다. 현대 사회의 가장 큰 문제점의 하나는 레크리에이션, 이완과 여가에 에너지를 어떻게 사용하는가? 하는 것이다.

과도한 활동이나 비활동은 인간을 불안하게 하고 활동의 건설적인 면에 대해 죄의식을 느끼게 할 수 있다.

너무 적거나 너무 많은 활동은 불건강하게 될 수 있고 방해받지 않는다면 그 자체를 영속하게 하는 경향이 있다. 열심히 일하는 사람은 열심히 놀고 활동적 직업을 가진 사람은 여가 시간도 활동적이다.

활동-비활동의 건설적인 형태는 인간의 생물학적, 심리학적, 사회 문화적 기능에 필수적이며 생물학적 활동은 체력, 지구력과 근육의 조정을 유지하기 위해 필요하다.

세포수준에서 보면 활동은 모든 인체의 건설적 에너지 출구가 되는데 침상안정은 신체적 기능에 좋지 않을 수 있다는 것이 알려졌다. 즉 침상외활동은 근육을 건강하게 유지하고 몸의 근육과 골격을 지지한다. 폐활량, 순환량과 신체적 내성은 활동에 의해 영향을 받고 활동에 의해 결정되며 인체의 기능에 영향을 준다는 것이다. 일상생활의 건설적인 활동은 성취와 완숙의 방법과 즐거움을 가르치고 개인의 환경을 조절하기 때문에 인간발달의 중요한 부분이다. 인간의 활동 수준이 변화되면 독립성, 자기인식, 자기존중과 자기가치가 영향을 받는다. 간호사는 주관적 객관적 입장에서 변화된 활동의 심리학적 영향을 소홀히 하지 않도록 주의해야 한다. 질병이 건강변화에 미치는 영향과 활동요구를 이해하기 위해서는 인간에 대한 총체적 접근이 필요하다.

ㄴ. 비활동

활동-비활동 욕구는 에너지 소비뿐만 아니라 에너지 보충도 포함한다. 활동이 인간의 총체적 활동에 필수적인 것처럼 비활동도 또한 인간의 총체적 활동에 필수적이므로 활동과 비활동 모두 인간의 생물학적 심리학적 그리고 사회문화적 활동에 필수적이다.

ㄷ. 수면

수면은 비활동의 건설적인 형태로 활동과 비활동이 에너지 이용의 연속적 선상에 있더라도 자가 유지되는 생체 리듬(rhythm)의 형태를 갖고 있다. 외인성 리듬은 외적 자극과 함께 내적 균형을 성취하도록 돕고 내인성 리듬은 내적 조절을 하고 있다. 수면-각성 주기와 수면-꿈 주기의 두 주기는 일반적으로 조화를 이루며 활동하지만 어느 한 주기에서의 변화는 다른 주기에 영향을 준다. 인간의 일상주기(daily cycle)에 영향을 끼치는 내적 생체리듬(biorhythm)은 circadian cycle 또는 circadian 리듬이라 불리우며 24시간의 주기를 갖는다. 비활동에 대한 욕구는 수면 자체와 수면의 기능에 관련되어 있는 것으로 수면 및 휴식과 같은 비활동은 인간이 에너지를 보존하고 충전하도록 돕고 인간의 일상생활 업무에서 균형있게 에너지 소비를 하도록 돕는다.

수면은 근육과 신체기관들이 휴식하고 회복하는 시간이다. 최근 수면의 본질과 기능은 과학적으로 연구되었는데 수면은 1, 2, 3, 4단계로 나누어진다. 수면은 대뇌피질의 활동, 근육의 힘과 안구운동으로 측정하는데 1단계 수면은 깨어있는 상태와 같으며 생리학적 측정은 EEG(electroencephalogram), EMG(electromyogram), EOG(electrooculogram)로 한다.

1단계에서 사람은 움직임을 인식하고 쉽게 깨며 꿈과 같은 상태에 있게 된다. 2단계와 3단계는 대뇌피질 활동의 저하, 근육의 이완, 안구운동은 느리게 이루어진다. 4단계에서의 대뇌활동(cortical activity)은 동시성이 있고 근육은 매우 이완되며 안구운동은 자주 일어나지 않는다. 1단계부터 2단계와 3단계로 내려가고 점차적으로 수면은 깊어져 4단계로 들어간다. 4단계에서 인간은 대부분의 외적 자극에 반응이 거의 없고 4단계 수면의 10~30분이 지난 후 3단계와 2단계로 돌아가고, 2단계로 돌아온 후 아주 다른 종류의 수면형태인 REM(rapid eyeball movement) 수면으로 들어간다.

REM 수면은 EOG로 측정했을 경우 양눈이 동시적으로 움직이는 것이 특징이다. 그러나 REM 수면의 깊이와 근육의 이완에도 불구하고 뇌의 활동은 증가된다. REM 수면동안 기억은 못할 수도 있지만 모든 사람이 꿈을 꾼다. 수면을 취하는 동안 근육은 충분히 이완되어 있지만 뇌활동이 증가되는 것과 활력 증후(vital sign)가 증가되는 것은 꿈의 기능이 알려져 있지는 않더라도 꿈과 연관되어 있다. 생물리학적 충전은 근육의 이완으로 얻을 수 있지만 심리학적 충전은 꿈과 같이 낮 동안의 정신적 활동으로부터 초래된 심리적 갈등이나 또는 억압된 연상을 해결함으로써 얻을 수 있다.

수면이 결핍되면 일반적으로 성취 저하가 되고 여러 날 잠을 자지 못하면 망상 또는 환각을 경험하고 혼동하고 무감동해진다. 수면의 대부분은 4단계와 REM 수면이다.

REM 수면의 역할은 알려져 있지 않지만 정신적 심리적 과정에 깊이 관련되어 있고 활동, 비활동 욕구를 충족시키는데 중요하다. 수면상태의 변화는 일반적인 건강문제를 일으킨다.

입원과 질병 치료 자체가 수면결핍을 일으키거나 수면의 비건설적 이용을 초래하여 사람이 아프거나 치료를 받거나 입원할 때 circadian 주기에 혼란이 온다. 중추신경계에 영향을 미치는 수면제를 복용할 경우 수면의 질 특히 REM 수면에 영향을 미쳐 정상적인 REM 수면시간을 저하시키며 복용하던 수면제를 중단할 경우 약 2주 이상이나 REM 수면이 증가된다.

따라서 인체는 수면결핍과 중추신경계에 영향을 미치는 약물사용 후 REM 수면을 취해야 할 필요가 있다는 사실은 매우 중요하며 수면의 질 특히 심리학적 인지적 활동과 관련된 수면이 영향을 받고 있다는 것을 암시한다.

ㄹ. 휴식

휴식은 유용한 비활동의 또 다른 형태로써 신체적 정신적 활동이 감속된 상태이며 휴식을 취하는 동안 에너지 이용이 적으므로 에너지는 보존되고 저장된다. 어떤 사람들은 낮잠을 휴식이라고 생각하지만 다른 사람들은 휴식을 다른 곳으로 여행하고 다른 활동에 참여하는 것으로 생각한다. 인간의 활동에 대한 과거 경험과 일상적인 형태는 휴식에 대한 개인의 생각을 결정하고 개인의 행동에 영향을 준다.

간호사는 휴식에 대한 환자의 주관적 견해를 올바르게 평가해야 하며 만약 환자가 자기의 상황이 입원, 침상안정 등의 휴식을 취할 수 있다고 인지하지 않을 때 그 상황에서 휴식은 비건설적인 휴식이 되어 결국 환자는 피로해지게 된다.

ㅁ. 피로(비건설적 활동)

인간에게 편안하지 않은 휴식상황은 피로라는 결과를 낳는다. 피로는 신체적 또는 정신적 소진(exertion)으로 초래된 권태 또는 지루함(weariness)의 주관적 감각이다. 사람이 신체적으로 휴식을 취했을 지라도 정신적 소진이 있을 때 피로가 생긴다. 지속된 정신적 신체적 활동은 피로를 초래하고 효율성에 지장을 초래한다. 만약 피로가 급성적 이라면 회복은 휴식과 수면 후에 일어나지만 피곤이 점진적이고 만성적이라면 휴식과 수면만으로 회복이 어렵게 되고 신체적 그리고 정신·신체적인(psychosomatic) 문제가 나타난다. 에너지 이용과 충전이 균형을 이룰 때 피로는 문제가 되지 않는다.

그러나 현재와 같은 산업화와 문명화가 가속화된 사회에서는 에너지의 건설적 발산 부족과 관련된 권태와 좌절이 문제시되고 있다. 걱정, 불행, 갈등, 또는 긴장과 같은 피로한 에너지 발산(fatiguing energy outputs)은 기술적으로, 점진적으로 문명화되어 가는 곳에서 더욱 자주 일어나는 경향이 있다.

종종 권태는 의미 있는 활동의 결핍과 관련되어 있어 결과적으로 사람들을 더욱 권태스럽고 불행하고 걱정하게 만드는데 의미있는 완전한 인식 또는 행동적 활동을 통해서라기보다는 고뇌를 통해 정신적 에너지를 과도하게 사용한다. 경우에 따라 건설적 통로와 새로운 활동으로 환자의 에너지를 재배치함으로서 피로를 극복할 수 있다.

⑤ 성적 욕구

인간의 성적욕구(sexual need)와 충족은 한 남성이 자신의 남성다움에 대해 자신과 기쁨을 가지는 정도, 여성이 자신의 여성다움에 대한 만족과 기쁨의 정도, 남성과 여성이 부모에 대한 소아적 애착을 포기하고 다른 사람을 완전히 사랑하는 방법을 소유하는 정도에 의하여 결정된다. 성적욕구는 인간의 성적 확인을 포함하며 완전한 인격발달, 자아개념, 자아존중 및 행동과 관련되어 있으며 생물학적 성행위에만 국한되지 않는다. 성적욕구는 인간의 신체와 성에 대한 만족과 자신의 성과 성적 역할에 대한 바람직한 태도를 포함한다. 인간의 성적요구는 인간의 생물학적 특성에 의해 영향을 받지만 대부분 심리적, 사회 문화적 기전에 의해 조절된다. 성적욕구의 특성은 생물학적이며 수태, 출산으로 시작되며 인간의 성행위는 선천적이 아니며 후천적인 것으로 성행위는 본능적인 행위라기 보다 오히려 학습되는 행위이다. 성행위의 학습이 박탈된 침팬지는 처음에 성적행위를 알지 못한다. Harlow의 원숭이 연구는 미래의 사회적 상호작용을 위해 개인적 접촉이 필요하다는 것을 나타낸다. 인간과 동물의 성행위의 차이점은 정도와 종류의 차이이다. 고등동물일수록 계통발생적 규모이며 성행위가 더 정신적이다.

초기 부모 자식간의 애착과 신뢰관계는 성적욕구의 심리적 발달에 대한 기초가 되며 접촉과 안전 뿐 아니라 빨기(sucking), 물기(biting) 및 먹기(feeding)과 관련이 있다. 성적욕구는 학령전 아동기에 더욱 발달된다.

Freud는 성 정체성과 성적태도 형성 및 모든 성에 대한 초기 발달단계에 외디프스(Oedipus) 컴플렉스라는 용어를 사용하는데 이 단계 동안 성적 호기심, 탐구, 모방적, 극적 play 및 자위 행위는 일반적이며 정상적이다. Erikson은 사람의 초기 성적성취는 솔선 대 죄의식 사이의 심리적 갈등이 나타난다고 보았다. 사춘기의 발달 과정동안 인간은 복잡한 생식기의 발달과 다른 신체적, 심리적 변화와 투쟁을 하며 이런 변화들과 동반하여 성별간에 새로운 관계를 갖게 된다. 사춘기는 그들 신체에서 일어나는 변화를 이해하는 것이 필요하며 생식에 대한 정보가 필요하며 자신의 성에 대한 정체성 확인, 성적 역할, 이성과의 만남에 대한 행위 및 미래의 결정에 대한 고투의 시기이다. 성적욕구의 완전 실현화와 생물학적, 심리적 성숙은 청년기 동안 절정에 다다른다. 이 시기는 친밀감(intimacy) 대 격리(isolation)간의 갈등으로 특징 지어지며 다른 사람과 밀접하고 의미 있는 관계로 들어가는 능력과 관계가 있다. 남편과 아버지, 아내와 엄마로써 자신에 대한 사고가 발달된다.

성적 성숙에 필요한 일치요소의 확인에서 Erikson은 또한 성과 놀이, 놀이와 일, 일과 성의 관계를 성적인 것과 결합시킨다.

따라서 인간의 성적 조화는 인간의 일생과 관련되며 성숙은 일, 생식 및 휴식주기(recreation cycle)의 조절 능력을 포함하며 성숙된 성인의 목표는 대개 성인이 사랑하는 상대와의 쾌감능력, 상호신뢰와 친밀감을 기꺼이 나누는 데에 있다. 성숙된 성적 발달은 생식과 아이들을 위해 안전한 환경을 제공하는 능력과 관계가 있다.

성적요구가 노인들의 특징이 아니라는 일반적 속설에도 불구하고 노년기 동안에도 계속 성적욕구가 나타난다. 노인의 성적욕구는 반드시 성행위를 통해 표현되지는 않으며 계속적인 접근, 애정 및 친밀감에 대한 욕구로 표현된다. 성은 남자나 여자로서 인간의 총체적 기능과 관련되며 단지 성적 경험이 아닌 일상 생활의 경험에서 형성되는 관계로 구성된다.

여성이나 남성이 된다는 것의 의미는 적어도 다음의 세 가지 요소가 상호 관련된 과정의 산물이다. 즉 첫째, 인간의 내부적·심리적 환경, 둘째 인간의 사회 문화적 환경, 셋째 출생에서부터 이루어지는 인간의 심리적 발달이다. 남성과 여성의 성적 차이점이나 동일한 성에서의 성적 정체감(sexual identity)은 사회적 환경에서의 내적 외적 압력의 복잡한 상호작용 결과이다. 발달적 갈등의 여러 가지 해결과 성 정체성의 확인 과정은 더 나아가 남자와 여자가 된다는 것에 의미를 부여하는 데에 공헌한다. 물론, 복잡한 상호작용이 인간의 성적 정체감과 만족을 결정하지만 남자와 여자이기 때문에 다소 다른 길을 따라 남자나 여자의 역할로 성장한다.

사회와 문화는 교대로 성별 차이점이 강조하는 범위를 결정하는데 사회는 남자와 여자를 반대의 것으로 묘사하기 위해 어떤 고정관념(stereotype)을 사용한다. 여자는 남자보다 능력, 독립성, 객관성과 논리성에서 부족한 것으로 인지된다. 정신건강 전문가들은 성숙하고 건강한 성인여성은 성숙하고 건강한 성인남자보다 일반적으로 더 순종적이며 덜 독립적이라고 보고했다. 더욱 중요한 것은 남자와 여자는 고정관념의 긍정적 부정적 특성을 그들의 자아개념 속으로 결합시킨다고 보고되었다. 많은 여성적 특성들이 남성적 특성보다 더 부정적으로 평가되기 때문에 여성은 남성보다 더 부정적 자아개념을 가지는 경향이 있다.

성적 고정관념(stereotype)은 인간의 인격에 영향을 미치며 건강전달체계에 종사하는 다른 전문직의 역할 뿐 아니라 인간이 받는 돌봄에도 영향을 줄 것이다. 남자와 여자의 차이점은 자존감, 성공에 대한 두려움(fear of success), 동기 종류 및 인격의 특성과도 관련된다. Simmons de Beauvoir는 여성의 자존감에 대해 여성은 객관적 역할을 가지고 남성은 주관적 역할을 가지는 것으로 묘사했다. 따라서, 남성들은 대상의 세계를 조절하는 활동적 조정자로 서술했고 여성들은 남성의 대상이며 조절, 조정되는 수동적인 존재로 설명했다. 여성은 그들이 다른 사람들에게 어떻게 나타나는지를 보상받으려 하며 남성들은 그들이 성취한 것에 대해 보상을 받고 가치를 두고 한다. 남자와 여자는 자존감의 출처(source)가 다르고, 성취에 거는 기대, 보상 및 가치가 다르기 때문에 여성은 자존감을 덜 가지며 남성보다 여성이 더 학자적 성공을 두려워한다는 보고도 있다.

남자는 9%가 성공을 두려워하는데 반해 여자는 65%이상이 성공을 두려워한다. 여성들은 자주 여성다움의 상실, 사회적 거부 및 개인적 사회적 파괴가 유능함과 관련되어 있다. 여성들은 성공과 그들의 여성 정체감(feminine identity)을 조화시키기가 어려운 반면에 남성들은 성공과 그들의 남성 정체감(masculine identity)간의 상치점을 발견치 못한다.

그러나 여러 학자들은 여성들이 남성들보다 관계동기에 더 반응적이며 남성들은 여성보다 성취 동기에 더 반응적 이라는 것을 발견했다. 성취의 의미는 남자와 여자에게 다르게 나타나며 유능함의 내적 기준이 남성에게 동기가 되는 반면 외적 지지는 여성의 성취에 더 중요한 동기가 된다. 인간의 성(sexuality)과 성적 만족은 인간의 전체적 인격, 성의 개념 및 사회적 성장과 발달에 영향을 준다.

성적욕구는 남성과 여성간의 해부학적 차이로부터 일반화 될 수 없으나 각 개인의 사회적 인격적 배경의 이해를 통해 일반화 될 수 있다. 인간의 성역할과 성행동의 발달은 인간의 사회화된 여러 방법 중의 하나이며 자신의 환경과 상호작용 한다. 성역할의 학습은 단순하고 일반적인 현상으로 이해될 수 없으며 성적욕구의 만족은 사람의 전체성(wholeness)에 기여한다. 성적욕구의 좌절은 스트레스와 자존심의 상실을 만들며 다른 욕구의 만족을 방해한다. 간호사는 사람들이 스트레스, 질병 및 안녕감(wellness)을 겪는 동안에 가장 밀접하게 접촉하는 사람이다. 성적욕구는 인간의 전체 인격을 포함하며 안녕을 지향하고자 하는 사람을 돕기 위해 다른 인간의 욕구와 함께 사정되어야 한다. 사람들은 독특하고 개인적인 방법으로 성적욕구를 만족시킨다.

⑥ 성취 욕구

돌봄의 실무에서 인간의 성취욕구(achievement need)는 기본적인 인간의 욕구로써 고려해야 하는데 성취욕구를 갖고 있는 인간의 능력, 가능성, 그리고 기회는 자아실현으로 이끈다. 성취의 목적은 인간을 만족시키는 능력의 수준에서 업무수행에 대한 자기-승인(self-approval)에 있다. 성취는 타인으로부터의 인정과 긍정적 반응을 받는 것과 관련된 것으로, 만족의 내적 감각뿐만 아니라 기술의 사회적 지식이라는 외적 감각을 갖게 된다. 성취욕구는 동기개념과 밀접한 관련이 있으며 성취동기는 인간의 행동 능력, 방향성, 목적을 향한 노력과 깊은 관계가 있다.

출생부터 2년 반이나 3세까지의 어린이 성취는 성인 성취와 관련이 없지만, 20세의 성인 성취는 성인 성취의 중요한 지표가 된다. 독립적인 성취와 성취의 자기-승인은 성취욕구의 만족에 중요한 요소이다. 성취욕구가 강한 엄마들은 그들의 자녀들이 일찍 독립하기를 기대하는데 즉, 어린이들의 성취욕구 촉진에는 엄마의 태도가 중요함을 보여준다. 물론 성취에 대한 동기의 강도는 아동 후기에서 환경적인 기회에 의해 변화될 수도 있다.

성취욕구는 남성과 여성에게 동일하게 존재하나 성취욕구를 만족시키는데 각각 다른 전략을 사용한다. 즉, 남자는 공격적, 활동적 성취에 대한 접근을 주로 하나 여자는 가사활동, 사회적인 상호작용, 예술적인 추구 등에 대한 성취적 접근을 한다. 그러나 남자와 여자의 사회적인 역할이 변화됨에 따라서 미래에서는 이런 전략의 사용에 별 차이가 없을 것이다.

돌봄의 실무에서 간호사는 대상자들이 자신과 자신의 한계에 대해 현실적이고 실제적인 견해를 가지며 대상자들이 확실히 찾아낼 수 있는 능력수준에서 수행할 수 있는 업무를 확인하도록 도와주어야 한다. 성취는 주어진 상황에서 어떤 행동에 대한 성공과 실패에 대한 개인의 기대에 의한 영향을 받는다. 사회 문화적 체계는 삶의 형태에 영향을 미치고 직접적 혹은 간접적으로 성취욕구에 영향을 주는데 사회계층, 성취가치의 차이, 성의 차이와 같은 사회 문화적 변수들이 성취욕구와 깊이 관련되어 있다. 성취동기의 가치 차이는 계층에 따라 다른데 중산층의 자녀들은 가치, 성공과 미래의 보상에 대한 기대는 현재를 희생하여 힘든 일을 하도록 이끄나 하류층의 자녀들은 중산층의 자녀에 비해 성취에 대한 욕구가 낮으며 성공에 대한 기대도 낮은 편이다. 중산층과 상류층의 자녀들은 하류층의 자녀에 비해 더 높은 성취동기를 가진다. 간호사는 성취욕구와 관련있는 인간의 기대와 행동에 대해서도 고려해야 한다. 성취욕구는 생물학적으로 결정된다기 보다는 심리적, 사회 문화적으로 결정되지만 성취에 대한 다양한 선택은 부여받은 유전적 재능과 관련되기도 한다.

성취욕구는 자아실현을 향한 인간의 발달과 성장에 도움을 준다. 성취욕구의 만족에 대한 전문적인 지지를 사정, 중재, 평가하기 위해서 간호사는 성취욕구와 성취 욕구의 다양한 표현에 깔려있는 인간의 역동과 힘을 이해해야 하며 환자의 욕구와 가치로부터 성취욕구와 관련된 변수가 무엇인지를 알아야 한다. 간호사는 성취에 대한 환자의 잠재력을 결코 과소평가 해서는 안되며 환자의 성취는 환자로부터 나오는 것이지 간호사로부터 나오는 것이 아니라는 것을 알고 있어야 한다. 성취에 대한 인간의 욕구는 인간체계의 중요한 부분으로 성취욕구의 성장은 인간발달에 필수적인 요소이다.

⑦ 자아실현 욕구

Maslow와 Rogers 등에 따르면 모든 인간은 무엇인가가 되고(becoming) 성장하면서 자신의 욕구를 충족시키고자 하는 내적 노력을 갖고 있으며 이 내적 노력이 바로 자아실현 욕구이다. 자아실현 욕구는 인간 개개인에 따라 독특하고, 상이한 방식으로 나타난다.

각 개인이 자신의 가장 높은 수준까지 성숙하고자 하는 내적 욕구는 욕구 수준의 만족, 환경적 그리고 인간상호적 요소, 각 개인의 독특한 성질에 달려 있다. 자아실현 욕구를 인간의 욕구로 이해하기 전에, 자아실현 욕구가 한 개인에게 중요한 것으로 인지되는 가치와 밀접하게 관련되어 있다는 것을 이해해야 한다. 자아실현 욕구는 자신이 될 수 있는 모든 것이 되고자 하는 자기충족에 대한 인간의 욕구로써 인간의 욕구 중 최상의 위치에 있는 욕구이다.

간호에서는 하위수준의 욕구만족이 간호사와 환자 모두에게 보다 객관적이고 확실한 결과를 창출하는 반면 자아성취와 자기실현 욕구와 같은 상위수준의 욕구만족은 보다 바람직하고 주관적인 결과, 즉 행복감, 평안, 그리고 내적 생활의 충만함을 창출하게 된다. 따라서 상위수준의 욕구에 대한 추구와 만족은 정신적인 건강을 가져온다. 하위수준의 욕구만족만으로는 자아실현과 관련된 건강과 안녕감을 이룰 수 없다.

통증완화와 이완의 느낌은 하위수준의 욕구 만족으로 나타나지만 최상 수준의 성숙, 성장, 그리고 자기 - 충족과 관련되는 만족은 얻을 수 없다. 자아실현의 추구는 건강에 대한 추구이다. 왜냐하면 보다 많은 자아실현을 이룬 인간에게 있어서 삶의 질은 보다 높게 되며 질적 수준이 높은 삶은 고통과 기쁨 그리고 슬픔에 직접 직면할 수 있는 능력을 주게 된다. 건강은 삶의 질의 정도, 자기인식과 자기수용과 깊은 관계가 있다. 간호의 목적은 타인이 보다 높은 수준의 자아실현에 도달할 수 있도록 돕는 데에 있다. 타인의 자아실현을 돕기 위해서 질병자체, 질병의 결과에 대한 이해와 수용, 환자의 생활 스트레스와 생활유형에 대한 이해, 생활 스트레스와 생활유형이 건강유지와 질병이환에 어떻게 영향을 미치고 있는가에 대한 이해를 필요로 한다. 인간에게 있어서 가장 높은 수준의 욕구만족인 자아실현은 이상적이고 비현실적일 수도 있지만 건강간호에서는 가치있는 목적이다. 자아실현 욕구는 진정한 인간적 욕구로써 간호에서는 돌봄의 요소로서 고려해야 한다. 대상자의 건강을 증진시키기 위해서 간호실무는 상위수준과 하위수준의 욕구만족 모두에 관심을 가져야 한다.

Maslow는 자아실현을 이룬 사람들에게 인지능력, 대인관계 능력, 자발성 그리고 자율성의 특성이 있다고 보았다. 자아실현을 이룬 인간은 현실에 대한 효율적인 자각을 하고 현실과 보다 편안한 관계를 맺는다. 이런 사람들의 지각은 보다 정확하고 욕망, 불안, 혹은 고정관념에 의해 왜곡되지 않는다. 자아실현을 이룬 인간은 자기중심적이 아니라 문제 중심적이며 자신 뿐 아니라 그와 관련된 타인에게 관심 이상의 청명함을 나누어주며 걱정까지도 덜어 준다. 돌봄의 요소인 교육 - 학습의 인간관계는 자아실현의 인지능력 요소에 의해 지지될 수 있다.

자기를 실현하는 인간의 대인관계 특성은 Erikson의 생산성의 개념과 관계있는 것으로 타인을 도우려는 진정한 갈망을 가진 동정심과 참여라는 사회적 관심사와도 깊은 관계가 있다. 자아를 실현하는 사람은 소수 집단에 친밀하므로 많은 사람들과 깊은 관계를 가질 시간이 없으나 이들은 한계와 불완전함에도 불구하고 자신과 타인의 수용에 있어 관대하다.

그러한 수용은 첫째 돌봄의 요소인 인간적-이타적 가치체계와 도움-신뢰 관계 발전의 고취에 의해 고양될 수 있다. 자발성은 단순하고 자연적이고 진심에서 우러나온 행동으로 자아실현을 하는 사람은 자신의 행동과 내면적 사고 모두에서 자발성을 볼 수 있다. 자아실현은 선한 것과 아름다움을 즐기는 능력과 함께 계속되는 신선한 감정으로도 설명된다. 신비스런 느낌이라는 가치와 의미를 지닌다. 자발성은 개방적이고 타인을 개방적이 되도록 격려할 수 있는 간호사에 의해 고무될 수 있다.

Maslow의 자아실현 개념과 관련된 또 다른 특성은 자율성으로 자아를 실현하는 사람은 외적 만족의 원천에는 덜 의존적이면서 자기자신의 잠재력과 숨겨진 자원에 보다 의존적이므로 좌절, 고통과 함께 삶의 수용과 내적 조절의 감각을 얻는다. 자아실현에는 내적 자유와 사회의 규칙보다는 자기자신의 특별한 규칙에 의해 지배되는 범위까지 자기 삶을 조절하는 것이 포함된다. 자기실현은 인격의 성장으로 이루어지며 비록 주관적이고 인간 내부의 문제이기는 하지만 자신의 관심과 타인을 위한 욕구에 달려 있다.

자아실현은 사회적 요구로부터의 해방만을 의미하는 것이 아니며 자신과 자아를 실현하는 인간이 이룬 사회와의 균형을 포함하고 있으며 자기 과시나 외부의 힘에 의해 인간이 조절된다는 것을 의미하는 것이 아니다.

돌봄의 과학으로서의 간호실무에서 자아실현 욕구와 함께 자아실현 욕구에 대한 지지는 중요한 돌봄의 요소이다. 만약 간호사가 대상자의 돌봄에서 인간의 기본적 욕구를 고려한다면 하위수준욕구와 상위수준욕구 모두를 고려해야 한다. 간호사는 하위수준의 욕구만족에 대한 지지를 멈추지 않으며 환자의 즉각적이고 특별한 욕구를 해결하고 환자가 상위수준의 성장, 성숙, 건강에 도달하도록 도울 인간적/사회적 책임을 갖고 있다. 간호의 가장 중요한 목적은 대상자의 자아실현 증진에 있다. 간호사는 타인이 상위수준의 성장을 도모할 수 있도록 위임받았다. 그런 의미에서 간호사는 자신과 자기욕구를 알고 성장과 발달에 대한 내부의 열망을 인식하는 타인의 능력을 배양시킬 수 있다. 자아실현의 개념에는 인간이 성장하고 보다 완전한 인간이 될 수 있다는 믿음을 포함하는 실존적 관점이 필요하다. 그것은 인간이 자신의 존재에 대한 책임을 가졌고 계속적으로 잠재력과 힘을 키울 능력이 있다는 것에 대한 믿음이다. 자기실현의 개념은 대중에 대한 개별화된 접근으로 각 개인은 고유의 방식으로 발달한다. 건강한 삶은 인간욕구의 만족에 의해 지지되고 도모되며 건강은 일차적으로 간호의 영역이다.

(10) 실존적 현상학적 요인의 허용

10번째 돌봄의 요소인 실존적-현상학적 요소(existential phenomenological factors)에 대한 허용은 인간 개개인의 개별성과 주체성의 토대가 된다. 돌봄의 요소는 이해한다는 것(understanding)을 근거로 인간의 개인적이고 주관적인 경험에 비중을 둔다. 어려운 문제와 고투, 고통, 그리고 괴로움들을 가져오는 일상생활의 삶 속에서 실존적-현상학적 요소는 인간의 곤경과 고통에 대해 개인적인 의미를 부여한다. 사람이 무엇을 좋아하고 무엇을 할 수 있는가와 관련해서 타인을 다루는 것은 돌봄의 간호를 수행하는 간호사에게는 실존적-현상학적 관심사가 된다. 전문직으로써 간호는 인간의 건강-질병이란 부분에 중대한 관심을 두며, 간호실무는 인간의 전체성(wholeness)이라는 개념을 포함하고 있으며, 전체성은 인간의 상위수준의 욕구 만족 뿐만 아니라 하위수준의 욕구까지를 모두 설명한다. 실존적-현상학적 조명은 간호사가 인간본질에 관한 어떤 요소도 거부할 수 없음을 가르쳐 준다.

아마 어느 전문직도 인간의 어떤 문제를 해결하는 데에 있어서 간호만큼 알지 못한다. 다양한 건강상태와 질병의 대처에서 초래되는 곤경과 궁지는 인간의 희망과 한계 사이에 갭을 만든다. 간호는 인간들이 건강-질병 상태에 대처하고, 적응하고, 극복하고, 또는 수용하는 것을 가능하게 하는 다양한 힘-용기, 결정, 인내에 익숙해져 있다. 인간이 열망과 한계 사이에서 갈등을 겪을 때 나타나는 독특한 반응은 의학의 어느 범주 안에도 들어가지 않는다.

타인을 이해하는데 있어서 최선의 방법은 타인의 눈을 통해 세계를 보는 즉 타인의 세계 안으로 들어가는 것인데 이것을 가르칠 수 있는 것은 의학이 아닌 간호학이며 많은 예에서 실존적-현상학적인 견해가 인간 생활의 신비와 인간이 곤경에 대처해 가는 독특한 방법을 설명해 준다.

이러한 심오한 삶은 Victor Frankl의 실존적 투쟁에 잘 나타나 있다. 오랫동안 집중식 캠프에서 살아온 Frankl는 석방된 후에 살아가기 위해 투쟁한다. 그의 여동생을 제외한 그의 온 가족은 캠프 안에서 죽었다. 그의 모든 열정은 사라졌고 그가 가진 모든 가치는 공격적이며, 굶주림과 추위, 야만성과 몰살의 공포로 고통을 받았다. 그러나 그는 그와 같은 고통스런 삶에서 의미와 책임을 찾을 수 있었다. Frankl의 삶에서 발견된 타의적인 고통과 실존적 의미와는 달리 Tolstoy의 경우는 생활이 귀족적이고 사치스러웠다. Tolstoy는 그의 삶 속에서 의미와 책임을 찾기 위해, 그 자신을 의도적으로 고통스럽게 하고 궁핍한 생활을 했다. Tolstoy는 그의 시대에 실존주의자로 자처하진 않았지만 1800년대 초에 그가 대했던 신념은 후에 Sartre, Camus, Heidegger, Husserl 그리고 Buber의 실존적 세계관과 밀접하게 관련되어 있다.

실존주의와 현상학의 개념은 서로 밀접하게 연관되어 있어서 실존주의와 현상학의 개념은 경험하는 사람들의 내면세계에 대한 주관적 인식을 지지한다. 간호사들은 환자들의 문제를 어느 수준까지는 알 수 있으나 완벽하게 숨겨져 알 수 없는 문제도 있을 수 있다.

이렇게 숨겨진 문제들을 해결하기 위해, 우리는 환자의 경험과 직접 관련이 없는 어떤 의미를 찾을 필요가 있다. 달리 표현하면, 간호사가 마주치는 환자의 문제는 인간의 외적 곤경이라기 보다는 그들이 경험하는 내적곤경일 수도 있다. 실존적·현상학적 요소는 환자가 존재의 의미와 책임감을 찾는데 성공할 것인지 실패할 것인지를 설명하는데 도움을 준다.

때로는 보이지 않고 알 수도 없는 인간의 곤경에 의미를 부여해 주는 심리적 사건으로 사랑, 어떤 삶에서의 믿음, 사용되는 재능 혹은 보존할만한 가치가 있는 기억 등이 있다. 실존적 - 현상학적 요소를 돌봄의 과학과 통합하므로써 간호사는 환자의 삶 자체에서 찾을 수 있는 의미를 이해하는데 도움이 되는데 실존적-현상학적 요소를 돌봄의 과학에 통합하는 것은 기술이라기 보다는 인간의 곤경을 고찰하는 철학적 접근이다. 간호상황에서 이러한 철학과 자아인식을 사용하는 것은 개인적으로나 전문직으로서 간호사를 돕는다.

현상학과 실존주의란 용어와 간호연구, 간호실무 그리고 간호교육에 대한 용어들의 의미는 간호에서 폭넓게 알려져 있지 않다. 현상학(Phenomenology)은 문제가 있는 현상을 이해하도록 돕기 위해 직접적인 상황을 주거나 자료를 설명하는 것이다.

첫째, 현상학은 개인, 가족, 집단의 주관적이고 객관적인 독특한 경험과 관련이 있으며,
둘째, 자신과 타인을 이해하기 위해 총체적인 태도를 취하며,

셋째, 현상학의 중요한 관심은 인간의 개별성에 두고 있으며,

넷째, 현상학은 인간들에게는 본래부터 발달의 가능성과 선함이 존재하기 때문에, 인간을 가치있는 존재로 간주하며,

다섯째, 현상학은 건강이나 질병의 중요한 결정요소로써 환자의 세균, 유기체적 병원체, 질병이라기 보다는 전인(whole person)으로서 상황이나 유형에 가치를 두고 있다. 현상학은 인간들에게 나타나는 그대로 즉 그들 자신의 현상세계로부터 인간을 이해하는 것을 강조한다. 간호사가 타인과 의사소통하는데에 있어서 타인이 실제로 이해되고 있다는 느낌을 경험하도록 해야 한다.

실존주의와 현상학이라는 개념이 간호학에서 아직 충분히 개발되지 않았지만 실존주의와 현상학에 대한 계속적인 관심과 연구전략은 돌봄과학으로써의 간호학에 대한 많은 기대와 희망을 준다. 인간(human being)의 본질은 실존 그 자체로서 생물학적 혹은 신체적 활동, 인간의 환경, 신체를 포함한 인간 그 자체로 구성된다. 간호는 인간이 실존으로 존재하는 3가지 영역을 모두 포함한다. 나아가 간호는 인간의 가능성에 관심을 갖고 진정한 삶을 살도록 그들의 잠재능력을 발휘할 수 있도록 돕는 것을 포함하며 보다 특히 자아실현과 같은 상위수준의 욕구충족의 만족을 도와주게 된다. 이론적 의미보다는 임상적 의미에서 Yalom의 연구가 실존적 요소를 포함시키고 있음을 알 수 있다.

Yalom은 그의 집단 연구에서 치료요소 중의 하나로 실존적 요소를 포함시켰다. 그는 그 이후 그가 연구해 온 초기의 치료요소가 완전치 못하다는 것을 깨닫고 실존적 요소를 규명하여 5가지 항목을 정리했다. 다음의 다섯 가지 항목은 심리 치료를 설명하는데 도움이 된다.

ㄱ. 인간의 삶은 때로는 불공평하거나 부당할 수도 있음을 인식하는 것.

ㄴ. 어느 정도의 삶의 고통이나 죽음은 궁극적으로 피할 수 없음을 인식하는 것.

ㄷ. 타인과 아무리 가까워진다 하더라도 나는 여전히 나홀로의 삶에 직면해야 함을 인식하는 것.

ㄹ. 삶과 죽음이라는 기본적인 문제에 직면하여 삶을 좀 더 정직하게 영유하고 사소한 일을 초월하는 것.

ㅁ. 타인으로부터 아무리 많은 도움과 지지를 받는다 하더라도 자기가 살아 온 삶에 대한 궁극적인 책임은 자기가 진다는 것을 배우는 것.

흥미롭게도 Yalom의 응답자들은 보편성, 이타주의, 지도 등과 같은 요소보다는 실존적 요소를 더 높이 평가하고 있다. 흔히 사람으로 하여금 인간의 어려움이나 곤경을 극복할 수 있도록 도와주는 것은 실존적-현상학적 돌봄의 요소이다. 사람들은 그들의 존재에 대해서 중요하면서도 고통스러운 진실을 인정할 기회를 가지게 될 때 내적인 강인함과 삶에 대한 조절능력을 향상시키게 된다. 인간은 자신의 존재에 직면하는 것을 배우게 됨

으로써 비존재와의 타협도 가능하며 그렇게 하는 가운데 일상의 관심사를 다른 시각에서 보게 되고 사소한 것에 대한 관심을 줄여 가게 된다.

간호사가 개인으로서의 인간들이 직면하는 소외감이나 고독감이라는 문제를 결코 제거할 수는 없다. 즉 그러한 문제들은 해결될 수 있는 것이 아니라 다만 이해될 수 있을 뿐이다. 간호사는 환자의 실존적 문제를 직면하고 그들이 실존을 자각할 수 있게 용기와 도움을 줄 수 있다. 그런 의미에서 간호사는 아픈 사람을 돌보고, 건강을 회복시키거나 증진시킬 수는 있어도 간호사가 건강을 창출할 수는 없다. 건강-질병에 영향을 미치는 특수한 환경은 한 개인이 곤경에 대처하고 곤경을 극복하도록 도움을 요구한다. 개개의 사람은 그들의 삶에서 개인적 의미를 찾아야 한다. 명백한 질병이 있을 때 안도를 가져다주는 것은 질병으로부터 도피가 아닌 질병에 대한 스스로의 인식, 이해와 대응이다. 달리 말하면 건강은 좋고 나쁘다는 기분의 문제가 아니며 건강은 일정 시점의 실제적인 상태 그 자체이다. 이러한 관점이 인간의 삶이나 존재에 임하는 실존적·현상학적 방법이다. 건강 전문직으로서의 간호는 특수한 환경과 인간 자신의 존재에 대한 투쟁 그리고 곤경의 개인적 의미와 매일매일 직면하게 된다. 동시에 죽음과 죽어가는 현상은 간호사가 흔히 보는 그리고 간호사로 하여금 자신의 존재와 비존재와 직면하게 하는 사건들이다. 인간이 자신의 비존재를 언급할 수 있을 때 삶과 죽음은 더욱 진실해지고 죽음에 대한 공포도 적어지며, 죽음이 삶의 실체로 떠오른다.

□ 학습과제

1. 실존주의와 인본주의를 설명하고 공통점을 논하시오.
2. 돌봄의 과학에 대한 기본 전제와 기본 가정을 설명하시오.
3. Watson의 돌봄의 과학에 철학적 근간이 되고 있는 10 가지의 돌봄의 요소를 제시하고 돌봄 의 요소들 간의 상호 연관성을 논하시오.
4. 인본주의적-이타주의적 가치 체계의 형성에 대해 논하시오.
5. 믿음과 희망을 고취시키기에 대해 논하시오.
6. 자신과 타인에 대한 민감성 배양에 대해 논하시오.
7. 조력과 신뢰 관계의 개발에 대해 논하시오.
8. 긍정적 감정과 부정적인 감정의 표현에 대한 수용과 격려에 대해 논하시오.
9. 의사결정에 과학적인 문제해결 방법의 체계적인 사용에 대해 논하시오.
10. 간호사와 환자간에 교육자와 학습자로써의 인간관계 맺기에 대해 논하시오.
11. 환자에게 지지적, 보호적, 그리고 교정적, 정신적, 신체적, 사회 문화적, 영적 환경의 제공에 대해 논하시오.
12. 기본적인 인간 욕구의 만족을 도와줌에 대해 논하시오.
13. 실존적, 현상학적 요인의 허용에 대해 논하시오.

References

민찬홍, 이병욱(1985). 과학철학. 서광사.

박이문(1993). 과학철학이란 무엇인가. 민음사.

임철규역(1973). 인간의 본질에 관한 일곱가지 이론 : 레즐리 스티븐슨 저, 종로서적.

표재명역(1979). 나와 너 : 마르틴 부버 저. 문예출판사.

Ann Marriner T(1989). Nursing Theorists and Their Work. The C. V. Mosby Company.

Moccia M.(1992). New Approaches To Theory Development. National League for Nursing.

Naish J(1997) Unlucky in love. Nursing Times, 93: 34-35.

Nichols LH(1985). Perspectives on Nursing Theory. Little Brown and Company.

Omery A., Kasper C E & Page G G.(1995). In Search of Nursing Science, SAGE Publication.

Watson J(1979). Nuring: The Philosophy and science of caring, Boston, Little Brown Com.

Watson J(1985). Nursing: Human science and human care. Appleton-Centuruy-Crofts.

제 2 장 인간적인 돌봄과 과학기술이 통합된 간호

1. 인간적인 돌봄과 과학 기술의 통합

인류학자들은 신체적 장애가 심했던 사람들이 원시시대에도 생존해 있었음을 밝혀냈는데 이것은 원시시대부터 돌봄이 존재해 왔음을 시사해준다. 원시시대부터 현재에 이르기까지 돌봄은 간호의 중요한 측면으로서 간호실무는 인간의 치료를 도와주고 인간을 위한, 인간에 대한, 인간과 함께 하는 돌봄에 초점을 두고 있다.

최근 간호학자들은 돌봄의 본질에 관심을 갖고 돌봄은 간호실무의 중요한 구성 요소로서 인간의 정서적인 특성인 동시에 도덕적인 업무, 대인간의 상호작용과 치료적 중재로 간주하는 경향이 많다. Heidegger(1962), Gilligan(1980)과 Noddings(1984)의 돌봄에 대한 설명은 간호사로 하여금 간호에 대한 인간적 의미를 파악하도록 도와주고 있다. 진정한 돌봄은 도움을 받는 사람들 스스로가 자신을 돌보는 방법을 배우도록 해주며 진정한 돌봄은 간호사 혼자서 할 수 있는 독점적이고 독단적인 자기 주장이 아니라 타 분야의 많은 건강 관리 전문인들과의 상호협력 속에서 이루어진다.

이런 상호 협력 속에서 간호사는 동기 전환을 통해 타인, 즉 건강소비자에게 관심을 갖게 되며 건강소비자에게 구체적인 간호제공을 통해 간호제공자로써의 존재 가치를 향상시키고 있다. 돌봄을 통해 간호사가 인간으로 존재한다는 것은 간호사가 간호제공을 함으로써 인간 개개인에 대한 이해를 할 수 있다는 것을 의미한다. 이와 같은 인간에 대한 보다 깊은 이해의 결과로 최근 간호사들은 많은 전통적 간호실무에서 볼 수 있었던 돌봄의 제한된 의미에 만족하지 못하게 되었다. 전통적인 간호사-환자 관계가 환자의 자발적 결정을 격려하지 못했고 환자와 간호사와의 관계에서 개인적인 면을 충분히 고려하지 못했다는 것을 우리는 어느 정도 인정해야 한다. 또한 최근에 이루어진 과학기술의 급격한 발전으로 간호사들이 간호실무의 발전을 단지 과학적 기술에만 의지하는 것에 익숙해져 간호의 인간적 의미를 이해함으로써 얻을 수 있는 발전적인 면을 소홀히 하고 있기 때문에 간호실무에 있어서 인간적인 의미의 이해라는 발전적 면이 종종 무시되기도 한다.

사실상 과학기술의 발전은 간호실무의 발전에 매우 큰 공헌을 해 왔는데 이와 같은 현상은 간호사들에게 대를 이어 전수되어 온 오랜 전통의 간호(nursing care)에 대한 공적을 생각하지 않는 현대적 간호에서 보다 명백히 볼 수 있다. 간호실무에 대한 과학기술의 공헌은 일부 간호사들로 하여금 간호에 있어서 과학기술에 대한 강조가 전통적 간호의 중요한 면, 즉 간호사-환자와의 관계를 경시하지 않을까? 하는 염려를 하게 만들었다. 특히 인간 실존의 의미를 설명한 학자들이 인간의 의미를 이해하는 데에 큰 도움을 주었다고 생각하는 간호사들은 이러한 염려를 많이 하고 있다. 따라서 현대의 간호실무는 과학기술과 인간관계가 돌봄의 실무(caring practice) 속에서 어떻게 통합적인 관련을 맺고 있는가를 보여 줄 필요가 있다.

과학기술과 인간이 현상학적 해석에 의해 돌봄의 실무(caring practice)에서 어떻게 통합되어 있는지를 보여주는 것은 과학적 분석을 통해 인간의 의미를 여러 조각으로 분해한 후에 다시 인간 존재로서의 의미를 재구성하려는 전체론적(holistic) 시도와는 현저한 차이가 있다. 간호에서 인간의 개념에 통일성을 갖고자 하는 한가지 시도는 생물학적, 정신적, 사회적(bio-psycho-social) 접근을 포함한다. 그렇지만 생물학적, 심리학적 그리고 사회학적 분석을 함께 사용한다 할지라도 인간 개념에 대한 세 가지의 뚜렷한 측정 수단을 규명해 낼 수 있을 정도로 통일성을 가져오지는 못한다. 사실상 이러한 접근법은 철자를 적절히 나열하고 말만 맞추어 아무런 의미도 줄 수 없는 단어를 만드는 것처럼 세분화되고 분해된 인간 개념을 다시 조립해 보려는 시도와 같다.

세분화되고 분해된 인간 개념을 다시 조립해 보려는 시도를 통해서 인간을 이해하거나 인간개념에 대한 통일성을 찾기는 어렵지만 돌봄(caring)에 대한 총체적 해석을 통해 인간을 이해하고 인간 개념에 대한 통일성을 얻을 수 있다. 이러한 견해는 간호를 돌봄의 실무(caring practice)로 간주하는 현상학적 해석으로부터 논리적으로 나왔다. 어떤 사물들이 여러 부분으로 분해되기 전 인간 경험 속에 나타날 때 사물 자체에 초점을 두는 현상학적 추이를 따름으로서 통일성을 얻을 수 있다. 사실상 우리는 우리 자신을 생물학적 존재, 사회학적 존재 또는 심리학적 존재로써 개별적으로 체험하기보다는 의지의 행위로서 세 가지 존재 요소들을 통합해야만 한다. 사실 우리는 우리 자신을 구체적이고 총체적인 존재로 체험하고 있는데, 즉 우리는 인간의 세계를 물질적인 세계, 정신적 세계, 생물학적 세계, 사회학적 세계로 각각 체험하는 것이 아니라 하나의 세계로 체험하고 있다. 또한 우리 자신이 우리의 세계로부터 격리되어 있는 것으로 체험하기보다는 오히려 인간과 세계의 관계는 일치되어 있는 것으로 체험하고 있다. 그러나 다양한 학문 분야는 인간 자신과 세계를 분열시키고 분할시켰다. 물론 인간에 대한 세분화 방법이 인간의 질병을 규명하고 질병을 치료하는 데에 기여해온 것처럼 세계의 다양한 면을 우리가 이해하는데 중요한 공헌을 해 왔다.

인간이 접하고 있는 세계에 대한 우리의 직접적이고 일차적인 경험은 대단히 구체적인 것으로 현상학적 전통 속에서 아무렇게나 그럴듯하게 학문 분야의 여러 가지 요소를 재결합함으로써 통일성을 얻을 수 있는 것은 아니다. 이론적으로 세분화된 각각의 학문 분야가 단일화된 세계에 살아있는 삶의 경험으로 귀환할 때 비로소 통일성을 얻을 수 있다. 삶의 세계를 인위적으로 재구성하지 않고 살아있는 삶의 세계로 통합될 수 있는 추상적이며 과학적인 설명 방법에는 해석학적 나선(hermeneutic spiral)과 삼자간 대화(triadic dialogue)의 2가지가 있다.

1) 해석학적 나선

간호사들은 가끔 해석학적 나선(hermeneutic spiral)의 사용을 의식하지 못하면서도 해석학적 나선을 사용하는데 해석학적 나선의 사용은 살아있는 삶의 세계에서 간호사가 간호제공(nursing care)을 시작함으로써 일어난다. 간호사는 돌봄의 제공(caregiving) 상황에서 무엇이 발생되고 있는가를 설명하기 위해 과학적 설명을 이용한다. 간호사들이 이런 과학적 설명을 보다 많이 이해할 때 삶의 세계에 보다 많은 간호를 제공할 수 있게 된다. 현상학적 설명을 통해 삶의 세계에서부터 과학적 설명으로, 과학적 설명에서 또다시 거슬러 살아있는 삶의 세계로 이동하는 것을 해석학적 나선(hermeneutic spiral)이라고 한다. 다음의 예는 과학기술과 인간관계가 돌봄의 실무에 총체적으로 관련되어 있는 간호 제공에 해석학적 나선을 이용한 매우 좋은 경우이다.

내가 나의 담당 환자들 중 한 환자 방으로 들어갔을 때 복도에는 의사들이 오가고 환자들은 검사 등을 받기 위해 방을 나서는 전형적인 아침이었다. 혈관 외과의와 신경 외과의가 환자 방에서 막 나왔다. 환자는 딸과 함께 있었고 그들은 임박한 수술에 대한 이야기를 나누고 있었다. 환자는 시신경 교차 부위의 동맥류로 서서히 시력을 잃어 가고 있었고 또한 환자가 입원하기 직전 환자의 남편도 심장병이 발작하여 Santa Barbara에 있는 중환자실에 입원을 한 상태였다. 이같은 상황으로 환자는 매우 신경 과민이 되어 있었다.

계획된 수술은 동맥류 제거를 위한 두개골 절개술로 동맥류로 인한 시신경 교차로 부위의 압력을 제거한 후 뇌동맥 우회 수술을 하는 것이었다. 방안으로 들어가서 어떠냐고 물었을 때 그녀의 첫 대답은 내가 꼭 수술을 받아야만 하나요? 당신은 그 수술이 안전하다고 생각하느냐? 하는 것이었다. 나는 당신은 이 병원에 있는 외과 의사 보다 더 훌륭한 의사를 찾기는 어려우며 내가 당신을 대신해 수술에 대한 결정을 내려 줄 수 없다고 답했다. 그녀는 한숨을 쉰 후 수술에 대한 걱정과 두려움을 표현하기 시작했다. 그녀는 수술을 받지 않을 경우 점차적으로 시력을 잃어 가겠지만 생명에는 지장이 없을 것이라는 말을 했다.

그러나 그녀가 수술을 받을 경우 수술중 사망할 수도 있고, 완전히 장님이 될 수 도 있고 어쩌면 영원히 신체적 장애자가 될 수도 있고 또는 일부 남은 시력으로 살아갈 수도 있다. 나는 그녀에게 동의를 표하거나 어떤 논평을 하지 않고 단지 조용히 듣기만 했다. 나는 그녀가 마음껏 표현하도록 놔두는 것이 더 낫다고 생각했다.

그녀가 말을 마친 후 나는 현 상황에 대해 설명해도 좋겠느냐고 묻자 그녀는 동의했다. 나는 뇌조직, 뼈, 정맥과 동맥의 모든 부분에 이름표가 붙어 있고 각 부분들을 분리시킬 수 있는 플라스틱으로 된 뇌모형을 가져왔다. 그녀는 그 다음 시간 에도 그 조각들을 만지작거리며 시간을 보내고 나는 그녀의 질문에 답변을 해주었다. 그 시간이 끝날 무렵 그녀는 수술을 받겠다고 결정했다. 드디어 나는 환자 방을 떠나면서 환자가 매우 합리적인 결정을 내렸고 그 결정은 그녀 스스로 했다고 느꼈다. 나는 그녀가 이해할 수 있는 용어를 사용하여 그녀에게 어떤 상황이 일어날 것인지에 대해 기술적인 설명만을 주었기 때문에 기분이 좋았다. 나는 그녀에게 편견을 남겨 주지 않고 동시에 터놓고 이야기를 하고 그녀의 질문에 답했다. 이것은 나에게 매우 긍정적인 경험이었으며 그녀에게도 긍정적인 경험인 듯 했다.

전술한 예에서 간호사는 그녀의 환자를 보통의 일반적인 환자로 반응하지 않고 간호사가 만난 사람, 즉 수술에 대해 많은 두려움을 가진 사람으로 반응했다. 간호사는 환자의 모든 두려움과 불안에 대한 표현을 허용하기 위해 침묵을 지킴으로써 간호사가 만나는 한 인간으로 반응해 주었다. 환자가 갖고 있는 두려움의 출처 중 한가지가 수술중 어떤 일이 일어날 것인지에 대한 이해 부족이라는 것을 간호사가 인지했을 때 간호사는 환자와 함께 뇌에 대한 객관적인 정보를 나눈다. 간호사와 환자간의 모든 대화에서와 같이 이같은 대화는 사사로운 개인 관계와 개인적 감정 관계가 없는 객관적인 관계를 포함하고 있다.

이 대화에서 대화의 내용이 객관적이지만 대화의 목적은 명백히 환자 삶의 관점에서 장차 어떤 결과가 나타날 것이며, 어떤 일이 그녀에게 일어날 것인지에 대해 환자가 명확히 이해하도록 돕는 데에 있다. 환자의 결정은 간호사와의 대화로부터 이루어졌기 때문에 중요하다. 이같은 과정은 분명히 객관적인 의사 결정과는 매우 다른데 이는 간호사가 환자의 의사 결정 과정에 투입과 같은 정보를 제공해 주는 전문가로써 기능하고 있기 때문이다. 뚜렷한 것은 이 대화에서 간호사와 환자는 어떤 일이 환자에게 일어나며 환자에게 어떤 결과가 일어 날 것인지를 함께 고려하고 있다. 이런 대화 방법은 환자 스스로가 자신의 결정을 내리도록 준비시켜 줌은 물론 실제적으로 환자가 스스로 자신의 결정을 내리도록 힘을 북돋아 준다.

간호사와 환자가 애써서 내리고자 하는 결정이 보통 간호사와 환자와의 상호작용 속에서 만들어진다는 것은 흥미 있는 일이다.

환자가 이같은 일에 대해 간호사와 대화를 나누고 싶어하는지에 대해 명확하게 우리는 알지 못하나 우리는 지식에 기초하여 추측을 할 수 있다. 환자는 진정한 인간적 대화를 격려 받지 못했고 심지어는 허락 받지 못했던 상황에서 의사와의 대화에서는 어떤 일이 수반될 것인지에 대해 지극히 전형적이고 기술적이며 일반적이고 간략한 대화만을 경험했었다. 환자는 아마도 자신의 생명 상실 가능성과 같은 사소한 일로 의사의 귀한 시간을 축내서는 안된다는 생각을 했을 수도 있다.

그러나 간호사는 대하기가 편했고 그와 같은 사소한 일에도 시간을 내줄 수 있었고 해석학적 나선을 예를 이용할 수가 있다. 간호사는 불안감으로 가득찬 환자와 돌봄의 관계로 진입하기 시작한다. 환자의 불안 완화를 도와주기 위해 간호사는 과학적이고 기술적 설명을 사용하며 설명을 하고 있는 동안 간호사는 환자 스스로가 자신의 결정을 해 가도록 힘을 북돋아 주는 방법으로 환자와 관계를 맺고 있다. 돌봄의 관계(caring relationship)에서 제공된 설명의 결과로써 환자는 결정을 내릴 수 있었다. 그러나 의사의 과학적, 기술적 설명과 의사의 자세는 내려야 할 의사결정에 직면해 있는 환자에게 수술에 대한 결정을 할 수 있게 하지는 못했다.

2) 3자간 대화

해석학적 나선외에도 삼자간 대화(triadic dialogue)를 사용하여 과학기술을 인간적인 돌봄의 관계(personal caring relationship)에 포함시키는 것이 가능하다. Martin Buber의 I-it 논법과 I-thou 관계는 삼자간 대화가 세분화된 객관적 방법을 이용하여 병든 신체를 치료하고 동시에 간호를 받아야 할 전인(whole person)으로서의 인간관계를 형성해 갈 가능성에 대한 토대를 마련해 준다.

유신론적 실존주의 철학자인 Buber는 1923년 Ich and Du에서 인간관계를 설명했다. 즉 내가 타인과 만나 서로의 마음을 주고받는 진정한 만남을 나누지 못하고 피상적인 관계를 갖는다면 이 때 타인과 나의 관계는 나와 사물(I-it)의 관계와 같다. 그러나 내가 타인과 만나 서로의 내면을 교류하는 진정한 만남을 갖게 될 때 이 때의 타인은 You가 되며 나와 너의 관계(I-You)가 된다. 특히 영원한 You는 차원 높은 만남을 뜻하는 신과의 만남으로 I-Thou의 관계로 표현했다. 나와 타인의 만남에서 I와 It의 만남이 아닌 I와 You의 만남이 되어야만 인간의 진정한 만남이 가능하며 실존주의적 인간관계를 맺을 수 있다고 설명했다.

Buber의 I-it 논법은 기술적 관점의 견해에서 유래한 비인간적 관계를 서술하기 때문에 비인간적인 간호제공의 설명에 특히 적절하다. I-it관계란 한사람이 타인과 관계를 맺지 못하고 분리되어 있고, 타인에 대한 지식을 가지고 있으나 객관적 지식을 사용하는 사람들이 목표를 달성하기 위해 타인에 대한 지식을 이용하는 관계이다.

더구나 이 관계는 I side가 객관적 지식 관점을 사용하는 사람의 목적에 관련되는 경우를 제외하고는 타인의 반응에 최소한의 관심을 가짐으로써 그 관계를 지배한다는 점에서 일방적이라고 볼 수 있다. 또한 I-it 관계에서 it로 응답된 사람은 "104호실의 자궁절제술 환자"와 같은 부류로 들어가게 된다. 단지 he나 she와 같은 3인칭으로서의 관계인 it 편은 I 편의 호의에만 반응을 보이게 된다. 여기에서 I는 간호사이며 it는 환자로써 간호사가 환자를 "104호실의 자궁절제술 환자"로 지칭한 경우에는 간호사와 환자의 관계가 I-it 관계로 되는 것이다.

I-it 관계를 명확히 하도록 도와주기 위해, 객관적 관점의 견해로 보았을 때 매우 역량이 충분한 간호의 예를 들어보고자 한다. 가장 효율적인 간호를 가능하게 하기 위해 심혈관계 ICU에서 근무하고 있는 한 간호사는 간호기록, 검사물 보고서, 의사기록, EKG 결과, 병력기록지로부터 일반적 정보와 의학 정보를 얻어냄으로써 환자에 관해 가능한 모든 정보를 모은다. 간호사는 환자의 질병에 대한 교과서의 설명과 개인 환자를 어떻게 일반화된 집단에 넣을 것인가를 연구한다. 간호사는 환자의 간호에 대한 세심하고 철저한 계획을 세운 후 이 계획에 따라 간호를 제공하게 된다. 물론 그 계획은 우발적 요인의 변화가 요구하는 사소한 조정은 허락한다. 간호사는 환자가 그 계획을 잘 따르고 순응할 때 미소와 명목상의 보상을 주며 긍정적으로 환자를 강화시킨다. 쉽게 말해 이 간호사는 간호에 있어서의 기술적인 효율성의 한 모델이 되고 있다.

Buber(1958)가 설명한 I-Thou 관계의 가장 중요한 특성은 I-Thou 양편이 서로에게 인간으로서 반응을 하고 관계를 맺고 있다는 것을 의미하는 상호관계이다. 더군다나 양편은 서로에게 존재하는데 이것은 상호관계 반응이 특이한 관계에서 만나게 된 사람에 대한 반응이라는 것을 의미하고 있다. 만남의 사람은 서로의 양편에게 유익한지 또는 무익한지에 관계없이 내적 가치를 지니게 된다. 인간을 질병의 종류나 환자의 역할 등으로 분류하는 것이 아니라 특정한 개인으로 관계를 맺어야 한다. 즉 이것은 전인으로서의 인간과의 만남을 의미하는 것이지 환자의 역할, 질병의 종류에 의해 부분적으로 정의되는 인간이 아니라는 것을 의미한다. Buber는 우리가 인간적 관계와 비인간적 관계간의 차이점을 구별해 내도록 도와주는데 이 비인간적 관계란 기술적 중재에 의해 조직된 관계이다. 예를 들면 이미 설명한 간호사와 환자간의 관계에서 인간(the personal)과 사물(the impersonal)이 간호에 어떻게 총체적으로 관련을 맺고 있는가를 명확히 보여주는 I-Thou 관계를 보여주었다. 여기에서 돌봄의 관계에 과학적 설명을 끌어 들였고 돌봄의 관계는 환자에게 뇌수술에 대한 결정을 내리도록 도와주었다.

Buber의 관점에서 보면 이런 관계가 인간적(personal)이기는 했지만 서로 참여자의 관계에 초점을 두는 Buber가 지지하고 있는 I-Thou 관계의 양자간 대화(dyadic dialogue)는 아니었다. 양자(dyadic)라기 보다는 3자(triad)를 구성하는 세 번째 요소를 포함하고 있다. Paulo Friere(1968)가 3 자간 대화(triadic dialogue)를 잘 설명하고 있는데 대화란 세계가 중재하 는 인간들간의 만남이다. 그 결과 대화가 단지 A와 B라는 두 사람만을 포함하기보다는 세계가 중재하는 B와 함께 하는 A를 포함시킨다. 3자간 대화에서 A와 B의 두 사람은 이 세계에 존재하는 사물의 의미를 서로 이야기한다. 즉 세계에 있는 사건에 대한 두 사람의 관계는 물론 서로에 대한 관계가 3자간 대화를 구성한다는 의미이다(Scudder & Mickunas, 1985). 위의 예에서 토의되었던 사건은 계획된 수술의 특성과 의미였다. 이 대화의 3자간 구조(triadic structure)는 간호사가 뇌조직과 곧 받게 될 수술에 대해 객관성 있게 이야기했을 뿐만 아니라 동시에 간호사가 환자와 인간적인 관계를 맺도록 해주는 것이 가능하다는 점을 주목해야 한다. 또한 I-Thou 관계에 있는 양쪽 편이 인간관계 자체 이외의 목적을 갖는 것이 가능하도록 해준다는 점이다.

Buber의 해석으로는 진정한 I-Thou관계는 관계 자체 이외의 목적을 갖고 있지 않으며 관계 자체가 목적이다. 친구들은 서로 함께 있기를 원하기 때문에 단지 함께 지내며 서로 대하고 있는 것을 좋아하며 즐긴다. 위 관계에서의 간호사는 특별한 개인과 함께 있는 것을 즐기거나 또는 함께 있기를 원했기 때문에 본래 환자와 함께 있었던 것이 아니라 간호제공(nursing care)에 있어서 대부분의 대화는 대화 이외의 목적, 즉 환자의 안녕감과 건강을 증진시키는 것과 같은 목적을 가지고 있다. 이런 이유로 보통 간호사는 Buber가 제안한 양자간 대화(dyadic dialogue)라기 보다는 3자간 대화(triadic dialogue)를 이용한다. 간호사가 사용한 대화는 대화에 참여하고 있는 간호사와 환자는 물론 환자의 안녕 촉진에 관련된 활동으로 구성되기 때문에 3자간 대화(triadic dialogue)이다. 위의 예에서 간호사는 뇌에 대한 객관적 정보를 대화에 끌어 들였는데 뇌에 대한 객관적 정보를 대화에 끌어들이는 것은 간호의 목표인 환자의 안녕을 완성시키도록 도와주게 된다.

삼자간 대화는 간호사와 환자 편에서 볼 때 2가지의 본질적인 관계를 포함하고 있다. 한가지 관계는 분명히 타인과 함께 하며 he 또는 she로써의 3인칭 관계의 사람을 만나게 될 때 그 사람에 대한 관심을 포함한다는 점이다. 또 다른 한가지 관계는 이 세계에 존재하는 어떤 사물과 함께 하는 것인데 이것은 뇌를 이해시키는 것과 마찬가지로 반드시 객관적으로 다루어져야 한다는 점이다. 돌봄의 관계에서 대화중 3번째 요소인 세계와 관련된 요소 같은 것이 종종 무시될 수도 있는데 이것은 토의가 대화 참여자중 한사람의 몸에 관련된 것이기 때문이다. 그러나 위의 예에서 어떤 특정한 환자가 앞으로 그녀의 뇌에 어떤 일이 행해질 것이며 그런 결과가 그녀의 삶에 어떻게 영향을 미치게 될 것인가를 이해하도록 도와주는 방법으로 환자의 뇌를 이 세계에 있는 어떤 인간의 뇌로써 어떻게 객관적으로 다루고 있는가를 주목해야 한다. 간호사는 환자와 의사소통 할 때 뿐만 아니라 다른 건강관리 요원들과 의사소통 할 때에도 인체를 하나의 사물로써 다루고 있음이 분명한데, 이런 현상은 다음의 간호기록에서도 명백히 볼 수 있다.

10 A.M : 77세의 노인 여성이 배뇨시 작열감을 느낀다고 호소하며 604호실로 입원했다. 체온은 38.5℃, 맥박 92회, 호흡 24회, 혈압 238/84, 얼굴 색은 붉었고 얼굴은 매우 건조, 왼쪽 둔부에 직경 2인치 정도의 황녹색의 타박상, 의치를 하고 있으며 소변 채취는 할 수 없었음.

11 A.M : 소변 검사를 위해 50 mL를 검사실로, 소변은 탁했고 황토색임, 수분 섭취를 격려함, 200 mL의 수분을 주다.

12 noon : 점심 식사를 거부함, 쥬스 150 mL를 줌

1 P.M : 수분 200 mL를 줌.

1:30 P.M : 350cc의 소변을 봄, 소변 색은 탁했고 황토색임.

2 P.M : 물 100 mL를 줌.

3 P.M : 체온 37.8℃, 맥박 88회, 호흡 22회, 피부는 여전히 건조하나 더 이상 붉은 빛은 없음.

이 간호기록에서 간호사는 환자의 인체를 일반적인 인체로 다룸으로써 환자를 보편화된 사람으로 취급하고 있다. 이 간호기록에서 개별적인 인간 관계가 없는 서술로써 간호사는 환자를 사물에 적용하고 있다. 그 결과 간호사는 쉽게 수분 섭취, 소변 배설에 대한 수치와 활력 증후가 어떤 특정한 개인의 것이라는 것을 잊어버리곤 한다. 이 환자는 손녀딸의 얼굴과 마주칠 때 두 눈이 환해지고 또 그녀의 가슴을 부드럽게 끌어 앉아 줄 때 무료함과 통증을 잊어버리는 할머니일 수도 있다.

간호사가 환자를 간호할 때 항상 이 우주에 유일하게 존재하는 독특한 인간으로서의 환자를 다루고 있다는 것을 염두에 두어야 한다. 인간은 인간으로서의 권리 존중을 당연히 받아야 하며 물론 이것은 간호사를 환자의 옹호자로 간주하는 사람에게는 매우 중요하다. 이와 같은 지지에 대한 첫째 의미는 환자가 자신에 대해 인간으로서의 권리를 갖고 있다는 것을 확실히 해주며, 둘째 의미는 간호사는 개개인으로서의 환자가 질병과 치료에서 인간적인 의미를 발견하도록 도와주어야 한다는 점이다. 이 두 번째 의미는 간호사가 환자와의 개별적인 관계를 갖도록 요구하고 있다.

간호사가 간호기록 작성과 같은 매우 기계적이고 일상적인 업무를 수행할 때 정보를 효율적이며 정확하게 특정 환자에 대한 편견 없이 기록하는 것은 절대적으로 필요하다. Buber(1958)의 "It 없이 인간은 살아 갈 수 없다."라는 말은 매우 옳다고 생각한다. 그러나 Buber가 또 단지 "It와 함께 살아가는 사람은 인간이 아니다."라고 말을 한 것도 맞는 말이다. 간호사가 많은 환자와 개별적 관계가 아닌 일반적 관계를 맺고 있는 것도 사실이다. 그러나 늘 I-It관계에 머물러 있는 간호사는 결코 인간을 만날 수 없으며 우리를 인간으로 규명해 주는 관계도 상실하게 된다.

Triadic dialogue란 간호사와 환자간의 돌봄의 인간관계 내에서 신체적 대상과 함께 하는 과학적이고 기술적 방법을 구체화 할 수 있는 방법이다. 그러므로 Triadic dialogue는 환자를 대상의 상태에 따라 분류하지 않고 간호사가 신체적 대상을 보살필 수 있게 된다.

Triadic dialogue는 인간적인 관계이며 이러한 인간적인 관계를 통해 간호사와 환자는 함께 환자의 신체적 대상을 보살필 수 있게 된다.

2. 간호중재를 통한 인간의 고통에 대한 돌봄

최근 환자간호에 의학기술 중재방법의 사용이 증가되었기 때문에 간호사가 환자와 개별적인 인간관계를 맺기가 더욱 어려워졌다. 의학 분야에 과학기술 중재가 도래하기 전에는 간호의 필요성은 일차적으로 질병 때문이었으나 현재는 중재에 의해 초래될 수도 있는 고통 때문에 더욱 인간관계를 토대로 한 간호가 요구된다. 다음은 암질환과 중재 두 가지로 인해 고통을 겪는 환자를 설명하는 이야기로 질병 자체는 물론 중재로 고통받게 되는 사람들을 간호사가 어떻게 보살펴야 하는지에 대한 실례이다.

나와 50년 동안이나 친구로 지내온 *Irv*는 병원에서 앞으로 기껏해야 수 주 밖에 살지 못할 것이라는 암 진단을 받은 후에도 2년 이상이나 더 살았다. *Irv*가 사형 선고를 받았던 여름 *Florida*에 살고 있었던 나는 비행기를 타고 가서 *Chicago*에 살고 있었던 그를 방문했다. 우리는 테니스, 낚시를 즐겼고, *Michigan* 호수를 내려다보며 철학적 사색을 했고 우리의 긴긴 우정에 대하여 회상을 했다. 그 다음 해의 여름 동안, 즉 그 다음해의 겨울 *Irv*가 사망하기 전 우리는 마지막으로 테니스를 쳤는데 어쨌든 그는 테니스 시합에서 확실하게 나를 이겼다. 그때 그가 처한 상황을 고려할 때 *Irv*는 나로 하여금 그가 좋아하는 작가 중의 한 사람인 *Norman Cousins*이 인간의 정신력은 신체적 질병을 극복할 수 있다고 주장한 것이 옳았음을 깨닫게 해주었다.

우리가 암질환의 치료에 대해 이야기를 나누었을 때 그는 번번히 간호사 *Donna*를 칭찬했다. 사실 그는 내가 이미 출판한 간호 철학에 대한 나의 공동 집필 책의 서명 복사본을 그 간호사에게 보내 주기를 원했다. *Irv*는 간호사인 *Donna*를 매우 유능한 과학 기술의 중재자인 의사와 비교하였다. *Irv*의 의사는 진단을 내렸고 처방을 해주었으나 *Irv*와 의사와의 대화는 겉돌았고(*cryptic*) 기술적이었으나 대조적으로 *Donna*는 우선 *Irv*와 동료인 인간으로서의 관계를 가졌다. 물론 *Donna*도 의학적인 과학기술을 이용했는데 사실 *Donna*는 항암제 투약과 같은 화학요법을 했고 의사의 처방을 *Irv*에게 적용했으며 처방 전 항암제 투약 실시 방법에 대한 방향 제시를 해주었다. 그러나 *Donna*는 *Irv*와 함께 이야기를 나누면서 그녀가 보살피는 인간으로서 동료의식을 가지고 *Irv*를 어루만졌다. *Irv*는 "*Donna*는 내 편이며 그녀는 나를 살려 주었다." 라는 표현을 했다.

*Irv*가 통증을 어떻게 완화시키며, 어떻게 설사를 멈추게 하고, 어떻게 변비를 완화시켜야 하는지에 *Donna*는 아주 기꺼이 대답해 주었는데 통증, 설사와 변비는 암질환 자체라기 보다는 치료의 결과였다. 간단히 말해 *Donna*도 과학기술을 이용한 중재의 시행에 참여했지만 *Irv*가 과학기술 중재를 견디어 내도록 도와주는 간호를 제공했다. *Donna*의

간호는 Irv의 신체적 회복을 도와주었고 Irv의 정신력이 과학기술에 기초한 중재의 결과에 대처할 수 있도록 도와주었다. 그러나 우선 무엇보다도 과학기술에 기초한 중재가 이루어지는 동안 내내 Donna는 자신이 돌보아 주던 Irv와 동료로써의 인간관계를 맺었다. Irv는 항암제 투약을 받고 있던 중 Albert Schweitzer가 일컬었던 것 즉 인간이 견디어 낼 수 있는 가공할 정도의 고통스러운 것을 경험했다.

기적

우리가 테니스 코트장을 걸어나오고 있었을 때 장시간의 복식 테니스 파트너인 Irv로부터 변명을 듣게 되리라고 기대했다. 그가 변명을 필요로 했던 것은 아니다. Irv는 건강한 상태에 있는 사람과의 시합을 훌륭히 해냈다. 그러나 Irv는 변명 대신에 눈을 반짝이면서 다음과 같이 말했다. 이런 일도 있네, 나는 좋은 나날을 보내고 있어요 나는 그 좋은 날이 어제의 기적임을 기억해 냈다. 어제 그는 오늘 시합을 했던 것처럼 처음에는 평범하게 공을 주고 받으며 테니스를 쳤다. 나는 테니스공과 어느 정도의 간격을 두고 서서 그에게 공을 쳤고 그래서 우리는 꽤 멋있는 게임을 즐길 수 있었다. 그리고 나서 첫 세트의 중간쯤에 기적이 일어났는데 갑자기 Irv 의 눈이 반짝이면서 강한 힘으로 공을 쳤고 그의 우아하고 부드러운 동작은 다시 한번 코오트장 여기저기로 그를 돌진시켰다. 그리고 마치 그의 선조인 바이킹족들이 도끼를 휘두른 것처럼 라켓을 휘두르며 네트로 돌진해 갔다. 무엇이 이러한 기적을 가져왔을까?

그때 Irv는 담당 의사가 앞으로 수주밖에 살지 못할 것이라는 말을 2년 전에 했다며 간직해 왔던 비밀을 나에게 처음으로 이야기 해주었다. Irv는 정신력으로 신체를 극복하고 그것을 입증해 주기 위해 내년 여름 다시 테니스를 치고 낚시의 시간을 갖기 위해 Northern Wisconsin으로 와 달라고 초대했다. 그는 정신력으로 신체적 질병을 극복했다. 그 후에 기적이 일어났던 좋은 시절처럼 확실하게 나를 이긴 것은 아니었지만 그 여름에도 그는 나를 이겼다. 2번의 여름 동안에 새롭고 보다 강력한 중재 방법이 처방되었다. Irv는 처음 낙관적인 기대를 했기 때문에 그가 겪게 될 고통스러운 중재에 대해 알지 못했다.

이러한 기적은 Irv의 용기있고 열성적인 정신력 이상의 많은 것을 요구했고, 또한 Irv의 육신을 보살폈을 뿐만 아니라 시한부 생명에의 직면은 물론 암질환의 대처에 사용되는 고통스러운 중재를 견디며 살아갈 수 있도록 도와주며 Irv를 보살펴 준 Donna의 간호를 요구했다.

(Bishop & Scudder, 1991)

암질환은 대단히 고통스러우나 처방된 중재방법도 대단히 고통스럽다. 중재 시행자들이 공통된 인간성을 확인시켜 줄 수 있는 감정이입적 의사소통과 접촉으로 중재를 할 때 인간이 겪게 되는 고통스러운 것도 견디어 낼 수 있고 운이 좋은 때에 정신이 다시 소생되어 기운을 찾게 되고 기적이 일어날 수 있다. Irv와 같이 죽음을 앞두고 있는 환자들은 종종 미래의 좋은 시절을 꿈꾸며 살아가기도 한다. 치료의 결과에 대한 고찰은 단지 생물학적 생명의 가능성에 관심을 두고 있는 것이 아니라 좋은 날들의 가능성에 관심을 두어야 한다. Donna의 간호는 인간의 삶을 보다 길게 연장시켰을 뿐 아니라 인간의 삶을 가치있는 삶으로 만들 수 있는 좋은 날들이 될 수 있도록 도와주었다.

3. 감정을 불러일으키고 표현력이 풍부한 언어와 명제적 언어

학회에서 전술한 발표에 대한 간호사들의 반응이 너무 열광적이어서 발표자는 매우 놀랐다. 심오하고 명쾌한 사고에 대해 가끔 간호사들이 보여준 인사치레 정도의 논평을 받는 것에 익숙해져 있었기 때문에 열광적인 평가를 전혀 기대하지 못했다. 그렇지만 그가 후에 그의 발표를 돌이켜 보면서 그토록 열광적이고 특별한 반응에 대한 이유를 명백히 알 수 있었다. 평상시 그의 논문은 학계의 무미건조하고 중립적이고 명제적인 언어로 쓰여져 있었으며 과학과 철학에 사용될 때는 특히 그랬다. 그러나 그는 친구인 Irv에 대해 명제적 언어를 이용하여 글을 쓸 수는 없었다. Irv에 대한 사랑과 존경, Donna에 대한 감사함 등을 서술하기 위해서 표현이 풍부하고 감정을 불러일으키는 언어(expressive-evocative language)를 요구했다. Donna와 같은 돌봄의 간호사에 대한 존경심은 표현이 풍부하고 감정을 불러일으키는 언어를 사용하여 말을 함으로써 표현될 수 있었다. 이런 방법은 현재의 간호사들이 간호사가 된다는 것에 대한 의미를 재발견하도록 도와주었다.

표현력이 풍부한 언어, 감정과 민감성의 언어가 세계에 우리의 가락을 전달해 준다. Expressive-evocative language는 세계에 존재하는 특이한 방법을 요구하는 언어이며 인간관계의 언어이나 이와는 대조적으로 명제적 언어, 즉 과학기술의 언어는 분리와 분석의 언어이다. 편견 없는 분류, 선형 발달, if-then 논법 등이 명제적 용어의 특성이다. 명제적 언어는 사물을 조정하기 위해 사용된 사물에 대한 지식을 제공해 준다. Expressive-evocative 언어는 함입, 관심과 연결의 언어로 계획된 수술진행 절차를 설명하기 위해 간호사가 뇌구조 모형을 사용한 예에서 처럼 명제적 언어를 사용할 수도 있다. 반대로 명제적 언어는 개인적인 언어가 단지 주관적 언어라는 이유만으로 개인적 언어를 배제시킨다. 간호실무는 evocative-expressive언어와 propositional 언어 사이의 통합적 관계를 요구한다. Expressive 언어가 세계에 대한 느낌을 전달하는 데에 반해 evocative 언어는 세계를 변화시킬 수 있는 행동을 불러 일으키게 된다.

대조적으로 명제적 언어는 어떤 추리체계를 이용하여 세계의 질서를 관념적으로 다시 세우는 객관적 수단이다. 간호사가 음색과 치료적 접촉에 의해 환자의 안녕에 대한 자신의 관심을 표현할 때 이것은 expressive 언어가 된다. 즉 이 치료는 곧 당신이 걷는 것을 가능하게 해 줄 것이라고 환자를 안심시켜 주는 간호사는 evocative 언어를 사용하고 있다. 사실상 간호실무에서는 expressive언어와 evocative언어가 통합적 관계를 맺고 있다. 반대로 propositional 언어는 냉랭하고 분리되어 있어 관심의 표현과 안심과는 관계가 멀다. 그러나 돌봄의 간호는 질병, 진단과 치료에 대한 설명을 하기 위해 propositional 언어를 피할 수는 없다. 그러므로 간호는 propositional 언어와 expressive-evocative 언어가 서로 통합적으로 관련을 맺고 있는 통합적 언어를 필요로 하고 있다.

다음의 예는 어떠한 언어로 표현되어 있는가를 생각해 봅시다.

한 그리움이 다른 그리움에게

어느 날 당신과 내가
날과 씨로 만나서
하나의 꿈을 엮을 수만 있다면
우리들의 꿈이 만나
한 폭의 비단이 된다면
나는 기다리리.

오랜 침묵과 외로운 끝에
한 슬픔이 다른 슬픔에게 손을 주고
한 그리움이 다른 그리움의
그윽한 눈을 들여다 볼 때
어느 겨울인들
우리들의 사랑을 춥게 하리

외롭고 긴 기다림 끝에
어느 날 당신과 내가 만나
하나의 꿈을 엮을 수만 있다면

정희성(1997),
한 그리움이 다른 그리움에게, 창작과 비평사

카페인 커피가 내안압에 미치는 영향

녹내장은 내안압 상승에 의한 시신경 손상으로 나타나지만 아직 내안압의 상승 요인에 대해서는 알려지지 않았다. 본 연구의 목적은 카페인 커피가 녹내장 증상이 없는 건강한 사람의 내안압 상승에 미치는 영향을 파악하여 녹내장의 원인을 추적하는 데에 있다. 12명의 연구 대상자에게 카페인 커피, 뜨거운 물 또는 수분제한(no fluid)의 3가지 다른 처치를 제공하였다. 처치제공은 무작위한 방법으로 결정하였고, 하루에 한번 연속하여 3일 동안 동일한 처치를 제공한 후 1시간 간격으로 3회에 걸쳐 내안압을 측정하였다. 연구결과 카페인 커피를 마신 집단은 뜨거운 물을 마신 집단과 물을 전혀 마시지 않은 집단에 비해 내안압이 상승하였으며, 안압 상승은 3시간 정도 지속되었다. 이러한 결과는 카페인 식품이 내안압 상승이라는 부작용을 초래할 가능성이 많음을 제시하고 있다.

Okino PH, Sportsman S, Rickard MR, Fritsche MB(1991)

이 책에서 인용하고 있는 대부분의 간호실무의 예는 통합적인 언어(integral language)의 실례를 사용할 수 있다. 뇌졸중을 갖고 있는 합주단의 피아니스트에게 힘을 북돋아 주어 계속하여 물리치료를 받도록 도와주는 간호사가 있다면 그녀는 환자의 안녕에 대한 관심을 표현할 수 있는 evocative 언어를 분명히 사용하였다. if - then 논법을 가진 명제적 언어를 그녀가 사용했는지는 분명치 못하지만 만약 치료를 받게 된다면(if), 그때 손의 사용 능력은 훨씬 더 증가될 것이다(then). 라는 말에서 명제적 언어의 사용도 볼 수 있다.

"눈을 뜨고 있으나 전혀 움직이지 못하며 기관절개가 되어있는 환자, 심근경색증 환자, 심실빈맥 환자"등으로 환자를 서술하는 간호사는 명제적 언어만을 사용한 뚜렷한 예가 된다. 그러나 "나는 당신에게서 느낀 감동을 설명할 수 없어요. 그러나 처음으로 환자인 당신이 나의 지시에 따르는 것, 즉 환자의 엄지손가락이 움직인 것을 본 것은 나로 하여금 마음속 깊이 간호에 매력을 느끼도록 해주었다." 라는 말을 하는 간호사에게서 우리는 통합적 언어(integral language)를 사용했다는 것을 명백히 볼 수 있다.

류마치스성 관절염을 갖고 있는 환자를 사정하는 간호사는 계획적으로 환자의 관절을 움직여 보고, 관절에 대해 사고하며, 관절에 대해 이야기를 한다. 그러나 간호사는 환자 상태에 대한 느낌을 매우 잘 표현했기 때문에 환자는 이렇게 말했다." 어느 누구도 전에 나의 상태를 특정 개인의 것으로 간주하여 이야기 한 적도 없었고, 어느 누구도 나의 상태가 중요한 것 또는 특별한 사건인 것처럼 나에게 이야기 한 적도 없었다." Irv에 대한 Donna의 보살핌은 Irv의 소생 가능성이 있고 용기 있는 정신력을 앙양시키고 용기 있는 정신력에 공명할 수 있는 기술적 설명도 했다.

통합적 언어사용의 멋있는 예 중의 하나는 불안해하는 환자에게 솔직함을 보여 주었던 신경외과 간호사에 대한 경우로써 간호사는 환자에게 관심을 보여주었고, 뇌에 대한 과학적 설명과 수술에 대한 기술적 설명을 하여 환자 자신이 스스로 수술에 대한 결정을 내리도록 힘을 북돋아 주었다. 간호의 다양한 과정에 대한 과학적 설명, 환자의 감정, 미래에 대한 희망 등이 환자의 안녕을 증진시킬 수 있는 대화로 유도되기 위해서 통합적인 언어를 사용해야 한다.

4. 사고와 느낌(thought and feeling)

행함(doing)과 느끼는 것(feeling)을 분리시켜 생각하는 사람들은 돌봄을 느낌으로 간주한다. 그러나 care란 타인과 함께 하는 방법을 일컬으며 타인과 함께 하는 방법으로 느끼는 것과 행함은 통합적인 관련을 맺고 있다. 느끼는 것과 행함이 통합적인 관계를 맺지 못하게 되면 돌보는 사람이기는 하나 무능한 간호사가 되고 만다. 그러나 간호실무에 능숙하지 못해서 자신의 환자들에게 간호가 마땅히 제공해야 할 안녕을 제공하지 못하는 사람을 간호사라고 부르는 것이 사리에 맞는 것일까? 행함과 돌봄을 분리시킬 때 유능한 간호사는 간호실무가 요구하지도 않는 extra personal care를 제공함으로써 caring person이 될 수 있다. 그렇지만 간호를 돌봄의 실무로 이해하게 될 때 돌봄과 실무는 간호사와 환자의 관계로 완전히 결부된다. 즉 실무를 잘 행하는 간호사들은 훌륭한 간호사가 되며 간호사로써 돌보는 사람이 되는 것을 경험하게 된다. 돌봄의 실무에서 훌륭한 실무는 extra care 라기 보다는 탁월하고 수준 높은 excellent care를 의미하고 있다.

Excellent care는 사고와 느낌의 일치로부터 오게 된다. 타인을 간호하는 것은 관계의 망 속에서 타인에게 민감함을 필요로 한다. 타인을 간호한다는 것은 구체적 행동으로 안녕을 가져올 수 있는 실존적 그리고 동기 유발의 변화 방법을 포함한다. 간호가 자연스런 돌봄(natural caring)에서 유래하고 있는지 또는 윤리적 돌봄(ethical caring)에서 유래하고 있는지에 관계없이 excellent care는 사고와 느낌의 일치를 요구한다. Ethical caring은 타인에 의해 간호를 받아 본적이 있는 느낌으로 다양한 정보를 소유하고 있고 능력 있는 훌륭한 간호사가 된다는 의미를 뜻한다.

간호를 caring practice로 해석한다는 것은 타인에 대한 관심에서 실무를 인위적으로 분리시키는 것에 대한 일종의 도전이 된다. 관심과 실무의 이와 같은 분리는 나는 정말 나의 실무 속에서 내가 책임을 져야 할 모든 환자들을 돌보아야만 하는가?와 같은 질문을 가져오게 된다. 분명한 것은 이같은 질문은 caring이 간호실무와는 관계가 없는 내적인 느낌이라는 것을 암시하고 있다. 이같이 이원화된 견해를 따르는 것은 단지 care를 관심의 내적 느낌이라는 것으로 국한시킴으로써 간호를 훼손하게 되며 결국, 아무나 간호를 할 수 있다는 것과 같은 생각을 하게 된다.

아무나 care를 할 수 있다는 것이 사실이라면 그와 같은 care는 당연히 nursing care가 아니다. 간호사들의 돌봄은 종합적이고 복잡한 의미체계 내에서 간호실무를 통한 구체화된 관심을 뜻한다. 그러므로 간호는 환자의 안녕에 대한 권한을 가지고 있는 구체적인 care이며 동시에 보다 나은 건강증진을 위한 숙련된 기술이다. 이에 따라 care의 2가지 의미, 즉 인간에 대한 관심과 인간을 보살피는 실무는 하나로 일치된다. 왜냐하면 caring과 practice는 하나로 일치되며 간호실무는 간호사가 환자를 보살피는 방법이기 때문이다. 간단히 말해 간호(nursing)는 돌봄의 실무(practice of caring)이다.

대상자에 대한 구체적인 간호는 사고력과 감정의 상호 관련을 필요로 하기 때문에 대부분의 간호사는 사고력과 감정이 통합된 언어를 사용한다. Eugene Gendlin(1978)은 사고력과 감정의 통합적 관계를 구축해야 할 필요가 있다는 것을 우리가 느끼도록 해주었고 인간 경험의 바닥에 있는 사고력과 감정의 통합적 관계를 이해하도록 도와주고 있다. 집중함(focusing)으로써 얻게 되는 예민한 직감(felt sense)에 주목하라. felt sense란 몸과 마음이 서로 떨어져 분리되기 전의 몸과 마음이다. 집중한다는 것이 사고(thought)하는 것을 그만두고 단지 느끼도록(feeling) 유도하는 것은 아니다. Focusing은 우리의 감정이 변화되지 않게 해주며 특별하면서도 알고 있는 것이 거의 없는 felt sense와 함께 시작된다. 그리고 나서 언어적으로, 논리적으로 또는 상상의 형태로 우리는 사고한다. 평상시의 방법대로 사고한다는 것은 객관적으로 볼 때 실물 그대로의 사실이며 설득력이 있다. 인간이 이미 알고 있는 것과 삶을 결합시키면 훨씬 더 설득력이 있다. 진실이 단지 사고 속에만 존재하는 것은 아니다. 진실이란 다양한 사고가 경험과 어떻게 관련을 맺고 있는가에도 존재한다. 경험과 개념을 결코 동일시 할 수는 없으나 경험이 막연하고 모호한 것만은 아니다. 경험은 다른 어떤 개념보다도 훨씬 더 조직화되어 있고 다듬어져 있다. 그러나 경험은 모든 초기의 의미를 고려하고 변화시키는 새로운 의미를 창조함으로써 인간의 내면으로 다시 되돌아와 오래 오래 존재할 수 있게 된다.

간호사는 종종 주어진 상황의 의미를 예민하게 지각함으로써 환자에게 무엇이 일어나고 있는지를 이해한다. 의사와 간호사의 견해 차이는 간호사의 통합적 사고 방법과 의사의 객관적, 개념적 사고의 차이로 초래되는데 다음의 예는 그러한 차이를 극명하게 설명해 준다.

식도 확장증을 갖고 있는 환자는 68세의 여성으로 남편과 사별한 후 양로원에 들어와 3년 정도 거주했으며 식도 확장증에 대한 불편감의 호소도 거의 없었다. 그녀가 밖에서 돌아왔을 때 v/s는 정상이었고 그녀는 화장실에 앉아 있었다. 조금 후 그 노인은 속이 메슥거리면서 핑크 빛의 분비물을 계속하여 토해 냈다. 노인의 담당 간호사였던 나는 핑크 빛의 분비물이 식도 확장증의 진행 과정이라고 생각했으며 그리고 무엇인가가 잘못되어 가고 있다는 느낌이 들었다. 그 노인의 핑크 빛의 분비물은 더욱 많아졌고 메슥거림도 매우 심했다.

나는 담당 의사에게 전화를 하여 환자를 사정해 주기를 부탁했다. 담당 의사가 그녀를 진찰했으나 어떠한 검사 처방도 내리지 않았고 나는 당직 의사가 환자에게 혈액 검사 처방을 내렸으면 했다. 나는 그 의사에게 환자의 손톱이 상당히 창백하다는 것을 주지시켰으나 그는 나의 말을 듣지 않았다. 나의 근무시간이 거의 끝날 무렵 환자는 고열과 함께 오한이 심해지기 시작했고 나는 담당 의사에게 다시 전화를 하여 이 환자에게 무엇인가 문제가 있다는 것과 퇴근하기 전 환자에게 어떤 처치가 행해지는가를 알고 싶다고 말했다. 후에 나는 환자의 식도 확장 부위가 파열되었다는 것과 환자가 흡인성 폐렴에 걸렸다는 것을 알게 되었다. 환자의 맥박은 1분당 150회나 되었다. 그후 그 의사는 환자의 결과에 영향을 미치는 초기 치료에 있어서 나의 주장을 인정해 주었다.

(BENNER, 1984, P. P 100～101)

전술한 예에서 "간호사가 무엇인가가 잘못 되어 가고 있다는 느낌을 갖게 되었다."라는 대목을 주목하라. 의사는 절박한 환자의 위기 상황에 대한 간호사의 felt sense의 중요성을 인식할 수 없었을 정도로 의사와 간호사의 진단에는 현저한 차이가 있었다. 의사는 "스스로 의사인 듯이 여기고 느낌을 토대로 진단을 내리는 이런 간호사가 내 시간을 빼앗고 있다. 간호사의 애매 모호한 의식에는 아무런 객관적 기준도 없다. 확실히 환자의 손톱은 매우 창백했다."고 생각했다. 그러나 간호사는 감각에 의지하여 보다 많은 검사를 요구하고 있다. 얼마나 감각이 잘 발달된 여성인가! 사실 환자의 상태가 급격히 악화되고 있는 동안 환자와의 간주관적 경험에서 기인한 간호사의 감각은 위기가 임박해 있다는 것을 위기가 나타나기 전에 지각하도록 이끌었다.

이와 같이 위기가 발생하기 전에 이루어진 지각은 객관적 진단에 앞서 무엇인가가 잘못되어 가고 있다는 것을 느끼는 felt sense이므로 위기가 발생하기 전에 이루어진 자각을 물론 객관적으로 명확하게 서술하고 분류를 할 수는 없다.

보다 중요한 것은 간호사가 의사에게 제공한 정보, 즉 오한과 고열과 같은 다른 객관적 증상에 대한 자료의 제공과 환자에 대한 추후검사를 한 후에야 퇴근을 하겠다는 간호사의 집요한 주장이 있은 후에야 의사는 겨우 반응을 보였고 추후검사로 식도파열이라는 진단이 내려졌다. 또한 간호진단은 즉각적인 응급처치를 요구하는 매우 위험한 상황이 환자에게 일어나고 있다는 felt sense를 기초로 하고 있다. 간호사는 환자의 상황에 과학을 적용하여 환자에게 무엇인가 좋지 않은 상황이 있다는 결론을 내리지는 않았다. 간호사는 단지 무엇인가가 잘못되어 가고 있다는 felt sense를 가졌을 뿐이다. 직감이란 신체와 마음, 느낌과 사고 사이의 통합된 관계를 포함한다.

또 다른 felt sense가 환자의 위험한 상황에서 중요한 역할을 해준 예를 들어보자.

조용한 주말 오후였다. Jim은 식도의 병변을 제거하기 위해 식도 위절제술을 받은 후 내가 근무하고 있는 외과 병동으로 어제 왔다. 그는 호흡보조기가 없이는 호흡의 유지가 어려웠기 때문에 중환자실에서 오랫동안 머무른 후 외과 병동으로 이동되었다. 나는 Jim을 보자마자 즉시 Jim에게 호흡곤란이 있고 말하는 것조차도 힘들어한다는 것을 알았다. 나는 Jim의 가슴에 꽂혀 있는 흉부 삽입관에서 거품이 이는 소리와 밀봉배액관(water seal drainage)과 연결된 갈색 튜브가 꽂힌 오른쪽 흉곽을 덮고 있는 드레씽이 젖어 있지 않고 깨끗한 것을 관찰할 수 있었다. Jim은 "어젯밤 내내 가슴에 끔찍한 통증이 있었어요. 그러나 아무도 나를 보러 오지 않았어요. ICU에서는 내내 나를 check 하곤 했는데 이 병동을 담당하고 있는 당신들은 아무 것도 할 수 없나요?" 라고 나에게 말했다.

나는 가장 부드럽고 조용한 목소리로 말하기 시작했다. 나는 그의 혈압, 맥박과 체온을 재고 여러 가지 증상을 철저하게 사정하자마자 진통제를 투여하면 통증이 사라져 보다 편안하게 될 수 있을 것이라고 그를 안심시켰다. Jim에 대한 간호 사정을 통해 38℃의 열, 맥박은 100회, 호흡은 24~26회, 양측성 폐기저부의 수포음 등이었다. 곧 나는 Jim에게 진통제를 가지고 돌아올 것이라고 말했는데 그의 담당 의사도 Jim에게 와서 같은 이야기를 반복하였다. 나는 Jim에 게 8mg의 morphine을 매 10~15분마다 자주 조금씩 정맥내 주사를 하기로 결정했다. 마침내 그는 통증 없이 쉽게 숨을 쉴 수 있어 편안해 졌다는 느낌을 표현했다. 그의 아내와 딸이 와서 그를 보고 "매우 편안히 쉬고 있군요"라고 기쁘게 말했다. 그러나 나는 그에게 통증이 계속되는 상태가 마음에 걸려 만족스럽지가 않았다. 나는 처음 Jim이 걷는 것을 돕기 전에 2mg의 morphine을 투여했다. 침대에서 일어나 나오는 법을 가르쳐 준 후 걷는 것이 쉽도록 하기 위해 portable oxygen tank를 달아 주었다. Jim과 나는 10 발자국의 여행을 시작했지만 곧 그의 얼굴색이 어두워졌고 심한 호흡곤란이 일어났다.

나는 그를 서둘러 침대로 보내고 쉬게 하였다. 그를 관찰하면서 걱정이 되었는데 갑자기 나의 뇌리 속으로 폐색전증(pulmonary emboli)이 스쳐 갔고 나는 조용히 나즈막한 소리로 폐색전증 이라고 말했다. Jim이 침대에 누워 휴식을 취하자마자 곧 얼굴 색이 거의 정상으로 돌아왔으나 그의 활력증후군은 약간 위험수위에 있었다. 맥박은 124회, 호흡수; 40회이었고 휴식 시에도 숨을 쉬기가 힘들었다. 나는 즉시 주말을 집에서 조용히 보내고 있었던 Jim의 주치의를 전화로 불렀다. Jim의 혈압은 서서히 내려갔으나 맥박은 140회로 증가되었고 호흡은 계속 40회로 힘들어했다. 나는 Jim이 매우 어려운 상황이라는 것을 알았다. 나는 나의 환자들을 병동에서 같이 근무하고 있는 동료 간호사들에게 위임하였다. 나의 새로운 사정 결과와 비정상적인 혈액 가스분석 결과를 종합 분석해 보니 그가 다시 중환자실로 가는 것이 안전하리라는 생각이 들었고 이 외과 병동은 불안하다는 생각이 들었다.

나는 외과의에게 집에 있는 Jim의 주치의에게 알릴 예정이며 환자를 즉시 집중 치료실로 옮길 것이라고 말하였고, Jim을 중환자실로 옮기는 동안에도 호흡보조 장치를 요구했다. 나는 Jim의 호흡상태와 중환자실로 옮길 필요성에 대한 나의 관심을 그의 가족에게 알리고, Jim이 중환자실로 이동되는 동안 나의 전화를 받고 병원으로 들어오고 있던 그의 주치의를 복도에서 만났을 때 Jim에 대한 소견을 이야기하면서 전형적인 폐색전증 같다고 말했다. 나는 주치의를 볼 때마다 Jim의 상태에 관한 정보를 물어서 중환자실에서의 Jim의 경과를 알 수 있었다. 통증 때문에 투여한 morphine에 의해서 폐질환이 더욱 악화되고 있다는 것을 알았지만 컴퓨터 단층촬영검사나 폐혈관 촬영술은 시행하지 않았다.

Jim이 다시 병동으로 돌아왔으나 3일 동안 그의 경과가 좋지 않았음을 관찰했고 Jim이 왜 계속해서 산소가 부족한 상태이며, 식욕이 없고 무기력하고 활동하면 호흡곤란이 있는지에 대해서 생각했다. 그의 퇴원이 계획된 날 나는 그를 다시 한번 돌아볼 기회가 있었는데 나는 Jim이 퇴원을 편안하게 준비하고 있지 않음을 느꼈고, 집에서도 그를 관리할 준비가 되어 있지 않다는 것을 느낌으로 알았다. Jim의 주치의가 병동에 왔을 때 나의 관심에 대해 이야기했다. 주치의는 말했다. "맞아요. Gail, 나는 폐 전문의를 부를 거예요. 그것이 당신이 내내 원해 왔던 거죠, 그렇지 않아요?" 라고 말했다. Jim은 그날 오후 폐전문의에게 보여졌고 다음날 아침 폐혈관 촬영술을 했다. 혈관 촬영의 결과는 다발성 폐색전증(multiple pulmonary emboli)으로 나타났다. 그 주치의는 오후에 병동에 와서 환자와 나에게 이야기했다. 그리고 주치의는 나에게 "당신이 옳았어요! Gail. 이것은 내가 가끔 너무 느슨해질 수 있다는 것을 다시 한번 생각하게 해준 소중한 경험들 중의 하나입니다. 당신의 도움에 정말 감사해요." 라고 말했을 때 나는 놀랐다. Jim의 퇴원은 항응고제 치료(heparin therapy)로 10일간 연기되었으나 그는 퇴원해서 집으로 돌아갔을 때 그 이전의 건강 상태로 돌아갈 수 있는 준비가 되어 있었다.

(Benner & Wrubel, 1989)

felt sense가 건강 관리 자체의 주도권을 갖고 있다. 인간 자신에게 무엇인가가 잘못된 것 같다는 인간의 felt sense는 정확한 의학적 진단을 얻기 위해 의사에게 가도록 이끌어 준다. 대부분의 의학적 진단은 의사는 무엇인가가 잘못되어 가고 있는 것 같다는 felt sense를 표현하는 환자의 말에 귀를 기울임으로써 시작된다. 훌륭한 진단가가 얻을 수 있는 성과 중의 하나는 환자의 질병에 대한 felt sense를 추출해 내고 질병에 대한 felt sense를 다른 환자에게 확장시킴으로써 막연한 병(illness)을 어떤 하나의 구체적인 질병(disease)으로써 쉽게 진단을 내리도록 해준다. 물론 건강 상태가 나쁜 막연한 질병(illness)이 실제적이고 특별한 그리고 구체적인 질병(disease)으로 확인되는 것은 과학적 기술을 통해서 이루어진다.

과학적 기술의 강조는 disease에 초점을 두고 illness를 소홀히 하도록 이끌었는데 이것은 매우 뜻밖의 반대로 된 현상이다. 대개 사람을 의사에게 가도록 이끌어 illness를 disease로써 명확히 진단을 내리고 disease를 치료하고 disease로부터 회복될 수 있도록 하는 것은 바로 illness의 경험이다.

병(illness)이란 인간이 겪게 되는 경험을 뜻하나 질병(disease)이란 원인과 결과의 관점을 고려하여 병에 대한 정확한 정의를 일컫는다. illness를 disease로 명확히 명명하고자 하는 목적은 illness의 원인을 밝혀 내고 disease의 영향을 파괴하거나 완화시키기 위한 중재의 처방에 있다. disease에 대한 중재 목적은 현재 또는 미래의 illness에 대한 경험을 변화시키기 위함이다.

illness는 우리의 일상생활 양식을 방해하며, 인체로 하여금 우리의 한계에 대한 표현자(signifier)가 되게 하며, 우리와 우주와의 만남을 방해할 수 있다. illness상태 하에서 인간의 신체는 정상적으로 기대하는 만큼 기능하지 못한다. illness상태는 신뢰할 수 없고 예측할 수도 없으나 제일 먼저 마음 속에 오게 된다. 게다가 illness는 부득이한 경우 인간이 자율성과 완전함을 포기하도록 이끌거나 또는 illness가 방해하고 위협했던 사람들의 능력을 회복시키려고 노력함으로써 이와 같은 포기가 결국은 인간에게 유익한 희망을 가져다주기도 하지만 때때로 인간을 허약하게 만들고 인간을 다른 사람의 지배하에 두도록 하기도 한다.

인간이 기꺼이 약해지고 건강관리 요원의 지배하에 있고 싶어하는 중요한 이유는 illness로부터 회복되기 위함이지 건강관리요원들이 질병의 자연스런 역사에 끼여들 수 있게 하기 위해서가 아니다. 사람은 disease에 관심을 갖고 있으며 중재를 통해 도움을 찾는데 이는 모두 illness의 경험을 피하고자 하는 데에 그 목적을 두고 있다. illness란 우주 속에 존재하는 우리 인간에게 무엇인가가 잘못되어 가고 있다는 self sense를 통해 인식된다.

illness를 disease로 정확히 진단을 내리기 위해서는 종종 사고력과 감각을 분리시키는 과학적 기술의 사용이 필요하다. 불안해하는 환자와 함께 진단에 대한 의미를 나눌 때 환자를 진실로 돌보는 의사는 felt sense를 가지고 환자와 대화를 나누어야 할 것이다. 또한 간호사가 felt sense를 가지고 환자를 보살필 때 사고력과 감정이 통합적인 관계를 맺게 된다. felt sense에서의 sense는 느껴지는 것이 지성적(intelligible)이라는 것을 의미하는데 문자 그대로 사리에 맞는다는 것이다. 그러므로 건강관리에 있어서의 돌봄(care)이 의미하는 것은 비합리적인 내적 느낌을 말하는 것이 아니라 환자 또는 대상자에 대한 돌봄(care)을 모든 가능한 방법과 지성적인 방법으로 만들어 주는 felt sense를 뜻한다. 과학성과 인간성을 결합시키는 통합적인 언어를 사용하여 타인과 대화를 나눔으로써 간호사는 돌봄(care)의 의미를 체험할 수 있게 된다.

Gail의 관심은 환자상태의 어떤 양상과 관계를 확실하게 하는 입장에 놓여 있었다. 그녀의 관심은 의사의 사정과 치료에 의문을 계속 유지하도록 상황 속에 그녀를 끼워 넣었다. 다른 case에서는 인간으로서의 환자는 간호사가 갖고 있는 관심의 일부가 될 수 있다. 관심은 일상적인 의례로부터 벗어나는 방법이며 계획을 미리 세울 수 있다. 간호사의 관심은 간호사들을 우선적으로 전문직으로 인정받게 한다.

관심은 새로운 상황과 함께 변화하고 증가되며 의학적 지식과 인간적 지식 모두에 기초를 두고 형성된다. 왜냐하면 그것은 주의를 돌리고 환자의 상황 양상의 돌출구를 결정한다.

어떤 형태의 관심이든 관심은 간호사를 환자의 관심에 참여할 수 있도록 한다. 요약하면 관심은 간호사들에게 환자를 돌볼 수 있는 힘을 주는, 환자들에 대한 돌봄의 방법이다. 관심은 환자를 원기 왕성하게, 환자의 상황을 쉽게 파악하도록 만들어 준다. 간호사의 관심은 환자와 환자의 의학적 상황 모두를 설명할 수 있도록 만든다. 간호사의 관심은 환자가 이해할 수 있는, 환자에게 가능한 의학적 중재를 제공할 수 있다. 간호사의 관심은 환자의 관심을 이해할 수 있도록 하며 더 진보된 중재가 고통스럽고 무용하다는 것을 알게 될 때 환자를 옹호해 주게 된다. 관심은 돌봄이며 돌봄 없이는 질병으로부터 치유될 수도 없고 편안해 질 수도 없다.

5. 윤리적 돌봄

윤리적 돌봄이란 자연스런 돌봄으로 간호대상자를 간호할 수 없을 때, 좋은 간호사가 되어야 하기 때문에 간호대상자를 간호하는 것을 의미한다.

3번과 4번의 척수 손상을 입은 Ben은 요구사항이 너무 많아 내가 근무하고 있던 병동의 간호사들이 그를 회피하곤 하였다. 어느 날 밤 Ben의 담당 간호사가 부득이하게 출근을 못하였고 그 결과 나는 너무나 바쁜 시간을 보내야만 했다. 그러던 중 Ben의 call light가 켜진 것을 보게 되었고 나는 그의 요구에 약간 화가 났으나 마지못해 가보니 가래가 많았다. 기도의 분비물을 흡인해 내면서 내 자신이 매우 화가 났음과 자신이 참지 못하고 있음을 Ben에게 알리고 싶지 않아 그와 눈을 마주치지 않았다.

기도 분비물의 흡인을 끝내자 마자 Ben을 쳐다보지도 않고 간호사실로 급히 돌아오는데 또 다시 Ben의 call light가 켜졌다. 화가 몹시 났지만 다시 Ben에게로 가보니 그는 종이에 글을 쓰고 싶어하였다. 그는 글을 쓰기가 너무 힘들었고 시간이 많이 걸려서 나와 Ben 모두는 길고 긴 참을성이 필요했다. 드디어 Ben은 힘들어하며 쓴 글을 나에게 보여 주었다. 그 글은 "Thank You"였다. 나는 너무나 놀랐고 부끄러웠으나 기쁜 나머지 기쁨의 눈물을 흘렸다. Ben이 진정으로 원했던 것은 우리들과의 인간적인 접촉이었다.

(Bishop & Scudder, 1991, 67-70)

예에서 간호사는 첫번째 Ben의 call light에서 Ben에게 마음에서 우러나온 자연스런 돌봄(natural caring)의 태도를 보여준 것은 아니지만 Ben의 두번째 call light에 대한 간호사의 반응은 윤리적 돌봄(ethical caring)의 예가 분명하다. 위의 예는 natural caring과 ethical caring의 관계에 관한 어려운 질문에 해답을 제시하고 있다.

훌륭한 간호사(good nurse)가 되려는 욕구에서 Ben을 돌보는 형태로부터 Ben을 돌보기를 원하는 형태로의 전이는 돌보는 자에 대해 Ben이 보여준 감사의 반응에서 비롯되었다.

Ben이 원한 것은 건강한 사람으로서는 당연한 방법인 간호사와 의사소통하는 것이었다. 그의 무력 상태 때문에 Ben은 힘든 노력 없이는 감사를 표현할 수 없었다. 간호사들은 요구가 많고 불평이 많다는 낙인을 찍어 놓고 따스함이 없는 최소한의 요구만을 해결하면 Ben을 다시 한번 쳐다보며 요구가 만족되었는지? 더 필요한 도움이 없는지?를 확인하지도 않고 눈길 한번 주는 것 없이 병실을 달려 나왔다. Ben은 고마움과 감사함을 표현하기 위해 보다 많은 시간이 필요했지만 Ben은 도무지 자신의 고마움을 표현할 기회가 없었다.

비록 그녀가 마지못해 그의 방으로 돌아왔지만, 그녀는 매우 바쁜 밤근무라는 어려운 상황에서도 자신의 환자에게 기꺼이 extra care를 제공하려고 했다. 아마도 간호사의 가장 의미 있는 도덕적 행위는 그의 눈과 마주치며 그의 감사를 받아들이고 그의 감사의 표현에 고마움을 보인 것이다. 이제 Ben은 한 인간이 되었다. 왜냐하면 그녀가 natural caring을 한 사람이기 때문에 환자가 돌봄 제공자에게 감사의 마음을 표현하고 돌봄 제공자는 그 감사를 인간적으로 받아들일 때, 돌봄은 윤리적으로 동기화된 수준에서 자연적으로 동기화되는 수준으로 이동한다.

다음의 예에서 보면 good care는 인간적인 도덕성과 탁월한 실무 능력을 동시에 의미한다. 탁월한 실무 능력은 도덕적인 선을 목적으로 하기 때문에, 간호사들이 실무를 잘 수행할 때 도덕적이 된다. 거의 모든 경우에서, 탁월한 실무의 도덕적 중요성은 환자나 그 가족의 반응으로 표현될 때 충족된다.

X-선실에서 병실로 돌아오는 엘리베이터 안에서 아기가 호흡을 멈추자 나는 즉시 구강 대 구강 인공호흡을 시행하면서 심폐 소생술팀이 올 때까지 기다렸다. 아기는 곧 정상 호흡을 하게 되어 나는 기뻤다. 아기 엄마가 나에게 감사의 마음을 표현했을 때 나는 그것은 특별한 것이 아니라고 설명했다. 아기의 엄마는 "아기의 호흡이 멈추었던 순간에 바로 당신이 그 자리에 있었다. 만일 당신이 간호사가 되기를 원하지 않았고 그 날 근무하지 않았다면, 나는 나의 아기를 잃었을 것이다."라고 말하였다.

□ 학습과제

1. 인간적인 돌봄과 과학 기술이 통합된 간호의 필요성을 논하시오.
2. 인간적인 돌봄과 과학 기술이 통합된 간호를 수행할 수 있는 방법을 서술하시오.
3. Buber가 Ich and Du에서 제시한 인간관계를 설명하시오.
4. 간호 중재에 따른 인간의 고통에 대한 돌봄에 대해 간호사로써의 자신의 견해를 논하시오.
5. 감정을 일으키고 표현력이 풍부한 언어와 명제적 언어와의 차이점을 설명하시오.
6. Felt Sense를 간단히 설명하고 Felt Sense에 대한 자신의 견해를 논하시오.
7. Excellent Care의 제공과 행함과 느낌과의 관계를 설명하시오.
8. 윤리적 돌봄에 대해 간단히 설명하고 간호사로써의 자신의 견해를 논하시오.

References

서문자(1996). 간호중재의 개념과 분류체계. 간호진단과 간호중재의 재조명. 성인간호학회 하계 학술 세미나 자료. 77-92.

서문자외(1996). 간호사가 인식하는 간호본질에 대한 탐색적 연구 - 환자중심 병원서비스 전략구축을 위한 기초단계-. 대한간호, 35(1), 66-79.

Benner, P. & Wrubel, J.(1989). The Primacy of Caring. Addison - Wesley Publishing Company.

Bishop, A. & Scudder, J.(1991). Nursing: The Practice of Caring. National League for Nursing Press.

Chinn, P. L.(1991). Peace & Power. National League for Nursing Press.

Chinn, P. L., & Kramer, M.(1991). Theory and Nursing: A systemic approach. The C. V. Mosby.

Gaut., D. A.(1992). The presence of caring in nursing. New York: N. L. N.

Leininger, M. M.(1984). Caring: The Essence of Nursing and Health. Wayne State University Press, Detroit.

Nightingale, F.(1969). Notes on Nursing Theory. New York Lippincott Company.

Nodding, N.(1948). Caring: A Feministic Approach to Ethics and Moral Education. Los Angeles: University of California Press.

Okino PH, Sportsman S, Rickard MR, Fritsche MB(1991).Effects of caffeinated coffee on intraocular pressure.Applied Nursing Research, 4:72-76.

제 3 장 의사소통과 언어적 표현

1. 의사소통과 언어적 표현

언어가 순화되면 심성이 고와지며 언어적 표현은 한 개인의 인격을 만든다. 언어적 표현을 적절히 할 수 있는 사람은 자신의 생각과 행동을 통제하고 절제할 수 있다. 예의를 갖춘 정다운 말은 어울려 살아야 하는 우리 인간들의 상호관계를 보다 따뜻하고 바르게 하는 기초가 된다. 말은 인간관계를 형성하는 기본 요소이므로 상대방을 무시하거나 얕보는 말을 하지 않아야 된다. 항상 상대방을 소중하게 여기며, 이해하고 배려하는 말과 행동을 해야만 삶이 아름다워지고 인간관계도 성숙된다. '사람은 무한한 가능성을 지닌 존재'라는 말은 '변화하고 성장한다'라는 뜻이기도 하기 때문에 사람답게 사는 것을 의미한다.

'가는 말이 고와야 오는 말이 곱다'는 속담처럼 상대방이 나에게 잘하면 말을 다정하게 하게되고, 잘못하면 말을 함부로 하게 된다. 그러므로 함부로 하는 말은 사람의 마음을 멀리 떠나게 하고 인간관계를 흐리게 하거나 상하게 할 수 있다. 특히 대화는 서로의 입장을 헤아리고 보살펴 주는 것으로 '인간 존중'이라는 절대적인 가치가 대화의 바탕을 이루고 있어야 원만한 대화가 이루어질 수 있다. 상대방의 언어 속에 어떤 의미가 있는가를 열린 마음으로 받아주고, 구체적인 감정이나 요구를 알기 위해 노력하고, 인간 존중을 바탕으로 순화된 바른 언어로 대화가 이루어진다면 우리 사회도 아름다워질 것입니다.

어느 한 젊은 엄마가 5살난 아들과 함께 공원에 산책을 나갔다가 척수공절로 휠체어를 타고 가던 사람을 만나게 되었다. 어린아이는 "엄마, 저 사람은 왜 저렇게 못 걸어다니고 휠체어를 타고 다니나요?"라고 물었다. 그러자 엄마는 아이에게 "엄마 말을 안 들어서 저렇게 되었단다. 그러니까 너는 엄마 말을 잘 들어야 한단다." 라고 말하였다.

우리 주변에서 흔히 들을 수 있는 엄마들의 이야기이다. 그러나 우리 아이들에게 이렇게 이야기 해주면 어떨까요? "너도 어려서 걷지 못했을 때 엄마가 너를 유모차에 태워서 데리고 다녔단다. 누구든지 걷지 못할 때 휠체어를 탈 수 있단다." 언어의 사용은 연금술사 같아 동일한 내용도 다양한 언어적 표현으로 바꿀 수 있다. 상대방을 배려하고,

상대방의 기분을 즐겁게 하고 격려할 수 있는 언어적 표현은 자연적으로 얻어지기 보다는 우리의 학습과 노력에 달려 있다. 자신의 긍정적인 언어적 표현을 개발하려는 노력이

필요하다.

간호대학을 졸업하자마자 대학병원의 일반외과 병동에서 간호사로써 첫 걸음을 시작한 윤 간호사는 다음과 같은 수술환자를 돌보게 되었다.

두 아이를 갖고 있는 40세의 홍씨 부인은 2주전에 유방암이라는 진단을 받았고 1주전에 유방 절제술을 받았다. 수술후 그녀의 신체적 회복은 대단히 빨랐다. 윤 간호사는 환자가 침대에서 일어나 걷는 것을 도와주기 위해 환자의 침대 옆에 서 있었을 때 홍씨 부인은 간호사에게 질문을 던졌다. 이 유방암을 일으키는 원인이 무엇인지 정말로 궁금해요. 담배가 이 유방암이라는 질병의 원인이 되었다고 생각하지는 않습니다. 저의 할머니는 50년동안 이나 담배를 피웠지만 폐암이나 유방암이 아닌 뇌졸중으로 90세의 나이로 돌아가셨어요. 어쨌든 저는 담배를 끊을 마음이 없어요. 간호사 선생님, 제 생각이 틀렸나요? 당신의 생각은 어떠세요?

이같은 상황에서 간호사로써의 경험이 거의 없는 윤 간호사는 어떻게 말하고 행동해야 하는가? 간단히 답할 수 없는 복잡한 질문에 답하기 전 잠시 몇 가지의 질문을 자기 자신에게 스스로 던져 보는 것이 중요하다. 홍씨 부인을 간호하는 윤 간호사는 홍씨 부인의 담당 의사를 포함한 다른 많은 건강관리 요원들의 홍씨 부인에 대한 소견을 알아야 하며 유방암이라는 진단명과 수술에 대한 홍씨 부인의 정서적 반응, 수술에 관련된 신체적 회복 수준을 알고 있어야 한다. 최근 24시간 이내의 홍씨 부인의 심경까지도 알고 있어야 한다. 이와 같은 많은 정보와 함께 간호사는 아래의 다양한 반응 중 어느 하나를 선택하게 된다.

다음의 예는 적절한 반응이다.

① 그녀의 손을 잡으면서 바로 옆에 다가서서 무엇이 가장 걱정이세요?
② 담배에 대해 알고 싶은 것이 있으세요?
③ 의자를 잡아 당겨 앉은 후 홍씨 부인이 계속하여 말하기를 기다린다.

다음은 적절하지 못한 반응의 예이다.

① 환자의 말을 못들은 척하며 걸어 나간다.
② 당신은 대단히 건강해 보이는군요! 걱정하지 마세요 라고 말한다.
③ 그런 질문은 주치의에게나 하세요. 저는 답변해 드리기가 매우 어렵군요 라고 말한다.

우리는 매일 간호 현장에서 홍씨 부인과 같은 사람을 만나게 될 때 명쾌한 반응이 자동적으로 나오지 못하는 상황에 처하곤 한다. 간호사들은 건강소비자와 의사소통을 하게 될 때 이용할 수 있는 것보다 훨씬 더 많은 지식과 정보를 갖고 있어야 하며 간호사 자신이 갖고 있는 지식과 정보와 경험을 토대로 건강소비자들이 의미하는 것과 알고 싶어하는 것에 대해서는 물론 건강소비자들의 질문에 대해 상황에 적절한 반응을 즉각적으로 주어야 한다. 건강소비자의 질문에 대해 간호사가 어떠한 반응을 주는 즉시 홍씨 부인과 같은 건강소비자들은 간호사에게 또 다른 반응을 요구하거나 또는 문제해결을 요청할 것이다. 이러한 일련의 상황 또는 반응을 의사소통 순서 또는 의사소통 과정이라고 하며 이 각각의 반응은 반응을 유도하는 상황에 따라 다양하며 간호사의 반응 자체는 홍씨 부인이 응답하게 될 상황 또는 자극이 된다. 모든 의사소통은 상호작용 과정으로 볼 수 있으며 매우 단편적인 정보도 대부분 사전에 경험했던 의사소통의 영향을 받고 있다. 따라서 간호사가 무엇을 말하고 어떠한 행위를 취하게 되는가? 하는 것은 홍씨 부인이 말하는 내용은 물론 상황에 따른 윤 간호사의 의사소통 지식과 기술에 달려있다.

간호사는 "무엇을 말할 것인가?"를 생각한 후 "어떻게 말할 것인가? 어떠한 어조로 말하며, 어떠한 특별하고 구체적인 단어를 사용하며, 말을 하면서 팔과 손은 어디에 두어야 할까? 서서 말할까? 아니면 일어서서 말할까? 어떤 얼굴 표정을 해야 할까?"를 생각해야만 한다. 간호사는 이러한 많은 문제점들에 대해 충분히 생각한 후 이야기를 할까? 아니면 습관적, 반사적으로 환자와 대화를 하는 것일까? 만약 간호사가 위에서 제시된 질문의 항목을 생각하고 질문에 적절한 반응을 주기 전에 각각의 질문에 대한 해답을 구상하여 홍씨 부인에게 무엇인가를 말해 줄 수 있기까지는 3~5분 정도가 소요된다. 유능한 간호사가 보여주는 반응은 환자 개개인에 따라 특이하고 상황에 적절하며 자동적으로 또는 습관적으로 이루어진다.

간호사가 얼마나 효과적으로 타인과 의사소통 할 수 있는가? 하는 것은 간호실무의 중요한 부분 중의 하나이다. 의사소통 기술이 환자를 포함한 건강소비자와 상호관계를 중요시하는 간호와 같은 실무 전문직에 얼마나 자주 이용되고 있는가를 관찰해 보면 간호는 보고, 듣고 느끼는 것과 같은 감각을 충분히 이용하여 의사소통하고 있음을 알게 될 것이다. 이론적 부분은 사고력을 키워 주는데 중요하지만 기술과 훈련은 임상실무에 있어서 보다 더 중요하다. 의사소통 기술은 다양한 반응 기술의 개발과 임상실무를 할 수 있게 도와주므로 간호사에게는 훌륭한 의사소통 기술이 필요하다.

2. 의사소통 모델(communication model)

메타페러다임(metaparadigm)이란 한 학문의 가장 일반적인 견해로써 한 학문이 품고 있는 또는 포함시키고 있는 부분(encapsulating unit) 또는 뼈대(framework)로서의 역할을 한다.

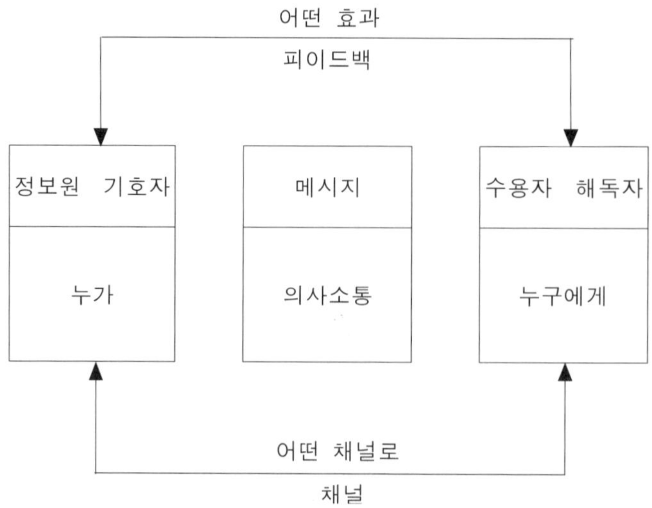

그림 3-1. 의사소통 모델

예를 들면 사회학의 metaparadigm은 사회학자들이 인간의 사회적 행동을 보도록 제시해 주며, 간호학의 metaparadigm은 간호학자들이 인간, 환경, 건강과 간호를 보도록 제시해 준다.

페러다임(paradigm)은 메타페러다임(metaparadigm)으로부터 유래한 것으로 각 학문의 영역 내에 있는 특별한 하위문화(subculture)로써 어떤 현상에 대한 의문점을 제시함은 물론 의문점에 대한 실제적인 문제 해결을 제시해 주는 역할을 하며 개념적 모델(conceptual model)과 동의어로 사용되기도 한다. 따라서 의사소통 모델이란 의사소통 현상에 대해 의문점을 제시해 줌은 물론 의사소통에 대한 실제적인 문제해결을 제시해 주게 된다.

많은 연구자들은 의사소통 순서 또는 의사소통 과정을 보다 작은 부분, 즉 원소 또는 구성요소로 나누어 왔으며 이러한 원소 또는 구성요소로 불리는 작은 부분들이 의사소통을 구성하고 있다. 의사소통 과정을 분석하기 위한 유일한 하나의 방법만이 존재하는 것이 아니라 여러가지 다양한 방법에서 볼 수 있는 다양한 견해는 이해 영역을 넓혀 주어 의사소통과 간호에 대한 우리의 사고력과 의식을 확장시켜 주게 된다. 의사소통이 복잡해지고 다양해짐에 따라 의사소통을 더욱 면밀히 검토해야 한다. 표 3-1에 있는 기본적인 의사소통은 누가, 무엇을, 누구에게, 어떤 효과를 가지고 어떤 경로(channel)를 거쳐 말하는가?(who says what, to whom, in what channel with what effect, Laswell, 1948)와 같은 의사소통 과정에 대한 실질적인 질문으로 구성되어 있다. Laswell의 모델은 5개의 근본적인 의사소통 요소인 출처(source), 내용(message), 경로(channel), 수신자(receiver)와 피이드백(feedback)을 강조하고 있다.

1) 의사소통 모델의 구성요소

(1) 누가 전달하는가?(전달자)

메시지를 보내거나 주는 사람을 전달자(sender) 또는 출처 기호자(source - encoder)라고 부르기도 한다. 여기에서 출처(source)는 사고, 사건 또는 상황을 의미한다. 기호화(encoding)란 메시지를 전달하기 위해 사용된 언어와 같은 특이한 부호(signs) 또는 상징(기호)의 사용이나 선택을 뜻한다.

예를 들면 간호사가 건강소비자에게 어디가 아프세요? 라고 물을 때 간호사는 전달자가 된다. 건강소비자(client)가 통증을 가지고 있다.는 사고, 즉 어디가 불편하세요? 라고 묻는 내용이 출처가 되며 건강소비자의 등을 어루만져 주거나 손을 잡는 것은 물론 언어를 사용하는 모든 것이 기호화가 된다.

(2) 무엇을 전달하는가?(내용)

내용 또는 메시지(message)는 언어적 그리고 비언어적 자극으로 구성되어 있으며 출처가 메시지를 구체적으로 만들게 된다. 전달자는 메시지를 보내고 수신자는 메시지에 반응을 보이게 되나 물론 수신자가 메시지에 반응을 보이지 않을 수도 있다. 메시지는 말하는 내용, 즉 언어(words spoken), 그리고 몸짓, 자세와 어조(tone of voice)를 포함하는 비언어적 단서(nonverbal cues)로 구성된다.

(3) 어떤 채널 또는 경로를 이용하는가?(채널)

채널(channel)이란 메시지가 전달되는 매체 또는 경로를 의미한다. 세가지의 기본적 채널에는 시각적(seeing), 청각적(hearing) 그리고 운동감각적(kinesthetic feeling) 채널이 있다.

(4) 누구에게?(수신자 또는 수용자)

메시지를 받는 개개인을 수신자 또는 해독자라고 부르기도 한다. 수신자는 시각적, 청각적, 운동 감각적(kinesthetic) 매체를 통해 전달자가 전달하려고 의도했던 것을 지각하여 보고, 듣고, 느낀 것에 대한 해석을 통해 정보를 분석한다. 우리가 언어를 사용할 때 주된 관심사는 메시지(message)의 해석에 있다.

의사소통 과정은 적어도 메시지를 주고받는 과정이며 의사소통 과정에 있는 의사소통자에는 전달자와 수신자 모두가 포함된다. 예를 들면 수신자로서의 건강소비자는 전달자로서의 간호사가 많이 아프세요? 라고 물을 때에 네, 너무 너무 아파요. 라는 반응을 보일 수 있다. 따라서 이때 건강소비자는 메시지의 전달자가 되고 간호사는 메시지의 수신자가 된다.

(5) 어떤 효과를 가지고?(반응)

피드백(feedback)이란 전달자가 이미 보낸 메시지에 대한 수신자의 반응을 전달자가 받게 되는 정보를 뜻한다. 전달자와 수신자 2명의 의사소통자가 서로의 메시지에 민감하여 서로의 행동을 적절히 조절하고 수정할 때 피드백은 효과가 있게 된다. 수신자가 보내는 피드백에 대한 반응으로 초기 전달자의 행위에 변화가 오는 것은 전체 피드백 과정(feedback process)의 한 부분이다. 예를 들면 간호사는 통증 호소를 하는 환자의 피드백에 따라 진통제를 투약하게 되거나 또는 요정체를 호소하는 환자의 피드백에 의해 간호사는 환자의 배뇨를 도와줄 수 있는 적절한 간호중재를 하게 된다.

2) 일방적 의사소통과 쌍방적 의사소통

거의 모든 의사소통이 상호작용 가운데에 이루어지며 전달자와 수신자의 반응에 달려 있지만 전달자와 수신자의 의사소통이 때로는 피드백(feedback) 또는 반응이 없는 것처럼 보일 수도 있다. 정보가 흘러가는 방향이 한쪽 방향으로만 흘러갈 때, 즉 정보가 전달자에서 수신자에게로 일방적으로 흘러갈 때의 의사소통을 일방적 의사소통(one - way communication)이라고 한다. 일방적 의사소통은 신속하고 복잡하지 않으며 의사소통자들이 쉽게 의사소통을 성취할 수 있다.

건강전문직에 종사하고 있는 전문직 요원들은 다양한 근무 환경에서 자주 일방적인 의사소통을 하고 있음을 발견하게 된다. 즉 서면화된 지침서(written manual), 실외에서의 확성장치를 통해 공지사항 알리기, 의사와 간호사의 처치 및 투약 지시, 간호절차 지침서(manual of nursing procedure), 간호사의 근무교대 보고서, 심지어는 간호교육에서조차 일방적 의사소통을 하고 있으며 이러한 일방적 의사소통 방법은 신속하고 쉬운 방법이나 의사소통자에게 제한을 주고 있다.

건강 또는 질병상의 문제점을 갖고 있는 건강소비자는 자신의 신체적 변화를 조절하며 치료계획의 일환으로 투약을 필요로 하게 되는데 오늘날 건강관리에 있어서 가장 어려운 문제 중의 하나는 신체적 변화에 대한 조절과 투약의 이행이다. 만약 자가조절, 투약, 예측된 질병의 진행과정에 대한 환자교육이 일방적 의사소통으로 이루어진다면 간호사는 간호사 자신이 제공한 환자교육 내용을 환자가 얼마나 이해했는가를 알지 못하게 될 것이다. 가끔 간호사가 환자교육 후 환자에게 교육내용을 이해했느냐는 질문에 예라고 답한 환자가 그 다음날-충분히 기억하고 있을 시점인데도 불구하고 이해하지 못하고 있는 것을 쉽게 발견할 수 있게 된다.

또한 환자들은 간호사를 환자 자신들이 건강관리 요법을 잘 따르고 있는가를 판단하는 평가자로 간주하므로 환자 자신에게 귀찮거나 성가신 반응이 발생될 때 간호사에게 이같은 문제가 있음을 즉시 알리거나 보고하는 쌍방적 의사소통(two-way communication)을 취하기보다는 다음에 간호사와 만나게 될 때를 기다리거나 또는 그러한 문제점을 이야기하지 않는 일방적 의사소통(one-way communication)을 취하게 된다.

일방적 의사소통 외에 또 하나의 의사소통 방법은 쌍방적 의사소통 방법으로 정보가 흘러가는 방향이 양쪽 방향으로 흘러갈 때, 즉 정보가 전달자에서 수용자에게로, 또는 수신자에게서 전달자에게로 흘러갈 때 이러한 종류의 의사소통을 쌍방적 의사소통이라고 한다. 쌍방적 의사소통에서는 수신자가 매우 활발하고 적극적으로 의사소통 과정에 참여하여 메시지 전달자 또는 메시지 제공자에게 수용자가 받은 메시지에 대한 반응을 즉시 보이게 되며 또한 메시지 제공자는 수용자의 반응 또는 feedback을 토대로 수용자에게 보낼 다음의 메시지를 수정 보완하여 보내게 된다. 쌍방적 의사소통 과정은 일방적 의사소통 과정에 비해 시간이 오래 걸리나 메시지 전달자 편에서 보았을 때 경청과 유연성을 요구하며 때때로 수행되기가 어려운 경우도 있다. 일방적 의사소통과 쌍방적 의사소통의 차이에 대한 비교는 다음과 같다.

쌍방적 의사소통자로서의 간호사는 치료적 의사소통자가 되어 건강 제공자로서의 역할을 할 수 있고 건강소비자가 무엇을 듣고 있으며 무엇을 이해하고 있는 가를 판단할 수 있게 된다. 쌍방적 의사소통 업무는 일방적 의사소통 업무에 비해 보다 많은 시간과 노력을 요구하나 일방적 의사소통으로 건강소비자와 간호사가 겪게 되는 어려움을 피할 수 있게 된다. 일방적 의사소통에 비해 쌍방적 의사소통이 보다 더 효과적이기는 하나 아직도 많은 간호사들은 이러한 사실을 알면서도 계속하여 일방적 의사소통자로서 많은 간호업무를 수행하고 있다. 많은 간호사들이 쌍방적 의사소통 모델이 바람직하다는 것을 알면서도 일방적 의사소통 모델을 사용하고 있는 이유는 다음과 같다.

첫째, 일방적 의사소통을 하는 전달자는 의사소통 과정을 조절하기가 용이하고,

둘째, 일방적 의사소통을 하는 전달자는 일방적 의사소통 과정 중에 다른 무엇인가를 하면서도 쉽게 의사소통을 이룰 수 있고 수용자에게 항상 많은 관심을 줄 필요가 없으며,

셋째, 간호사들이 늘 많은 업무를 수행해야 한다는 부담감 속에서 쌍방적 의사소통을 하기에 시간이 부족하다는 스트레스를 받고 있으며,

넷째, 많은 시간을 요하는 쌍방적 의사소통이 오히려 중요한 환자 간호업무를 하지 못하게 한다고 생각하기 때문이다.

표 3-1 일방적 의사소통과 쌍방적 의사소통의 차이

	일바적 의사소통	쌍방적 의사소통
용이성	쉽다	어렵다
통제관리권	전달자	전달자와 수신자
회환 여부	무	유
유연성	불필요	필요-수신자의 feedback에 따라 전달자는 메시지 내용을 변화
간호사의 역할	교사, 평가자	치료자, 교정자
이해력 측정방법	검사, 시간이 많이 걸림	즉시

<일방적 의사소통과 쌍방적 의사소통의 훈련>

A・B 2명이 짝을 지어 1조가 된다.

① A와 B는 모두 5단계를 거치는 2개의 간호 절차를 생각해 내도록 한다.

② A와 B는 각각 자신이 생각한 간호 절차를 상대방에게 서로 보여주지 않고 쓰도록 한다.

③ A는 문장화한 5단계 간호 절차를 B에게 2번 읽어 주며 B로 부터 어떠한 질문도 받지 않는다(일방적 의사소통).

④ 그후 B는 B의 기억에 남아있는 것을 모두 A에게 말하도록 한다.

⑤ 그후 A는 2번째 간호 절차의 5단계를 1단계씩 B에게 읽어 주고 1단계가 끝날 때마다 B에게 질문 또는 feedback을 받는다(쌍방적 의사소통).

⑥ B는 A에게 B의 기억에 남아있는 모든 절차를 말하도록 한다.

⑦ A・B가 역할을 다시 바꾸어 3~6단계를 해보도록 한다.

⑧ 전달자와 수용자 모두에게 일방적 의사소통 과정과 쌍방적 의사소통 과정의 차이점을 이야기 해보도록 한다.

⑨ 쌍방적 의사소통을 통해 건강소비자에 대한 교육을 어떻게 향상시킬 수 있는가를 이야기해 보도록 한다.

물론 쌍방적 의사소통이 일방적 의사소통에 비해 항상 바람직한 것은 아니다. 때때로 건물에 화재가 났다고 사람들에게 알릴 때와 같이 일방적 의사소통이 더 적절한 상황들이 있다. 더더구나 어떤 상황에서는 즉각적인 feedback을 받을 수 없으며 혼수 상태에 있는 환자에게 쌍방적 의사소통이 곤란한 경우도 있기 때문이다. 따라서 일방적 의사소통과 쌍방적 의사소통의 중간형태를 취하는 의사소통으로 제한된 쌍방적 의사소통 또는 피드백을 동반한 일방적 의사소통이 있다. 이와 같은 제한된 쌍방적 의사소통 또는 피드백을 동반한 일방적 의사소통 과정에는 정보 제공을 한 후 질문하고 답변하는 시간을 갖는 것과 같은 특별한 피드백 방법이 있다. 그러나 환자와의 의사소통이 이루어지는 많은 간호 상황에서 간호사들은 쌍방적 의사소통의 촉진에 가장 강한 영향을 미치게 되므로 간호사의 역할이 매우 중요하다.

3) 의사소통의 상황과 상호작용 성질

앞에서 설명한 의사소통 모델에 포함되어 있지 않은 의사소통 과정의 구성요소는 상호작용이 일어나고 있는 환경(setting) 또는 상황(context)이다. 상황이라는 용어는 전체적인 상태(total situation) 또는 전체적인 환경(total environment)을 의미하는 데에 사용된다. 상황은 물리적 환경(소음, 위치), 심리적 환경(느낌, 자세…)과 사회적 환경에 포함되어 있는 모든 요소를 포함하며 제공자와 수용자간의 관계에 초점을 두고 있다. 의사소통에 환경적 상황의 3가지 측면 즉 물리적, 심리적, 사회적 상황을 포함시키지 않고는 의사소통 행위를 명확하게 해석하기는 대단히 어렵다.

모든 의사소통 모델에 있어서 중요한 문제는 메시지와 수용자간의 연결(linkage)이다. 언어적 메시지인 경우 사용된 언어는 다양한 의미를 갖고 있고 모든 인간은 독특하다. 그러므로 전달자가 보낸 메시지를 수용자가 완전히 해독한다는 것은 매우 중요하다. 의사소통에 참여하고 있는 사람들이 의사소통 과정에서 의도하고자 하는 것이 의사소통의 실제적 결과와 다를 때 많은 문제가 야기된다. 다음의 예를 살펴보자.

M씨는 50세의 여자 환자로 직장암 진단을 받은 후 복부-회음부 절제술(*abdominal perineal resection*)과 결장누공술(*colostomy*) 수술을 받을 예정이다. 검사 결과 그녀는 S-자상 결장암으로 판명되었다. 암환자 전문간호사인 P간호사는 M씨를 방문하여 *Mile's operation*과 결장누공술에 관련된 정보를 정확히 설명해주고 수술 후에 결장누공술 이 M씨의 일상생활에 어떠한 영향을 미칠 수 있는가를 설명해 주었다. 수술 전날 밤 간호사는 M씨에게 생리식염수 관장(*saline enema*)을 하여 장 내부를 청결히 하려고 했다.

다음의 대화는 M씨와 간호사간에 청각적 채널을 통해 일어나고 있는 상호작용을 설명해주고 있다. P간호사는 생리식염수 관장을 하기 위해 여러 준비물을 담은 트레이를 들고 M씨의 방으로 들어간다.

M씨 부인 : 저에게 해주실 치료가 있나요?
P 간호사 : 차트에 관장을 하도록 되어 있어요.
M씨 부인 : 내가 아닐텐데요…. 간호사 선생님, 혹시 착오를 일으킨 것은 아닐까요?
P 간호사 : 기분이 언짢아 보이는군요. 사실 이 관장이 조금 불편하기는 해요.
M씨 부인 : (신랄해 하면서) 다른 간호사가 이야기하기를 수술전이 아니라 수술 후에 결장 누공부의 기능조절을 위해 세척을 하게 될 것이라고 말해 주었어요.
P 간호사 : 어디에서 혼동과 혼란이 있었는가를 이해했어요. 관장이 왜 수술 전에도 이루어져야 하는지를 설명해도 될까요?

이 상황에서 P간호사는 사실상 그녀가 병실로 들어갔을 때 "어떤 간호처치를 할 예정이며 왜 해야 하는가?"를 설명하지 않았다. 간호사가 시도한 의사소통은 비언어적 의사소통이었으나 생리식염수 관장을 하게 되어 있었던 M씨는 비언어적 의사소통 상황을 정확하게 해독하지 못하였다. 그러나 P간호사는 M씨 부인의 메시지를 정확히 해독할 수 있었고 곧 관장의 진행절차를 명확하게 설명할 수 있었다. 많은 상황에서 건강소비자는 그들의 질병에 대한 두려움이나 걱정을 표현하고 싶지 않아 침묵을 지키는 경우가 많다.

이와 같은 경우에 간호사는 사실 세가지의 선택, 즉 무엇이 진행되고 있는가를 정확하게 설명하는 것, 아무런 이야기도 하지 않는 것, 또는 상투적이고 진부한 이야기로 건강소비자를 안심시키는 세 가지의 행위 중 어느 하나를 선택할 수 있다. 상투적이고 진부한 이야기로 건강소비자 또는 환자를 안심시키는 것은 오히려 환자에게 많은 스트레스를 주게 되므로 이렇게 거짓 안심을 시키는 것보다는 차라리 아무런 이야기도 하지 않는 것이 더 좋다. 가장 바람직하고 건전한 접근은 치료상태나 치료 진행상황에 대해 환자가 준비할 수 있도록 환자 개개인에 따른 상세하고 구체적이고 특이한 정보를 주는 방법이다. 간호사는 관장 절차에 대한 설명을 하고 환자는 간호사의 관장 절차에 대한 설명을 듣는 간호사와 환자의 상호작용은 지속적으로 변화해 가는 과정이며 메시지를 주고 받는 상호작용은 일정한 기간에 걸쳐 일어나게 된다. 전달자가 제공하는 메시지는 수용자에게 영향을 미치고 전달자의 메시지를 받은 수용자는 다시 처음의 메시지 전달자에게 수용자의 메시지를 제공함으로써 상호작용에 포함된 전달자와 수용자는 지속적으로 전달된 메시지에 의해 서로 영향을 받고 서로 영향을 미치며 상대방의 서로 서로에게 반응을 보이게 된다.

3. 의사소통 이론

인간은 몸담고 있는 세계에 대해 호기심을 갖고 알고 싶어하기 시작하면서부터 인간 자신의 본성에 대해서도 호기심을 갖게 되었다. 인간의 본성은 인간 삶의 가장 평범한 활동으로 오랫동안 인간의 본성을 개념화하고자 노력하면서 주로 인간의 정신력 부분에서 한 인간이 다른 인간과 서로 어떻게 상호 관련되어 있는가에 대한 연구를 하여 왔다. 의사소통은 인간생활의 모든 것에 관련되어 있고 구석구석에 잠재해 있다. 따라서 인간적 활동에 대한 고찰은 다양한 형태로 이루어지는 의사소통 과정을 반드시 고려해야 한다. 왜냐하면 의사소통은 인간 삶의 가장 중요한 부분을 차지하고 있기 때문이다.

1) 의사소통 이론

이론이란 어떤 현상을 설명하고 서술하기 위해 관찰한 일련의 사건에 대한 개념화를 뜻한다. 개념화(conceptualization)란 인간이 사물, 대상, 사건의 관찰을 통해 관찰한 사물, 대상과 사건을 추상적인 그림이나 기호로 만들어 가는 과정이다. 만약 한 교수가 학생들에게 인간간에 이루어지는 의사소통의 어떤 측면을 설명해 보라는 과제를 주었을 때 이 과제는 인간간의 의사소통 내에서 무엇이 일어나고 있는지를 명확히 서술하는 과정이므로 이론 구축 과정이라고 볼 수 있다. 인간은 이론을 이용하여 현실세계에서 발생하는 현상을 기술하고 설명하고 예측하고 통제함으로써 현실세계에서 발생하는 문제를 해결할 수 있게 된다. 즉 이론은 의사를 결정하고 행동을 취하도록 이끄는 개념으로 구성되어 있다.

개념(concept)이란 현실 세계에 존재하는 현상의 속성을 추상적으로 표현하는 상징적인 언어이며 기호로써 이론을 구성하는 필수적이고 기본적인 요소이다.

의사소통 이론이란 의사소통 과정을 설명하는 이론으로 아직도 적절한 의사소통 이론의 구성 요소에 대해서는 일치를 보지 못하고 있다. 그러나 의사소통 이론을 고찰해 보는 것은 대단히 중요한데 의사소통은 인간행동의 구석구석에 스며있는 매우 중요하고 복합적인 행동이기 때문이다. 인간이 동물보다 높은 상위 수준에서 의사소통을 하는 것은 인간과 동물을 구별시켜 주는 하나의 기준이 된다. 인간의 일상생활은 멀리에서 그리고 알지 못하는 사람으로부터 온 서신은 물론 인간간의 직접적인 의사소통에 의해 영향을 받게 되므로 우리는 인간이 몸담고 있는 세계, 인간행동과 의사소통에 대해 알아야 할 필요가 있다.

의사소통 이론을 체계적으로 이해하는 것은 보다 유능하고, 적응력이 높은 개인으로 되기 위한 중요한 걸음이다. 보다 나은 의사소통자가 되기 위해 우리는 어떻게 해야 할까? 의사소통 과정은 너무나 복잡하기 때문에 매우 단순한 지침이나 처방에 의존하여 의사소통 과정에 완벽한 접근을 하거나 의사소통 과정을 이해할 수가 없다. 물론 지침이나 처방이 의사소통에 도움이 될 수도 있지만 타인과 메시지를 주고받고, 타인과 인간관계를 맺기 위해서는 의사소통이 이루어지는 동안 무엇이 일어나는지를 이해하며 상황에 적응해 가는 것이 보다 중요하다. 의사소통과 인간관계를 배우는 이유는 바로 의사소통이 이루어지는 동안 무엇이 일어나는지를 이해하고 의사소통 상황에 적응해 가는 능력을 얻기 위해서이다.

의사소통 이론은 학생들로 하여금 과거에는 관심을 갖고 주의 깊게 본 적이 없었던 의사소통에 눈을 뜨게 해준다. 의사소통 페러다임(paradigm)을 관찰하는 관찰자는 다른 보통의 평범한 관찰자가 눈으로 보고 관찰한 의사소통 양상을 똑같이 보고 관찰하는 것이 아니라 가장 익숙한 대상을 이용하여 과거에 어느 누구도 본 적이 없는 의사소통 양상을 보는 사람이다. 이렇게 인식을 넓히고 확장해 가며 우리의 좁은 시야를 보다 넓게 확장해 가는 것은 인간이 습관을 초월하여 환경에 유연하게 적응해 가도록 도와주게 된다. 즉 Kuhn은 등고선 지도(contour map)를 볼 때 학생은 종이 위에 있는 선을 보지만 지도제작자(cartographer)는 그림을 본다. 거품 상자 사진(bubble - chamber photograph)을 볼 때 "학생은 혼란스러운 파선(broken lines)을 보지만 물리학자는 눈에 익은 원자핵 내의 입자 현상(subnuclear events)을 보게 된다."고 말했다. 의사소통 이론을 학습하는 가장 기본적인 목적은 의사소통에 유용한 개념적 도구를 제공해 주는 것에 있다.

2) 의사소통의 이론적 기틀

Watzlawick, Beavin, Jackson(1967)은 의사소통에 대한 이론적 기틀을 제공해 주었고 의사소통의 공리(axioms), 원리(principles)를 잘 설명하고 있다. 그들이 제시한 각각의 공리(axiom)는 의사소통을 하나의 분리된 별개의 현상이라기보 다는 많은 의미를 함축하고 있는 행동으로 설명하고 있는데 아래와 같이 간단하게 설명해 보고자 한다.

(1) 어느 누구도 의사소통을 하지 않을 수는 없다.

인간의 행동이 비의사소통적일 수는 없으며 인간의 모든 행위는 메시지로서의 가치를 지니고 있다. 활동, 비활동 그리고 침묵조차도 메시지를 담고 있다. 언어적으로 반응을 보이지 못하는 환자들도 메시지를 전달하고 보내며 간호사는 "반응을 전혀 보이지 않거나 말은 하지 않으나 몸짓, 얼굴 표정 등을 이용하여 비언어적 반응을 보이는 무반응성 환자에게도 어떻게 표현할 수 있을까?"를 선택하게 된다. 간호사들도 환자에게 반응을 보이지 않을 수는 없다. 마지막으로 일단 메시지가 전달되면 그 메시지를 취소할 수는 없으며 모든 의사소통은 비가역성이다.

(2) 모든 의사소통은 내용과 관련성을 갖고 있으며 관련성은 내용을 분류한다.

흔히 의사소통과의 관련성을 metacommunication이라고 하는데 metacommunication이란 언어적 의사소통 외의 비언어적 의사소통을 모두 포함한다. 의사소통 진행 과정은 메시지를 전달하며 의사소통하는 두 명의 전달자와 수용자 사이의 관련성을 함축하고 있다. Waltzlawick은 내용과 관련성의 2가지 측면을 각각 보고(report)과 구사력(command)으로 표현했는데 즉 report로서의 면은 메시지의 내용이며 command로서의 측면은 메시지가 전달되는 방법 또는 수용자와의 관계에 대한 전달자의 견해 등을 뜻한다. 의사소통자들이 서로에게 어떻게 관련되어 있는가 하는 것이 보통 의식적인 수준에서 이루어지는 것은 아니며 관련성은 언어적, 비언어적으로 표현될 수 있음은 물론 또한 전혀 표현되지 않을 수도 있다. 예를 들면 M씨의 경우에서

M씨 부인 : P간호사 선생님, 저에게 그 관장을 할 수 없어요.
P 간호사 : 먼소영님 관장을 해야 하는데요. 처치 지시(order)에 나와 있어요.

끝 부분에 있는 처치 지시(order)에 나와 있어요 라는 것은 의사소통에 관한 의사소통으로서 metacomment라고도 하는데 전달자와 수용자 사이의 관계 특성을 설명해 주는 부분이다. 즉 P간호사는 그녀 스스로가 상황적 상태의 지배권을 가지고 있다고 생각하고 있음을 알려준다. 그 외에 비언어적 몸짓 또는 목소리의 고저를 사용하여 P간호사는 M씨에게 메시지를 전달하는 방법은 상호작용 관계 속에서 후에 있을 반응에 영향을 미치게 된다. 이러한 관련성이 의사소통에 관한 의사소통(communication about communication)의 한가지 특성이며 의사소통에 관한 의사소통을 metacommunication이라고 부른다.

metacommunication이란 언어가 아닌 시선, 동작, 몸짓, 태도에 의한 의사소통을 뜻하기도 한다.

(3) 일련의 의사소통은 연속된 상호교환으로 간주될 수 있다.

각각의 의사소통자는 자신의 지나간 모든 경험을 의사소통 상호작용에 쏟아 부음으로서 의사소통 상황(situation)은 다음의 의사소통 상호작용에 영향을 미치게 된다. 의사소통의 상호교환이란 작용과 반작용(action - reaction)이 사슬처럼 엮어진 사건이다. 특히 간호사는 건강관리 인력이 부족할 때 늘 일상적으로 불평만 늘어놓는 환자의 일반적 반응을 대개는 무시하게 된다.

그러나 이러한 환자에 대한 간호사의 무시는 연속적인 사건의 순환을 가져오게 된다. 즉 환자는 불평하고 간호사는 무시하고 환자는 더 많은 불평으로 반응하고 간호사는 이런 상황을 아예 피하는 반응을 보이게 된다. 우리는 많은 간호현장에서 이러한 상황을 어느 정도 이미 경험한 적이 있다. 그러나 우리자신의 가족이 이러한 상황에 처해 있고, 우리의 친구가 이렇게 비생산적이고 원치도 않는 연쇄 반응적인 의사소통(communication of chain reaction)에 처해 있다고 생각해 보면 건강관리 제공자들이 의식적, 무의식적으로 이러한 비생산적인 연쇄 반응적 의사소통 상황으로 몰고 가지는 않으리라 생각한다.

(4) 의사소통의 관련성이 동등성 또는 차등성을 토대로 하고 있느냐에 따라 대칭성을 보일 수도 있으며 상보성을 보일 수도 있다.

대칭적 관련성은 전달자와 수용자 두 명의 의사소통자가 서로를 동등하게 생각할 때, 예를 들면 매우 절친한 친구 관계처럼 생각하고 있는 상호작용 속에서 일어난다. 그러나 상보성 관계는 두 명 중의 어느 한 의사소통자가 상대방에 대해 우월한 경우, 예를 들면 부모와 어린이, 선생님과 학생의 관계 속에 있는 경우에서 발생한다. 의사소통이라는 것은 전달자와 수용자와 갖게 되는 관계에 따라 매우 다르게 해독된다.

<의사소통 훈련(Watzlawicks Principles)>

2명씩 짝을 지어 학교, 가족, 또는 다른 주제에 관해 대화를 나누도록 한다. 수분이 지난 후 아래와 같이 질문을 던진다.

① 상대방이 말한 것을 정확하게 적을 수 있는가? (내용)

② 상대방과 대화를 나눈 것들이 어떤 관계를 갖고 이루어졌는가를 알 수 있는가? (관계성)

③ 상대방의 몸짓, 얼굴 표정, 자세 등을 기술할 수 있는가? (관계성)

④ 상대방으로 더 많은 의사소통을 할 수 있도록 격려를 받았는가? 받았다면 어떻게 받았는가? 당신의 짝은 당신으로부터 더 많은 의사소통을 하도록 격려를 받았는가?

⑤ 상대방이 당신과 의사소통 하려고 노력했던 것중 내용과 느낌 면에서 이해할 수 없었을 때 질문을 던졌는가?

⑥ 상대방이 이야기하고 있었을 때 그 대화의 흐름을 방해했었는가? 방해했었다면 어떻게 방해 를 했는가?

⑦ 당신들의 대화는 당신들 간에 서로 긍정적인 느낌을 주었는가?

4. 의사소통의 정의

가장 완벽한 의사소통 이론을 찾는다는 것은 대단히 어려운데 이는 의사소통이 단순하고 획일화된 행위가 아니라 복잡하고 독특한 무수히 많은 의사소통 행위의 덩어리 또는 집단(cluster)으로 구성되어 있는 과정이기 때문이다. 하나의 이론은 한가지 측면에서 본 과정을 보고 그 이론적 측면에서 본 통찰력(insight)만을 제공하기 때문이다. 물론 모든 이론들이 다 동일하게 타당성을 갖고 있거나 유용한 것은 아니다. 어떤 특별한 이론이 어떤 업무수행에는 매우 유용하게 이용될 수 있으나 다른 업무수행에는 이용될 수 없는 경우도 있다. 따라서 우리는 복잡한 의사소통 과정에 대한 다양한 이론적 접근을 피하기보다는 오히려 환영해야 한다.

의사소통이 복잡하고 여러 전문분야가 혼합되어 있는(multidisciplinary) 특성으로 의사소통을 간단히 정의하기는 대단히 어렵다. 의사소통이라는 말 자체는 대단히 추상적이며 다양한 의미를 내포하고 있다. 많은 학자들이 의사소통에 대한 정의를 내리려고 시도해 왔지만 간단하게 결정적인 한마디로 되어있는 정의(single working definition)를 내리거나 그 정의 이면에 다양한 개념과 의미를 함축하고 있는 정의를 내리지는 못하였다. 의사소통이라는 어휘는 다양한 영역에 사용할 수 있다. Frank Dance는 이와 같은 의사소통의 불명료한 개념(muddy concept)을 보다 명확히 하여 다양한 정의 속에서 15개의 명백한 개념적 구성요소(distinct conceptual component)를 발견해 냈다.

(1) 상징/언어(symbols/verbal/speech)

의사소통이란 생각이나 사고의 언어적 상호교환이다.

(2) 이해(understanding)

의사소통이란 인간이 타인을 이해하고 또 한편 자기 자신을 타인에게 이해시키는 과정이며 의사소통 과정은 역동적(dynamic)하며 변화해 가며 전체적 상황에 따라 반응한다.

(3) 상호작용, 관계, 사회과정(interaction, relationship, social process)

생물학적 수준에서조차 상호작용은 일종의 의사소통으로 만약 상호작용이 의사소통이 아니라면 인간사회 내에서의 어떤 공통적인 행위는 일어날 수 없을 것이다.

(4) 불확실성의 감소(reduction of uncertainty)

의사소통이란 불확실성을 감소시키고 효과적으로 대응하고 자아를 방어하거나 강화시키기 위한 요구에서 발생되었다.

(5) 과정(process)

의사소통이란 정보, 사고, 정서와 기술 등을 단어, 그림, 숫자, 도표 등의 상징(symbol)을 사용하여 전달해 가는 과정이나 행위를 뜻한다.

(6) 상호교환(Transfer, Transmission, Interchange)

의사소통이란 전달된 어떤 것을 의미하기도 하며, 전달 수단 또는 전달되는 전반적 과정을 의미하며 많은 경우 이런 방법으로 전달된 것은 계속하여 서로 공유하고 나누게 된다. 내가 정보를 다른 사람에게 전달할 경우 그 정보가 타인에게 들어감으로써 그 정보가 더 이상 나 자신만의 소유로 되어 있지는 않게 된다. 동시에 의사소통은 참여를 요구한다. 예를 들어 종교적 신앙자들이 communicate 한다는 것은 바로 이러한 참여의 예가 된다.

(7) 결합(Linking/binding)

의사소통이란 현존하는 세계의 분리되어 있는 부분을 서로에게 연결시키는 과정이다.

(8) 공통성(commonality)

한사람 또는 일부 사람이 독점하고 있던 것을 2명 또는 2명 이상의 여러 명에게 공유화 시키는 과정을 의사소통이라고 한다.

(9) 경로(channel/carrier/Means/route)

군사상의 메시지, 명령을 전화, 전보, 라디오, 전령병(courier) 등을 통해 전달하는 수단 또는 도구를 의사소통이라고 한다.

(10) 기억의 모사(replicating memories)

의사소통이란 기억을 모사하기 위해 타인의 관심을 처리하는(conducting) 과정이다.

(11) 특이화/행동수정 반응(Discriminative Response/Behavior Modifying Response)

의사소통이란 어떤 자극에 대해 유기체가 특이화 반응을 해가는 과정이다.

(12) 자극(Stimuli)

모든 의사소통 행위는 정보의 전달과정이며 어떤 출처로부터 수령자(recipient)에게 가는 특이화 자극(discriminative stimuli)이다.

(13) 의도성(intentional)

의사소통이란 중심적 관심으로서 행위적 상황을 갖게 되며 이 행위적 상황 속에서 정보원 (source)을 받는 사람의 행위에 영향을 미치고자 하는 의도적인 목적으로 수용자에게 메시지를 전달하는 것을 뜻한다.

(14) 시간과 상황(time/situation)

의사소통 과정은 어떤 하나의 구조화된 상황으로부터 다른 구조화된 상황으로 가장 선호하는 형태로 전이되는 과정이다.

5. 간호행위와 가시성 정도

간호사-환자와의 상호작용 관계를 강조하기 위해 간호행위를 생리적, 심리적, 사회 - 경제적 영역으로 나누어 보고자 한다. 이 3가지 영역은 간호의 실제적 상황에서 상당 부분이 중복될 수도 있으며 환자요구를 만족시키기 위한 통합적인 간호행위를 제시해주고 있다. 생리적 간호행위는 건강소비자(client)의 생리적 요구를 만족시켜 주며, 심리적 간호행위는 건강소비자의 정서적 평안감을 지지해 주는 활동이며 사회-경제적인 간호행위는 건강소비자가 처한 환경 내에서 통합적인 인간이 될 수 있도록 도와주는 간호활동을 뜻한다. 세 가지 간호행위 영역 중에서 심리적 간호행위를 관찰하고 측정하는 것이 가장 어렵다. 또한 간호사의 의사소통이 건강소비자에게 치료적 가치를 지니고 있는가를 결정하는 것도 용이하지는 않다. 앞서 3장 첫 부분에 소개되었던 홍씨 부인의 경우를 잠시 생각해 봅시다. 우리는 간호사가 홍씨 부인에게 가장 분명하고 올바른 것을 명확하게 이야기했는지 또는 이야기하지 못했는지를 홍씨의 반응으로부터 어떻게 알 수 있을까요?

세 가지 간호영역에 대해 생각해 보는 한가지 방법은 가시도(degree of visibility) 관점에서 각각의 간호영역을 검토해 보는 것이다. 각각의 간호영역 중 어떤 면을 가장 쉽게 이해할 수 있을까? 앞서 설명한대로 건강소비자의 생리적 요구에 관련된 간호행위가 구체적인 업무로 가장 용이하게 정의되고 눈에 가장 잘 보이나 심리적 간호행위는 눈에 잘 보이지는 않지만 가장 인간 중심적이다. 환자에게 위관영양을 해주고 있는 간호사는 생리적 요구에 관련된 간호행위, 즉 적절한 영양상태 유지라는 생리적 간호요구에 관련된 간호행위를 수행하고 있다.

이러한 간호행위는 눈에 잘 보이므로 가시성이 매우 높다. 돌봄의 태도로 환자와 의사소통하는 간호사는 심리적 요구와 관련된 간호행위를 수행하고 있지만 이러한 심리적 간호행위는 눈에 잘 보이지 않는다. 즉 돌봄의 태도로 의사소통 하는 데에 사용된 방법이나 결과를 쉽게 관찰할 수가 없다. 그러나 위관영양을 하고 있는 간호사가 건강대상자의 적절한 영양상태를 유지하기 위해 간호행위를 수행하면서 침대 옆에 서서 환자와 이야기를 하다가 환자 간호를 막 끝내고 옆 침대의 환자에게 가고 있다는 것은 누가 보아도 알 수 있다.

표 3-2 간호 업무 행위

고가시성 업무	저가시성 업무
업무 중심적	간 중심적
고도의 정산운동 수기(psychomotor manual skill)를 요구한다.	고도의 인지적-정서적 기술(cognitive affective skill)을 요구한다.
인간이 생리적 기능가 관련되어 있다.	인간의 정신적 기능과 관련되어 있다.
비언어적이다.	언어적, 비언어적이다.
쉽게 일상화(routinized)될 수 있으며 간호사 중심적이다.	쉽게 일상화(routinized)할 수 없고 건강소비자 중심적이다.
여러 단계로 쉽게 분류하고 나눌 수 있으며 교육하기가 쉽다.	여러 단계로 쉽게 분류할 수 없고 교육하기가 쉽지 않다.
전통적으로 병원환경에서 많은 보상을 받을 수 있다.	전통적으로 병원환경에서 보상을 받을 수가 없다.

표 3-2는 고가시성 간호행위와 저가시성 간호행위의 특성을 설명해 주고 있다. 고가시성 업무(high-visibility task)는 타인에 의해 쉽게 관찰될 수 있으며 대개 생리적 기능과 관련되어 있다. 고가시성 업무는 여러 단계로 쉽게 나눌 수 있으며 고도의 정신-운동 기술(psychomotor manual skill)을 요구하며 쉽게 판에 박힌 일상적인(routinized) 업무로 되기 쉽고 건강관리요원 중심적으로 수행된다. 즉 고가시성 업무는 간호사의 활동에 초점을 두어 조절되거나 조정될 수 있으며 표준화될 수 있다. 동시에 이러한 업무의 통제와 평가는 수간호사, 간호감독과 같은 조직내의 상급자에 의해 관리될 수 있다. 병원환경에서 고가시성 업무는 전통적으로 승진, 봉급 인상, 근무 평가와 같은 포상의 기초가 되어 왔는데 이는 고가시성 업무가 과대 평가되어 왔다는 것을 의미한다. 우리나라의 간호조직내 인사고과제도가 간호의 양으로 출퇴근, 업무수행의 신속성, 간호의 질에서는 정확성과 신뢰도, 지식과 기술에서는 업무에 대한 지식과 의사소통, 교육능력, 관리능력에서는 지도력, 물품에 대한 태도, 정돈성과 질서 정연함, 적극성과 협조성에서는 환자와 타인에 대한 태도, 협력, 기본자질로 신체적인 건강과 개인의 외모 등을 기준으로 이루어지고 있다고 보고했는데 아직도 평가기준에서 간호업무수행의 신속성, 정확성과 신뢰성과 같은 고가시도 업무에 초점을 두고 있음을 볼 수 있다(하, 1992; 김, 1991).

저가시성 업무(low-visibility task)는 타인들이 쉽게 볼 수 없으며 대개 심리적 간호행위와 관련되어 있으며 정신운동적 수기에 반대가 되는 인지적 또는 정서적 기술을 요구하며 세분화된 단계로 나눌 수가 없다. 저가시성 업무는 고도의 상호작용을 하고 있으며 환자에게 나타나는 즉각적인 변화를 토대로 하고 있으며 쉽게 판에 박은 듯이 일상화될 수(routinized) 없다. 따라서 저가시성 업무는 환자 중심적 간호업무이며 수간호사, 간호감독을 포함된 병원조직 환경내의 상급자가 쉽게 조절하거나 조정할 수 없다.

그러나 저가시성 간호업무의 성공적인 완수가 병원 환경에서 가치의 인정을 받거나 보상이나 포상을 받지 못해 왔다는 점이 가장 큰 문제점이다. 이렇게 저가시도 업무가 인정을 받지 못하고 보상을 받지 못하는 것은 간호업무가 성실히 수행되고 있는지를 효과적으로 측정한다는 것이 어렵기 때문이다. 또한 다른 수준에서 저가시성 간호업무에 대한 인정과 보상이 없는 것은 간호업무가 건강소비자의 신체적 요구를 우선적으로 즉각적으로 만족시켜야 함을 강조하는 가치판단과 철학적인 태도를 지향하기 때문이다. 간호상담, 건강교육과 가족교육 같은 분야가 간호교육과정은 물론 간호 현장에 도입된 것도 비교적 최근이다. 환자간호에서 가시도가 낮은 업무 즉 눈에 명백히 드러나 보이지 않는 간호업무의 중요성을 지적하는 연구와 많은 증거가 장차 미래의 간호사가 간호업무의 역할과 기능을 어떻게 해야 하는지에 대한 방향을 제시하고 있다. 즉 저가시성 간호업무를 보다 중요시해야 함을 예고하고 있다.

<가시도가 높은 업무와 가시도가 낮은 업무 구분하기>

아래에 제시된 항목을 보고 저가시도 간호 업무와 고가시도 업무를 구분하시오.

① 목욕시키기
② 우울해하는 환자에게 상담해주기
③ Insulin 주사 놓는 방법 교육하기
④ 받게 될 수술에 대하여 이야기 나누기
⑤ 간호력 묻기
⑥ 환의 갈아 입히기
⑦ 퇴원예정 환자를 가정 간호사에게 인계하기
⑧ 목발 보행법 교육하기

6. 의사소통에 있어서의 고가시도 업무와 저가시도 업무

의사소통이 저가시도 업무와 고가시도 업무가 어떠한 관련을 맺고 있는지는 이제 분명하다. 상담, 이야기 나누기, 모든 심리적 또는 정신적 활동은 훌륭한 의사소통 기술을 필요로 하고 있는데 기본적인 간호절차에서는 어떠한가? 고가시도 업무만이 간호에 적절하고 바람직한 업무라는 전통적 가치에 사로잡혀 있다면 당신은 이 책에서 얻을 수 있는 것이 아무 것도 없다. 그렇지만 이 책을 덮어두기 전에 하던 일을 잠시 멈추고 생각해 보라.

당신 자신을 건강소비자의 입장에 놓고 간호사로부터 간호를 받고 있는 당신 모습을 상상해 봅시다. 간호사가 당신과 의사소통 하는 방법에는 여러 가지 많은 방법들이 있다. 또 다른 방법으로서 간호사가 건강소비자와 의사소통하지 않을 수 있는 방법이 정말 있을까요?

1) 고가시도 업무와 의사소통

이 책의 서두에서 이야기한 데로 고가시도 업무는 정신운동 기술(Psycho - motor skill)의 사용이 현저하며 대부분 생리적인 간호행위와 관련되어 있고 비언어적일 수 있다. 고가시도 업무의 의사소통적인 면이 눈에 잘 뛰는 것은 아니지만 고가시도 업무의 의사소통이 밖으로 드러나지 않고 감추어져 있을 때 건강소비자, 간호사는 물론 건강관련 업무가 바람직하지 못한 방향으로 흘러갈 수도 있다. 아래의 상황을 고려해 보자.

한 간호사가 수술을 받은 환자에게 지혈제 바이타민 K를 근육주사를 할 계획이었다. 주사 부위는 둔부 상외측 부위였다. 이미 수술을 받았던 환자는 자신의 회복 상태가 어떤지를 알지 못하고 있었다. 간호사가 환자에게 주사를 놓으려 하자 환자는 외과의가 다시 재수술을 하고자 하는 것으로 생각했으며 재수술을 받기 전에 간호사나 의사로부터 다른 설명을 듣기를 원했다. 간호사는 바이타민 K의 근육주사는 단순한 생리적인 간호실무이며 고가시도 업무라고 생각하면서 환자의 방으로 들어가 환자를 옆으로 돌려 뉘였다. 환자는 주사 바늘을 보자마자 자동적으로 돌려 눕기를 거부했다. " 제가 다시 재수술을 해야 하나요? 아직 재수술을 한다는 이야기를 들은 적이 없는데요." 왜냐하면 이 환자는 지난번 수술을 받을 때 수술전 투약을 받았던 것을 기억하고 있었다.

몇 마디의 설명과 안심으로 이루어지는 저가시도 간호업무는 환자가 간호실무를 보다 더 잘 받아들일 수 있도록 해주므로 고가시도 간호업무는 의사소통을 포함한 특별한 단계 즉 약간의 설명과 안심으로 이루어지는 저가시도 업무를 포함하고 있어야 한다. 즉 어떠한 간호가 행해지며 그 간호가 왜 이루어져야 하는가를 말해주어야 하는 과정을 반드시 필요로 하게 된다. 어떤 간호가 이루어지게 되며 그 간호가 왜 필요한가를 설명하는 절차는 위에서 제시한 상황에서 간호사가 접하게 될 수 있는 많은 문제점들을 미연에 방지해 준다. 메시지가 어떻게 전달되던 간에 건강소비자의 신체적, 정서적, 언어적 반응은 고가시도 업무에 있어서 의사소통과정의 매우 중요한 단면이다.

업무 수행 자체가 의사소통인 경우도 물론 있다. 예를 들면 환자를 돌려 눕힐 때 매우 퉁명스럽고 거칠게 환자를 다루는 간호사와 환자를 조심스럽게 부드럽게 돌려 눕히는 간호사는 환자에게 매우 다른 메시지를 전달하게 된다. 간호사의 거칠고 퉁명스러운 메시지에 대한 환자의 반응이 그 순간에 명백하게 드러나는 것은 아니다. 그러나 퉁명스럽고 거친 태도를 보이는 간호사에 대한 환자의 반응이 조심스러우면서도 부드럽고 능숙한 자세를 갖추고 있는 간호사에 대한 환자의 반응과는 전혀 다를 것이다. 환자를 대하는 간호사의 태도와 자세는 환자의 순응성, 요구도, 개인적 불안도 등에 많은 영향을 미치게 될 것이다.

직접적인 의사소통을 포함하는 고가시도 업무의 또 다른 영역은 건강력 조사(history taking)이다. 간호사가 수집하고자 하는 일련의 표준화된 간호문제 질문지나 자료가 있을지라도 간호사가 어떻게 간호문제를 찾아내고 어떻게 질문하여 의사소통을 하느냐 하는 것은 환자가 간호사와 얼마나 많은 정보를 나눌 수 있고, 얼마나 많은 관심을 표현할 수 있느냐? 는 물론 환자의 정서에까지 많은 영향을 미치게 된다. 건강력 조사가 일차적인 진상 조사 (fact - finding) 자체임은 물론 계속하여 간호사와 의사와의 의사소통과 라포 형성(rapport formation)을 발전시켜 가는 토대가 된다.

2) 의사소통과 저가시도 업무

일반적으로 저가시도 업무는 심리적 또는 정서적 기능에 초점을 두고 있으며 주로 언어적 표현이며 의사소통, 메시지 또는 정보가 어떻게 전달되고 있는가? 하는 정보 전달 방법과 보다 깊은 관계를 가지고 있다. 동시에 다른 건강관리 전문요원은 물론 간호사는 자신의 조그만 몸짓, 말씨, 동작 등이 건강소비자에게 미치는 영향을 망각하곤 한다. 병원 또는 가정에 있는 환자는 상처를 받기 쉽고 매우 취약하며 불안도가 매우 높은 상황에 처해 있어 간호사가 말하고 행동하는 모든 것이 환자에게 깊은 영향을 미친다. Waltzlawick(1967)은 정서적, 심리적 장애가 의사소통상의 문제라고 간주하기도 했지만 이러한 주장이 사실이던지 또는 사실이 아닌지에 관계없이 정신적, 심리적 장애를 이해하고 완화시키는 데에 있어서 의사소통의 역할은 대단히 중요하다.

치료적 의사소통이라는 용어는 의사소통이 이루어지는 태도 또 방법이 돌봄적이고, 관심을 갖고 있고 감정 이입적인 것을 의미한다. 심한 정신적, 심리적 장애를 갖고 있는 환자와의 치료적 의사소통에 필요한 특별한 영역의 지식은 정신간호 영역에서 보다 많이 요구되며 치료적 의사소통 기술은 타인에 대한 관심과 돌봄을 보다 더 효과적으로 표현하는 데에 도움을 줄 것이다.

3) 의사소통과 간호에 대한 새로운 전망

최근 간호 업무는 고가시도 업무로부터 저가시도 업무와 고가시도 업무를 결합시킨 통합적인 접근으로 초점의 관심을 바꾸어 가고 있다. 질적 수준을 갖추고 있는 간호사는 환자의 개인적 관심사를 제외시킨 간호를 하지 않으며 즉 질적 수준을 갖춘 간호사는 환자 개개인을 고려하여 간호를 하게 된다. 고가시도 간호업무를 수행하면서도 매우 훌륭한 치료적인 의사소통이 이루어지고 있음을 우리는 종종 발견하게 된다. 두 명의 양호교사가 행한 간호실무에 대해 비교해 봅시다.

11살의 소영이는 학교에 가서 2교시를 보낸 후 갑자기 머리가 아프고 열이 나는 것 같아. 담임 선생님께 머리가 아프다고 말하자 담임 선생님은 양호실로 가라고 말씀하셨다.

소영이가 양호교사에게 "머리가 아프고 열이 나는 것 같아요." 라고 이야기 하자 양호교사는 약병을 손가락으로 가르키며 약병에서 알약 하나를 꺼내 먹으라고 하였다. 소영이는 집에 돌아와 "엄마, 우리 학교 양호 선생님은 참 이상해요. 머리가 아프고 열이 나서 양호실에 갔었는데 머리도 한번 만져보지 않고, 언제부터 아프기 시작했는지도 묻지 않고 그냥 약병에서 약을 하나 꺼내 먹으라고 했어요."라고 말했다. "그래 양호 선생님께서 Tylenol을 한 알 주셨구나." 라고 소영이의 엄마가 말하자 소영이는"그 약은 내가 알고 있는 Tylenol이 아니라 생전 처음 보는 약이었어요. 그리고 그 약을 먹었는데도 열이 계속나고 두통이 심했어요." 라고 말했다.

10살인 창환이는 학교에서 축구를 하다가 팔을 다쳤다. 학교의 양호교사는 창환이의 팔에 탄력 붕대를 감아 주었다. 나는 창환이에게 학교 양호교사로부터 받고 싶었던 처치에 대해 실제적으로 어떠한 도움과 배려를 받았는가를 물었다. 창환이의 첫번째 대답은 매우 만족 스러웠다고 답했다. 우리학교 양호 선생님이 창환이에게 어떻게 잘 대해 주었는가를 물었을 때 " 양호 선생님은 상처를 소독하고 붕대를 감아주면서 나에게 많은 이야기를 해주었어요. 또 양호선생님은 제가 어떻게 해서 다쳤는가를 묻고, 무엇을 하려 하고 있는 가도 상세히 설명해 주었어요."라고 답해 주었다.

위의 짤막한 글을 통해 우리가 의사소통 현장에 함께 있지는 않았지만 소영이 학교의 양호 교사와 창환이 학교의 양호 교사가 학생을 대하는 태도에 있어서 커다란 차이가 있음을 상상해 볼 수 있다. 창환이 학교의 양호교사가 부드럽고 적절한 어조의 목소리, 몸짓, 단어를 사용함으로써 창환이가 양호교사에게 대단히 만족했었음을 알 수 있고 또 양호교사가 창환이를 어떻게 안심시켰는가를 알 수 있다. 그러나 소영이 학교의 양호 교사는 열이 있다고 호소하는 소영이에게 무관심하고 귀찮은 태도로 머리를 만져보거나 체온을 재는 일도 없이 알약 하나를 주었다. 아마도 양호교사가 창환이에게 응급처치를 하면서도 (고가시도 간호업무, 생리적 간호행위) 창환이에게 건강 교육정보(저가시도 업무, 사회경제적 그리고 생리적 간호행위)를 줌으로써 치료적 의사소통(저가시도 업무, 정신적, 심리적 간호행위)을 제공해 주었다. 소영이 학교의 양호교사는 고가시도 업무에 익숙해져 있음을 볼 수 있고 어린 나이의 소영이는 양호교사의 고가시도 업무에 만족하지 못하고 있음을 볼 수 있다. 그러나 창환이의 양호교사는 고가시도 업무인 생리적 간호업무와 저가시도 업무인 치료적 의사소통을 조화시킴으로써 간호사는 축구를 하다가 팔을 다친 10살의 창환이가 당황하고 걱정하고 있을 때에 훌륭한 돌봄의 간호를 제공했다.

□ 학습과제

1. Metaparadigm, paradigm과 conceptual Model을 간략하게 설명하시오.
2. 의사소통 모델의 구성 요소를 간단히 설명하시오.
3. 일방적 의사소통과 쌍방적 의사소통을 설명하시오.
4. 이론과 개념에 대한 정의를 내리고 기능을 설명하시오.
5. 의사소통에 대한 공리를 제시하고 설명하시오.
6. 의사소통에 대한 정의를 제시하고 설명하시오.
7. 고가시성 간호 업무와 저가시성 간호 업무를 설명한 후 본인의 견해를 논하시오.

References

하나선(1992). 간호조직내 인사고과제도 운영에 관한 고찰. 대한간호, 31(5). P53-63.

김춘길(1991). 일부 대학병원 간호사의 업무인지 정도에 관한 조사연구. 대한간호, 30(1), P51-60.

Ann Marriner T(1989). Nursing Theorists and Their Work. The C. V. Mosby Company.

Benner P(1984). From Novice to Expert: Excellence and Power in Clinical Nursing Practice. Addison Wesley Publishing Company.

Bradley JC, Edinberg MA(1990). Communication in the Nursing Context. Appleton& Lange.

Moccia M(1992). New Approaches To Theory Development. National League for Nursing.

Watzlawick P. Beavin J, Jackson D(1967) Pragmatics of human communication. New York: W. W. Norton.

제 4 장 의사소통 채널(경로)

모든 인간관계의 성공여부는 의사소통이 얼마나 효율적으로 이루어졌는가에 달려있다. 의사소통이 단어나 사고의 단순한 교환 또는 정보를 주는 것이 아니라 한 개인의 생리적, 인지적, 정서적 채널을 통해 언어적, 비언어적 메시지를 효과적으로 전달하고 전달받는 과정이다. 다음의 예를 살펴봅시다.

급성 췌장염으로 입원한 홍미라 환자의 방에 의사와 간호사가 함께 있었다. 의사는 의무기록지를 보고 있었고, 간호사는 환자의 신음을 측정하고 있었고, 환자는 복부의 심한 통증으로 얼굴을 찡그리고 있었고 신음소리를 내게 되었다. 간호사는 환자를 쳐다보면서 "홍미라님, 방금 뭐라고 말씀하셨습니까?" 라고 물었다. 그러자 의사는 " 아줌마, 현재 가장 불편한 문제점이 무엇입니까? 라고 물었다. 환자는 이 병원의 의사와 간호사는 왜 이렇게 눈치가 없고 둔할까? 생각하면서 복부가 너무 많이 아파요. 라고 말했다.

위에서 예를 들어본 상황이 그렇게 극적인 것은 아니지만 의사, 간호사와 환자간의 의사소통이 효과적이지 못했다. 환자가 의사와 간호사에게 보낸 메시지가 의사와 간호사에게 받아들여지지 못했다. 이 예에서 일어난 의사소통 오류를 분석하는 방법은 의사소통 과정에 참여한 각각의 사람이 사용한 의사소통 경로를 검토해 보는 방법이다. 위의 상황에서 홍씨 부인에 대한 간호사와 의사의 의사소통에 오류가 있었던 부분을 생각해 봅시다.

의사소통 경로는 메시지의 출처와 수용자를 연결 또는 결합시키는 매개체이다. 하나의 의사소통 경로를 다른 의사소통 경로로부터 분리해 내는 것은 가능하지 않다. 그렇지만 의사소통 경로에 나타나는 메시지를 정확히 사용하고 해독하는 것은 보다 나은 양질의 의사소통에 필수적인 요구 조건이다. 의사소통 경로에 대하여 식견을 갖춘 간호사들은 체계적으로 의사소통의 오류를 식별해내고 환자와 다른 건강관리 전문요원들과 의사소통을 증진시킬 수 있는 방법을 발전시킬 수 있게 된다.

1. 의사소통의 세 가지 채널(경로)

의사소통 과정의 구성요소를 연결시키는 많은 방법들 중의 하나는 메시지가 전달되는 의사소통 채널 또는 매체이다. 간호사는 환자와 의사소통 할 때 환자의 외모, 입고 있는 옷, 앉아 있는 모습, 어휘 선택, 목소리의 고저, 목소리의 크기, 간호사 자신이 환자에게 반응하는 방법, 환자와 신체적 접촉을 하면서 간호사가 어떻게 느꼈는가? 그리고 심지어 환자한테서 어떠한 냄새가 나는가? 에도 주목해야 한다.

모든 투입된 자극을 체계화하는 방법은 이러한 자극을 3가지의 종류 또는 채널로 분류하는 방법이다. 즉 보는 것(시각적 경로), 듣는 것(청각적 경로)과 느끼는 것(감각적 경로)의 3가지 경로를 분류해 보는 방법이다. 이 3가지 경로는 정도의 차이는 있겠지만 모든 인간이 갖고 있는 정상적인 감각을 대표하고 있다.

의사소통에서 전달되는 메시지의 내용은 중요할 수도 있고, 관계가 없을 수도 있고, 부적절할 수도 있고, 중요하지 않을 수도 있고, 의식하지 못하는 잠재의식 속에 있을 수도 있고, 무시될 수도 있고 또 중요시 될 수도 있지만 어쨌든 모든 간호의사소통에는 시각적, 청각적, 감각적인 자극의 투입이 있다.

각각의 경로 내에는 다양한 통합수준이 있다. 보고 듣고 감지하거나 느끼는 정보는 실제로 그 정보를 보고, 듣고 만져 봄으로써 얻게 된다. 여기에서 보고 듣고 만져보거나 접촉하는 것은 일차적 통합수준의 의사소통이다. 관찰의 측면에서 보았을 때 관찰하여 보고, 집중하여 듣고, 접촉하여 느끼는 것은 이차적 통합수준의 의사소통이다. 즉 이차적 통합수준은 간호사가 경청함으로써 얻게 되는 정보나 환자에 대한 간호사의 느낌과 관찰이다. 세 번째 통합수준의 의사소통에서는 세 가지 의사소통 경로로부터 나온 자료를 통합하여 간호사는 환자를 인식하게 된다. 세 번째 수준의 의사소통 통합수준은 처음에 감지했던 정보(Level I, 1단계 통합수준)와 1단계 통합수준의 의사소통 경로를 통해 투입된 감각의 실용화 등을 통해 한 단계 높은 수준으로 통합된 정보(Level II, 2단계 통합수준)를 토대로 하고 있다.

모든 경험은 주변환경에서 유래한 정보를 얻음으로서 시작된다. 인간은 자신의 감각기를 통하여 정보를 조직화하며 주변에 있는 세계를 인식한다. 인식이란 감각적 자료와 기억에서 나온 정보를 변환(transforming)하고 해석하고 조직화하는 과정이다(King, 1981).

인식이란 과거의 경험을 기초로 현재 지각한 것에 관심을 갖고(Level I), 의사소통 경로를 통해 지각된 자료에 질서와 구조를 주며(Level II) 첫 번째, 두 번째 통합수준의 자료를 해석하여 3가지의 의사소통 경로를 연관시킴으로써 선택성을 갖게 된다. 대부분의 사람들이 의사소통에 있어서 통합성의 수준 차이를 의식하지 못한다. 인간의 과거 경험은 마치 우리가 보고 듣고 느낀 것처럼 우리의 관찰, 결론과 느낌을 진술하도록 이끌어준다.

환자와 효과적으로 의사소통하기 위해 간호사는 건강소비자(client)의 행동을 관찰하고 사정하여 그 결과를 정확히 기록할 수 있어야 함은 물론 3가지 종류의 통합수준을 명확하게 구분할 수 있어야 한다.

간호학생의 실습을 지도하던 김 교수는 간호 학생에게 욕창이 발생된 노인 환자 오씨의 욕창 상태에 대하여 관찰하는 과제를 주었다. 한 간호학생은 "오씨의 욕창 상처는 소름이 끼칠 정도로 보기 흉했고 진물이 흐르고 있었고 환자는 너무나 아파했어요."라고 말했다. 그러자 김 교수는 "관찰이 매우 적절치 못하군요. 욕창의 특징, 염증 정도, 환자의 마음 상태에 대한 많은 정보를 찾아낼 수 있기 위한 관찰을 해야 하지요."

이 경우 간호학생은 학생의 개인적 감정과 학생이 관찰한 것을 2단계 통합수준의 의사소통 정보로부터 분리해냄은 물론 2단계 통합수준의 의사소통 정보를 명확하게 분류할 수 있어야 했다. 즉 환자가 어떻게 느끼는 가로부터 상처의 크기와 염증정도를 분류해 내었어야 했다. 우리가 보고, 관찰하고, 듣고, 보다 관심을 갖고 귀를 기울이며, 느끼고, 환경내의 환자 또는 타인에게 반응하는 방법을 배우는 데에는 훈련이 필요하다. 바람직한 의사소통은 제1단계 통합수준에서 시작하여 익숙해진 다음 2단계 통합수준과 3단계 통합수준으로 이동해 가는 것이 좋다. 특히 강조해야 할 점은 보고(seeing) 듣고(hearing) 느끼는(feeling) 1단계 통합수준의 의사소통을 정확히 하는 것도 2단계 또는 3단계 통합수준의 의사소통을 사용하는 것만큼 어렵다.

대부분의 사람들은 자신이 선호하는 의사소통 경로를 가지고 있고 제한된 양의 정보에 선택적으로 귀를 기울이게 되지만 간호사들은 3가지의 모든 의사소통 경로에서 모든 수준을 통합시키는 기술을 개발시킴으로써 다양한 정보에 능숙해 질 수 있다. 따라서 간호사들이 각각의 의사소통 경로 내에서 쉽게 접할 수 있는 여러 정보는 물론 이러한 정보를 지각하고 인식하고 해석할 수 있는 방법을 검토해 보고자 한다.

1) 시각적 채널(경로)

간호 의사소통에서 시각적 자료는 신속하게 해석되어 주어진 의미를 주게된다. 환자가 어깨를 으쓱하거나(서구 문화권) 머리를 좌우로 흔드는 것(동양 문화권)은 "모르겠다"를 의미하며 주먹을 불끈 쥐는 것은 "화가 났다".를 알리며 병원에서 수술실의 대기실 앞을 왔다 갔다 하는 사람은 가족 또는 매우 중요하고 의미있는 사람의 수술 결과에 대하여 걱정하고 있음을 알려 주게된다. 시각적 정보를 얻게되는 방법은 시각적 정보를 세 가지 수준으로 나누어 보는 방법이다. 즉 세 가지 수준에는 무엇을 보느냐?(see), 무엇을 관찰하느냐?(observe), 무엇을 인식하느냐?(perceive)의 세 가지가 있다.

(1) 보기(seeing)

본다는 것은 가장 최하위 수준의 판단으로 간호사가 사진을 찍는 카메라가 되어 본다는 것과 의미가 가장 유사하다. 간호사는 자기들이 본 것에 현실감을 부여하는 것 없이 그저 계속적으로 해석을 하게 된다. 예를 들면 당신이 늘 잠자고 있는 방을 그림으로 그려보는 것과 같다. 어떤 의미에서 이러한 그림은 함께 발견되는 수백 가지의 모든 항목 예를 들면 침대, 모포, 바닥, 천장, 전등 스위치, 설합장… 등과 같은 것을 모두 그리는 방법이다.

또 다른 방법은 그 방을 나의 방으로 간주한다는 점이다. 의사소통에서 존재하는 현상을 있는 그대로 볼 수 있다는 것은 대단히 중요하고 어렵다. 사실상 많은 사람들은 시각적 정보를 너무 쉽게 해석하여 존재하는 현상에 대해 많은 오류의 판단을 하곤 한다. 시각적 정보에 대한 오류의 예를 들어보고자 한다.

박 간호사가 당뇨병으로 입원한 60대의 권씨 노인에게 나타난 하지 궤양 상처 부위의 드레싱을 교환하고 있었다. 박 간호사는 드레씽을 교환하고 있는 동안 계속하여 자신의 시계를 들여다보았다. 권씨는 30분 이내에 X-ray 촬영을 위해 방사선실로 가기로 되어 있었고 간호사는 권씨가 방사선실에 늦게 가게 되는 것을 원치 않았다. 권씨는 박 간호사가 왜 그렇게 시계를 계속해서 볼까? 하며 자신에게 질문을 던졌다. 아마도 "박 간호사는 드레싱 교환을 빨리 마친 후에 동료들과 함께 coffee break time을 가지려 하나 보다."라고 생각했다.

간호사들은 가끔 자신들이 본 것을 정확히 보고하는 것이 대단히 어렵다는 것을 발견하게 된다. 다음의 예는 우리들의 보기 능력(seeing power)을 다듬어 줄 수 있는 훈련이다.

<보기 연습>

① 짝을 짓는다.
② 짝과 마주보고 앉는다. 서로 각각의 짝을 주의깊게 살펴본다.
그리고 상대방에 대한 특징을 설명하도록 한다.
③ 눈을 감고 상대방의 얼굴, 목, 몸, 의복 등에 대해 기술하도록 한다.
④ 상대방 짝이 당신에게 당신에 대하여 말하는 것을 주의 깊게 듣도록 한다.
⑤ 당신이 상대편을 주의 깊게 볼 때 어떠한 느낌이 들었으며 상대방이 당신을 주의 깊게 볼 때 어떠한 느낌이 들었는지를 설명하도록 한다.
⑥ 당신이 당신의 환자를 관찰한 것이 간호사정에 어떻게 반영되었는가를 토의하도록 한다.

(2) 주의 깊게 보기(observing)

주의 깊게 본다 또는 관찰한다는 단어는 간호사가 단지 보기만 한다는(seeing) 것 보다 상위의 개념적 수준에서 간호하고 있음을 내포한다. 보다 주의 깊게 봄으로서 그리고 관찰함으로써 간호사는 환자에 대해 보다 세분화된 해석을 할 수 있게 된다. 관찰이라는 개념이 간호에 있어서 새로운 개념은 아니다. Nightingale은 이미 1860년 다음과 같은 설명을 했다.

당신이 한가지 또는 다른 여러 방법으로 관찰하는 습관을 키울 수 없다면 당신은 간호사가 되는 것을 일찍 포기하는 것이 더 좋습니다. 왜냐하면 당신이 아무리 친절하고 아무리 간호사가 되기를 열망한다 하더라도 관찰하는 습관이 부족하다면 간호는 더 이상 당신의 사명이나 천직이 아닙니다(*Nightingale, 1969*).

간호사는 간호사들은 환자의 말에 귀를 기울이고(listen) 환자의 객관적인 증상(sign)과 비언어적 단서를 통하여 환자에 대한 정보수집을 한 후 환자와 의사소통을 한다. 경험이 풍부한 간호사가 의식적인 사고 없이도 관찰할 수 있는 객관적 증상에는 피부색, 호흡, 근육의 긴장도이다. 가장 명백한 변화를 가져오는 피부색은 붉은 색에서 청색까지 변화할 수 있고 호흡은 호흡수와 리듬에 변화가 올 수 있으며, 양쪽 눈 사이의 이마, 입, 눈, 주위에서의 가장 두드러진 근육 긴장도의 변화는 환자의 이완과 긴장에 대한 지표가 될 수 있다. 이와 같은 객관적인 증상 외에도 특히 환자들이 통증을 경험할 때 대부분의 환자들이 언어적 표현없이 통증의 감정과 태도를 전달하는 경향이 많다.

의과대학에 합격의 영광을 누린 학생들의 첫 강의시간이었다. 나이가 들어 보이는 노교수님이 들어오셔서 합격을 축하한다는 이야기와 함께 여러분이 의사로써의 자질을 갖추고 있는가를 확인해 보고 싶다고 하셨다. 의사는 인간의 고귀한 생명을 다루는 사람으로 인간에 대한 사랑과 따뜻함, 더러운 것에도 혐오감을 가지지 않는 자세, 그리고 예민한 관찰력 등의 기본적 자질을 가지고 있는 사람만이 의사가 될 수 있다고 강조했다. 조그만 대야를 준비하여 5 명이 짝을 지어 서로의 발을 씻겨주시오. 그리고 발을 씻은 대야의 물에 3 번째 손가락을 잠시 담근 후 손가락을 입 속으로 넣으시오. 라고 말씀하시고 시범을 보여주었다. 학생들은 매우 당황하였다. 발을 닦은 더러운 물을 입 속에 넣을 자신이 없었다. 학생들은 서로의 발을 씻겨주고 난 후 내적인 갈등을 겪다가 그 분위기에 눌려 발을 씻은 물에 손가락을 살짝 담근 후 입 속에다 넣었다. 여러분 오늘 여러분이 보여주신 의사로써의 자질에 대해 평가를 하고자 합니다. 여러분 모두는 인간에 대한 따뜻함과 더러운 것에 혐오감을 갖지 않은 훌륭한 자질을 소유하고 있으나 마지막 요소인 예리한 관찰력은 가지고 있지 못하군요. 저는 3 번째 손가락을 대야의 물 속에 담갔지만 입 속에 넣은 것은 4 번째 손가락이었습니다.

인간의 생명을 지키고 있는 우리에게는 따뜻한 인간애와 사랑도 중요하지만 예리한 관찰력도 대단히 중요합니다. 여러분은 위의 글에서 무엇을 느꼈습니까?

(3) 신체적 언어 관찰

많은 경우 환자들이 신체적 언어를 사용하여 간호사에게 환자자신의 느낌을 전달한다. 신체적 언어를 이해한다는 것은 인간이 신체적 행동을 통해 어떻게 의사소통 하는가를 보는 것이다. 소위 몸짓 또는 동작이라고 불리는 비언어적인 신체적 언어는 인간이 언어적 의사소통을 학습하는 것과 똑같은 방법을 통해 사회적으로 학습된다. 인간의 신체적 언어는 한 개인의 독특한 과거 경험 또는 가정의 독특한 육아양식에 따라 매우 다양하다. 신체적 언어에는 문화적 차이가 존재하여 마치 사람이 자신의 독특한 화술을 갖고 있듯이 인간은 독특한 몸짓 또는 동작행위를 갖고 있다. 신체적 동작은 언어적 도해(speech illustrators), 상징적 몸짓(symbolic gestures)과 자가조정적 동작(self - manipulative movements)의 3가지 활동으로 분류된다(Ekman & Friesen, 1984).

도해란 언어적 진술에 역점을 두거나 언어적 진술을 명백히 하는 비언어적 동작으로 통증이 어디에 있는가를 가리키기 위해 통증 부위의 옷을 걷어올려 펼쳐 보이거나 그 부위를 손가락으로 가리키는 것 등이 이에 속한다. 인간이 사용하는 도해는 인종적 배경이나 문화를 나타내기도 하는데 일부 문화집단이 손의 동작을 이용하여 의사소통을 하는 것이나 농아들의 수화가 대표적인 예가 될 수 있다.

상징적 몸짓 또는 상징적 행위는 표상(emblem)이라는 언어로도 표현되며 주어진 문화의 구성원 대부분이 알고 있는 특별한 언어적 해석을 갖고 있다. 상징적 몸짓의 가장 일반적인 실례는 "예 또는 아니오"를 의미하기 위해 머리를 상하 또는 좌우로 흔드는 것과 "모르겠는데요"를 의미하기 위해 어깨를 으쓱하거나 머리를 갸우뚱거리는 것 등이다. 세계적으로 공통적인 상징은 없으며 일부 어떤 상징은 감추고 싶어했던 내용을 부지부식간에 일부 노출하기도 한다. 예를 들면 "의료비 지불은 어떻게 할 것입니까?"라는 질문에 서구 문화권에서는 아무 말도 하지 않는 대신에 대책이 없다는 의미로 어깨를 으쓱할 수도 있다는 점이다.

조정기(adaptor)라고도 불리는 자기조정(self - manipulators)은 자신의 감정을 자가조절하기 위해 인체의 어느 한 부분이 다른 부분에서 무엇인가를 하고 있는 동작이다. 예를 들면 손으로 코를 비비거나 머리를 긁는 것, 혀로 입술을 핥는 것 등이 이에 속하는데 자기조정은 상징의 반대 현상이 된다. 사람들은 자신의 현재에 대해 크게 의식을 하지 못하는 경우가 많은데 많은 사람들이 욕구를 만족시키기 위해 아동기부터 의식하지 못하는 사이에 손톱 깨물기를 하는 것으로 알려져 있다. 주변환경이 적대적이고, 긴장이 많고, 거북스럽고 불편하거나 갈등이 많을 때 이러한 자기조정기를 사용한다.

이러한 비언어적 단서들이 어떻게 간호사 - 환자와의 상호작용 속에서 간호사들이 의사소통 내용을 볼 수 있도록 비언어적 단서 스스로를 나타낼 수 있을까? 세 가지 종류의 신체적 언어 또는 신체적 동작(몸짓)은 비언어적인 메시지 즉 얼굴표정, 눈맞추기(eye contact) 그리고 자세 등을 나타내는 데에 이용된다.

① 얼굴표정

우리나라 속담에 "웃으면 복이 오고, 찡그린 얼굴은 날아가던 벌이 쏜다."는 말이 있다. 사람의 얼굴은 마음의 상태에 따라 변하며 마음이 기쁘면 얼굴이 명랑해진다는 성서의 이야기도 있다(집회서, 13장). 마음의 상태는 바로 얼굴로 나타나 기쁘고 환한 얼굴은 인간관계도 부드럽게 할 수 있다. 이렇듯 비언어적 신체 언어의 표현에 가장 빈번히 사용되는 것은 얼굴표정이다. 얼굴의 비언어적 단서는 의사소통에 있어서 전체적인 감정 내용의 1/2 정도를 표시해 주는데 즉 얼굴표정은 기쁨, 기분 상함과 같은 구체적인 느낌을 주는 감정과 싫어하고 좋아하는 단순하고 일반적인 느낌을 주는 감정의 1/2정도를 나타낸다. 인간이 어떻게 느끼고 있는지에 대한 메시지를 전달하는 얼굴표정이 전체 메시지의 약 1/2 정도를 나타나는 것이 정말 가능할까? 가능한 이유중의 하나는 신체적인 조건으로 보았을 때 얼굴은 고도로 발달된 근육조직으로 되어 있어 다양한 운동을 할 수 있고 이런 다양한 운동은 이마, 눈썹, 반점, 뺨, 코, 입술과 턱에 감정의 변화를 허용하게 된다.

얼굴표정과 관련된 비언어적 행위에 대한 연구는 Ekman과 Friesen(1984)이 주로 했는데 그들은 놀람, 공포, 분노, 혐오, 슬픔과 행복의 6가지 주요 정서에 대한 기본적인 얼굴표정이 있음을 발견했다. 각각의 정서는 보다 세분화된 표정 즉 예를 들면 놀람은 의문을 갖는 놀람, 아연실색한 놀람, 당황한 놀람, 약간 놀람, 중정도로 놀람, 매우 심하게 놀람 등으로 나눌 수 있다. 6개의 얼굴표정은 문화 집단에 관계없이 비교적 공통되는 것으로 알려져 있다. 그러나 이 얼굴 표정은 1초의 1/5~1/8초 정도의 짧은 시간 동안만 나타나 우리는 종종 얼굴표정이 제공하는 메시지를 놓치게 된다.

공포를 표현하는 얼굴 모습은 눈썹의 길이가 길어지면서 치켜 올라가고 안쪽 눈썹이 서로 보다 가까이 당겨진다. 눈의 크기가 커지면서 팽팽해지고 상안검은 올라가고 하안검은 팽팽해진다. 입은 크게 벌리거나 입술이 팽팽해지면서 꼭 다물 수도 있다. 공포는 간호사가 아픈 환자에게서 자주 볼 수 있는 정서이다. 아픈 사람들은 자신들에게 해로움이 오리라는 공포를 느끼게 되며 해로움은 신체적 해로움 또는 정신적 해로움, 그리고 신체적 해로움과 정신적 해로움이 결합된 해로움 일 수도 있다. 신체적 해로움은 아주 사소한 것에서부터 실제로 생명을 위태롭게 할 수 있는 손상에 이르기까지 다양하다. 정신적 또는 심리적 해로움은 사소한 모욕이나 실망에서부터 안녕을 깨뜨리는 것에 이르기까지 다양하다(Ekman & Friesen, 1984). 간호사들이 자주 부딪히는 어려운 문제가 바로 환자의 통증이다. 통증을 수반하는 매우 독특하고 특징적인 얼굴표정이 있다.

통증시 나타나는 얼굴표정은 눈을 감고 눈 주위의 얼굴 근육을 긴장시키고 이마를 찡그리며 입을 일자로 옆으로 길게 열리고 코와 입술 부위의 주름이 깊어진다(LeReche & Dworkin 1984). 건강관련 전문요원들은 대개 얼굴표정을 나타내는 다양한 사진 속에서 통증을 표현하는 사진을 쉽게 구분하는 것으로 알려져 있다. 환자의 얼굴표정을 사정하는 것이 어려운 이유중의 하나는 대부분의 경우 얼굴표정은 정서가 혼합되어 있기 때문이다. 즉 2가지 또는 그 이상의 정서가 얼굴에 동시에 표현되기 때문이다.

예를 들면 공포는 슬픔, 분노, 모욕감과 놀람 등과 함께 나타나는 경우가 많다. 또한 진실된 감정은 대개 은폐되는 경우가 많다. 인간은 자신의 감정을 거절하고 은폐하고 숨기는 경우가 있기 때문에 간호사가 환자로부터 보고들은 것이 항상 환자가 느끼고 있는 것의 모두라고 볼 수는 없지만 얼굴표정은 환자의 진실된 감정에 대해 어느 정도의 정확한 단서를 제공해 줄 수 있다. 간호사가 직면하는 일반적이고 공통적인 어려움은 환자가 말하는 내용에만 초점을 두면서 얼굴표정을 주의 깊게 관찰하지 않는다는 점이다.

다음의 대화 상황을 생각해 봅시다.

간호사 : 오늘 기분이 어떠세요?
환자: (심한 통증을 느끼는 얼굴표정을 하면서) 괜찮아요.
간호사 : (얼굴표정에 별다른 관심을 두지 않으면서) 다행이군요.

위의 의사소통에서 간호사의 질문에 환자는 얼굴표정과 일치하지 않는 대화 내용으로 반응하게 된다. 즉 다시 말해서 환자의 얼굴표정과 언어적 메시지가 일치하지 않는다는 점이다. 그렇지만 간호사가 너무 바쁜 나머지 환자와 대화를 나누면서도 환자의 얼굴을 보지 않아 얼굴표정과 메시지 내용상에 나타난 명백한 불일치를 놓쳐버렸는지도 모른다. 많은 사람들이 이야기하고 있는 동안 상대방의 얼굴을 자주 보지 않으나 이야기를 끝낼 때 의사소통이 끝났다는 것을 상대방에게 알리는 수단으로 그때서야 직접적으로 얼굴을 쳐다보는 경우가 많다. 일반적으로 얼굴표정은 감정상태를 직접적으로 표시해 주는 매우 중요한 지표이다. 얼굴표정에 대한 연구는 간호와도 깊은 밀접한 관계를 갖고 있다. 간호사가 얼굴표정에 대한 청사진(facial blueprints)을 이해한다면 간호사들은 환자의 얼굴표정을 읽는 즉시 환자의 감정을 정확하게 해석할 수 있을 것이다.

간호사들이 우선적으로 짚고 넘어가야 할 점은 환자의 얼굴을 관찰함으로써 환자의 얼굴표정이 간호사들에게 무엇을 이야기 하려하고 있다는 것을 알 수 있게 된다는 점이다. 상대방의 관찰을 할 수 있는 좋은 대상은 당신의 가족과 친구들입니다.

② 눈동작(Eye behavior)

눈동작 또는 눈 움직임(eye behavior)은 대인관계에서의 의사소통에 대단히 중요하다. 눈맞춤이 없이 서로 충분히 의사소통을 할 수 없음은 물론 상대방이 나를 이해했는가도 확인할 수 없다. 눈맞춤을 이용하여 대인관계에 긍정적인 효과를 가져올 수 있다. 눈맞춤은 상대방의 요구를 확인하고, 상대방에 대한 관심을 전달하고, 지지를 제공하고 반응을 평가하는 데에 이용된다. 한편 눈맞춤은 부정적으로도 이용될 수 있다. 눈맞춤은 공격적이고, 위협적이거나 또는 불안감을 형성하는 데에도 이용된다. 타인에 대한 눈맞춤이 있는 것은 물론 눈맞춤을 피하는 것도 타인의 반응을 평가하는 데에 이용되기도 한다. 눈맞춤이 없다는 것은 상대방에 대한 관심이 적고 동의가 없거나 선입견을 가지고 있는 것으로 해석될 수 있다.

건강 관리는 대인관계의 활동이며 상호관계의 맥락에서 이루어지므로 눈맞춤에 대한 이해와 눈맞춤을 배려하는 것은 건강분야의 관련자들에게 매우 중요하다. 건강소비자의 요구를 사정하고 심리적 지지를 보내고, 건강소비자들이 받은 건강 써어비스에 대한 피이드 백에 대한 사정도 모두 눈맞춤을 통해서 이루어진다.

눈동작과 눈의 보조용품

대부분의 대인관계적 상호작용에서 짧은 시간이기는 하지만 상대방의 눈을 반복적으로 들여다 보게 된다. 대부분의 사람들은 상대방의 이야기를 듣고 있는 동안 약 3~10초 정도 상대방을 응시하게 된다. 상대방과 대화를 할 때 눈은 대개 우세하게 사용하지 않는 손(nondominant hand) 예를 들면 오른손잡이의 경우 왼손 방향의 하방에 고정되어있다. 개인적 사고 과정은 눈의 움직임과 밀접한 관련을 맺고 있다. 시각화 과정 동안에 눈은 대개 눈은 상방으로 움직이거나 또는 똑바로 앞에다 초점을 두고 있다. 청각적 정보가 처리되고 있는 동안 눈은 외측에서 외측으로 이동한다. 상대방과 대화 동안 화자가 자신의 사고를 집중하여 정리하거나 또는 다음에 이야기 할 것을 계획하기 위해 경청자로부터 시선을 돌린다. 정서적 경험을 하고 있는 동안 화자는 주로 사용하는 손(dominant hand)쪽의 하방을 쳐다보게 된다.

세상에 태어난 후 처음 수주 동안 영아는 주변 사람들의 얼굴을 보고 웃는 반응을 보이는 것으로 알려져 있다. 생후 25-28일에 첫 눈맞춤을 하며 어린이의 눈이 엄마의 얼굴을 따라 움직이기 시작하며, 생후 2달째에는 눈을 포함한 머리를 볼 때 웃는 반응을 보이는 것으로 알려져 있다.

성인에게 눈의 움직임이 중요한 것과 같이 어린이에게도 눈의 움직임은 중요하다. 어린이들은 자신의 행동에 대한 피이드 백을 주변 성인들의 눈 움직임에 의해 받게 되며, 종종 어린이들 자신의 행동에 대한 반응을 보기 위해 어른들을 쳐다보곤 한다. 어린이들에게 안검을 수축시켜 눈을 크게 뜨면 어린이들은 자신의 행동이 받아들여지지 못하는 것으로 생각하며, 언어적 충고나 언어적 제재 없이도 어린이들은 그들의 행동을 멈추게 된다. 눈은 어린이들의 감정, 건강관련요원들과 건강소비자간의 관계에서 효과성에 대한 정보를 제공해 주고 있다. 정서적으로 불편한 어린이는 상대방과 눈맞춤을 자주하지 않을 것이다.

콘택트 렌즈의 색깔, 안경의 모양과 안경보조용품들도 착용자의 메세지를 전하고 있다.

최신 모델 또는 구식모델의 안경, 값이 비싸거나 또는 밝은 색깔의 사슬을 목 위로 늘어뜨려진 장식용 안경, 안경 렌즈 위의 나비 모양 장식 등은 착용자의 개성과 태도에 대한 정보를 알려준다. 즉 안경을 착용하고 있는 동안 안경 보조 물품은 개인에 대한 다양한 정보를 제공해 준다. 눈맞춤을 보다 강조하기 위해 또는 눈맞춤을 피하기 위해 안경을 벗는 것은 의사소통을 나누고 있는 사람들이 인간적으로 되고 다정해 질 수 있기 위한 방법이 되기도 한다.

눈동작에 영향을 미치는 요인

한 개인의 눈동작에 영향을 미치는 요인은 매우 다양하므로 의료관련요원들은 문화적 배경, 개인의 정서적 상태, 성격적 특성, 상호관계, 성과 같은 요인들이 눈동작에 미치는 효과를 이해해야 한다.

문화적 배경 : 눈맞춤의 사용과 눈동작에 대한 해석은 개인의 문화적 배경에 따라 매우 다양하다. 아메리카 원주민과 아시안족은 눈맞춤을 무례하고, 사생활을 침해하거나 또는 공격성으로 간주하는 경향이 있어 타인과의 상호작용 동안에도 눈맞춤을 하기보다는 눈길을 피하게 된다.

반면 대부분의 코카시언(caucasians)은 눈맞춤을 긍정적인 자아 개념, 관심과 개방성으로 간주하고 있다. 따라서 눈맞춤을 피한다는 것은 오히려 무례하고, 관심이 없고, 집중하지 않거나 또는 정신질환이 있는 것으로 간주되기도 한다.

흑인계 미국인과 멕시코계 미국인들은 코카시언들 보다도 눈맞춤을 원하고 눈맞춤을 자주 하는 것으로 보이며, 그외 눈맞춤에 상당한 관심을 보이는 사람들은 이탤리인들과 그리이스인들이다. 일부 Eskimos인들은 동의를 하거나 이해하고 있다는 것을 알리기 위해 언어로 표현하기보다는 눈을 깜빡거리는 것으로 알려져 있다.

일부 문화적 집단은 눈동작에 매우 특별한 의미를 부여하고 있는 경우도 있다. 일부 필리핀계 미국인들은 눈맞춤을 하지 않는 것은 무당이 되기 시작하는 것과 관련이 있으며 일부 인디언문화에서는 눈맞춤이 특별한 성적 의미(sexual meaning)를 지니고 있기도 하다. 일부 정통파 유대인들도 노인 남성이 자기 부인 외의 다른 여성과의 눈맞춤에 대해 특별한 성적의미를 부여하고 있다.

정서적 상태 : 눈맞춤은 정서적 상태에 대한 정보를 제공해 줄 수 있다. 눈맞춤을 자주 하지 않는 것은 부끄러움, 불편감, 또는 불안을 나타내기도 한다. 눈맞춤을 전혀 하지 않는 것은 당황하고 난처하거나 정직하지 않은 것을 나타낸다. 동공의 이완과 수축은 정서적 상태 이외의 다른 부가적 단서를 제공해 준다. 예를 들면 동공은 공포, 불안 및 놀람에 대한 반응으로 이완이 된다.

눈맞춤을 피하고 응시하는 시간이 적어지는 것은 일부 정서적 장애와 관련되어 나타날 수 있다. 예를 들면 우울증이나 신경증에서는 눈을 아래로 내리깔고 있다. 정신분열증을 가진 사람은 타인과의 눈맞춤을 통제와 관련시키며 특히 눈맞춤을 하고있는 동안에는 자신의 개인적 사고가 통제되는 것으로 느끼고 있다. 망상성 장애를 가지고 있는 사람도 눈맞춤을 일종의 통제로 간주하며 타인과 눈맞춤을 하거나 타인과 가까이 인접해 있는 경우 불안감을 느끼는 것으로 알려져 있다.

성격적 특성 : 눈맞춤을 짧은 시간 동안에만 하는 것은 내성적 성격과 관련이 있는 반면 눈맞춤을 보다 길게 하는 것은 외향적 성격과 관련이 많다. 특히 상호간에 인간관계를 맺고 있는 시간의 15%정도만 상대방을 응시하는 사람은 대개 차갑고, 염세주의이거나 비관주의이며, 조심성이 있으며, 미성숙하고, 회피적이며, 타인에게 지나치게 복종적이거나 또는 무관심한 경우가 많다. 반면 상호간에 인간관계를 맺고 있는 시간동안의 80% 정도를 상대방과 응시하는 사람은 친절하거나 상냥하며, 자신감이 있으며, 꾸밈이 없고, 성숙하며, 진실하고, 정직하며 솔직한 경우가 많다.

상호관계 유형 : 눈맞춤은 현재의 상호관계 유형과 관련되어있다. 즉 두 사람이 서로 호감을 가지고 있는 경우 보다 많이 응시하는 경향이 있으며, 두 사람이 경쟁하기보다는 서로에게 협조하고 있다면 역시 서로를 보다 많이 응시하는 경향이 있다. 인간관계 내에 갈등과 긴장이 있다면, 그리고 야단을 맞거나 징계를 받고 있는 상황에서는 눈맞춤이 보다 적어질 것이다. 따라서 이야기하고 있는 논제의 성격이나 특성이 중요한데 보다 개인적 논제의 특성이 적어지는 경우 눈맞춤을 보다 많아지는 것으로 알려져 있다.

눈맞춤은 친밀감의 구성 요소이며 신체적인 근접과도 거의 상응하므로, 신체적 근접성의 정도에 따라 눈맞춤이 다양하게 변화하는 것으로 알려져 있다. 예를 들면 서로 가까이 근접해 있을 때 눈맞춤이 완전히 끝나게 되는 반면 근접거리가 멀어지게 되면 눈맞춤이 증가된다.

눈맞춤은 타인을 조정(manipulate)하는 데에 이용된다. 강도 높은 눈맞춤은 상대방을 위협할 수 있는데 비공격적인 사람과 공격적인 사람이 서로 상대방을 응시할 때 비공격적인 사람은 공격적인 사람이 느끼는 위협의 3배나 더 큰 위협을 느끼는 것으로 알려져 있다. 눈맞춤을 피하는 사람들은 무기력한 경우가 많아 타인의 도움이 필요하기도 한다.

성 : 남성과 여성간에는 눈맞춤 하는 시간이 다른 것으로 알려져 있다. 나이가 어릴 적부터 여성들은 남성에 비해 상대방의 응시 빈도, 응시기간과 상호적 응시가 보다 많은 것으로 알려져 있다. 반면 여성들은 남성의 응시를 받을 때 남성의 눈길을 피하는 것으로 알려져 있다. 여성의 응시를 받고 있는 남성 30명 중 1명이 눈길을 피하는 반면 남성의 응시를 받을 여성 30명 중 12명이 눈길을 다른 쪽으로 피하는 것으로 알려져 있다.

눈동작에 대한 사정

눈동작의 사정은 건강소비자 사정에 있어서 매우 중요하다. 건강소비자와 상호작용을 하는 동안은 물론 상호작용을 하기 전과 상호작용을 한 후에 건강의료요원들은 눈맞춤, 눈의 움직임, 응시하는 곳의 표정과 눈 행위에 관련된 다른 요인들에 관심을 가져야 한다. 건강소비자를 교육시키는 동안에 건강소비자의 눈맞춤에 대한 사정은 의사소통 되고 있는 메시지 내용의 이해, 관심 및 수용에 대한 폭넓은 정보를 제공해 줄 수 있다. 건강의료요원들은 건강소비자가 가족과 상호작용을 하는 동안에도 가족과 환자와의 눈동작을 주시해야 한다. 건강의료요원들은 눈동작의 사정에서 얻은 정보도 간호계획에 사용하여야 한다.

건강소비자의 상황에 적합한 눈동작을 선택한다.

건강의료요원은 건강소비자와 건강의료 전문요원 들간에 이루어지는 상호작용의 유형과 건강소비자에 대해 얻은 정보를 고려하여 건강소비자의 상황에 적합한 눈 동작(eye behavior)을 사용해야 한다. 예를 들면 개인적 영역의 신체적 간호를 제공할 때 자주 눈맞춤을 사용해야 하는데 눈맞춤은 관심을 보여줄 뿐만 아니라 사생활도 존중해 주기 때문이다. 상담을 하는 동안에 건강소비자가 눈길을 피하지 않는다면 건강의료요원들은 건강소비자와 지속적으로 눈맞춤을 유지해 준다. 인간관계에서 눈의 사용을 이해한다는 것은 어린이를 돌 볼 때에도 해당된다. 어린이들은 성인들의 눈맞춤을 사정하고 평가함은 물론 현재의 눈맞춤 유형을 해석하고 있기 때문이다. 어린이들에게 어른의 등치가 매우 커 보인다는 것을 기억하는 것이 중요하다. 어린이의 눈높이에서 몸을 구부리는 것이 어린이와의 의사소통을 촉진시키는 데에 도움이 된다.

건강소비자의 피드백에 따라 눈 움직임을 수정한다.

건강관련 전문요원들은 건강소비자의 불안 수준이 높아지는 경우 건강소비자에 대한 눈동작을 수정해야 할 필요가 있다. 예를 들면 정신분열증이나 망상증을 보이는 정신질환에서 점차 망상적으로 되는 것처럼 보일 경우 건강의료요원들은 가능한 정신질환자에 대한 응시를 감소시켜야 한다. 망상장애나 정신분열증을 가지고 있는 정신질환자와 상호작용을 하고 있는 동안 눈맞춤에 대한 개인적 의미를 부여하는 것으로 판단하는 것을 예방하기 위해 얼굴을 마주 대하는 위치에 있기보다는 환자 옆에 앉아 있는 것이 더 좋다.

한편 건강의료요원은 건강소비자가 어떤 행동을 하도록 격려할 때에는 직접적 눈맞춤을 증가시키게 된다. 특히 환자가 다소 공격성을 보이거나, 의사나 간호사가 환자에게 주는 지침이나 안내를 따르는 것을 망설일 때 의사나 간호사의 환자에 대한 직접적인 눈맞춤은 그 상황에 대한 지배 또는 조절을 할 수 있게 된다.

눈동작의 다양성을 인식한다.

다양한 문화적, 환경적 배경을 가지고 있는 환자의 욕구를 만족시키기 위해 건강의료요원들은 눈동작에 대한 다양한 의미를 알고 있어야 한다. 다양한 문화적 배경을 가지고 있는 환자들을 사정할 때 건강의료요원들은 문화적 배경을 고려한 원칙이나 원리를 적용해야 한다. 또한 동일한 문화적 배경을 가지고 있는 집단의 구성원도 개개인에 따라 다르므로 동일한 유형으로 다루지 않아야 한다.

건강의료서비스는 대인관계라는 상황에서 일어나므로 건강의료요원들은 눈맞춤이 의료서비스 제공에 부여하는 의미를 알고 있어야 한다. 건강의료요원들은 건강소비자와의 상호관계 속에서 문화적 배경, 정서적 상태, 성격적 특성, 성과 같은 눈맞춤에 영향을 미칠 수 있는 다양한 요인들을 고려해야 한다. 모든 환자들은 개별적으로 사정하며, 환자의 요구를 만족시킬 수 있도록 계획된 건강의료 전략을 세워야 한다. 대인관계에서의 접근은 건강의료요원들과 환자간의 상호작용동안에 환자가 제공하는 피드백을 토대로 수정되어야 한다.

눈 맞추기(eye contact)

인간의 얼굴 구조물 중에서 눈은 메시지는 물론 언어의 의미, 감정에 있어서의 미묘한 차이(nuance)를 전달하는데 있어서 매우 중요하다. 특히 눈 맞추기(eye contact)는 시각적 상호작용, 눈신호(eye signals), 응시(gaze), 상호눈짓(mutual glance) 등과 같은 다양한 용어로도 사용된다. 상대방을 응시하는 시간, 눈의 크기와 곁눈질(squinting)만으로도 한 사람에게서 다른 사람에게로 의미가 전달될 수 있다. 눈맞추기 횟수가 증가한다는 것은 전달자와 수용자간에 보다 더 좋아한다는 감정을 나타내며 긍정적 감정과 태도가 증가되어 간다는 것을 의미한다.

눈맞춤은 성인과 어린이 모두에게 중요한 의사소통의 매체로써 종종 언어적 의사소통을 대신하기도 하며, 언어로 표현할 수 없는 것을 의사소통 할 수도 있다. 뿐만 아니라 눈맞춤을 통해 상대방이 전하는 메세지를 보다 충분히 이해할 수 있다. 또한 눈맞춤은 언어적 메세지를 보다 적합하게 해주거나 또는 부정하기도 한다. 화자가 말한 것을 경청자로 하여금 믿게 만들려고 애쓰는 경우 눈을 통해 전달되는 눈 메세지eye message)는 언어적 메세지와 모순되어 언어적 메세지의 신용을 떨어뜨리게 된다.

환자들은 눈으로 많은 메시지를 전달할 수 있다. 만약 환자들이 자신의 건강에 대한 불확실성으로 스트레스를 받고 있다면 그들은 간호사와 눈 맞추기를 전적으로 피하게 된다. 눈 맞추기를 피한다는 것은 두려움, 부끄러움, 공포, 죄의식, 수치심, 낮은 자존감등의 감정을 표현한다. 눈맞추기는 고도의 예민한 의사소통 형태이다. 다음의 예를 살펴보자.

K씨는 최근에 수술을 받은 환자로써 수술후 첫번째 결장루 세척을 하도록 되어 있었다. 간호사가 결장루 세척 과정을 설명하기 시작했을 때 K씨가 계속적으로 시종일관 간호사와 눈이 마주치는 것을 피하고 있다는 것을 관찰하였다. K씨가 간호사와 눈이 마주치는 것을 피한 결과 간호사는 K씨에게 결장누공술 간호에 대한 교육을 충분히 하지 못했고 결장누공루 세척에 대한 상세한 설명없이 결장루 세척을 끝내고 말았다. 간호사는 K씨가 새로이 만들어진 대변 배설루를 받아들인다는 것이 상당한 심리적 부담감 내지 상처가 되어 결장 누공세 척술에 대한 교육을 받아들이지 못하고 있음을 인식하였다. 간호사는 K씨가 결장루 세척에 대한 교육을 받아들일 준비가 되었다고 보일 때까지 기다렸다.

K씨는 위의 상황에서 간호사와 거리감을 유지하여 직접적인 대면을 피하기 위해 눈 맞추기를 피했다. 간호사는 환자가 눈 맞추기를 피하는 것이 환자가 자신의 참된 감정을 나타내는 가장 타당한 지표라는 결론을 내린 후 환자에 대한 간호접근방법을 변경했다.

간호사가 눈 맞추기를 사용하는 것은 언어적 의사소통만큼의 가치가 있다. 서구 문화권에 사는 사람들은 상대편을 똑바로 쳐다보지 말라는 가르침 속에서 살아왔다. 즉 시종일관 상대방을 응시하기보다는 종종 눈길을 피하다가 가끔 눈을 마주치는 것이 보다 더 적절하다고 가르쳤다. 다른 건강관리 전문요원들과 마찬가지로 간호사들도 그들이 환자들을 너무 똑바로 쳐다보고 있는 것을 인식하지 못하고 환자들을 지나치게 똑바로 쳐다봄으로써 환자들에게 중압감을 줄 수 있는 위치에 있다. 빤히 쳐다보기(staring)의 한 예는 병원에서 회진(medical rounds)시 볼 수 있다. 많은 환자들이 이러한 회진에서 의사, 의과대학 학생, 간호사, 간호학생들로 구성된 일단의 구성원들이 환자와 이야기를 하거나 의사소통하는 것 없이 환자를 상당 시간동안 빤히 쳐다보기 때문에 비인간적이라는 느낌을 받게 되는 경우도 있다.

③ 자세

자세(posture)란 자주 간호사들이 무심하게 지나칠 수 있는 환자의 비언어적 행위영역이다. 예를 들면 침대에서 쉬고 있는 환자는 모포 밑에 위축되어 웅크리고 있는 자세, 경직되고 긴장된 자세를 감출 수가 있다. 환자의 자세는 간호사에게 환자 자신의 정서상태에 대한 암시를 제공해 줄 수 있다. 환자가 축처져 웅크리고 있는가? 꼿꼿하게 긴장하여 서있는가? 또는 축 늘어져 앉아 있는가? 자세와 같은 신체적 행동은 필요이상으로 의미를 증폭시키고 모호하고 애매한 메시지로 의사소통을 할 수도 있지만 신체는 어떤 메시지의 진정한 의미를 이해하는 데에 도움이 될 수 있다. 환자들이 의사소통하고 있는 상대방을 슬쩍 속이고 싶어할 때 얼굴보다는 신체가 의사소통 메시지의 진실을 노출(leakage)시키는 출처가 된다. 노출이라는 단어는 감추고 있는 진실된 메시지를 노출시켜주는 비언어적 행위를 뜻하고 있다(Ekman, 1983).

환자의 자세는 간호사에 대한 환자의 태도를 나타낼 수 있다. 팔을 양 옆구리에 편안히 놓고 몸을 간호사 쪽으로 기울인 자세는 신뢰성을 보이고 개방적인 태도를 나타내나 팔짱을 끼고 있거나 팔을 몸에 바짝 대고 있고 자세는 폐쇄적이고 방어적인 태도를 나타낸다. 자세는 환자가 자기 스스로에 대해 어떻게 느끼고 있는가의 신호가 될 수도 있다. 어깨를 늘어뜨리거나 머리를 숙이고 있는 것은 환자의 우울한 정서를 반영한다. 환자의 자세는 스스로의 자존감은 물론 환자가 타인들에 대해 어떻게 느끼고 있는가와 환자 자신의 신체에 대해 어떻게 느끼고 있는가를 나타내 준다. 간호사가 환자의 조정기(adaptor) 사용을 알 수 있는 곳이 바로 환자의 자세이다. 예를 들면 손과 발을 가만히 두지 못하고 계속 떨거나 움직이는 동작, 손을 비틀거나(wringing) 비비고, 자신의 다른 신체 부위를 잡아당기거나 물어뜯는 것에서 환자의 조정기(adaptor) 사용을 알 수 있다. 입원한 환자의 경우에서처럼 신경질적이고, 불안감이 높고, 몸이 많이 아프고, 불편하고 스트레스를 많이 받는 환자 중에도 조정기(adaptor)를 사용하는 경우를 볼 수 있다.

환자의 전신적이고 일반적인 외모는 환자가 어떠한 느낌을 갖고 있는가에 대한 명백한 단서를 줄 수 있다. 면도를 하지 않은 텁수룩한 남성이나 머리를 빗지 않고 헝클어진 모습을 하고 있는 여성의 모습은 외모관리를 할 만한 충분한 에너지가 없거나 외모관리에 관심이 없다는 것을 나타내고 있다. 질병으로 인해 입원한 환자들은 자가조정기(self-manipulator)의 관리에 관심을 잃게 된다. 외모관리에 있어서의 급격한 변화는 건강상태의 변화에 대한 신호로써 관찰할만한 가치를 지니고 있다.

<신체언어 관찰훈련>

① A・B 2명이 짝을 지으며 역할을 바꾸어 다시 한번 한다.

② A는 다음의 7 가지 정서를 얼굴 표정으로 표현하되 B에게 A자신이 어떠한 정서를 표현하고 있는지를 말해주지 않고 맞추어 보도록 한다.

분노	기쁨	통증
공포	지루함	
놀람	못참는것	

③ A가 표현한 얼굴표정을 B가 말하도록 한 후 A는 B가 맞았는지 틀렸는지를 이야기 해주고 틀렸다면 정확한 답을 이야기 해준다.

④ 이러한 과정을 2~3번 반복한다.

⑤ A・B가 역할을 바꾸어 B가 얼굴표정을 하고 A가 맞추도록 한다.

⑥ 연습이 끝난 후 얼굴표정에 대하여 논의하자. 상대방이 보여준 얼굴표정이 어떠한 정서를 표현한 것이라고 말해줄 때까지 당신이 읽지 못했던 표정이 있었는가? 당신은 상대방이 알아채리지 못하는 얼굴표정에 어떤 패턴이 있는가를 알아차렸는가? 당신이 스스로에게 질문 해보시오. 나의 짝이 분노, 기쁨 또는 다른 어떤 정서를 느끼고 있었는가를 관찰하는 데에 나에게 단서가 되었던 것이 무엇인가를 알고 있는가?

⑦ 환자의 신체적 언어가 어떻게 너로 하여금 환자가 통증으로 고통을 받고 있고 신경과민이 되어 있으며 또는 기진맥진하고 있는가를 결론 짓도록 이끄는가를 토의해 보라.

2) 청각적 채널(경로)

청각적 의사소통의 경로에 대해 생각해보는 한가지 방법은 매우 어두운 방안에 앉아서 당신이 보거나 만져 볼 수 없는 사람에게 이야기하고 있는 모습을 상상해 보는 방법이다. 이 상황에서 진행되는 이야기는 전적으로 청각적인 방법에 의해 이루어질 것이다. 청각적인 형태는 이야기하고 있는 단어는 물론 대화 목소리의 크기, 대화의 억양, 고저, 리듬, 음색, 속도 등이 모두 포함된다. 투입된 청각적 자극을 조직화하는 한가지 방법은 말씨의 속도, 억양, 고저, 음색과 같은 유추적인 의사소통(analogical communication)으로 부터 사용하고 있는 말의 내용 즉 디지털 의사소통(digital communication)을 구별해 내는 방법이다. 청각적 의사소통에 있어서의 뉴앙스(nuance)는 간호사는 물론 많은 사람들에 의해 무시되기 쉽다. 다음의 훈련은 말의 음색, 크기, 고저와 빠르기와 같은 유추적인 질적 수준(analogical quality)을 갖고 있는 메시지가 수용자의 메시지 수용에 얼마나 커다란 영향을 미치는가를 보다 잘 이해하도록 도와 줄 것이다.

<청각적인 의사소통 훈련>

① A · B 2명이 짝을 짓는다.
② A는 두 눈을 감고 B의 말을 듣는다. B는 간호사가 환자에게 이야기하듯이 오늘 기분이 어떻세요? 와 같은 말을 1~2분 정도 한다.
③ A는 B가 한말을 다음의 견해에 비추어 기술한다.
   a. 말의 속도
   b. 말소리의 크기
   c. 말소리의 고저
   d. 억양
   e. 리듬
④ A · B는 역할을 바꾸어 다시 반복한다.
⑤ 특이한 억양, 고저, 음색으로 상대방이 당신에게 말할 때 기분이 어떻했는가? 에 대해 토의한다.

(1) 듣기(Hearing)

시각적 의사소통의 1단계가 보기(seeing)였던 것과 똑같이 청각적 의사소통의 1단계 수준은 듣기(hearing)이다. 당신이 들은 것을 정확하게 규명해 낸다는 것은 간호의사소통의 매우 중요한 단계이며 단순히 이야기된 단어만이 아니라 이야기된 모든 면을 듣는 것이 중요하다.

<듣기연습 1>

① A · B 2명이 짝을 짓는다.
② A는 A가 생각하고 있는 어떤 것을 말한다.
③ B는 A가 말한 것을 흉내내되 A의 말씨 속도, 억양, 고저, 말씨의 크기, 리듬 등을 쫓아하여 A가 말한 대로 해보도록 한다.
④ 다른 사람의 말을 흉내내는 것이 쉬운지 또는 어려운지에 대해 토의한다.

<듣기연습 2>

① A · B 2명이 짝을 짓는다.
② A는 단순하고 간단한 말을 한다.
③ B는 A가 말한 대로 흉내내며 다음의 상황을 보다 더 과장하여 흉내낸다.
  a. 말씨 속도
  b. 말씨 크기
  c. 말씨의 고저
  d. 리듬
④ 역할을 바꾸어 다시 반복하도록 한다.
⑤ 흉내내는 것이 얼마나 어려웠는지 또는 쉬었는지에 대해 토의한다.

위의 2가지 훈련은 매우 어려우며 메시지가 어떻게 전달되는가에 따라 상대방에게 엄청난 효과 또는 충격을 주게 된다. 자기자신의 말씨는 물론 타인의 말씨 인식은 이와 같은 많은 연습을 통해 많이 향상된다.

(2) 경청(Listening)

환자에 대하여 많은 것을 알기 위해 간호사는 환자에게 이야기를 하기보다는 환자의 말을 많이 들어야 한다. 그러나 보통 간호사를 포함한 많은 사람들이 어떻게 들어야 하는가를 알지 못하고 있다. 경청(listening)을 흔히 듣기(hearing)와 유사한 것으로 생각하여 수동적이고 자연스러운 과정으로 생각되기도 한다. 그러나 집중하여 듣기 즉 경청은 사실상 능동적이고 인지적인 과정으로 효과적, 능동적 또는 적극적인 경청자가 된다는 것은 쉬운 일은 아니다. 경청의 과정은 메시지의 언어적 측면(spoken words)과 음성적 측면(목소리 억양, 속도, 고저, 음질) 모두에 집중하는 것을 포함한다. 경청은 상대방의 감정수준은 물론 메시지 내용에 대해 수용자가 예민해져야 한다. 국내의 간호본질적 속성 연구에서 간호중재에 돌봄, 사정 및 진단, 교육과 정보제공, 상호협력, 상담, 처방수행, 경청, 조정과 병동관리의 10가지를 포함시키므로써 경청이 환자간호에서 매우 중요한 위치를 차지하고 있음을 볼 수 있다.

경청하기가 어려운 이유중의 하나는 바로 집중력 부족 때문인데 효과적인 경청자는 정신적 휴식을 취하기 전에 4~5분 정도동안 들어오는 메시지에 집중할 수 있어야 한다. 이 4~5분 정도 되는 짧은 시간동안 경청자는 가장 마지막 시간의 요점만을 다시 바꾸어 구성하게 된다. 간호는 물론 다른 분야에서의 가장 효과적인 지도자가 될 수 있는 증거는 경청할 수 있는 능력이며 경청한 후 경청한 내용을 요약할 수 있는 능력이다. 적극적인 경청자가 될 수 없는 또 다른 이유는 현재 내재해 있는 심리적 잡음 또는 방해요소이다. 잡음, 피로와 싫증과 같은 정신을 빼앗는 자극(distracting stimuli)이 건강관리환경내에 자주 나타나서 간호사가 환자들과 상호작용하는 것을 어렵게 만든다.

간호사들이 시각적 의사소통 경로를 차단하는 전화와 같은 청각적 의사소통 방법을 이용하여 환자와 의사소통을 하는 경우는 대단히 많다. 만일 간호사가 전화라는 수단을 이용하여 환자와 의사소통 하면서 환자의 비언어적 행동을 볼 수 없다면 어떻게 될까? 경험상 두 가지의 경우가 있을 수 있다.

첫 번째 경우 말의 단어 내용은 긍정적이고 목소리의 표현은 부정적인 경우 전체적인 메시지 내용은 부정적인 것으로 간주된다.

두 번째 경우 목소리의 표현은 긍정적이고 말의 단어 내용이 부정적일 경우 전체적인 메시지 내용은 긍정적인 것으로 해석된다. 다음은 당신의 경청능력을 보다 민감하게 해줄 것이다.

<경청훈련>

① A · B 2명이 짝을 지은 후 tape recorder를 이용하여 5분 정도 동안 자신의 건강습관이라는 주제를 놓고 대화를 나누면서 녹음을 한다. 녹음이 어려우면 A는 말하고 B는 경청하고 다시 역할을 바꾸어 B가 말하고 A는 경청한다.

② 상대방의 말씨 즉 음색, 속도, 억양, 판에 박힌 버릇(mannerisms)은 물론 대화 내용에 귀를 기울여 경청한다.

③ 당신 자신에게 다음의 질문을 하고 답하시오.

ㄱ. 상대방이 말한 대화의 내용이 대화 방법에 잘 일치했을 때는 언제입니까?
상대방이 말한 대화의 내용이 대화 방법에 잘 일치하지 않았을 때는 언제입니까?

ㄴ. 상대방의 이야기중 어떤 내용이 가장 인상적이었습니까?
상대방 자신 또는 상대방이 해준 이야기가 당신에게 어떠한 영향을 미쳤습니까?
당신은 상대방의 이야기를 토대로 하여 상대방에 대하여 어떤 평가를 했습니까?

ㄷ. 당신은 상대방의 이야기 속에 흐르고 있는 어떤 특징적인 양상을 발견했습니까?
(예를 들면 불안을 제시해주는 리듬, 어떤 말을 특별히 강조할 때 사용하는 억양 같은 것들)

간호의사소통에서 흔히 자주 범할 수 있는 오류는 이야기하고자 하는 의미가 전달되고 이해되었다고 가정하는 것이다. 예를 들면 2명의 간호사가 있을 때 한 간호사가 care, compliance, following orders에 대한 의미를 이야기할 때 서로가 상대방도 그 의미를 알고 있는 것으로 생각하고 있다는 점이다. 다음은 간호 의사소통에서 어떻게 오해가 생길 수 있는가를 보여주는 실화이다.

간호학생 몇 명이 신생아실에서 실습을 하고 있었다. 어린아이 중 한 명은 뇌수종을 갖고 있어 머리가 매우 커져 있는 상태였다. 주임 간호사는 학생들에게 뇌수종 어린이는 매일 머리 둘레를 측정하고 무게를 측정해야 합니다. 라고 말했다. 주임 간호사가 깜짝 놀란 것은 학생 간호사가 뇌수종 어린이의 머리를 체중계에 놓으려고 애쓰고 있는 것을 발견했기 때문이다. 주임 간호사가 의미했던 것은 어린아이의 체중을 재어보고 어린아이의 머리 둘레를 측정해보는 것이었다.

유능한 간호의사소통자는 간호사, 환자 기타 모든 사람들로부터 들은(hear) 모든 것을 이해해야 하며 상대방이 전달하고자 하는 것을 이해하고 의미를 찾기 위해 주의깊게 경청해야 한다.

<들은 내용에서 의미 찾기 연습>

① A · B 2명이 짝을 짓는다.
② A가 말을 한다.
③ B는 A가 말을 한 것 중에서 의미를 찾고 A의 진술 뒤에 숨어있는 의미에 대한 해석을 하도록 한다. B는 A에게 그 의미에 대한 해석이 맞았는가를 질문한다.
예) A가 하품하면서 밤이 너무 깊었지요 라고 말한다.
B는 너무 피곤하다는 것을 의미합니까? 라고 물을 수 있다.
④ A는 B의 의미 해석에 대해 예, 아니오 또는 부분적으로 맞았는지를 대답해 준다.
⑤ B는 계속하여 아래의 조건이 될 때까지 당신은 이런 것을 의미했었습니까? 라고 묻는다.
ㄱ. B는 A로부터 3번의 Yes라는 답을 들을 수 있을 때까지
ㄴ. B가 계속 틀릴 경우 A에게 그러면 당신은 무엇을 의미했습니까? 라고 묻고 이때 A는 B에게 A가 의미했던 것을 이야기 해준다.
⑥ A · B가 역할을 바꾸어 다시 해본다.
⑦ 연습이 끝난 후 의미가 어떻게 오해될 수 있으며, 말할 당시 당신이 알고 있는 것보다 당신이 말한 것 속에서 어떻게 의미를 찾을 수 있었는가?에 대해 생각해 본다.

3) 운동지각 채널(경로, Kinesthetic Channel)

의사소통 경로의 3번째 주요 모델은 운동지각 경로로서 운동지각이라는 용어는 지각과 관련된 모든 상황의 의사소통을 말한다. 환경에 대한 접촉과 생리적 반응은 제1단계 수준의 통합이다(Level I). 여기에서 접촉은 간호처치와 깊은 관련을 맺고 있고 우선적으로 물리적 특성을 갖고 있어 업무수행에 따른 접촉(procedural touch)이라고도 부른다. 생리적 반응을 기술적 또는 서술적인 반응으로 분류하거나 지각이라고 명명하면 이 때의 생리적 반응은 2단계 수준의 통합이 된다(Level 2). 접촉은 일차적으로 심리적 또는 정신적 속성을 갖고 있어 돌봄의 접촉(caring touch)이라고도 부른다. 보통 느낌 또는 지각은 정서적 요소는 물론 인지적 요소를 모두 가지고 있음을 인식하는 것이 중요하다.

(1) 접촉(touch)

신체적 접촉은 모든 지각 중에서 가장 기본적이고 원시적인 것으로 중요할 뿐아니라 모든 지각 중에서 가장 개인적이다. Montague(1978)는 피부(skin)를 인체기관 중 가장 숙련되고 예민한 기관이며 의사소통의 첫번째 수단이며, 인체에 대한 가장 효과적인 보호장치로 설명하였다. 우리가 인간으로서 세상에 태어나면서 하게되는 첫 번째 탐험은 바로 접촉지각을 통해서 하게되며 출생시에 흡착반사(sucking reflex)를 부여받고 태어나게 된다. 접촉이란 우리가 의식적 경험으로 들어오는 첫 번째 지각이며 마취에서 깨어날 때 의식이 돌아오는 것을 느끼게 된다. 노인들이 걸을 때 발바닥과 땅의 접촉을 보다 많게 하기 위해 노인들이 발을 질질 끄는 것은 균형과 조화를 향상시키기 위해 인체가 매우 본능적인 모습으로 기능한다는 증거이기도 하다.

간호에 있어서 우리가 사회적 접촉에 대해 문화적으로 학습해온 규범을 변화시킬 필요가 있다. 환자와의 신체적 접촉이 허용되어야 함은 물론 환자와의 신체적 접촉은 필수적이다. 타인과의 접촉에 대해 이미 과거에 학습했던 규범과 지침을 변화시키는 것이 용이하지는 않으나 접촉하는 몸짓은 돌봄의 강한 메시지를 전달할 수도 있으며 심지어 환자가 감정의 문을 열 수 있도록 도와주기도 한다. 다음의 상황은 간호현장에서 있었던 실화이다.

학생 간호사 C씨는 심한 중증 동맥경화성 심장 질환이라는 진단을 받은 38세 남자 환자 M씨를 간호하도록 배정 받았다. M씨는 관상혈관 측로술 수술을 받았으나 아직도 윤직일 수 없었고 의자에 앉을 때조차도 심한 협심증을 경험해야만 했다. 그는 통증 완화를 위해 나이트로글리세린(*Nitroglycerine*)과 같은 관상혈관 확장제를 투여받고 있었다. 어느 날 아침 학생 간호사 C씨는 M씨에게 간호를 해주는 동안 M씨와 그의 질병에 관해 효율적으로 의사소통 할 수가 없어 좌절감을 느끼게 되었다.

학생 간호사 C씨가 M씨의 목욕을 시키고 방을 막 떠나려 하면서 수 분 동안 환자의 침상머리 옆에 서 있다가 드디어 그녀의 손을 M씨의 어깨 위에 올려놓았다. 약간의 침묵이 흘러간 후 M씨는 그의 가족, 실직과 입원에 대하여 C와 이야기를 나누었다. 신체적 접촉은 의사소통에 대한 최후 장벽을 무너뜨리고 학생 간호사 C와 M씨 간의 거리를 더욱 좁혀 주었다.

위의 예에서 계획성 없는 접촉의 효과적인 사용이 매우 좋은 결과를 가져온 상황을 볼 수 있었다. 동시에 접촉이라는 몸짓이 너무 진보적으로 보일 수도 있고 또 일부 환자는 오해를 할 수도 있다. 일부 사람들은 접촉의 경험을 좋아하며 접촉을 간호사의 돌봄으로 해석하기도 하나 일부 사람들은 접촉을 매우 싫어하기도 하므로 접촉에 대한 개개인의 태도를 주의깊게 관찰하는 태도가 필요하다. 의사소통의 모든 형태에서 간호사는 환자의 대답과 반응에 예민해야 하며 의사소통 경로를 변경할 수 있거나 또는 환자가 좋아하는 것과 싫어하는 것에 적응해가야 한다.

(2) 업무수행 접촉(procedural touch)

업무수행 접촉은 건강관리체계 내에서 가장 빈번히 사용되는 의사소통 형태중의 하나로 간호의 본질적인 모습이다. 환자와의 접촉 없이 목욕을 시키거나 주사를 놓는 것과 같은 간호수행을 하기는 대단히 어렵다. 환자와의 접촉을 포함하는 간호수행은 환자의 개인적 공간을 침해하게 되는데 개인적 공간이란 눈에 보이지는 않으나 인체를 둘러싸는 기포(bubble)와 같은 공간으로 눈에 보이지 않는 공간의 범위를 정의 해준다. 간호사-환자간의 관계에서는 간호업무수행에 따른 접촉(procedural touch)의 사용이 예상되며 다른 환경에서는 허용되지 못하는 환자의 특정 개인공간의 영역경계 내에서 이러한 업무수행 접촉(procedural touch)이 이루어진다. 간호사가 환자에게 개인공간 침해의 양해를 특별히 구하지 않아도 환자의 개인공간의 침입과 사용을 허용하게 된다. 모든 건강전문직요원들은 진찰을 하거나 V/S을 측정하는 일상적인 환자치료 또는 간호업무를 수행할 때 질병이 있는 환자에게 환자의 개인적 공간을 유지할 권리를 묻지 않는 경향이 있다.

비업무 수행 접촉(non-procedural touch)이란 정서적 지지와 간호를 주기 위해 사용하는데 업무수행 접촉에 비해 감정이입적 반응과 돌봄을 더 많이 이끌어 낼 수 있다. 그러나 간호사의 업무수행에 따른 접촉도 간호사의 돌봄을 충분히 전달할 수 있는 것으로 알려졌다.

(3) 돌봄적 접촉(caring touch)

간호와 건강증진은 인간지향적이다. 병원에서 간호사가 간호대상자와 인간 대 인간으로서 갖는 접촉은 다른 건강전문가와의 접촉과는 다르다.

간호사들은 환자들의 일상생활 활동, 영양섭취나 배설양상, 운동성, 그들의 질병에 대한 지식에 관해서 돕는 동안 환자와 가족과의 인간관계가 발달한다. 돌봄은 간호사 - 환자 관계 내에서 발생하는 가치, 태도, 행동으로 이루어져 있으며 돌봄은 기계적인 신체적 행동과 표현하는 정신적 심리적 행동으로 구성되어 있다(Watson, 1985). 입원한 환자와 가족들은 간호사들에게 숙련된 간호기술과 인간적인 관심을 가져주는 간호사를 기대한다. 돌봄이 간호에 근본적으로 고려되어야 한다는 사실에도 불구하고, 비돌봄의 행위가 간호 상황에 존재하고 있음을 볼 수 있다. 다음 사례를 고찰해보자. 한 55세 남자는 병원에 입원해 있는 동안 겪었던 간호사와의 경험을 냉담하고 거칠고, 불쾌한 것으로 묘사했다.

내가 내과 병동에 입원해 있는 동안 그 병동 간호사들과의 접촉은 알다시피 냉담했고 냉담한 접촉은 확실히 내가 침대에 가죽끈으로 묶여 있는 듯한 절망감을 느끼도록 만들었다. 한 간호사가 나를 씻겨 주었으나 맙소사! 그녀는 너무 거칠었다. 그녀는 인간을 씻기는 것이 아니라 마치 더러운 인형을 씻기는 것 같았다. 나는 나를 씻어준 간호사, 그녀의 몸짓을 기억해 보면, 그들은 너무 불친절했고, 신체적으로 너무 거칠었다. 그녀는 계속적으로 시종일관 서둘렀고, 거의 누군가를 매우 공격하는 것 같았다. 그들은 나에게 편안한 느낌을 주거나 내가 그들에게 어떤 소중한 존재라는 느낌을 주지 않았다. 우리 모두는 우리가 매우 소중하다고 느끼기를 좋아한다고 나는 생각한다.

돌봄적 접촉이란 감정 또는 마음을 신체적 접촉에 통합시키는 접촉으로 운동감각적 모델에서 보다 상위수준을 나타내고 있다. 돌봄적 접촉은 간호사의 관심과 동정적 또는 공감적인 운동감각적 메시지를 담고 있다. 돌봄적 접촉으로 전달될 수 있는 것은 애정, 정서적 지지, 장난기, 감정이입 등이 모두 포함된다. 간호사와 환자 모두가 따뜻한 감정이라고 해석하는 여러 형태의 접촉몸짓에는 손잡기, 접촉, 포옹, 악수, 팔짱끼기, 간호사 어깨에 기대어 울기 등이 있다. 돌봄적 접촉은 업무수행 절차에 따르는 접촉보다 더 예민하다. 환자의 손을 잡거나 또는 환자의 등을 두두려주며 안심시켜 주는 간호사는 환자에게 메시지를 전달해 주게 된다. 이러한 메시지는 기본적으로 간호사의 행동을 긍정적 또는 부정적인 여러 가지 방법으로 표현하는 것으로 환자에 대한 돌봄과 관심의 반영이다. 돌봄의 접촉을 통해 간호사는 관심과 감정이입의 운동 감각적 메시지를 전달하게 된다.

간호사가 사용하는 돌봄적 접촉에는 일부 위험부담을 앉게 되는 요소도 있는데 간호사의 돌봄적 접촉에 대해 환자가 쉽게 오해할 수 있기 때문이다. 간호사 자신의 가족 내에서도 접촉지각 사용에 익숙하지 않은 간호사들이 돌봄적 접촉 사용에 상당한 어려움을 느끼지만 돌봄적 접촉의 사용은 경험으로도 발달시킬 수 있는 기술이다. 장기간 입원해 있는 노인환자에 대한 포괄적인 간호제공(extended - care)시설기관에서 일하고 있는 간호사들은 돌봄적 접촉 사용을 발전시킬 수 있는 많은 기회를 가지고 있다.

이러한 돌봄적 접촉은 친밀감, 신뢰감과 안심을 심어주게 된다. 돌봄적 접촉에 대한 치료적 효과성이 오랫동안 간호연구의 주제였다. 간호사가 사용한 접촉이 환자에게 긍정적 효과를 주었다는 많은 증거가 있다. 돌봄적 접촉의 효과성은 접촉을 전하는 간호사 개개인의 편안감은 물론 접촉 수용자인 환자의 편안감에 달려있다.

<접촉을 통해 의사소통하는 방법에 예민해질 수 있는 훈련>

① A・B 2명이 짝을 짓는다.
② 서로가 접촉을 할 수 있는 거리에 앉는다.
③ A는 접촉을 통해 전달하기 위한 아래의 메시지 중의 하나를 뽑는다.

단, A는 B에게 전달하고자 하는 메시지는 말해주지 않는다.
a. 나는 너에게 화가 나있다.
b. 나는 너를 만져 보고 싶다.
c. 나는 너를 좋아한다.

④ A는 손, 팔, 어깨 또는 인체의 다른 부위를 접촉하면서
a. A가 선택했던 접촉 메시지를 전달하면서
b. 안녕하세요. OO씨, 오늘 기분이 어떠세요 라고 말한다.

⑤ B는 접촉을 통해 A가 전달하고자 했던 것을 맞추어본다.
A는 B에게 답이 무엇인지를 말해준다.
⑥ A는 다시 똑같은 언어적 메시지를 가지고 두 번 접촉을 하면서
오늘 기분이 어떠세요? 라고 말한다.
⑦ A・B의 역할을 바꾸어 해본다.
⑧ 접촉에 대해서 무엇을 알게 되었습니까? 어떻게 하여 접촉으로 환자에게 돌봄의 메시지를 전달할 수 있었는가를 토의해 보십시오.
눈을 감고 이와 같은 훈련을 하면 훨씬 더 쉽다는 것을 알게 될 것이다.

다음에 대해 생각해 봅시다.
① 당신은 접촉 메시지에 대해 어떠한 생각을 했습니까?
② 당신은 당신자신 또는 타인의 접촉 메시지를 어떻게 알고 있습니까?
③ 2개의 서로 다른 메시지가 언어적으로 그리고 접촉으로 주어질 때 당신은 어떻게 반응을 보이겠습니까? 접촉에는 다양한 감정이 함축되어 있지 않으나 많은 종류의 감정들이 있습니다.

외로움	슬픔	기분 상함	실망	사랑
행복함	공포	성적인 매력	불안	좌절

각 개인이 감정들을 경험하는 동안 간호사는 유사한 반응을 보여줌으로써 환자의 감정에 반응해간다. 타인의 입장이 되어 보는 것을 감정이입(empathy)이라고 하며 이 감정이입은 치료적 의사소통에 있어서 중요한 도구가 된다.

2. 언어, 채널과 의사소통의 사용

의사소통 경로라는 개념은 매우 다양하고 넓은 응용력을 가지고 있으며 의사소통 경로는 흔히 3개의 주요 경로로 분류할 수 있다. 우리의 사고하는 방법, 지각하는 방법, 말하는 것, 활동조차도 시각적, 청각적, 운동 감각적 구성요소로 분해할 수도 있다. 예를 들면 라디오를 경청하는 것은 우리가 들은 것을 기초로 영상을 마음속에 그릴 수 있지만 라디오의 경청은 청각적 활동에 속한다. 테니스나 기타 다른 스포츠를 즐기는 것은 시각적 활동과 운동 감각적 활동이 복합되어 있다. 물론 복식경기를 하다가 복식 파트너가 실수로 우리에게 화를 내게 된다면 이 경우는 또한 청각적 구성요소를 발견할 수도 있다. 간호의사소통도 청각적, 시각적, 그리고 운동 감각적 요소로 분해될 수 있다는 점에서 간호의사소통은 다른 모든 의사소통과 매우 유사하다. 다음의 경우를 생각해 봅시다.

수간호사가 환자의 식사 배식을 돕는 업무를 당신에게 주었다. 식사가 도착했고 당신은 환자 이름을 확인한 후 식판을 적절한 환자에게 나누어주게 된다. 당신이 환자의 배식을 잘 끝낸 후 식사가 끝낼 때까지 기다린 후 신속하게 식판을 거두어 쌓아올려 놓았다. 식판을 거두어 쌓아올리고 있는데 식판으로부터 무엇인가가 굴러 나와 바닥으로 떨어졌다. 간호사는 바닥으로 굴러 떨어진 의치를 주워들고 수간호사에게로 달려갔다. 수간호사는 간호사에게 말했다. 걱정하지 말아요. 당신은 우리에게 이런 일이 얼마든지 일어날 수 있다는 것을 알게 되었어요. 의치 안을 잘 들여다보면 그 안에서 환자의 이름을 찾을 수 있을 거예요. 많은 노인들이 의치를 끼고 먹는 것을 오히려 힘들어하기 때문에 식사하기 전 의치를 빼서 식판에 놓곤 합니다. 환자가 식사를 끝낸 후 식판을 거두어들이면서 식판 위에 의치가 있는가를 잘 살펴보아 환자가 의치를 잃지 않도록 해야 합니다.

상상적인 일련의 의사소통과 간호활동 중에 어떤 사건이 발생되었는가를 알아보는 방법은 많다. 의사소통 경로의 관점에서 위의 의사소통을 몇 부분으로 나누어 볼 수 있다.

청각적 경로 : 수간호사로부터 간호업무를 지시 받는다.
시각적 경로 : 식판 위의 이름을 확인하고 해당되는 환자와 식판을 잘 짝지었다.
운동 감각적 경로 : 식판을 환자들에게 나누어준다.
운동 감각적 경로 : 배식을 한 후 식판을 다시 거두어 들였다.
배식을 성공적으로 잘 끝냈다고 생각했다.

시각적 경로 : 의치가 바닥에 떨어져 있는 것을 보았으나 의치 안에 이름이 적혀 있는 것을 보지 못했다.

청각적 경로 : 수간호사에게 이 일을 알렸다.

청각적 경로 : 수간호사는 여러 가지 이야기를 해주며 악으로 환자의 식사가 끝난 후에는 식판을 잘 보아야 한다고 알려주었다.

운동감각적 경로 : 환자에게 의치를 갖다준다.

이러한 분석은 매우 기본적이다. 우리가 수간호사의 지시를 어떻게 해석하였는지, 식판과 환자를 어떻게 찾아냈는지, 배식을 잘 끝냈다는 성취감이 어떻게 식사 후에 식판을 잘 보지 못하도록 했는지, 수간호사로부터 받은 지침을 어떻게 처리했는가에 대한 검토를 깊이있게 해 본다. 이같은 모든 것들이 의사소통 채널개념을 통해 이루어질 수 있다. 의사소통 채널개념을 통해 간호과정과 간호의사소통의 다양한 면, 언어사용과 사고력을 검토해 보는 것이 가능하다.

1) 3가지 주요 채널 내에서 사고하기

사람들은 자신들이 어떻게 사고하느냐? 에는 거의 관심을 갖지 않는다. 그들은 항상 당신에게 그들 마음속에 있는 것, 비밀스런 미래의 희망, 또는 크리스마스에 무엇을 원하는지를 이야기할 수는 있으나 대부분의 그들이 어떻게 생각했는가는 알아차릴 수가 없다. 어떻게(how)라는 단어를 이용하여 사람들이 크리스마스에 무엇을 원하는지를 결정하고, 무엇을 염두에 두고 있으며 환자와 간호사간의 의사소통에 존재하는 불평이 무엇인지는 물론 시각적, 청각적, 운동 감각적 사고에 대하여 이야기를 나눌 수 있게 된다. 단순한 사고과정과 말하기 과정은 환자간호에 필수적인 중요한 정보를 누락시킬 수도 있기 때문에 환자가 무엇을(what) 생각하느냐가 아닌 어떻게 생각하느냐를 이해하는 것은 대단히 중요하다. 다음의 예에서 무엇을 생각하느냐가 아닌 어떻게 생각하느냐가 매우 중요한지를 명확히 하는 데에 도움을 줄 것이다.

(1) 시각적 사고

우리가 시각적으로 생각할 때 그림을 그려내게 된다. 우리가 잠시동안 우리 집 또는 아파트가 무엇과 같은지를 상상한다면 우리는 마음의 속으로 건물이나 방의 영상을 그리기 시작한다. 훌륭한 시각적 사고능력을 가진 사람들은 해야 할 일에 대해 정신적으로 목록작성을 할 수 있고 간호업무과정에서 각 단계의 그림을 그릴 수 있거나 또는 어떤 크기의 몸을 갖고 있는 사람이 어떤 크기의 휠체어에 적절할 것인지를 상상해 볼 수 있다. 시각적 영상 그리기는 환자 또는 간호사가 이야기하고 있는 것을 해결하는 데에 매우 유용할 수 있다.

바닥에 떨어진 의치의 예에서 우리는 식후에도 식판을 주의 깊게 관찰하는 스스로의 그림을 그리고 우리들 스스로가 식사 후 식판을 잘 관찰하도록 하는 데에도 그림을 이용할 수 있다. 듣기 또는 느끼기 경로로부터 얻은 정보도 또한 시각화될 수 있다. 우리가 적절한 순간에 느낌에 잘 반응하거나 경청하는 데에 어려움을 가지고 있다면 듣고 느낀 경로에서 얻은 정보를 시각화하는 것이 우리의 이해와 의사소통을 도와줄 수 있다. 환자가 이야기하고 있는 것을 시각화하는 방법은 글자 뜻 그대로 단어들이 타자기와 같이 마음의 눈을 건너 뛰어간다는 것이다. 떠오르는 많은 감정들이 있을 때 마음의 눈 속에서 그러한 감정을 느끼는 그림을 그릴 수 있게 된다. 시각적인 사고방법으로 환자가 의미하는 것을 볼 수 있다.

이상적으로는 간호사들이 모든 의사소통 경로 속에서 의사소통하고 사고할 수 있는 능력을 발전시키는 것이 필요하다. 다음의 예는 시각적 사고화 과정을 보다 다듬어 줄 수 있는 매우 간단한 방법이다.

<시각적 사고과정 연습>

① A·B 2명이 짝을 짓는다.

② A는 B에게 천천히 간호절차를 서술해 준다. 간호절차는 2~5단계로 되어있어야 한다. (예를 들면 체온측정방법, 환자에게 걷기 운동시키기, 또는 침상목욕 시키기 등이 적당하다.)

③ A가 각 단계를 서술할 때 B는 간호절차를 수행하는 그림을 머리 속에 그린다.

④ A의 서술이 끝날 때 B는 A에게 각각의 그림을 생각하고 그림 속에 무엇이 있는가를 설명하면서 간호절차가 어떻게 이루어지고 있는가?를 이야기 해준다.

⑤ 역할을 바꾸어 다시 해본다.

⑥ 그림 그리기가 A·B모두에게 기본 간호실습의 복습으로서 간호절차 수행의 준비에 어떻게 도움을 주었는지와 짝과 함께 무엇을 완수했는가를 토의해본다.

(2) 청각적 경로 속에서 사고하기

인간의 사고를 그림으로 그릴 수 있듯이 잠재 의식적으로 스스로에게 말하므로써 청각적 형태로 사고할 수 있다. 시각적, 운동 감각적 정보를 청각적 방법으로도 사고해 볼 수 있다. 예를 들면 한 간호사가 병실순회를 한 후 간호기록지에 C 환자는 잘 주무시고 있다 라고 기록한 후 동료 간호사에게 C 환자는 잘 주무시고 있다. 라고 이야기를 했다면 동료 간호사에게 한 이야기는 관찰된 것에 대한 청각적 사고를 보여주고 있다. 간호사는 시각적 경로를 통해 정보를 받고 사용할 적절한 단어를 생각해 냈다. 우리는 간호사로서 환자의 행동과 증상을 표현할 수 있는 적절한 단어를 찾고 정확히 서술한다는 것은 매우 중요하다.

청각적 사고에서의 실수는 환자와 간호사 모두에게 혼란을 초래할 수 있다. 예를 들면 보통의 간호절차는 요검사물을 얻을 때 청결뇨 채취(clean catch)를 해야 한다.

이 요검사물의 채취 특성 때문에 간호사가 요검사물 채취 절차를 환자에게 정확히 설명한 후(청각적 경로) 환자는 요검사물을 정확히 채취할 수 있어야 한다. 환자에게 우선 손을 깨끗이 씻고 멸균된 용기에다 소변보는 중간에 나오는 소변을 받아야 한다는 것을 가르쳐 주어야 한다. 이 소변을 검사실로 가져가서 소변 속에 존재하는 미생물을 검사하게 된다는 것도 알려준다. 환자가 이 소변 검사물을 오염시키지 않기 위해 초기에 나오는 소변과 끝에 나오는 소변을 받지 않는다는 것도 이야기를 해준다. 이러한 지침이 여기 설명에서는 아주 분명하고 명백하나 간호현장에서는 실제로 설명하기에 용이한 절차는 아니다. 가끔 환자가 간호사의 설명을 듣지 못해 소변을 변기에 모두 받아두게 되는 경우도 있으므로 반드시 소변검사물 채취절차는 반복하여 설명해주고 다시 실행해 보도록 한다. 이 경우 차트로 시범을 보여주는 것이 (시각적 경로) 훨씬 더 쉬울 수도 있으나 많은 치료나 처치, 간호절차 등을 시각적 시범으로 보여주는 병원은 드물다.

<청각적 사고 연습(self - talk)>

① A・B 2명이 짝을 짓는다.
② A는 B에게 천천히 간호절차를 설명하되 간호 절차는 3~5단계로 되어 있도록 한다.
③ A가 각 단계의 간호절차를 설명하면 B는 자기자신에게 그 단계를 설명한다.
④ A의 간호절차에 대한 설명이 다 끝나면 B는 처음에는 자기자신에게 그 다음에는 B에게 간호절차를 수행하는 방법을 설명한다.
⑤ A・B가 역할을 바꾸어 다시 해본다.
⑥ 독백(self - talk)이 어떠한 간호절차를 수행하도록 준비시키거나 환자와 함께 완성한 업무를 평가하는 데에 어떻게 도움을 주었는가를 토의한다.

(3) 운동 감각적 사고(thinking kinesthetically)

많은 사람들이 시각적 또는 청각적 의사소통 경로를 선호하는 경향이 있지만 운동감각적인 의사소통 경로를 사용하는 사람들도 있다. 보통 느낌의 단어(feeling words)는 느낌의 사고(feeling thought)를 동반한다.

즉, 우리가 어떤 일에 대해 슬펐던 최근의 상황에 대해 생각해 볼 때 슬픈 느낌을 갖게 된다. 예를 들면 슬퍼지면서 호흡의 양상이 변화되고 눈물이 핑 돌기도 한다. 즉 이야기 중에 사용된 단어를 듣거나 어떤 장면을 보고 있을 수도 있지만 운동감각적으로 어떤 단어 또는 장면을 평가하고 있기 때문에 신체적 반응 또는 감정을 지각하여 눈물이 핑 돌게 되고 호흡의 양상도 변화된다.

<운동 감각적 사고 연습(Kinesthetic thinking exercise)>

① 다음의 정서를 나타내는 단어를 선택하여 감정을 가지고 상대방에게 말을 한다.

화난	즐거운	어리석은	무례한
정신나간	감상적인	슬픈	행복한
성적으로	매력있는		

② 그 단어를 듣고 각자가 어떻게 느끼게 되는가에 대해 생각해 본다.

③ 당신 기분이 당신 환자의 사정에 어떻게 영향을 미치는가를 토의해 보라.

2) 의사소통 채널 속에서 말하기

인간의 언어사용은 의사소통 채널과 깊은 관계를 맺고 있다. 정신치료의 체계를 세우고 의사소통에서 일정한 양식(modality)을 사용해야 된다고 주장해온 Bandler와 Grinder(1975)에 따르면 대부분의 사람들은 자신이 우세하게 사용하는 의사소통 양식을 가지고 있다. 즉 언어사용에 있어서 시각적, 청각적, 운동 감각적 그리고 가끔 후각적 요소를 가지고 있다는 점이다. 예를 들면 일부 사람들은 "당신이 무엇을 의미하고 있는지 알고(*see*) 있어요. 나는 보다 명확한 상황 파악(*picture*)이 필요해요." "제 견해(*view*)는 이렇습니다."와 같은 많은 구절을 사용한다. 여기에서 중요한 단어는 바로 see, picture, view인데 이 단어는 모두 시각적 단어로써 이러한 시각적 단어를 사용하는 사람은 시각적인 사람으로 간주할 수 있다. 또 다른 사람은 습관적으로 "당신 말을 잘 듣고(*hear*) 있어요. 계속 이야기(*talk*)합시다.", "제가 말씀드리는(*say*) 것을 잘 들어야만(*listen*) 합니다." 라는 구절을 사용하는 경우가 있는데 이 사람의 주요 경로에 사용되는 중요한 단어는 hear, talk, listen, say 등이며 이러한 단어는 듣기(hearing)에 관련된 청각적 단어이다. 청각적 단어가 많이 들어가 있는 구절을 주로 사용하는 사람은 청각적인 사람이다. 끝으로 "제 느낌(*feeling*)은 이렇습니다., 나는 당신과 자주 접촉(*touch*)하고 싶습니다., 저는 그 의미를 잘 잡을(*grasp*) 수가 없는데요." 라는 구절을 주로 사용하는 사람이 있는데 이 경우 중요 단어는 feeling, touch, grasp 이며 이 단어들은 모두 운동 감각적이다. 이 단어들은 지각과 관련되어 있으며 이와 같은 구절을 주로 사용하는 사람을 운동 감각적인(kinesthetic) 사람으로 간주한다.

Grinder와 Bandler(1976)는 많은 사람들이 의사소통에 주로 한가지 경로를 사용한다고 주장했는데 즉 자신을 표현하기 위해 시각적, 청각적 또는 운동 감각적 용어 중 어느 하나를 주로 사용한다는 것이다. 또한 사람들은 자기 자신의 채널을 이용하여 타인으로부터의 의사소통을 받아 드리는 경향이 있다. 즉 효과적인 의사소통은 감정 이입적이며 라포(rapport)형성을 잘함은 물론 모든 종류의 채널에 능숙하여 환자 또는 건강전문인이 갖고 있는 채널로, 또는 이해될 수 있는 채널로 즉시 변환시킬 수 있는 능력을 갖추어야 한다.

경로변환의 발달을 촉진시키기 위한 방법을 소개하고자 한다. 다양한 어휘를 이용하여 표현 능력을 발달시키는 것이 필요하다.

(1) 시각적 언어(visual language)

텔레비전	시각, 견지	지도
보다	시범보이다	그래프
밝은	보여주다	구경꾼
그림	설계하다	읽다
시야	도표로 만들다	다시 보다
나타나다	감시하다	미리 보다
외관상	반영하다, 나타내다	~인 듯하다
밝게	환영의	외모
초점	투시의, 통찰력이 있는	
상상력	보다	전체상, 개관

많은 사람들이 위에 제시된 단어를 잘 알고 있다. 가끔 이러한 단어들이 "나는 너의 마음을 읽었다.", "주의해라", 나는 "네가 어디쯤에 와 있는지 알고 있다", "잘 보여줘" 등과 같은 구절 속에서 많이 나타난다. 이 단어들은 의미를 주거나 전달하기 위해 사용될 수 있다. 시각적이지 못한 사람들이 자신의 경험을 설명하기 위해 이러한 단어들을 사용하는 일은 드물다. 시각적인 사람들은 이러한 단어들을 매우 광범위하게 사용한다. 다음은 우리가 시각적 이미지를 사용하는 환자로써 가져야 할 능력을 발전시키고 인식하는 데에 도움을 주기 위한 훈련이다.

<시각적 의미 찾기 훈련>

[Group 1]

a. 건강력에 대해 더 많은 것을 알았으면 합니다.
b. 어디가 아프지요?
c. 이해하고 있어요.
d. 이해가 잘 안 가는데요.
e. 여기 병원이 편안하기를 바래요.
f. 문제가 무엇이지요?
g. 의사 선생님께서 무엇이 잘못되어 있는지를 전해 주셨나요?
h. 오늘 기분이 좀 어떠세요?
i. 가족에 대한 정보가 필요한데요.

[Group 2]

a. 건강력에 조금 더 초점을 모아 봅시다.

b. 어디가 아픈지 저에게 보여 주시겠어요?

c. 무엇에 대해 말씀하고 계신지를 제가 알고 있어요.

d. 무엇을 의미하고 있는지를 모르겠어요.

e. 모든 것이 잘 되기를 바래요.

f. 문제가 무엇인 듯 합니까?

g. 의사 선생님께서 진단명을 다시 검토하셨습니까?

h. 오늘 모든 것이 어떤 것 같아 보이죠?

i. 가족들의 모습이 어떤지를 저에게 그려주세요.

② group 1을 보지 않고 똑같이 말해 본 다음 시각적 이미지(image)를 사용하여 표현한 Group 2와 비교하시오.

위에서 제시된 것과 같은 서술을 많이 훈련할수록 시각화를 통해 분명히 의사소통할 수 있게 된다. 중요한 점은 타인의 채널을 이용하여 말할 수 있다는 것은 한국사람이 스페인어를 사용하는 Mexico인에게 한국어가 아닌 스페인어로 말하는 것과 똑같다. 환자의 언어로 이야기할 때 우리가 이해 받을 수 있는 최상의 기회에 접해 있게 된다. 의미를 알고 여러 번 그 요점을 검토하면 우리는 보다 효율적인 시각적 의사소통자가 될 것이다.

(2) 청각적 언어(auditory language)

청각적 언어는 듣는 것(hearing)과 관련된 것으로 청각적인 단어가 아래에 제시되어 있다.

청각적인	울려 퍼지다	천둥
듣기	화자	가락
듣다	노래하기	구두의
읽다	목소리가 큰	포요하다
말하다	말하다	호각불다
음악	이야기하다	소리나다
수행하다귀	노래하다	
라디오	청각의	소음
단어	기록하다	나팔소리
음악회		

시각적 표현을 구성하는 단어에서와 마찬가지로 청각적 표현을 구성하는 각각의 단어들은 자신의 특별한 의미를 갖고 있다. 시각적 표현에서와 마찬가지로 각각의 청각적 표현도 자신의 특별한 의미를 나타낸다. 우리와 이야기하고 있는 상대방이 고도의 청각적인 즉 많은 청각적 언어를 사용하고 청각적 의사소통의 뉴앙스(nuances)에 민감한 사람이라면 청각적 언어가 특히 매우 유용하다. 시각적 언어 메시지와 마찬가지로 청각적 언어는 특별한 채널을 갖고 있지 않은 언어는 물론 다른 채널을 사용하는 언어로부터 의미를 찾는 데에 이용될 수도 있다. 보통의 일상적인 간호의사소통의 예가 아래에 있다.

일부 환자들은 다른 표현보다 이러한 청각적인 표현에 보다 쉽게 반응을 보이는 경우도 있다. 또 어떤 환자들은 운동감각적으로 표현된 질문에 보다 쉽게 반응을 보이기도 한다.

<시각적 언어를 청각적 언어로 변환시키기 연습>

다음의 간호와 관련된 진술은 시각적 언어로 된 표현이다. 시각적인 언어를 본래의 진술과 같은 의미를 주는 청각적 언어로 바꾼 후 바꾼 답을 우측에 있는 group 2와 비교해 보시오.

[Group 1]

① 건강력에 대해 더 많은 것을 알아야 할 필요가 있어요.
② 어디가 아픈지를 보여주세요.
③ 이해할 수 있어요.
④ 의미하고 있는 것을 알지 못했어요.
⑤ 편안하세요.
⑥ 무엇이 문제인 듯합니까?
⑦ 의사 선생님은 무엇이 문제인지를 이야기해 주셨나요?
⑧ 오늘 기분이 어떠세요?
⑨ 가족과의 생활이 어떤지 그림을 주세요.

[Group 2]

① 저에게 건강력에 대해 더 많은 것을 이야기해 주세요.
② 아픈 곳이 어디인지 저에게 말씀해 주세요.
③ 저는 말씀하고 있는 것을 듣고 있어요.
④ 무엇을 의미하고 있는지를 말할 수 없어요.
⑤ 기분이 어떤지를 이야기해 주시겠어요?
⑥ 문제가 무엇인지를 나에게 이야기해 주세요.
⑦ 의사 선생님은 무엇이 문제인지를 이야기해 주셨나요?
⑧ 오늘 기분이 어떠신지 이야기해 보세요.
⑨ 가족에 대해 당신과 이야기했으면 좋겠어요.

(3) 운동 감각(지각)적 언어(Kinesthetic language)

운동감각적 단어와 표현은 감각, 접촉과 다른 운동감각의 양상을 갖고 있는 것을 모두 포함한다. 일부 운동감각적 단어와 표현은 시각적 또는 청각적인 함축성과 결합되어 있기도 하다. 운동감각적 용어에는 다음과 같은 것들이 있다.

슬픔	가려운	느껴지는
접촉	통증	공포
느끼다	분노	
적대감	기쁨	감촉이 부드러운(청각적인 언어도 됨)
잡다	기쁜	긁다
딱딱한	접촉하는	사랑하다
통증이 심한	상하다	거친

감정의 폭발(시각적-청각적인 언어에도 포함)
취급하다움직이다(시각적인 언어도 됨)

많은 관용적인 표현이 감각적(지각적) 단어를 사용하고 있다. 예를 들면"감각에 따라서 하세요. 제가 말씀드리기가 매우 어려운데요". 언어사용에 있어서 청각적 감각 또는 시각적 감각이 뛰어난 사람도 있지만 일부 사람은 운동 감각적 언어사용에 남다른 재주를 가지고 있는 경우도 있다. 운동 감각적 언어사용에 남다른 재주가 있는 사람들은 운동감각적 표현이 고도로 뛰어난 사람들이다.

<시각적, 청각적 언어를 운동 감각(지각)적 언어로 변환시키기 연습>

group 1에 있는 간호의사소통을 운동감각적 언어를 사용하여 변형시켜 보고 아래에 있는 내용과 비교해 보라.

[Group 1]
① 건강력에 대해 더 많은 것을 알아야 할 필요가 있어요.
② 어디가 아프다고 생각하는지를 나에게 보여주세요.
③ 말씀하고 계신 것을 듣고 있어요.
④ 이해하지 못하고 있어요.
⑤ 모든 것이 잘되기를 희망해요.
⑥ 무엇이 문제입니까?
⑦ 의사 선생님은 진단명을 말씀해 주었나요?
⑧ 오늘은 어떤 것 같아요?
⑨ 가족력에 대한 얼마의 정보가 필요해요.

[Group 2]

① 나는 건강력에 대한 감각에 예민해져야 할 필요가 있어요.

② 통증이 어디에 있다고 느끼는지요?

③ 의미하고 계신 것을 파악했다고 느끼고 있어요.

④ 의미하는 것과 아직 접촉을 못하고 있어요.

⑤ 편안하게 느끼기를 희망해요.

⑥ 무엇이 문제라고 느꼈어요?

⑦ 의사 선생님은 잘못되어 가고 있다고 느낀 것을 이야기해 주었나요?

⑧ 오늘 기분이 어떠세요?

⑨ 가족에 대한 믿을 만한 정보가 필요합니다.

이러한 훈련이 쉽지는 않으므로 많은 연습을 해보도록 한다.

지금까지 채널을 제시해 주는 언어에 초점을 두고 많은 토의를 해왔다. 예를 들면 보다 라는 것은 시각적 채널을 제시한다. 그렇지만 모든 단어들이 어떤 채널을 제시하고 있는 것은 아니다. 아래에 제시된 동사 또는 행위 단어들은 특별한 또는 함축된 채널을 갖고 있지 않다.

생각하다	구별하다	
결정하다	의아하게	생각하다
지각하다	알고있다	
결론짓다	이해하다	

인간은 자신의 선호도에 따라 주가 되는 우선적인 의사소통 채널을 사용한다. 사람에게 있어 느끼는 방법과 느끼는 정서가 의사소통 과정에 있어서 가장 강력한 힘이 되고 있다. 인간의 감정은 여러 가지 방법으로 표현된다. 정서가 어떤 한가지의 수단, 예를 들면 언어적 표현과 같은 수단의 출구를 거부한다면 정서는 신체적 언어와 같은 다른 출구를 발견하게 될 것이다. 간호전문직에 있어서 예민하고, 정확하고, 명확한 관찰기술이 최소한으로 갖추어야 할 능력 수준이다. 마지막으로 메시지를 줄 때는 환자가 선호하고 환자에게 우선되는 채널로 동조하여 맞추어야 한다. 이러한 채널 동조 기술은 환자가 사용하는 채널에도 주목하는 기술을 필요로 한다.

□ 학습과제

1. 의사소통의 세 가지 채널을 제시하고 간단히 설명하시오.
2. 의사소통의 시각적 채널에서 고려해야 할 요소를 제시하고 설명하시오.
3. 신체적 언어관찰에서의 관찰 대상 요소를 설명하시오.
4. 청각적 채널의 구성 요소를 설명하시오.
5. 운동 지각 채널의 구성요소를 설명하시오.
6. 업무수행에 따른 접촉과 돌봄적 접촉을 설명하시오.
7. 인간의 사고가 의사소통 경로와 어떠한 관련을 맺고 있는가를 설명하시오.
8. 언어사용이 상징적으로 의사소통 채널과 어떻게 관련을 맺고 있는가를 기술하시오.
9. 시각적 채널에 사용하는 언어를 열거하고 언어적 표현을 하시오.
10. 청각적 채널에 사용하는 언어를 열거하고 언어적 표현을 하시오.
11. 운동 지각적 채널에 사용하는 언어를 열거하고 언어적 표현을 하시오.

□ References

구약성서, 집회서, 13장.

서문자 외(1996). 간호사가 인식하는 간호본질에 대한 탐색적 연구. 대한간호, 35(1), 66-69.

Benner P, Wrubel J(1989). The Primacy of Caring. Addison-Wesley Publishing Company.

Bishop A, Scudder J(1991). Nursing: The Practice of Caring. National League for Nursing Press.

Bradley JC, Edinberg MA(1990). Communication in the Nursing Context. Appleton & Lange.

Brunner LS, Suddarth DS(1980). Texybook of Medical Surgical Nursing. Philadelphia : Lippincott.

Davidhizar R(1992). Interpersonal communicastion: A review of eye contact. Infection Control Hospital Epidemiology, 13: 222-225.

Ekman P, Friesen WV(1984). Unmasking the Face. Englewood Cliffs, N. J.: Prentice Hall.

King I(1981). A Theory for Nursing. New York: Wiely.

LeReche L, Dworkin SF(1984). Facial expression accompanying pain. Social Sciencein Medicinec, 19(12), 1325-1330.

Nightingale F(1969). Notes on Nursing Theory. New York Lippincott Company.

Nodding N(1948). Caring: A Feministic Approach to Ethics and Moral Education. Los Angeles: University of California Press.

Waston J(1979). Nursing: The Philosphy and science of caring, Boston: Little Brown Campany.

제 5 장 의사소통 유형

1. 의사소통 유형

인간의 상호작용은 어떠한 형태이던지 간에 의사소통을 포함하고 있으며 상호작용은 메시지를 주고받는 과정에서 한 개인이 사용하는 독특한 의사소통 양식에 따라 달라진다. 그렇다면 의사소통 유형에는 어떤 것이 있을까? 예를 들면 인간은 자신만의 독특한 의사소통 유형과 다양한 의사소통 방법을 갖고 있으며 동일한 메시지도 다양하게 해석하는 매우 독특한 존재이다. 많은 단어와 관용어를 사용하여 자기만의 독특한 의사소통하는 방법을 소유하고 있다. 다음에 나오는 단어와 관용어는 다양한 순간 순간에 많은 사람들에게서 볼 수 있는 의사소통 유형을 설명하는 데에 사용되는 표현들이다.

교양있게 말한다.	천박하게 말한다.
경어의 사용을 많이 한다.	반말을 한다.
듣는 사람의 기분을 좋게 한다.	듣는 사람의 기분을 불쾌하게 한다.
너무 빨리 말한다.	천천히 말한다.
많은 몸짓을 사용한다.	내색하지 않는다.
대화를 주도한다.	순종적이다, 복종한다.
농담한다.	진지하다.
수동적이다.	공격적이다.
산만하다.	솔직하다.
개방적이다.	폐쇄적이다.
경청하지 않는다.	경청한다.
신뢰감이 간다.	신뢰감이 가지 않는다.
목소리가 너무 크다.	목소리의 크기를 조절한다.

대학교 4학년 때의 일로 기억된다. 가을 학기 축제 기간 중 상당히 명성이 나있는 오 교수의 교양강좌가 끝나고 이어서 강 교수의 강의가 진행될 예정이었다. 그러나 오 교수의 강의가 끝나자 대부분의 학생들은 자리를 떠났다. 아마도 오 교수가 워낙 유명한

분이었으나 강 교수는 나이가 젊고 아직 이름이 알려지지 않은 교수였고 같은 시간에 연극반의 공연이 있었기 때문인지 강 교수의 강좌를 듣겠다고 남아있는 학생은 거의 없었다. 그날 저녁 마침 친구와의 약속이 있었으나 조금 늦게 만나자는 메시지를 전하고 강 교수의 강의를 듣는 것이 학생으로서의 예의라고 생각했기 때문에 텅 빈 강당의 한 구석에 앉아 있었다. 잠시 후 강 교수는 도덕과 간호윤리에 대하여 강의를 하기 시작했다.

강의실이 너무 텅 비니까 기분이 썩 좋지는 않습니다. 그래도 축제 진행 프로그램에 나와 있으니까 강의를 시작하겠습니다. 저야 시간이나 때우고 강사료나 챙기면 되지요. 전문직 간호는 환자, 건강인, 집단, 가족, 지역사회 등에 속하는 모든 인간을 보살피고 도와주어 인간의 건강증진, 건강유지, 질병예방과 질병회복을 목적으로 하고 있습니다. 간호사는 자신의 지·정·의 활동을 통해 모든 인간에게 평등하게 유지되고 존중되어야 하는 생명윤리를 겸비한 직업윤리를 가지고 간호행위를 실천해야 합니다. 특히 윤리는 학문 연구와 같은 지식의 문제나 미적 가치의 영역과는 다른 인간 행위의 세계로 이론이 아니라 실천의 문제입니다. ……생략.

그런데 우리는 흔히 성도덕과 윤리를 혼동하고 있습니다. 일전에 어느 병원에서 미혼의 간호사가 임신을 하여 권고 사직을 당한 일이 있습니다. 미혼인 동료 간호사의 임신은 병원 전체에 소문이 났습니다. 동료 간호사들은 침을 튀기며 흥분하여 이야기를 합니다. 남의 사사로운 사건에 왜 그렇게 침을 튀기고 화제에 올립니까?…….

(윤혜상, *1996. 7.*)

여러분은 위의 글에 나와 있는 강 교수의 표현 속에서 어떠한 의사소통 유형을 발견할 수 있었습니까? 바람직하지 못한 어휘나 언어적 표현이 있으면 바람직한 어휘 또는 언어적 표현으로 바꾸어 봅시다. 바람직한 의사소통 유형으로 바꾸어 봅시다.

<자신의 말하는 태도에 대한 인식 훈련>

① A, B, C 3명이 한 조를 이룬다.
② A는 3분에 걸쳐 자기 자신의 가족관계, 교우관계와 미래의 계획을 모두 포함하여 소개를 하고 B, C는 A의 말하는 태도를 평가해 본다. B, C 의 평가결과가 일치하는지를 확인하고 A가 B, C의 평가결과에 동의하는지도 확인한다.
③ 역할을 바꾸어 B, C도 자기자신에 대한 소개를 한다.

인간의 의사소통 유형은 의사소통 상황에 따라 변화한다. 예를 들면 일부 간호사는 의사에게 대단히 복종적이나 뒤돌아 서면 환자에게는 대단히 지배적이다. 즉 의사소통 유형이란 의사소통이 일어나는 상황은 물론 개인의 능력과 전략에 대한 기능이다. 우리의 의사소통 양식에 대해 고찰해 보는 한가지 방법은 몇 가지의 의사소통개념 또는 특징에 비추어 의사소통을 검토해 보는 것이다.

흔히 의사소통 유형을 분석하는 데에 사용되고 있는 6가지 특징 또는 특성은 개방성, 인간 - 업무 지향적, 자기노출, 수용, 방어성과 일치성이다. 각각의 개념은 우리가 처하는 다양한 상황 또는 다양한 정도를 갖고 있는 하나의 연속체로 개념화 될 수 있다. 의사소통에 있어서 명백하게 건강한 태도 즉 개방적, 수용적이고 비방어적인 태도를 갖는 몇 가지의 특성이 있지만 건강한 의사소통 태도와 효과적인 의사소통을 위한 간단하고 마법적인 공식에 의해 이루어지는 의사소통 유형은 없다. 아래에서 설명되는 6가지의 의사소통 개념을 읽어 가면서 각각의 개념을 다양하게 표현해 갈 황에 대하여 생각해 보고자 한다.

1) 개방성(openness)

의사소통 유형을 설명하는데 흔히 사용하는 개념으로 개방성이 있다. 가끔 많은 것을 터놓고 이야기하는 사람을 주변에서 보게 되는데 이 경우의 의사소통 유형이 개방성이다. 개방성에 반대되는 개념은 폐쇄성인데 "그 사람은 칭찬이나 비난 등의 표현을 좀처럼 하지 않아."라는 진술에서 볼 수 있는 의사소통 유형은 폐쇄성이다. 개방성은 타인과의 견해 차이와 비난을 수용하고 타인을 이해하고 경청하는 능력과 관련되어 있다. 간호사의 개방성은 환자가 주도권을 갖고 문제를 해결하도록 환자를 격려해 준다(Murray & Zentner, 1989). 새로운 정보가 현존의 의사소통에 추가될 수 있느냐 또는 없느냐에 따라 개방성은 결정되는데 새로운 정보가 현재의 의사소통에 추가될 수 있으면 당연히 개방성이다.

의사소통의 실제적 수준(practical level)에서는 개방성의 개념이 분명치 않다. 타인의 개방성을 적절히 이해하기 위해서 어디까지, 누구에게 개방적이어야 하는가? 라는 질문을 해보는 것이 필요하다. 어디까지 개방적이어야 하는가? 라는 말은 간호사로서 우리가 받고자 하는 메시지의 종류를 말한다. 메시지의 종류에는 다음의 사항이 모두 포함된다.

① 정보(간호절차 수행 방법)
② 칭찬(praise, compliment)
③ 비난, 불평(criticism, complaint)
④ 질문(inquiry, questions)
⑤ 교정적 피이드백(비난과 제안)

당신은 위의 5가지 메시지 중 어느 것에 가장 개방적입니까? 즉 당신은 어느 것을 정확히 이해하고 경청하기가 가장 용이 합니까? 또는 어느 것이 당신이 이해하고 받아 드리기가 가장 어렵습니까?

누구에게 개방적이어야 하는가? 이와 같은 것들이 의미하는 것은 간호사와 환자를 포함한 여러 사람들의 역할관계를 말한다. 예를 들면 의사-간호사, 간호사-간호사, 간호사-간호조무사, 간호사-환자, 간호사-환자 가족간의 역할관계를 말한다.

의사소통하고 있는 상대방이 누구냐에 따라 즉 상사, 동년배, 부하직원이냐에 따라 개방성은 매우 다른 반응을 보여준다. 예를 들면 학생은 의사소통 대상자가 선생님(superior), 동급생(peer) 또는 하급생(subordinate)이냐에 따라 그들의 비난에 매우 다르게 반응한다. 우리가 다양한 종류의 메시지에 대해 얼마나 개방적인가를 생각하면서 우리도 상급자, 동년배 또는 하급자의 메시지에 어떠한 반응을 보이는가를 생각해 봅시다.

2) 사람-업무 지향성(person-task orientation)

인간의 의사소통 유형을 기술하는 방법 중의 하나가 사람(인간) - 업무 지향성이다(Blake et al., 1981). 사람-업무 지향성 개념에 함축되어 있는 의미는 사람과 업무에 대한 초점이 다양하게 변화될 수 있다는 점이다. 물론 어떤 사람은 전적으로 업무중심적인 사람도 있다. 또 다른 사람은 대단히 사람(인간) 중심적인 경우도 있다. 개인에 따라 인간 - 업무를 모두 중요시 여기는 사람도 있고, 인간-업무를 모두 소홀히 여기는 사람도 있고 사람과 업무중 어느 하나는 중요하게 또 다른 어느 하나는 소홀히 여기는 사람도 있다. 사람 - 업무 지향성은 상황에 따라 변화할 수 있다. 우리의 사람-업무 지향성은 타인과 의사소통하는 데에 있어서 우리가 경청하게 되는 정보와 우리가 의사소통하는 방법에 영향을 미치게 된다.

<사람-업무 지향성 평가 훈련>

① A · B 2명이 짝을 짓는다.

② 다음의 2가지 개념에 대해 상, 중, 하의 등급으로 각자 자신을 평가한다.

<사람>	<업무>
하: 타인의 정서와 감정에 관심을 전혀 갖지 않는다.	하: 어떤 일을 성공적으로 그리고 시간에 맞추어 끝내는 것에 관심이 없다.
중: 타인의 정서와 감정에 약간의 관심을 갖는다.	중: 어떤 일을 성공적으로 또는 시간에 맞추어 끝내는 것에 많은 관심을 갖는다.
하: 타인의 정서와 감정에 많은 관심을 갖는다.	하: 어떤 일을 성공적으로 그리고 시간에 맞추어 끝내는 것에 많은 관심을 갖는다.

③ A · B 두 사람은 다음의 질문에 대하여 토의하자.

a. 무엇이 나로 하여금 나 자신에 대해 내가 내린 것과 같은 평가를 하게 했는가?

b. 업무 중심적인 간호의사소통의 장점과 단점은 무엇인가?

c. 사람 중심적인 간호의사소통의 장점과 단점은 무엇인가?

3) 자기노출(self-disclosure)

자기노출이란 간호사가 환자에게 자신 자신의 감정과 인식을 정직하게 직접적으로 이야기하고자 하며 이야기할 수 있는 것을 의미한다. 자기노출의 적절한 사용은 환자가 간호사를 환자자신의 문제를 이해해 주는 진정한 사람으로 볼 수 있는 간호사-환자간의 관계를 돈독히 해준다(Sundeen et al, 1989). 또한 내담자의 자기노출은 상담자와 대화할 때 자신을 솔직하게 노출시켜 자기 문제를 이해하고 자신이 상담자에게 제공한 정보에 대해 후회없이 상담자를 신뢰하는 태도로써 간호사의 돕는 행위정도가 높을수록 환자의 자기노출 행위가 많아지는 것으로 나타났다(김, 1986).

물론 사람들은 지나치게 자기노출을 많이 하거나 또는 지나치게 자기노출을 하지 않을 수도 있다. 지나치게 자기노출을 많이 하는 간호사의 한 예는 항상 간호사가 느끼고 있는 모든 것을 모든 사람에게 이야기하는 간호사이다. 이렇게 자기노출을 많이 하는 간호사와 함께 일하는 다른 동료 간호사들은 이 쉴새없는 부적절한 자기노출에 당황해 하고 염증을 느끼게 된다. 또 한편 전적으로 자기노출을 하지 않는 간호사는 자신의 감정이나 의견을 타인에게 절대로 이야기하지 않아 함께 일하는 동료들과 거리감을 많이 느끼고 소원한 관계를 갖게 된다. 자기노출에서 고려해야 할 사항은 시간적 그리고 공간적 배경의 적절성 여부이다. 왜냐하면 인간관계의 초기 단계에 부적절하게 자기노출을 하는 경우도 있을 수 있다. 건강소비자에 대한 우리의 민감성은 자기노출의 시기와 적절성을 결정하는 데에 필요하다. 이러한 자기노출에 대한 우리 자신의 의사소통 방법을 평가하는 훈련을 해보자.

<자기 노출 사정 훈련>

① 상사, 친구, 환자와 아래의 주제에 대해 의사소통 하면서 자신과 상대방의 자기노출 정도를 상, 중, 하로 평가해 보자.

a. 개인적인 사생활
b. 개인적인 문제
c. 칭찬하기
d. 비난하기

② 당신의 평가 답안을 동료의 평가 답안과 비교해 보자.
③ 평가 답안지의 유사점과 차이점을 토의하자.
④ 간호사가 자기노출을 한다는 것이 직업상 어느 정도에서 해야 한다고 생각합니까?

4) 수용(acceptance)

개방성, 자기노출과 관련된 또 다른 개념은 자신과 타인의 수용(acceptance)이다. 타인을 수용한다는 것은 Rogers, C. (1951)의 환자중심적 치료체계의 주요 개념이다(1951).

자신과 타인을 수용한다는 것은 치료적 과정에서 대단히 중요한 부분이다. 정확히 수용이라는 것은 무엇인가? 수용이라는 것은 타인에 대한 무조건적인 동의와 찬성을 의미하는 것은 아니다. 일부 학자는 수용이 결코 화를 내지 않거나 타인에 대해 결코 비난하지 않는 것을 의미한다고 생각하는 경우도 있는데 이 경우 누군가가 이야기해주는 모든 것을 받아드리고 믿고 따라야 한다는 것을 의미하므로 수용이 오히려 취약점이나 함정이 될 수도 있다.

수용에 대한 실용적인 정의는 ① 타인이 믿고 있거나 느끼고 있는 것은 그들의 진정한 믿음과 느낌이며, ② 타인은 나와는 다른 방법으로 믿고 느낄 권리를 가지고 있으며, ③ 타인의 행동이 바람직하지 못하고 개인이나 사회를 보호하기 위해 변화되어야만 한다고 하여도 그 행동에 대해 타인을 비난하지 않는다는 것이다. 수용에서 가장 중요한 것은 타인이 자유로이 느끼고 생각할 권리를 허용하는 것이다. 수용이 바람직하고 유용한 의사소통의 특성이 될 수 있는 것은 타인이 말하고 느끼고 행동하는 것이 무엇이던지 간에 타인을 권리와 느낌을 갖고 있는 사람으로 수용하는 것과 타인에게 무조건 동의하고 찬성하는 것을 구별하는 능력을 통해서 이다.

그렇다면 사람들은 그들 자신이 수용하고 있다는 것을 어떻게 보여줄까? 일반적으로 타인을 수용한다는 것은 타인을 판단하거나 평가하지 않고 반응해 주는 것이다. 따라서 병원 내에서의 금연에 대한 환자의 불평을 귀담아 들을 수 있고 환자의 좌절감에 반응할 수 있고 별다른 내색없이 불평에 대해 동의하지 않는 간호사는 수용을 잘하는 것으로 이해할 수 있다. 간호사가 보여주는 수용의 신체적 언어에는 머리를 끄덕거리거나 어깨를 토닥토닥 해주는 것도 모두 포함된다. 타인을 수용하는 것이 용이하지는 않으며 모든 사람을 항상 수용해 주는 사람이 있다 해도 매우 극소수이다. 인간의 감정에는 타인이 말한 어떤 것에 의해 상처를 받을 수 있는 가능성이 항상 존재한다. 좌절과 실망은 재빨리 비난과 분노로 변화할 수 있다. 타인을 수용하는 기술을 발전시키는 첫 번째 발걸음은 우리 자신을 언제 어디서나 늘 실수를 할 수 있고 이러한 실수로부터 배우고 성장할 수 있는 인간으로 받아들이는 것이다.

자가수용은 타인의 수용과 같다. 우리가 하는 모든 것을 옳다고 생각하여 무조건 선호해서는 안된다. 우리는 가끔 필사적으로 주변에 있는 어떤 것들을 변화시키기를 원한다. 우리 자신을 수용한다는 것은 어떤 주어진 환경 속에서 주어진 순간에 우리가 할 수 있는 최선을 다하고 있음을 인정하는 것도 포함한다.

<타인 수용에 대한 훈련>

① 당신 주변에 있는 간호 감독, 동료 간호사 또는 환자가 아래와 같은 행동의 특성을 보여줄 때 당신이 그들을 수용하는지 또는 수용하지 못하는지를 평가하라.

호전성(belligerence)	혼동(confusion)
우물쭈물함(tardiness)	거짓말(lying)
불평함(complaining)	정직(honesty)
단정치 못함(sloppiness)	비평(critics)
호의(affection)	

② 몇 명이 group을 만들고 다음의 질문에 서로 서로 답하여 본다.

a. 나는 다양한 의사소통 유형에서 어떤 유형의 의사소통을 하는 타인들을 보다 더 잘 수용하는가?

b. 나는 어떤 장소에서 타인들을 주로 수용하는가?

c. 내가 타인들을 잘 수용하지 않을 때 나의 의사소통에는 어떤 문제가 생기는가?

d. 내가 수용한다는 것을 무조건 타인에게 동의하거나 찬성하고 내 자신의 느낌이나 반응을 부정한다는 것과 혼동하고 있는가?

e. 내가 보다 더 수용적이기 위해 시도해 볼 수 있는 방법에는 어떤 것들이 있는가?

f. 당신이 환자, 간호조무사, 동료 간호사, 간호학생 그리고 의사들과 의사소통할 때 수용적인 태도의 장점은 무엇인가? 또 단점은 무엇인가?

5) 방어(defensiveness)

자신에 대한 타인의 비난에 대해 그것은 내 문제가 아니라 당신 문제입니다. 라고 반응할 때와 같은 상황에서 인간의 행동을 설명하는 데에 방어가 사용되곤 한다. 방어라는 용어가 사용될 때 2개의 중복되는 의미가 있다. 첫 번째 의미는 방어적 자세를 취한다는 의미로 이 경우에 사람은 적대적이고 공격적이고 남의 말을 귀담아 듣지 않고 오히려 자신이 타인에 의해 공격을 당한다고 생각하게 된다. 두 번째 의미는 다소 일반적인 정의로서 방어적인 사람이 방어기전을 이용하여 반응하는 것으로 예를 들면 불안에 대처하기 위해 여러가지 방어기제 중의 하나를 사용하여 반응하게 된다. 방어기제에는 흔히 본인이 수용하기가 어렵거나 불편한 충동이나 사실을 부인하는 부정(denial), 내적 갈등을 타인에게 돌리는 투사(projection), 자신의 행동을 감추기 위해 변명이나 이유를 제시하는 합리화(rationalization), 자신이 느끼고 있는 것과 반대로 행동하는 반동 형성(reaction formation), 불편한 사고나 느낌을 의식의 밖으로 몰아내거나 잊어버리고자 하는 억압(repression)등이 있다. 이러한 방어기제는 무의식적 수준에서 사용되고 있다는 점을 기억하는 것이 매우 중요하다.

사람이 방어적 일 때 타인으로부터 받게되는 메시지를 충분히 이해할 수 없게 된다. 즉 주변에서 받게되는 모든 메시지를 자존감에 손상을 주는 공격으로 인식한다. 그 결과 방어적인 사람의 반응은 자신을 보호하기 위해 시도되며 아마도 십중팔구 타인들이 자신을 잘못 오해하고 있거나 타인들이 자신을 무시한다고 생각하게 된다.

두명의 간호사 A 와 B 가 중환자실에서 초번 근무 중이었고 이때 다음의 밤번 근무 교대 를 위해 C 간호사가 근무시간 보다 5분 정도 늦게 들어왔다. 이때 근무 중인 A 간호사가 들어오는 C 간호사를 쳐다보면서 말했다. 안녕하세요. 굉장히 오랜만에 보는군요. 연속 3일을 계속하여 근무시간 보다 늦게 출근하게 된 것에 대해 죄의식을 갖고 있었던 간호사는 다소 방어적인 태도로 "저는 이 병동에 근무하는 다른 누구보다도 매우 열심히 일하고 있어요."라고 쏘아 부쳤다. C 간호사가 간호사실 밖으로 나가자 A 간호사와 B 간호사는 "저 C 간호사가 무슨 걱정거리가 있나 보지."라고 말했다.

누구든지 방어적으로 행동하게 되는 경우가 있다. 피로함, 과중한 업무 부담, 근무지 이동, 개인적 문제 등이 모두 방어적 의사소통을 일으킬 수 있다. 다음의 경우 중 어느 것이 당신을 방어적으로 만들까요?

① 모욕감을 느꼈을 때
② 칭찬을 받았을 때
③ 취미, 기호 생활에 대하여 이야기할 때
④ 가족과의 관계에 대해 이야기할 때
⑤ 학교나 직장 생활에서 잘못을 지적 받거나 비난을 받을 때
⑥ 병원 표준화 심사, 또는 병원 당국에 의한 감사를 받을 때

<자기방어 확인 연습>

① 한 장의 종이 위에 당신이 최근 2주 이내에 매우 방어적 태도를 보였던 특이한 상황을 3개 정도를 쓰시오. 이 특이한 상황에는 무엇이 당신의 방어적 반응을 유도했으며 어떠한 방어적 반응을 보였는가를 구체적으로 서술한다.
② 몇 명이 그룹을 만든 후 서술한 종이를 교환하고 방어적인 태도가 어떠한 것인지에 대해 토의한다. 각자의 방어적 경험을 나눈다.

방어라는 주제에서 제기되는 한가지 문제점은 타인의 방어를 어떻게 처리하는가 하는 점이다. 타인이 방어하는 상황에 대해 이야기를 나누어 보는 것이 타인의 방어에 대해 효과적으로 대처해 가는 하나의 방법이다. 다음의 예는 타인의 방어에 대해 어떻게 대처해 가야 하는가에 대한 하나의 보기이다.

어느 날 아침 A 간호사는 담석증으로 담낭 절제술을 받고 수술 후 하루가 지난 76세의 김씨 할머니를 간호하도록 간호 업무를 분담 받았다. 이 환자의 간호 기록지에는 매우 화를 잘 내고 욕을 잘하는 환자로 적혀 있었다. A 간호사는 김씨 할머니에게로 가서 "안녕하세요? 오늘 기분이 어떠세요?"라고 묻자 "나한테 가까이 오지 말아요."라고 소리쳤다. 간호사는 "대단히 화가 나 있군요."라고 답했다. "이렇게 특별히 화나게 한 이유라도 있나요?"라고 말하면서 김씨 할머니의 침대 옆으로 의자를 갖다 놓고 앉았다. 김씨 할머니는 잠시 동안 A 간호사를 쳐다본 후 눈물을 흘리기 시작했다. "내가 다시 건강해질 수 있을까요?".

이 이야기에서 가장 중요한 진술은 A간호사가 김씨 할머니에게 대단히 화가 난 듯하군요. 라고 말한 부분이다. 어떤 상황에 대한 논평(comment)을 전문적인 용어로는 metacom-ment라고 부른다. metacomment는 의사소통자들이 타인들이 느끼고 있는 것에 대해 보고 듣고 느낀 것을 자유로이 이야기하도록 허용해 준다. 그러나 metacomment가 모든 사람의 방어에 대해 확실하고 틀림없는 해결을 제시해 주는 것은 아니다. 왜냐하면 "김씨 할머니가 나를 귀찮게 하는 것은 아무 것도 없어요." 여기에서 빨리 나가 주세요. 라는 반응을 보일 수도 있기 때문이다. metacomment는 타인이 말하고 있는 메시지의 내용에 단순히 반응해 가기보다는 타인이 의사소통하는 방법에 대해 논평을 함으로서 간호사에게는 일련의 새로운 선택권을 만들어 주게 된다.

6) 일치성(congruence)

의사소통 유형을 설명하는 또 다른 방법은 일치감을 사정해 보는 것이다. 일치감이란 의사소통에 사용되는 단어, 신체적 언어, 목소리의 고저 및 모든 요소가 서로 적절히 들어맞는 것을 의미한다. 예를 들면 몸을 앞으로 굽히고 상을 찡그리고 두 손으로 배를 움켜잡고 있는 환자가 "나는 지금 몸 상태가 너무 좋아요."라고 이야기하는 것은 일치성 있게 의사소통을 하고 있는 것은 아니다. 그의 몸짓, 신체적 언어, 얼굴표정과 목소리, 이 모든 것들이 환자가 말한 것과는 반대의 의미를 보여주고 있다.

Satir(1988)는 보내진 메시지는 메시지를 보낸 사람의 내적 감각과 믿음에 일치해야 한다고 주장하면서 일치성'의 개념을 더욱 확장시켰다. 일부 극소수의 사람들이 일치성 있는 방법으로 완벽하게 거짓말을 할 수도 있지만 어떤 사람이 느끼고 있는 것과 의사소통하고 있는 방법이 서로 일치하고 있는가는 고려해야 할 중요한 점이다. 그러면 이 확장된 일치성의 정의가 항상 정직해야 한다는 것을 의미하는가? 다행스럽게도 그렇지는 않다. 간혹 건강소비자와의 의사소통에서 불일치성이 필요한 경우도 있다. 일치성의 고려에서 야기되는 한가지 문제는 서로 내적 감정을 나누는 것이 적절치 못할 때 얼마나 일치성 있게 행동해야 하는가? 라는 점이다.

한 간호사가 외래 병동에서 12개월 난 영아의 간호에 대해 젊은 엄마에게 설명하고 있었다. 그 영아는 엄마에게 안겨 있었다. 영아간호 프로그램이 진행되고 있는 동안 간호사는 그 아이가 엄마로부터 떨어져 나가려고 애쓰고 있는 것을 보았고 그때 엄마는 간호사에게 미안한 웃음을 띄우고 갑자기 아기에게 몸을 돌려 단호하게 "가만있어"라고 말하며 아기의 팔과 다리를 꽉 잡았다. 드디어 그 아이는 훌쩍거리기 시작했고 얼마 후 조용해졌다. 간호사는 영아와 엄마의 상호관계에 관해 매우 관심을 갖게 되었고 타 간호사가 어린이 학대 가능성이 있다는 증거를 제시하여 한동안 어린이가 병원 내의 어린이 집에서 보호를 받게 되었으며 그 엄마의 병원 방문이 허용되지 않았다는 것을 알게 되었다.

(Bradley & Edinberg, 1990)

당신이라면 이 경우에 어떻게 하겠습니까? 분명하고 명쾌한 대답은 어렵겠지만 다음의 여러 상황을 생각해 볼 수 있다.

① 어린아이가 건강하고 활동량이 많다고 이야기하고 당신의 이러한 설명에 대해 어린아이의 엄마가 반응할 때까지 기다린다. 그후 이렇게 활동량이 많은 어린이를 다루는 엄마가 되는 것이 얼마나 어려운 일인가에 대해 이야기를 한다.
② 엄마가 잘못하고 있다는 내색을 하지 않도록 주의하면서 간호사가 본 대로 말한다. : 나는 당신이 왜 당신의 아이에게 자주 가만히 앉아 있으라고 말해야만 한다는 것을 알게 되었어요.
③ 당신 자신을 타인의 입장에 놓는 것 : 내가 항상 어린아이에게 눈을 떼지 못하고 감시해야 한다면 나도 지쳐서 저녁이 되면 신경이 예민해 질텐데요.

위에 제시된 것 중 어느 하나도 간호사 자신의 감정을 부인하는 것은 없다(위의 모든 예는 일치하고 있다). Metacommenting이란 의사소통에 사용되는 일반적 전략이다. 위의 3가지 상황에서 간호사는 부인이 육아의 문제를 언어화하며 표현하도록 돕기 위한 시도 목표를 가지고 있다. 어린이 학대 가능성, 알코올 중독증, 다른 약물중독 등 모든 것은 사실 간호사가 처리하기가 어려운데 특히 간호사가 이런 문제에 대해 직접적인 직면이 부적절하고 환자에게 도움이 되지 않는다고 생각하기 때문이다. 느낌과 믿음에 대한 개방적 진술의 희생이 클 때에도 일치성을 높일 수 있는 방법에 대해 끊임없는 질문을 해야 한다. 중요한 것은 의사소통에 대한 다양한 선택이 주어지는 경우(아무 말도 하지 않는 경우를 포함해서) 당신의 감정, 믿음 또는 규칙 등을 깨뜨리지 않고 일치되는 범위 내에서 무엇을 할 수 있는가? 하는 점이다.

2. 의사소통 유형 : Satir의 분류

의사소통 유형을 고찰하는 또 다른 방법은 일상적인 의사소통 유형을 우리가 의사소통하는 방법으로 분류해 보는 것이다. 특히 Virginia Satir가 개발해 낸 의사소통체계가 간호의사소통을 이해하는 데에 도움이 된다. Satir의 의사소통 유형을 이해하기 위해 중요한 기본 개념에는 자존감(self-worth)과 스트레스(stress)의 2가지 주요 개념이 있다.

1) 자존감(self-worth)

자아개념은 인간이 태어날 당시에는 가지고 있지 않으나 어머니의 사랑과 돌봄으로 자기상을 유지하게 되고 후에 타인과의 경험과 지각에 의해 발전되며 언어사용이 기본적인 자아개념을 촉진시키고 인간의 행동양식은 자아개념과 일치하는 영향으로 변화한다(강, 1984). Satir의 의사소통 유형에서 자존감(self-worth)은 모든 의사소통에 중요한 영향을 미친다. 자존감이란 우리 자신을 인격을 갖춘 하나의 독특한 개인으로 간주하는 긍정적인 평가이다. 자존감은 인간 상호작용에서 가장 유용한 특성으로 타인과 효과적으로 의사소통할 수 있기 위해 자기자신의 가치를 이해하는 것은 기본적인 필수요건이기 때문이다. 자존감은 타전문직은 물론 간호직에서의 의사소통에 매우 중요하다.

우리가 진정 누구인가를 결정하기 위해 상당 부분을 타인의 반응에 의존하고 있다. 이러한 타인의 반응은 우리에게 반영되어 우리가 우리 자신을 바라볼 수 있도록 해준다. 모든 인간은 자기자신에 대해 긍정적인 존중감을 갖고 우리 자신을 보다 성숙한 사람으로 간주하는 경향이 있다. 동시에 우리는 자주 우리가 누구인가를 결정하기 위해 우리 자신에 대한 타인의 반응에 의존하기도 한다. 메시지 전달자들이 타인을 평가하거나 판단하지 않을 때조차 자존감은 칭찬, 비난, 비평, 매우 일상적인 정보교환과 일상적인 업무에조차 방해가 될 수 있다. 지도자적 역할을 하고 있는 간호사들조차 자존감이 타인에 대한 업무 평가와 정상적인 정보교환에 포함되어 있다는 것을 매우 쉽게 망각하곤 한다. 우리 모두는 고수준의 업무수행도와 자존감을 동일하게 놓고 본다. 또한 자존감은 타인 행동에 방해를 주기도 한다. 다음의 예를 살펴보자.

두 간호사가 그들이 근무하는 병동의 수간호사에 대해 의견을 교환하고 있다. A 간호사는 그 수간호사는 참 훌륭해. 그녀는 나에게 내가 이해할 수 없었던 간호업무를 어떻게 수행해야 하는가를 시범 보여주는 데에 많은 시간을 할애해 주었어. 그래서 그후 나는 그 일을 잘 할 수 있게 되었다고 생각해. 그러자 그 이야기를 듣고 있던 B 간호사는 깜짝 놀란 얼굴 표정을 하고 어머, 무슨 소리예요? 그녀는 항상 나에게도 내가 무엇을 해야 하는지를 이야기 해주지요. 그 수간호사는 자기가 모든 것을 다 관리하려고 해요. 수간호사는 우리 모두가 매우 일을 잘못한다고 생각하는 것 같아요.

B 간호사의 낮은 자존감이 수간호사의 행위동기 인식에 영향을 미쳤다. 사실 수간호사는 B 간호사를 도와주려고 노력하고 있었다. 그렇지만 B 간호사의 낮은 자아상(self image)은 B 간호사 스스로가 자기자신을 싫어할 뿐만 아니라 모든 간호사에게 적절한 행동을 보여주었던 수간호사가 또한 자신을 싫어한다고 생각하게 이끌었다. 때때로 우리는 자존감의 정도와 느낌간에 무의식적으로 깊은 관련을 맺게 하는 경향이 있다. 자존감이 낮은 경우 스스로가 자초하는 습관으로 즉 "나는 화를 잘 내고, 무능하고, 똑똑치 못하고, 매모를 갖추지도 못했고, 당황하기 잘하고, 행복이 머물지 않기 때문에, 운도 나쁘고, 불행하다고 생각해요."라고 말하는 경우에서 볼 수 있다. 예를 들면 간호사가 한 환자에 대해 화가 나 있다거나 또는 환자의 문제해결을 할 수 없을 때 보다 낮은 자존감을 느끼게 된다. 두 가지 예는 화가 나거나 분노와 같은 감정과 업무 수행상의 미숙함 때문에 낮은 자존감을 느끼는 경우를 보여 주고 있다.

그러나 우리의 사사로운 느낌 또는 업무수행을 못했기 때문에 자존감이 저하될 이유는 없다. 사실 자신에 대해 높은 자존감을 유지하는 것은 우리의 바람직하지 못한 행동을 변화시키는 데에 도움을 준다. 자존감과 느낌 또는 행위간에 존재하는 무의식적 연관성을 노출시켜 주는 자가사정은 개인에 대한 이해의 증진은 물론 개인의 성장을 위한 중요한 단계이다. 자존감이 높은 사람은 자신이 다른 사람과 같은 정도의 가치있는 사람이며, 좋은 성품을 갖고 있다고 느끼나 자존감이 낮은 사람은 자신을 쓸모 없다고 생각하거나, 자신이 실패했다고 느끼고 자기 자신을 존경하지 못하는 경우에서 볼 수 있다(이 외, 1988).

2) 스트레스(stress)

Satir(1988)는 스트레스가 자존감과 상당히 밀접한 관계가 있으며 자존감이 위협받을 때 인간은 스트레스를 느끼게 된다고 설명했다. 즉 타인의 감정, 행위 또는 단어가 자신의 자존감을 낮추는 것에 무의식적으로 관련되어 있는 경우 언제든지 스트레스를 받는 경향이 있다는 것을 의미한다. 이러한 타인의 감정, 행위 또는 단어와 자신에 대한 자존감 감소와의 관계는 의도적으로가 아니라 저절로 형성된다는 점에 주목해야 한다. 자존감을 위협받을 때 스스로 그리고 저절로 스트레스를 받게 된다. 사람들은 여러 가지 방법으로 이러한 스트레스에 대처해 가는데 다음의 상황을 생각해 보자.

김 간호사는 그녀의 동료인 박 간호사에게 의무기록지에 있는 대로 처치를 수행할 수 없었던 환자에게 발생된 문제에 대하여 이야기하고 있었다. 침대에 누워 절대 안정(*absolute bed rest*)을 취해야 하는 환자가 항상 일어나기만 하면 병실과 복도 주변을 걸어다니기 때문이다. "나는 드디어 그 환자에게 나를 대신하여 직접 이야기해 줄 수 있는 사람을 찾아냈어요."라고 김 간호사가 말했다. 그러자 박 간호사는 "왜 직접 그 환자와 직면하지 않았지요?"라고 물었다.

이 상황에서 박 간호사의 마지막 질문 - 왜 그와 직접 직면하지 않았지요? - 을 김 간호사가 무의식적으로 또는 의식적으로 자존감에 대한 공격으로 받아들인다면 다음에 나오는 방어적 방법 중의 하나로 반응할 것이다.

· 비난하기 : 그 질문은 당신 일이 아니에요. 당신은 왜 항상 나에게 질문을 해요.
· 쩔쩔매기 : 당신 말이 맞아요. 제가 잘못했어요. 내가 내 환자의 간호도 잘하지 못한 것을 매우 미안하게 생각해요.
· 지나치게 논리적이기 : 연구에 따르면 이 경우와 유사한 상태에서 75%의 환자가 다른 동료 간호사들이 더 많은 성공을 거둔 것으로 되어 있어요. 이에 따라 저도 문제해결에 그 연구자료를 이용하기로 결정했어요.
· 관심 없기 : 고민을 할 만한 가치가 있는 환자는 아니에요.

또는 김 간호사가 일치감 있게 반응을 보일 수도 있다.

· 일치감 : 나는 다른 누군가가 그 환자에게 시도해 보도록 결정했어요. 나는 그 환자에게 성공을 거두지 못했고 좌절되어 있기 때문입니다.

처음 4가지의 반응은 적절치 못한 반응으로 김 간호사의 질문에 대한 반응인 동시에 내적 스트레스에 대한 반응이다. 더구나 이 4가지 반응은 간호사들이 그들 자신에 대해 어떻게 느끼고 있으며 또는 그들의 느낌이 어떤지를 느끼는 것(자존감에 대한 metacommenting)에 대해 간호사들이 이야기하는 데에 전혀 도움이 되지 않는다. 5번째의 반응은 적절한 반응으로서 간호사의 느낌을 완전히 표현했으며 자존감은 행동으로부터 분리되어 있다. 5번째의 반응과 같은 방법을 통해 박 간호사의 질문은 공격이라기 보다는 질문으로 취급되었고 제기된 질문도 답을 얻게 되었다. 매우 단순한 대화이지만 의사소통의 복잡성을 볼 수 있는데 그 중요한 양상은 다음과 같다.

① 김 간호사의 행동
② 해온 일에 대한 김 간호사의 느낌
③ 해온 일에 대한 김 간호사의 자존감
④ 박 간호사의 질문
⑤ 적절한 순간에 김 간호사에 대한 박 간호사의 느낌과 반응
⑥ 적절한 순간에 박 간호사의 자존감에 대한 느낌
⑦ 박 간호사의 질문에 대한 김 간호사의 반응
⑧ 질문에 귀를 기울이는 김 간호사의 느낌
⑨ 질문을 듣는 것으로부터 김간호사의 자존감에 대한 느낌 등의 주요 양상을 살펴볼 수 있다.

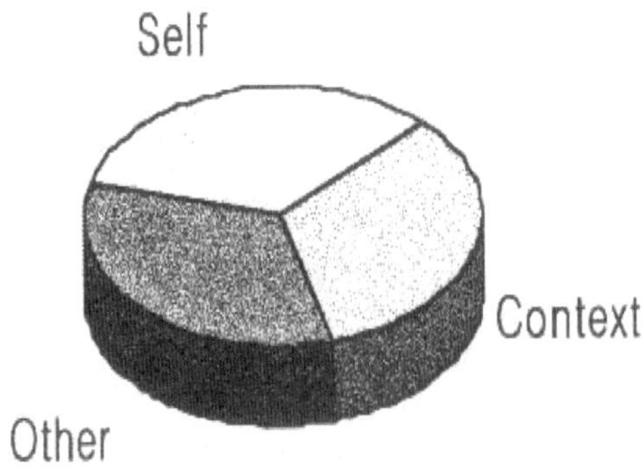

그림 5-1. Satir 모델의 의사소통 3요소

위의 진술에서 박 간호사의 질문은 적절했고 스트레스가 섞여있지 않은 방법으로 반응을 보여주었다. 두 명의 간호사가 자존감을 포함시키지 않아야 할 곳에 포함시켰다면 혼란이 오고, 의사소통에 오해가 오고 감정이 상하는 상황이 벌어졌을 경우도 상상할 수 있다. 위에 제시된 9가지의 행동을 세 부분 즉 자신, 타인과 상황의 의사소통 유형으로 분류해 볼 수 있다. 자신(self)이란 주어진 의사소통에서 자신의 느낌, 인식과 자존감을 말하며 타인(other)은 의사소통에서 타인의 느낌, 인식과 자존감을 말한다. 상황(context)이란 의사소통이 이루어지는 상황과 의사소통의 내용을 모두 말한다(그림 5-1).

3) 적절치 못한 의사소통 유형

적절치 못한 의사소통 양식의 중요한 특성 중의 하나는 각각의 대화 상대자가 자신-타인-상황 배열에서 적어도 어느 한 요소를 무시하고 있다는 점이다. 적절치 못한 의사소통은 스트레스를 성공적으로 완화시키지 못한다는 점이다. 적절치 못한 의사소통은 metacommenting 즉 진행되고 있는 의사소통에 대한 느낌을 이야기하도록 허락해 주지 않는다. 적절치 못한 의사소통에는 오해가 자주 따르며 반응을 자유롭게 선택할 수도 없다. 사람들이 이같이 적절치 못한 방법 즉 비난하고, 쩔쩔매고, 지나치게 논리적이며(superreasonable) 또는 부적절한 방법으로 의사소통하고 있을 때 의식적으로 의사소통 구성요소 중의 어느 한 요소 즉 자기-타인-상황(self-other-context)의 중 어느 한 요소를 누락시킨다. 이들은 단지 자존감을 보호하려고 노력하면서 "나는 매우 중요해 또는 나는 아주 완벽해"라고 말할 뿐이다.

적합치 못한 각각의 의사소통 양식은 나름대로의 특성, 몸짓(신체 언어)을 갖고 있으며 특이한 언어사용을 하면서 타인에게 영향을 미치고 있다.

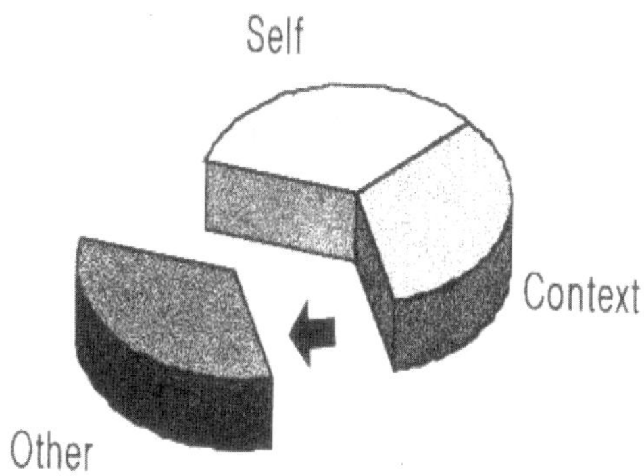

그림 5-2. 비난하기 의사소통 유형

비적합한 의사소통 반응을 연습해 보고 비적합한 의사소통 사례를 살펴봄으로써 다른 여러 분야의 의사소통에서 비적절한 의사소통 반응을 찾아냄은 물론 간호 의사소통에서 비적절한 의사소통 반응을 찾아낼 수 있고 또한 보다 적절하고 효과적인 간호의사소통자가 되도록 도와줄 수 있다.

(1) 비난하기(blaming)

위의 예에서 김 간호사가 박 간호사에게 보여준 첫 번째 반응은 남의 일에 이래라 저래라 간섭하지 말아요. 왜 항상 나한테 질문을 던져요?이다. 이 반응에서 김 간호사가 자신의 필요에 따라 그리고 박 간호사의 질문에 따라 반응을 보이고 있지만 박 간호사의 기분은 전혀 염두에 두고 있지 않다. 동시에 김 간호사는 박 간호사에게 자신을 비난하는 행위를 했다는 반응을 보였다(당신은 왜 항상 나에게 질문을 하지요?). 비난하는 사람은 자신을 방어하고 어떤 문제에 집중하지만 비난의 대상인 타인은 공격을 받게 되어 상처를 입게 된다(그림 5-2). 비난을 잘하는 사람은 자주 타인과 의견의 일치를 보지 못하게 된다. 비난하기에 사용되는 언어는 주로 다음에 제시하는 단어와 관용구를 자주 사용하게 된다.

너는 항상~	결코
해야만 한다.	너는 나로 하여금 ~하게 만들었다.
아니오.	그것은 너의 잘못이야.
너 때문이야.	네 탓이야.

위의 단어들은 보통 적대적인 방식으로 의사소통이 이루어질 때 많이 사용된다.

일부 음흉한 비난자들은 적대적인 태도를 감추면서 타인들로 하여금 죄의식을 느끼게 하고 타인을 우울하게 만들고 타인의 기를 죽이게 된다. 비난을 잘하는 사람의 특징적인 신체적 언어는 비난하는 손가락(blaming finger) 즉 손가락질이다. 때론 손가락질이 상당한 힘을 갖게 되는 경우도 있다. 우리는 가끔 시장이나 거리에서 다투는 사람들에게서 blaming finger를 볼 수 있다. 비난의 다른 신체적 언어 중의 하나는 팔과 목의 근육에 힘을 주고 이를 악물며 안면 근육을 긴장시키는 것도 모두 포함된다. 흔히 비난하는 사람은 풍자적으로 그려보면 서 있고, 한발을 다른 발의 앞에 두고, 몸을 앞으로 비스듬히 기울이고 있고, 노려보며, 한 손은 허리나 둔부 위에 놓고 한 손을 길게 내뻗고 비난자와 의사소통하고 있는 사람을 생각해 볼 수 있다.

사람들은 많은 방법으로 비난에 반응하게 된다. 보통 비난에 대한 반응으로 일어나는 현상은 비난받는 사람은 죄의식을 느끼고, 정신적 상처를 받고, 화를 내고, 기가 죽으나 가끔 오히려 자신을 비난하는 비난자를 비난하는데 이때에도 손가락질하는 것도 볼 수 있다. 분명한 것은 이러한 비난은 효과적인 의사소통을 이끌지 못한다는 점이다. 다음은 의식적으로 비난자가 되도록 이끄는 훈련으로 이러한 훈련을 통해 우리는 의식적으로 비난자가 되지 않는 길을 찾을 수 있다.

<비난하기 연습 1>

① A · B 2명이 짝을 짓는다.

② A는 목소리의 음색, 몸짓, 적절한 단어를 사용하여 아래의 진술을 비난하는 진술로 바꾸어라. B는 A의 말을 잘 듣고 A가 성공적인 비난자가 되는지 아닌지를 이야기 해주면서 feedback을 준다.

a. 저는 당신에게 동의하지 않습니다.
b. 당신 나를 좋아해?
c. 당신의 문제는 무엇입니까?
d. 잠을 잘 잤니?
e. 몇 시입니까?

③ A · B는 역할을 바꾸어 B가 다음의 진술을 비난하는 진술로 바꾸고 A는 B의 진술을 듣는다.

a. 당신은 약을 먹어야 할 필요가 있어요.
b. 오늘 기분이 어떠세요?
c. 일주일이면 많이 좋아질 거예요.
d. 문병객이 참 많군요.

<비난하기 연습 2>

① A · B 2명이 짝을 짓는다.

② A는 다음의 진술을 2가지 방법으로 첫째 돌봄의 태도로, 둘째 비난의 태도로 말하되 단어를 바꾸지 않는다. B는 A의 진술을 잘 듣는다.

a. 좋아 보이지 않는군요.
b. 무슨 일이 있어요?
c. (침대에 누워 있는 환자에게)일어나 앉으세요.
d. 혀를 한번 내밀어 보세요.
e. 당신이 갖고 있는 약을 나에게 보여주세요.

③ A·B가 역할을 바꾸어 다음의 진술을 돌봄의 방법으로, 그리고 비난하는 방법으로 한다.
a. 옷을 뒤집어 입었군요.
b. 무슨 문제라도 있어요?
c. 나는 지금 대단히 바쁩니다.
d. 당신의 따님은 집에 있습니까?
e. Mr. Jones는 죽었습니까?

④ 의사소통시 아주 미묘한 방법을 써서 비난하는 의사소통자가 될 수 있는 방법을 논하라.
⑤ 간호절차를 안내해 줄 때 환자가 간호사로부터 비난받았다는 느낌을 받을 수 있는 방법을 토의하라.

(2) 쩔쩔매기 또는 회유하기(placating)

김 간호사가 박 간호사에게 보여준 2번째의 반응 즉 "당신 말이 옳아요. 제가 잘못된 것 같아요. 내 잘못입니다. 나는 일 처리를 잘못해서 매우 미안하게 생각해요."에 대하여 생각해 봅시다. 이 경우 김 간호사는 박 간호사의 의견을 존중해 주고 있으나 김 간호사 자신을 한 인간으로서 존중하고 있지는 않다. 현재 상황에 대한 모든 책임이 자신에게 있다면서 자신을 책망하며 지나치게 미안해하고 있다(사실 상대방에게 쩔쩔매지 않으면서도 미안해할 수도 있다). 쩔쩔매기에서는 타인과 의사소통 상황만이 존재할 뿐 자신은 존재하지 않는다(그림 5-3).

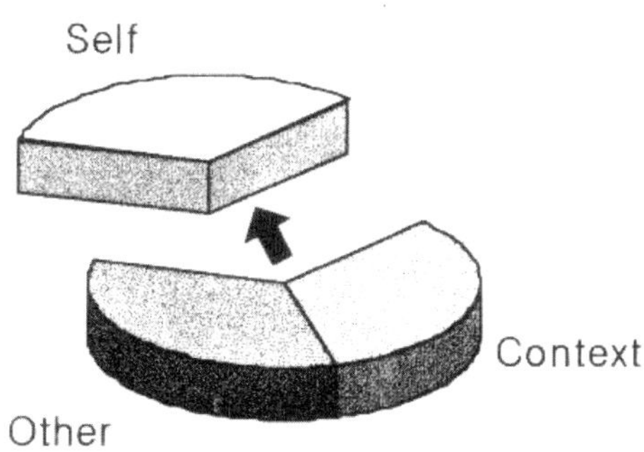

그림 5-3. 쩔쩔매기 의사소통 유형

비난하기 좋아하는 사람이 타인의 감정을 무시하고 책임을 타인에게 떠넘기는 것과 유사하게 쩔쩔매기를 좋아하는 사람은 자신의 감정을 무시하고 모든 사람의 책임을 스스로 자기 자신에게 지우게 된다. "내 잘못 입니다. 당신이 그렇게 하도록 내가 만들었어요." 그러면서도 쩔쩔매기를 잘 하는 사람은 주로 동의하는 언어를 많이 사용하며 어떠한 희생을 치르고도 평화를 유지하고 타인을 달래고 위로하며 상반되는 여론에도 동의한다. 쩔쩔매기를 좋아하는 사람은 문제가 무엇이던지 간에 좋게 좋게 해결하려고 한다. 예, 좋아요 라고 말하는 방법이 유일하게 동의하는 방법인 것처럼 행동할 때 우리는 쩔쩔매는, 회유적인 태도를 갖게 된다.

환자들이 자신의 간호에 대해 설명해 주는 간호사의 설명을 실제로는 이해하지 못하면서도 이해한 것처럼 동의하면서 머리를 끄덕끄덕하는 사람이 얼마나 많을까?

비난하기를 좋아하는 사람이 모든 사람에게 늘 동의하지 않는 것처럼 쩔쩔매기를 잘하는 사람은 모든 사람에게 자동적으로 늘 동의를 하게 된다. 쩔쩔매기를 주로 이용하는 사람은 Satir의 의사소통 구성요소 중 자신을 무시하고 타인과 의사소통 상황만 있게 된다. 주로 쩔쩔매기에 사용되는 단어와 관용어가 아래에 있다.

예.	당신 말이 옳아요.
내가 당신으로 하여금 그렇게 하도록 유도했어요.	나는 당신만큼 가치가 없어요.
미안해요.	제가 사과드릴께요.
그것은 내 잘못이에요.	제가 나빴어요.
비난받아야 할 사람은 바로 나예요.	제가 더 잘했어야 했어요.

물론 이러한 단어들이 쩔쩔매기(회유하기) 없이도 사용될 수 있다. 그러나 억양, 몸짓, 신체적 언어를 적절히 사용하면 매우 강한 회유적 느낌을 풍길 수 있다.

회유자의 신체적 언어는 탄원을 뜻하는 신체적 언어이다. 탄원하듯이 합장한 양손을 내밀고 용서를 구하는 것처럼 머리는 약간 숙이고 눈으로 상대방을 올려다보며 "내가 잘못했어요."라고 말하듯이 어깨는 둥글고 약간 구부정하게 하고 몸은 구부리고 한쪽 다리는 다른 쪽의 다리 앞에 두고 있는 모든 것들이 회유적인 몸짓이다.

회유자에 대해 타인이 갖게되는 일반적 반응에는 분노, 동정심, 약간의 혐오와 무시 등이 있다. 회유자들에게 함께 하는 커다란 문제점은 이들이 상대방을 달래고 회유시키는 데에 급급해서 상대방이 어떻게 느끼고 있으며, 무엇을 생각하고 무엇을 원하는지를 모른다는 점이다. 다음은 쩔쩔매기 또는 회유하기에 대한 연습이다. 우리가 의식적으로 회유하기를 많이 훈련할수록 다른 상황에서 우리가 무의식적으로 회유하는 태도를 보이지 않도록 도와줄 것이다.

<쩔쩔매기(회유하기) 연습 1>

① A · B 2명이 짝을 짓는다.
② A는 아래의 진술을 쩔쩔매는(회유하는) 용어로 바꾸어 진술하고 B는 들은 내용에 대해 feedback을 준다.

a. 나의 환자에 대한 도움이 더 많이 필요하다.
b. 의사 선생님, L씨를 진찰했나요?
c. 환자의 차트는 어디 있지요?
d. 최근에 의사 선생님을 본적이 있나요?
e. 아이들은 균형 있는 음식을 골고루 먹나요?

③ A · B가 역할을 바꾼 후 B는 다음의 간호 의사소통을 회유적 진술로 변형시켜 보라. A는 B의 진술을 듣고 feedback을 준다.

a. 등 마싸지를 원하나요?
b. 의사 선생님, 진단명이 어떻게 되지요?
c. S씨의 주소는 어떻게 되지요?
d. 지금 즉시 약간의 도움이 필요해요.
e. 여기에서 퇴원하려는 A씨에게 퇴원 후 간호에 대해 설명을 하려고 해요.

<쩔쩔매기(회유하기) 연습 2>

① 다음의 진술을 첫 번째 일반적인 회화 어조로 그리고 두 번째 쩔쩔매는(회유하는) 방법으로 말해보시오. A · B 두 명이 한 조를 이루어 A가 말하고 B는 듣고 A의 대화를 평하시오.

a. 잠을 깨워서 미안해요.
b. 안녕하세요. 저는 방문 간호사입니다.
c. 의사 선생님, 도와 드릴까요?
d. 환자에게 걷는 운동을 시키는 것이 필요해요.
e. 수술 예정 환자는 어디에 있지요?

② A · B가 역할을 바꾸어 B가 일반적인 회화 어조와 쩔쩔매는(회유하는) 어조의 2가지 방법으로 말하고 A는 들은 후 논평해 준다.

a. 의사 선생님, B씨 부인을 보셨나요?
b. 레지던트 선생님을 본 적이 있나요?
c. 내가 당신을 깨우려 한 것은 아닙니다.
d. 미안해요. 당신을 깨우게 되어서요.
e. 곧 이 일은 끝나게 됩니다.

③ 회유적 태도를 보이는 간호사에게 환자들이 어떻게 반응하는가를 토의하시오.

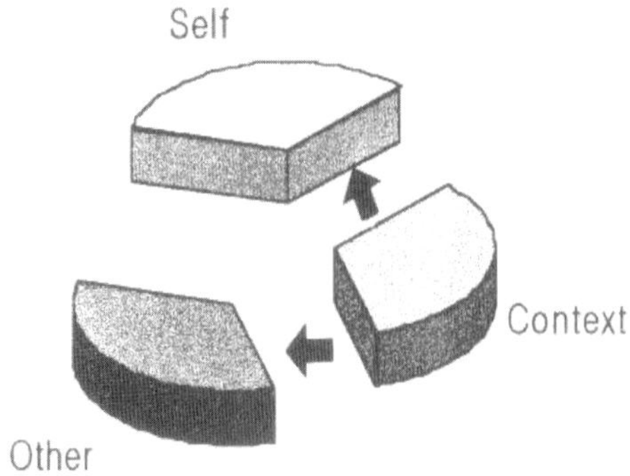

그림 5-4. 지나치게 논리적인 의사소통 유형

(3) 지나치게 사리적이기(superreasonable)

김 간호사가 보인 세 번째 반응은 지나치게 사리적이다 "연구보고의 75%가 이런 경우 다른 간호사가 환자간호를 하는 것이 더 성공적이었음을 보여주고 있어요. 그래서 문제해결을 하기 위해 연구자료를 이용하기로 결정했어요." 지나치게 사리적인듯 하고 합리화를 시키는 사람이 매우 이지적으로 보이기도 하지만 사실 이 사람은 자신의 감정표현을 피하고자 한다. 이러한 표현을 하는 사람이 매우 합리적인 듯이 보이나 사실 창의적인 사고를 하는 사람은 아니다. 이 경우 자신 또는 타인의 느낌이나 감정에 전혀 주목하고 있지 않다(그림 5-4). 즉 자신 또는 타인에 대한 감정 표현을 어떠한 상황에서도 표현하지 않고 피한다.

간혹 의사소통할 때 단지 의사소통의 내용만을 이야기하는 것이 더 적절할 때도 있다. 보고서에 있는 환자 자료를 주는 것은 하나의 예가 될 뿐이다. 유용한 사실과 지나치게 사리판단적이기와의 차이는 우리의 두뇌가 어떻게 사용되고 있느냐에 달려 있다. 즉 대화와 관련된 느낌 또는 믿음을 무시하고 있다면 이 경우는 지나치게 사리판단적임을 보여주게 된다.

지나치게 사리적인 언어는 비인간적이다. "나는 이렇게 믿는다 또는 나는 이렇게 느낀다"라는 표현 대신에 ."사실을 많이 이용하고 ~은 분명하다 또는 ~은 사실이다."와 같은 진술을 주로 하게 된다. 지나치게 사리적인 사람들이 흔히 사용하는 말투에는 다음과 같은 것들이 있다.

① 사실들이 스스로를 말하는 식으로 표현한다.
② 논문, 잡지, 책 속에서 이렇게 말한다.

③ 논리적인 근거는 없다.
④ 각각으로는 논리적인 근거를 가지고 있다.
⑤ 이성적, 합리적으로 합시다.

지나치게 사리적인 사람의 신체적 언어는 경직되어 있고 꼿꼿하게 서 있다. 지나치게 사리적인 사람은 어떤 사실에만 흥미를 가지고 있기 때문에 눈을 마주 치지도 않는다. 딱딱하게 몸을 곧게 세우고 팔은 차렷 자세로 하고 거리를 두고 멀리 떨어져서 쳐다보며 목소리는 높낮이가 없어 단조롭고 마치 컴퓨터의 프린터 결과물처럼 말의 표현도 딱딱하고 분명하게 한다. 지나치게 사리적인 사람에게 이해력을 갖고 반응을 한다는 것은 대단히 어려운 일이다. 지나치게 사리적인 태도를 보이는 사람들에 대해 보통 사람들이 갖는 일반적인 반응은 자신들은 존재하지도 않는다는 느낌, 기분 나쁜 감정, 좌절 또는 심지어는 그 반응으로 다시 지나치게 사리적인 반응을 보이게 된다. 다음의 예는 우리들이 지나치게 사리적인 사고를 경험하고 규명해 내도록 훈련해 줄 것이다.

<지나치게 사리적인 의사소통 연습 1>

① A·B 2명이 짝을 짓는다.
② A는 다음의 진술을 지나치게 사리적인 의사소통으로 바꾸어 진술하라.
예를 들면 환자를 너무 놀라지 않게 하시오.의 지나치게 사리 판단적인 의사소통은 네가 의사소통하고 있는 방법이 환자의 혈압을 상승시키는 것으로 나타난 사실을 알고 있느냐?와 같은 방법으로 변환시키시오. B는 A의 진술을 듣고 A의 진술이 지나치게 사리 판단적 표현인지 아닌지를 평해 주시오.

a. 환자를 화나게 하지 마세요.
b. 보고하는 시간입니다.
c. 이 환자는 목욕을 필요로 합니다.
d. 체온이 너무 높은데요.
e. 당신은 정말 너무 우울해 보입니다.

③ A·B의 역할을 바꾸시오. B가 다음의 진술을 지나치게 사리판단적인 의사소통으로 바꾸어 진술한다.
a. 나는 그 투약이 정확한지를 믿을 수가 없어요.
b. 이것에 대한 설명이 있어야만 한다.
c. 당신은 식이요법을 잘 따르고 있습니까?
d. 당신의 아버지는 29호실에 있습니다.
e. 모든 것이 잘 되어 갑니까?

<지나치게 사리적인 의사소통 연습 2>

① A · B 2명이 짝을 짓는다.

② A는 다음의 진술을 2가지의 방법 즉 첫 번째는 돌봄의 태도로 두 번째는 지나치게 사리적인 태도로 진술하라. B는 A의 진술을 잘 듣고 A의 진술이 지나치게 사리적인 태도가 아니면 다시 해보도록 평가해 준다. A가 사리적인 태도로 이야기할 때는 눈의 마주침을 피하며 B의 머리부위 이상의 위치를 응시한다.

a. 식사를 모두 드셨나요?
b. 어디가 많이 아픈 것처럼 보입니다.
c. 이 지혈대가 너무 꽉 조이지요?
d. 어린이들은 부모로부터의 관심을 필요로 한다.
e. 나는 당신이 먹고 있는 약의 부작용을 알기를 원해요.

③ A · B가 역할을 바꾸어 B는 다음의 진술을 처음에는 돌봄의 태도로 두 번째는 지나치게 사리적인 태도로 진술하고 A는 B의 진술을 듣고 평가 해준다.

a. 당신은 내일 수술을 받을 예정입니다.
b. 당신의 남편은 오늘 상태가 많이 좋아졌어요.
c. 나는 사적인 일로 당신과 이야기를 나누고 싶어요.
d. 누군가가 차트를 제자리에 갖다 두는 것을 잊어 버렸습니까?
e. 우리는 또 다른 간호사가 필요합니다.

④ 지나치게 사리적인 간호사에게 환자들이 어떠한 반응을 보이는지에 대해 토의하라.

(4) 부적절성

김 간호사가 보여준 4번째 반응은 부적절성이다. 즉 "내가 그 환자 일로 고민할 정도로 그 환자가 가치있고 멋있는 것은 아닙니다."와 같은 부적절성은 대화의 주제를 회피하고 자신의 감정을 무시하고 타인의 감정을 무시하게 된다. 부적절한 행동은 관심을 다른 곳으로 돌리며 가끔 우스꽝스러운 면도 있어 따르기가 매우 어렵다. 다음은 부적절한 대화에 주로 사용되는 표현이다.

① 잠시만 기다려요. 다음에 그것에 대해 이야기해 드릴께요.
② 그 일은 나에게 ~한 일을 기억나게 하는군요.
③ 그런데 하며 대화 내용을 바꾼다.

부적절성에 사용되는 특별한 단어는 없지만 대개 대화의 주제를 바꾸거나 느낌이나 감정의 암시를 피하는 태도를 보여준다.

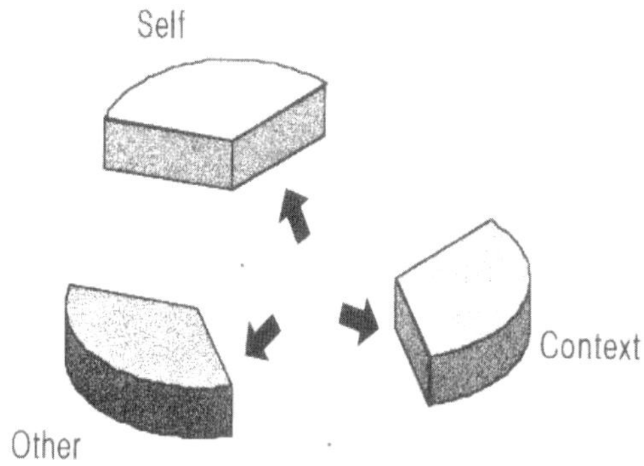

그림 5-5. 부적절한 의사소통 유형

부적절한 반응을 사용하는 사람의 신체적 언어는 무관심한 동작(motion)과 주의산만함(distraction)의 언어이다. 부적절성 태도에 대해 타인은 혼란스러워 하고, 못견디어 하고, 궁금해 하며 화를 내게 된다. 명백히 말해 부적절성은 의사소통을 원활하게 하거나 호전시키지 못한다. 동시에 농담, 유모 등이 작업 환경에서 의사소통에 도움을 주기도 한다. 그러나 부적절성은 자신과 타인, 그리고 의사소통상의 상황(context)을 무시하고(그림 5-5) 의사소통 상황에 부적절하다는 점에서 농담, 유모 등과는 구별된다. 다음의 예에서 부적절성을 연습할 수 있다.

<부적절성 연습 1>

① A · B 2명이 짝을 짓는다.
② A는 다음의 진술을 부적절한 진술로 옮겨라.

예를 들면 김 간호사, 수술부위가 너무 아픈데 진통제를 놓아주실 수 있나요? 라고 환자가 질문했을 때 아까, 방문객이 왔다 가셨지요. 라고 동문서답을 한다. B는 A의 진술을 듣고 논평해 준다.

a. 김 간호사 선생님, 제가 지금 배가 몹시 아픈데요.
b. 나는 박 계숙씨의 병세가 약간 좋지 않았다고 생각해요.
c. 의사 선생님, 박 계숙씨가 1시간 이상이나 기다리고 있었어요.
d. 박 계숙씨의 암진단에 대해 약간 혼동이 되는군요.
e. 약물 투약을 보다 더 신중하게 해야 합니다.

③ A와 B는 역할을 바꾸어 B가 다음의 진술에 부적절한 반응을 보이고 A는 B의 진술을 듣고 B의 진술에 대한 논평을 해준다.

a. Kardex가 없어졌네요.
b. 박 계숙씨가 출산을 했나요?
c. 이 환자의 혈압이 얼마나 되나요?
d. 이 어린아이의 석고 붕대가 갈라졌어요.
e. 당신은 하루에 담배를 얼마나 피웁니까?

<부적절성 연습 2>

① A와 B가 짝을 짓는다.
② A가 다음의 진술에 대해 부적절한 방법으로 반응하며 B는 A의 반응을 보고 논평해 준다.

a. 의사 선생님, 오늘 이 문제에 대해 의논하고 싶은데요.
b. 장 간호사, 오늘은 춥지 않습니까?
c. 이 의치는 누구의 것입니까?
d. 혹시 박 간호사를 보았나요?

③ A・B가 역할을 바꾸어 B가 부적절한 방법으로 반응하는 진술을 하고 A는 B의 진술을 듣고 논평해 준다.
④ 비적절한 반응을 보이는 것은 의사와 간호사에게 어떤 영향을 미치는 가를 토의해 본다.

4) 적절한 의사소통

스트레스에 반응해 가는 5번째의 선택이 바로 의사소통의 적합성 또는 일치성으로 즉 의사소통에 있어서의 행동과 말이 자신의 내적 경험과 부합되며 상황에 적절한 경우를 뜻한다. 적절한 반응은 타인의 감정을 충분히 고려하며 자신의 낮은 자존감이 의사소통 과정에 영향을 미치지도 않는다. 적절한 반응은 앞서 설명한 비난하기, 쩔쩔매기(회유하기), 지나치게 사리적 반응과 부적절성과는 달리 매우 바람직하고 건강한 반응이다. 반응이 건강하다는 것은 의사소통이 진행되는 동안 자존감이 매우 높고 긴장감도 매우 저하되어 있다는 것을 뜻한다.

적절한 반응을 보여주는 어떤 매력적인 표현 구절 또는 매력적인 몸짓도 없으며 어떤 개인의 한가지 자세가 모든 상황에 반드시 적절한 것만도 아니다. 그러나 4가지 비적절한 표현으로부터 나온 구절이나 진술 등도 좀 더 적절한 표현으로 다시 진술할 수 있다. 즉 이러한 비적절한 표현법들 즉 비난, 회유, 지나치게 사리적이기와 비적절성에서 피하며 다른 긍정적이고 바람직한 방법으로 다시 진술할 수 있다. 일반적으로 환언(translation)이란 믿음이나 느낌의 소유를 위해 "나" 라는 단어를 사용하는 것이 바람직하다(나는 ~라고 생각한다. 나는 ~라고 느꼈다). 그리고 항상, ~해야만 한다. 결코와 같은 무조건적인 어투를 사용하기 보다는 현실을 정확히 표현해 주는 어투, 예를 들면 지금으로서는 현재와 같은 표현을 쓰도록 한다.

비난하기 : 신승희님, 왜 이렇게 당신은 멍청해요? 당신은 결코 혼자서 침대를 떠나서는 안돼요!

적절한 표현 : 신승희님, 타인의 도움 없이 침대를 떠나지 않기로 되어 있어요. 의사 선생님의 각별한 요구입니다. 다음에 다시 침대에서 일어나 침대를 떠나야 하는 일이 생기면 저를 꼭 부르세요.

비난하기 : 당신이 수간호사라고 해도 상관하지 않아요. 왜 항상 나에게 이처럼 기분 나쁘게 말하지요?

적절한 표현 : 당신이 저에게 가끔 함부로 대하고 있다는 느낌이 들어요.

쩔쩔매기 : 의사 선생님, 귀찮게 해서 미안해요. 내 잘못이라는 것을 알아요. 그런데 이 환구씨가 계속 통증을 호소해요. 미안해요.

적절한 표현 : 의사 선생님, 이 환구씨가 계속 통증을 호소하고 있어요.

모든 사람은 독특하고 다양한 의사소통 양식을 가지고 있다. 여섯 개의 의사소통 유형과 관련 연습을 통해 간호사는 자신의 의사소통 양식은 물론 건강소비자의 의사소통 양식을 보다 정확히 사정할 수 있게 된다. Satir의 의사소통 기틀과 자존감과 스트레스 개념의 관련에 대한 지식은 방어적 행위를 이해하는 데에 기초를 제공해 준다. 인간의 자존감이 위협을 받게 되고 스트레스를 느낄 때에 방어적인 행동이 일어나게 된다. 5가지 양식의 방어적인 표현들 중 비난하기, 쩔쩔매기, 지나치게 사리적이기, 부적절하기(엉뚱하기) 등이 보통 건강치 못한 반응들이나 적절성은 가장 건강한 반응이며 표현이다. 간호사들은 동료 간호사, 환자와 상사들과의 역할관계와 간호상황 속에서 자신들이 비적절하고 방어적인 행동을 하고 있는지를 알게 되면 스스로 바람직한 간호의사소통을 하기 위해 어떻게 의사소통을 이끌어가야 하는 가를 알게 된다. 예를 들면 간호사가 환자의 위기상황에서 어떤 도움이 필요할 때 소리를 지르거나 타인을 비난할 수 있다. 저수준의 자존감에서 나오는 반응이라기 보다는 상황적 필요에 기초하여 선택할 수 있는 의사소통이 이루어져야 한다.

□ 학습 과제

1. 6가지의 의사소통 양식을 제시하시오.
2. 의사소통에서 개방성의 개념을 설명하시오.
3. 의사소통에서 사람 - 업무 지향성의 개념을 설명하시오.
4. 의사소통에서 자기노출의 개념을 설명하시오.
5. 의사소통에서 수용의 개념을 설명하시오.
6. 의사소통에서 방어의 개념을 설명하시오.
7. 의사소통에서 일치성의 개념을 설명하시오.
8. 의사소통에서 자존감의 개념을 설명하시오.
9. 의사소통에서 스트레스의 개념을 설명하시오.
10. 의사소통에서의 비난하기를 설명하고 자신의 경험에 비추어 예를 드시오.
11. 의사소통에서의 쩔쩔매기를 설명하고 자신의 경험에 비추어 예를 드시오.
12. 의사소통에서의 지나치게 사리판단적이기를 설명하고 자신의 경험에 비추어 예를 드시오.
13. 의사소통에서의 부적절성을 설명하고 자신의 경험에 비추어 예를 드시오.

□ References

김문실(1986). 간호원의 돕는 행위와 환자의 자기 노출행위에 관한 연구, 대한간호학화지. 16(3), 97-107.

이혜원, 임영신, 송인자, 전광순(1988). 중간관리자의 자아개념과 전문적 태도에 관한 연구, 대한간호, 27(1), 6- - 78.

조결자, 강현숙(1984). 일부간호 대학생의 자아개념과 임상실습 만족도와의 관계, 대한간호학회지, 14(2), 63-74.

홍여신(1982). 환자와 간호원과의 관계, 대한간호, 21(2), 7-15.

Blake RR, Mouton JS, Tapper M(1981). Grid approaches for managerial leadership in nursing. St. Louis: The C. V. Mosby.

Bradley JC, Edinberg MA(1990). Communication in the Nursing Context. Appleton & Lange.

Murray B, Zentner JP(1989). Nursing Assessment and health promotion straetgies through the life span Norwalk, Connetiant: Appleton Lango.

Rogers C(1951) Client centered therapy, Boston: Houghton Mifflin.

Satir V(1988). The New people making. California: Science and Behavior Books.

제 6 장 치료적 의사소통

변화란 달라지는 것 또는 수정된 것을 의미하는 것으로 간호사는 간호대상자로써의 개인이나 집단에 대한 가치와 태도의 변화를 유도하는 변화 촉진자로써의 역할을 하며(박, 1985) 의사소통과 상담을 통해 변화대상자들을 지지해 줄 때 이때의 의사소통은 치료적인 의사소통이 된다. 치료적인 의사소통은 간호사가 자기자신을 치료적으로 사용하여 건강소비자와 신뢰감을 발전시키고 건강소비자에게 감정 이입적인 태도를 갖추고 있을 때 가능해진다.

자기자신의 치료적인 사용, 신뢰감 형성과 감정이입적인 태도와 같은 개념들은 가시도가 높은 (high visibility) 구체적인 요소와 가시도가 낮은(low visibility) 추상적인 요소를 모두 포함하고 있다. 이 3가지의 개념들은 서로 밀접한 관련을 맺고 있으나 모든 간호사 - 환자 관계에서 반드시 일어나는 것은 아니다. 환자들이 자동적으로 모든 간호사를 신뢰하게 되지는 않으며 또한 간호사들이 환자와 관계를 맺으면서 감정이입적 접근법을 자동적으로 사용하지도 않는다. 어떤 간호상황에서는 환자들이 쉽게 간호사와 신뢰감을 발달시킬 수도 있으며 또한 간호사들은 쉽게 환자들과 치료적인 접근법을 발전시킬 수도 있다. 그러나 다른 간호상황에서는 환자가 간호사와 신뢰감을 발전시키지 못하고 간호사는 환자와 치료적인 접근법을 발전시키기가 어려운 경우도 있다.

1. 자기 자신의 치료적 사용

대부분의 간호사들은 누군가를 도와주기를 원하며 누군가를 돕고자 하는 동기가 간호학을 선택한 주된 이유 중의 하나이다. 돕는다는 것은 우리의 일상생활에서 자연스럽게 일어나는데 우리들이 하루하루 주변의 많은 사람들을 돕고 있음을 발견하곤 한다. 우리는 다른 사람들의 많은 요구와 부탁을 해결하고 크고 작은 업무를 보조해 주기도 하며 이러한 요구, 부탁과 업무는 나름대로의 목적 즉 문제해결을 하고자 하는 목적을 가지고 있다. 요구, 부탁과 업무는 인간 관계에서 공동의 협력관계를 증진시키게 된다. 각각의 공동 협력자는 협력이라는 관계 속에서 동등한 부분의 몫을 주고받게 된다.

간호사-환자간의 상호작용 속에서의 돕는 관계는 매우 다양하다. 간호사-환자 관계에서도 문제해결이라는 목표는 동일하지만 간호사는 환자에게 보다 많은 도움을 주고 있다.

간호사 또는 돕는 사람은 자신의 목표를 만족시키기 위해 환자 또는 도움을 받는 사람들에게 상황 또는 조건을 제공해 주게 된다(Brammer, 1988). 모든 돕는 관계 속에서 우리는 자신의 모든 경험 즉 삶에 대한 가치, 느낌과 태도 등을 의사소통에 반영한다. 그러나 환자와 간호사의 상호작용에 있어서 기본적 목표는 다르다. 동료 또는 친구와 이야기를 나눔으로서 친근감을 나누고 서로를 더 잘 알 수 있게 되고 정보를 주고받게 된다. 우리가 친근감을 나누고 서로를 더 잘 알기 위해 환자와 대화를 나눌 수도 있지만 환자와 대화를 나눔으로서 신뢰관계를 형성하고, 감정의 표현을 가능하게 하거나 또는 환자들을 도와 사적인 개인의 목표를 실현할 수 있도록 도와주어 환자가 독립성을 되찾을 수 있게 된다.

돕는 관계에 있어서 간호사의 역할은 치료적인 역할 즉 환자를 이롭게 한다는 목적을 갖고 간호사는 환자와 상호작용을 하게 된다. 환자의 요구에 초점을 두고 치료적 방법으로 자신을 이용하는 것이 의사소통 상호작용의 특성이다. 간호사는 환자가 환자 자신의 느낌을 언어화하여 표현할 수 있는 방법으로 의사소통이라는 상호작용을 안내하고 이끌고 조직화 해가게 된다. Rogers(1961)는 돕는 관계(helping relationship)를 타인의 삶을 의도적으로 성장시키고, 발전시키고, 기능의 향상과 대처능력의 향상을 가져오는 관계로 정의했다.

자신을 치료적으로 이용한다는 것은 극적으로 이루어져야 한다는 것을 의미하는 것은 아니며 많은 일상적인 간호업무가 치료적인 방법으로 수행되는 것을 의미한다. 예를 들면 뇌졸중 또는 장기간 병석에 누워 있다가 회복하는 환자는 자신의 체력에 대해 확신이 적어 걷기에 많은 어려움을 갖게 된다. 간호사가 환자의 팔을 잡아 주고 환자와 함께 걸을 때 간호사는 환자에게 보조기구의 역할도 할 수 있고 또는 환자에게 교정자의 역할 그리고 그 이상의 역할도 가능하다. 이때에는 운동감각적인 의사소통이 있게 된다. 한 사람 즉 간호사의 확신과 정서적 그리고 감정적 안정감이 타인 즉 환자에게 전달될 때 환자는 확신감과 함께 걸을 수 있고 보다 더 정상적인 걸음걸이를 되찾을 수 있다는 확신을 갖게 된다. 위의 예는 환자의 신체적 요구를 만족시키기 위해 치료적인 방법으로 전력을 다하는 간호사의 한 예이지만 똑같은 방법으로 정신적인 요구도 만족시켜 줄 수 있다. 다음의 두 가지 연습을 통해 간호활동에서 우리가 어떻게 치료적인 방법으로 우리 자신을 이용할 수 있는가를 체험할 수 있게 된다. 자기 자신의 치료적인 이용은 고도의 복잡한 기술로서 많은 훈련과 경험을 필요로 한다.

<자기자신의 치료적 이용 1>

10명 정도가 한 집단을 이룬 후 첫째 간호처치 수행방법, 둘째 이러한 간호처치를 수행하면서 자신의 치료적인 이용을 어떻게 해야 하는가를 토의해 봅시다.

① 환자에게 R. O. M. 을 시켜 줄 때

② 환자에게 목욕을 시킬 때
③ 투약시에
④ 환자와 투약이행에 관해 이야기할 때
⑤ 환자에게 관장을 시켜 줄 때

<자기자신의 치료적 이용 2>

① A· B 2명이 짝을 짓는다.
A는 간호처치와 관련된 자신이 관심을 갖고 있는 간호상황 또는 간호문제를 생각해 내고 B는 A가 제시한 간호상황 또는 간호문제에 대해 자기자신의 치료적 이용 방법으로 바꾸어 보도록 한다.
② A는 B의 자기자신의 치료적 이용 방법으로 바꾼 간호문제 또는 간호상황에 대해 간단하면서도 구체적으로 평가해 준다. 그리고 동시에 왜 그러한 평가를 내렸는가에 대한 근거도 제시해 준다. B가 해야 할 일은 A가 A자신의 관심사에 집중할 수 있는 방법으로 A와 B의 상호작용을 이끌어 가는 일이다. B는 B자신의 관심사에 대해 이야기하고자 하는 유혹을 잘 참아내야 한다.
③ A· B가 역할을 바꾸어 한다.

2. 신뢰감의 발달

간호상황에서 자기자신을 치료적으로 이용하는 능력은 환자의 신뢰수준과 직결되어 있다. 간호사-환자간의 치료적인 관계에 있어서 신뢰감은 가장 중요하다. 신뢰감의 형성 없이 이루어지는 상호작용은 지극히 피상적이며 간호사와 환자의 개인적인 관련이 거의 없게 된다. 그러면 신뢰란 무엇이며 어떻게 전달되고 전달받을 수 있겠는가? 신뢰란 것은 말할 필요도 없이 누군가를 믿고 의지하는 것이다. 신뢰감은 솔직하고 정직한 의사소통을 통해서 발전되어 간다. 환자들은 능숙한 간호기술과 충분하고 다양한 경험을 소유하고 있는 간호사들을 더 신뢰하게 된다. 그러므로 신뢰란 확신, 확실성, 신용과 밀접한 관계를 맺고 있다.

신뢰는 또한 간호사의 목표와 목적과도 관련되어 있다. 그러면 간호사의 목표와 목적은 환자의 목표와 목적과 일치하는 것일까? 만일 일치한다면 간호사와 환자 모두는 서로 협동하여 신뢰감의 분위기 속에서 이러한 목표들을 성취할 수 있게 된다. 사람들이 상호간에 신뢰감을 발전시키는 데에는 보다 장기간의 시간이 요구된다. 간호상호작용에서 우리는 3단계의 신뢰감 수준에 귀를 기울이게 되는데 신뢰감은 일련의 연속적 단계를 거쳐서 발전해 간다. 신뢰감은 형성기(orientation phase), 활동기(working phase), 종결기(termination phase)의 3단계 수준으로 발전해 간다(Sundeen, et al. 1989). 한 단계에서 다음 단계로의 이행은 점진적으로 서서히 진행되며 각각의 단계 형성에 소요되는 시간은 다양하지만 신뢰감의 발달단계에서 나타날 수 있는 특성들이 있다.

1) 신뢰 1단계-신뢰감 형성기

1단계의 특징은 어떤 관계의 피상적 수준 또는 초보적 수준, 불확실성과 탐색이 될 수 있다. 간호사와 환자 모두는 이름, 어떻게, 언제, 얼마나 오랫동안, 얼마나 자주, 목적과 같은 정보를 상호간에 나누면서 각각의 역할을 명확히 하기 시작한다. 서로에게 기대하고 있었던 것을 넌지시 떠보기도 한다. 신뢰감 형성기의 초기에 간호목표와 관련된 결과가 설정된다. 간호목표는 공식적 또는 비공식인 것이 될 수 있으며 공식적이라는 것은 계약이 서면으로 이루어지는 것을 뜻한다. 간호사와 환자간의 관계가 이루어지기 시작하는 초기에 신뢰감이 형성되나 간호사와 환자 모두가 신뢰감의 형성을 방해할 수도 있다. 일반적으로 신뢰감을 줄 수 있는 능력을 갖고 있는 간호사는 환자로 하여금 신뢰감을 발전시킬 수 있도록 해준다. 간호사가 간호사 자신의 마음의 문을 열어 환자들이 간호사를 많이 알 수 있도록 하는 일은 대단히 중요하다.

의미있고 뜻있는 방법으로 간호사가 자신을 노출시키지만 환자가 간호사들을 거부할 수도 있다는 위험부담도 감수해야만 한다. 환자가 간호사 자신을 거절할 수도 있다는 부담감도 기꺼이 감수하는 것이 신뢰관계의 한 부분이다. 한편 과거에 정서적 그리고 신체적 건강관리와 관련하여 간호사에 대해 개인적으로 부정적인 경험을 가졌던 환자는 간호사와 신뢰감을 형성시키는 데에 어려움을 가질 수 있다. 이러한 환자들은 간호사와의 상호작용에서 간호사를 처음에 시험해 본 후에야 비로소 부담감을 갖지 않게 된다. 마지막으로 간호사는 환자와의 신뢰감을 발전시키는데 있어서 유리한 입장에 서 있다. 간호사는 환자가 간호사에 대해 알고 있는 것보다 환자에 대해 훨씬 더 많은 것을 알고 있다는 점이다. 간호사는 환자의 의무기록지를 읽었고, 환자에 대해 들은 이야기가 많고 환자의 나이, 진단명 등을 이미 알고 있다는 점이다.

2) 신뢰 2단계-신뢰감 실행기

신뢰 발달의 2단계에서 간호사와 환자관계의 경계선은 보다 더 유동적이며 이때부터 간호사와 환자는 판에 박은 듯한 서로의 역할에서 탈피하게 된다. 간호사는 더이상 간호 유니폼 속에 있는 상징적인 존재(symbol)가 아니라 하나의 인간이며 환자는 감정을 갖고 있는 인간이라는 점을 우리는 늘 기억해야 한다. 간호사와 환자 모두는 기꺼이 서로의 감정과 느낌을 나누고 신뢰 형성기에 짧게 스쳐가며 언급되었던 관심사에 대해 보다 상세하게 이야기를 나눌 수 있게 된다.

간호사와 환자 모두는 그들 자신의 목표, 동기는 물론 자신에 대해 점차 많은 것을 인식하게 됨으로서 편안해지며 이러한 인식을 상대방과 함께 나누게 된다. 환자는 외적 준거기준으로부터 내적 준거기준으로 바꾸어 간호사를 평가하게 되며 간호사의 중요한 내적 관심사가 아니라 환자의 중요한 내적 관심사가 간호사-환자 상호작용의 초점이 되게 된다. 속사정, 내면적인 깊은 이야기도 나눌 수 있는 두터운 신뢰관계가 형성되게 된다.

간호사는 치료적으로 환자를 간호한다는 입장에서만 단지 자신을 노출시킬 수도 있다.

· 환자 : 어느 누구도 나에게 어떤 일이 일어나는지에 관심을 갖고 있지 않아요.
· 간호사 : 저도 때때로 그런 느낌을 경험한 적이 있어요. 수술에 직면하게 된다는 것이 쉽지는 않은 일이지요.

3) 신뢰 3단계-종료 단계

간호사와 환자간의 만남이 종료될 때 일어나는 단계이다. 이 종료단계는 간호사가 환자에게 그 동안 이루어 왔던 간호사-환자간의 관계가 끝나게 될 것이라는 이야기를 하는 첫 번째의 접촉에서 시작된다. 갑작스런 그리고 미리 알리지도 않은 헤어짐은 특히 간호사와 환자간의 강하고 진한 개인적 관계가 형성되었을 때 환자를 불신의 상태에 빠져들게 하며 환자에게 격리 불안감을 가져오게 할 수도 있다. 갑작스럽고 미리 알리지도 않은 헤어짐을 경험한 환자는 미래의 인간관계에서 신뢰감을 발달시키기가 더욱 더 어렵게 될 것이다. 일정한 실습 스케줄 때문에 환자들과 짧은 기간에만 접촉을 하게 되는 간호학생들이 환자들과의 관계를 언제 끝맺음하게 되는지에 대해 환자들에게 알리지 않기 때문에 환자의 입장에서 보았을 때 간호학생들은 이러한 불신감의 대상이 되기도 한다. 환자들이 간호학생에 대해 애정을 많이 가지고 있으면서도 환자와 학생간호사간의 임시적이고 일시적인 관계라는 특성 때문에 서로의 감정을 나누는 것이 어려운 일임을 알게 된다.

재택환자가 외래에 있는 특수클리닉을 간헐적으로 방문하게 될 때마다 동일한 간호사를 만날 수 없는 경우가 흔하다. 식이요법의 이행여부, 체중변화, 약물요법의 이행여부 등과 같은 추후간호가 동일한 간호사에 의해 강화되지도 못한다. 물론 환자에 의해 간호사와 환자간에 수립된 신뢰관계가 갑작스럽게 종결되거나 환자가 의무기록에 대한 정확하고 포괄적인 문서화를 갑자기 요구하게 될 때 간호사는 많은 스트레스를 받게 된다. 간호사가 환자에게 만남의 시간이 길지 않다는 것과 만남의 기간이 길지 않다는 것에 대한 느낌을 직접 전하므로써 헤어짐이라는 상실감을 예방하고 이러한 상황 속에서도 신뢰감을 발달시켜 나가는 데에 도움이 될 것이다.

3. 감정이입의 사용

감정이입이란 대인관계의 가장 중요하고 기본적인 요소로서 의사소통 시에 간호사와 환자간의 돕는 관계 형성에 기초가 된다. 감정이입이란 타인의 신발 속에 자신의 발을 집어넣고 함께 걸을 수 있고 타인의 입장 특히 타인의 어려운 입장을 이지적으로 그려봄은 물론 느낄 수 있는 능력이다.

감정이입이란 환자의 사고를 느껴보는 간호사의 정서적 과정으로 정의될 수 있으며 환자의 사고를 느껴본다는 것은 환자의 내적 평가기준을 느끼고 이해하고 공유하는 것이다. 감정이입적인 간호사는 환자의 삶 속으로 들어가서 환자가 사용하는 언어와 말투로 반응하되 환자가 사용하는 목소리의 어조까지도 같은 느낌을 받을 수 있도록 사용한다.

즉 환자가 슬퍼하면 간호사도 슬퍼하고 환자가 두려워하면 간호사도 두려워하는 어조의 목소리를 사용한다. 감정이입적인 간호사들은 환자를 독특하고 개성 있는 개인으로 이해하고 존중하며 이때 환자는 보다 더 안심을 하고 환자 자신들이 받아들여지고 있다고 느끼게 된다. 이러한 과정은 3가지 요소 즉 간호사의 감정이입적 상태, 간호사로부터 환자에게 감정이입적 상태가 전달되고, 환자는 간호사가 자신과 감정이입적 상태에 있다는 것을 인지하는 3요소로 구성되어 있다. 그러므로 감정이입은 환자의 현재 감정에 조율된 언어를 사용하여 간호사가 환자를 이해하고 있음을 전달시키는 간호사의 언어적 솜씨는 물론 환자의 현재 감정에 대한 간호사의 민감성 모두를 포함한다.

Morris Magnan(1989)은 석사 과정을 밟고 있는 가정 간호사로 76세의 흑인 부인인 Mrs. Clark의 건강을 관리하도록 되었다. 클라크 부인은 손녀딸과 함께 매우 열악한 주거환경에서 살고 있었고 당뇨병으로 인슈린 치료를 받고 있었고, 울혈성 심부전이 있어 7년째 몸져 누워 있었다. 11 살된 손녀딸이 Mrs. Clark을 돌보고 있었으나 가정 간호사의 첫 방문을 달가와 하지 않았고 첫 방문이 끝날 때까지도 달가와 하지 않는 태도에는 별 변화가 없었다. 그러나 Magnan은 1주일에 3 번, 30분 정도 Mrs. Clark을 방문하여 활력증후와 발목관절 점검을 해주겠다는 제시를 하고 동의를 얻어냈다.

가정 간호사가 첫번째 사정을 하는 데에 5분 정도가 소요되었고 이 사정이 끝나자 저의 말을 잘 듣고 이해해야 한다며 침대 옆에 가서 앉았다. Mrs. Clark는 "당신이 내 옆에 앉아 있을 이유가 전혀 없다."고 말하자 Magnan은 그래도 30분이 지날 때까지 앉아 있겠다고 말했다. 2주가 되자 Mrs. Clark은 간호사를 쫓아내려는 노력을 그만 둔 대신 점차 그녀의 젊은 시절에 대해 많은 이야기를 하게 되었다. 방문 5주째 되는 날 Mrs. Clark의 여동생이 언니가 목욕을 거부하며 먹지도 않는다고 말했다. 혈압을 재려고 했을 때 Mrs. Clark은 욕을 했고 뺨을 만지려는 Magnan의 손을 세게 멈췄다.

그러나 Magnan은 Mrs. Clark의 차갑고 끈적끈적한 피부로부터 인슈린 반응으로 인한 저혈당증 증상을 보이고 있음을 확신했다. Mrs. Clark이 인슈린 쇽으로부터 회복된 후 자신의 행동에 대해 여동생과 Magnan에게 사과를 했다. Magnan은 환자 교육을 시작할 기회를 잡았고 다음에 다시 여동생을 함께 만날 수 있는 시간으로 조정하여 Mrs. Clark을 방문했다. Magnan의 당뇨 교육을 통해 Mrs. Clark은 머리가 흐릿해지고, 신경과민이 되고, 모든 것이 귀찮고, 온 몸이 오싹해지는 느낌이 저혈당증의 주증상이라는 것을 알고 매우 놀랐다. Mrs. Clark은 저혈당증으로 나타나는 여러 가지 증상을 지금까지 악마에게 사로잡혀 있었다고 생각했다.

어느 날 손녀딸이 그 가족에게 비밀로 되어 있는 Mrs. Clark이 몸져 눕게 된 이유를 듣고 매우 놀랐다. Mrs. Clark은 손자가 피살되었다는 이야기를 경찰로부터 들은 후 침대 밖으로 나와 본적이 없다는 것이다. 어느 날 Magnan은 "손자에 대해 나에게 이야기를 해주세요. 누가 나에게 그런 이야기를 해주었는가는 중요하지 않습니다. 내가 알기로 당신은 그 손자를 매우 사랑했으며 당신이 손자를 매우 사랑했기 때문에 당신으로부터 손자의 이야기를 듣고 싶습니다."라고 말했다." Mrs. Clark은 옛날 일을 기억에 떠올리며 이야기하면서 울었다. 그때의 분위기는 슬픔으로 가득 차 있었으나 곧 회복되었다. 그 다음 방문 때에 Mrs. Clark은 체중지지 운동을 시작하였고 마지막 방문 시에는 스스로 보행기를 가지고 몸을 일으키고 몸의 중심을 잘 잡은 후 발을 짧게 끌어 의자에 앉을 수가 있었다.

(Bishop & Scudder, 1991)

위의 이야기는 매우 훌륭한 간호제공의 한 예가 되지만 그렇다고 해서 기발하고 특별한 것은 아니다. Magnan의 간호는 지역사회 환경 내에서 간호실무를 행하는 사람들의 관례적인 간호실무로 간주될 수도 있다. 경험이 많은 간호사는 신뢰감의 인간관계를 발달시키기 위해 필요한 별도의 시간을 내어 다발성의 건강문제를 갖고 있는 고집이 센 환자의 마음을 움직이고 환자가 간호로부터 도움을 받을 수 있게 해 준다. 그녀의 간호가 매우 훌륭했던 것은 간호의 독특함이 아니라 간호의 질에 있다.

Magnan(1989)은 올바른 간호실무를 전유하고 어떤 상황에 있는 독특한 사람에게 간호실무를 적절히 사용해 오고 있다. 인슈린 반응에 의한 저혈당증을 인지하고 당뇨 환자에게 당뇨병과 당뇨조절방법을 가르쳐 주고, 훌륭한 간호는 신뢰관계의 발달을 요구한다는 인식을 통해 7년간이나 몸져 누워있던 노인의 보행 능력을 회복하도록 도와주었다. Magnan은 당뇨 노인, 그녀의 여동생과 손녀딸을 자신의 편으로 만들고 그들을 자연스럽게 인간관계 속으로 끌어 드렸다는 점에서 Mrs. Clark에게 개별적이면서도 일반적인 간호실무를 사용했다는 것이 명백하다. 그에게는 또 매우 고집불통의 환자가 마음의 문을 열 때까지 기다린 점, 노인의 부동자세가 신체적 질병 외의 다른 요인에 기인하고 있음을 인지한 점, 보행 가능성을 유도하는 신체적 간호 외에도 슬픔을 다룰 수 있을 정도로 확장된 Magnan의 관심이 보행을 가능하게 이끌었다는 점에서 간호가 매우 적절했다는 것이 명백하다. Magnan은 단지 보행유도를 위해서가 아니라 한 인간으로서의 Mrs. Clark에 대한 관심을 가지고 슬픔을 함께 나누었다.

간호사와 건강소비자와의 관계는 인간 대 인간의 관계이었으며 건강소비자가 간호계획에 협조하지 않았을 때에도 치료를 중단하겠다는 위협을 하지 않음으로써 사생활에 대한 Mrs. Clark의 권리를 존중해 주었고 잃어버린 손자에 대한 슬픔을 해결해 주는데 있어서 개인적인 관계를 맺고 있었다.

인슈린 쇼크의 인식과 치료과정에서 Magnan은 명백하게 과학적 지식을 소유하고 있다는 것을 보여 주었다. Magnan은 과학적 이론을 건강 소비자의 특별한 개별 상황에 적용하므로써 저혈당증에 빠져 있다는 것을 인지했다. 물론 간호실무에서 저혈당 증상을 경험한 적이 있었기 때문에 인슈린 쇼크에 의한 저혈당증을 인지할 수 있었다. 차갑고 축축한 피부, 신경과민과 오싹해지는 것은 유능한 간호사가 인지할 수 있는 저혈당증의 일반적 증상이다. 그러나 타인에게 욕설을 퍼붓는 것은 보통 저혈당증의 증상으로 인지할 수 있는 것은 아니다. Mrs. Clark이 품위없이 저속해지는 것이 저혈당증의 증상을 나타내는 것이라는 Magnan의 설명을 통해 얼마나 저혈당증을 잘 설명했는지를 알 수 있다.

Magnan의 간호는 감정이입적으로 건강 소비자의 경험에 공감을 했고 또 그녀에게 과학적 설명을 했다는 것이 분명하다. Mrs. Clark이 귀신들렸다는 생각에 사로잡혀 있다고 해서 건강소비자를 비합리적, 비과학적인 사람인 것으로 반응하기보다는 공격적 행위에 대한 과학적 근거를 이해하도록 했다. 감정이입을 개념화하는 한가지 방법은 Schwart et al(1983)가 제시한 3차원적인 모델이다. 이 모델은 감정이입에 대한 3개의 개별적인 접근법을 포함하고 있다.

1) 예측적 접근(the predictive approach)

비록 타인의 자세와 태도가 자신의 자세와 태도와 다를지라도 타인의 감정과 느낌을 정확히 예측하는 능력을 말한다.

"상대방의 사고, 태도와 행동이 자신과 매우 다를지라도 내가 상대방의 역할을 해볼 수 있고 상대방이 어떻게 느끼고 생각하고 있는지를 정확히 알 수 있다면 나는 감정이입적이다."

2) 성취적 접근(the achieved approach)

상호작용적이고 환자중심적인 접근법, 상대방의 사고와 느낌이 나의 사고와 느낌이 될 수는 없지만 상대방 자신이 이해받고 있다는 것을 상대방도 인지할 수 있어야 한다. 예측적인 접근에서와 같이 상대방의 정확한 이해에 초점을 두기보다는 타인이 이해받고 있다고 느끼는지의 여부에 초점을 두어야 한다.

"상대방이 우리가 상대방을 이해하고 있다고 생각한다면, 즉 우리가 상대방을 이해하고 있는 것으로 상대방이 인지할 수 있다면 우리는 감정이입적이다. 상대방이 우리가 이해한 것으로 믿고 있었기 때문에 우리는 이미 감정이입을 성취시켰다."

3) 행동적 접근(behavioral approach)

행동적 접근은 수용자의 전달자에 대한 완전한 이해 또는 이해의 인지에 중점을 두는 것이 아니라 이해를 증진시키는 행위에 중점을 두게 된다. 우리가 상대방에 대한 반응에서 적절한 진술을 할 수 있다면 우리는 감정이입적이며 이러한 행동적 접근은 모든 채널에서의 반응을 포함하게 된다. 이와 지(1993)는 간호사와 환자의 치유적 관계형성에 대한 연구에서 감정이입 또는 공감이 간호사와 환자의 치유적 관계형성의 토대가 되고 있음을 제시했다.

"위궤양이 심해 위절제술을 받았어요. 수술후 통증이 너무 심해 간호사에게 아프다고 말을 했어요, 그때 그 간호사는 나의 아픔을 같이 아파하는 것 같았어요. 너무나 고마웠어요."

"코 수술 부위에서 피가 나와 걱정이 되고 불안해서 간호사실에 연락했으나 와서 보고 괜찮다고 말하고 아무런 처치가 없어서 불안했어요."

"순간 눈물이 핑 돌았다. 도대체 그 많은 의사와 간호사들이 열이 나서 얼굴까지 빨개진 아이한테 눈길조차 주지 않는 병원응급실은 무엇이란 말인가. 초음파 진찰을 끝내고 장에는 이상이 없으니 아기의 열이나 식히고 갈려면 가라는 식의 태도에는 할 말을 잃었다. 항의 한 마디 못하고 돌아온 내 자신도 미웠지만 의료진들도 부디 이 세상에서 자기가 제일 사랑하는 사람이 아팠다는 마음으로 일했으면 한다."

김은희, *1999. 10 27* 디지틀 조선일보

감정이입은 동정(sympathy)과는 다르다. 동정적인 간호사는 주관적이고 사적인 감정을 갖게 되나 감정이입적 간호사는 객관성을 유지하고 편견을 갖고 있지 않다는 점에서 다르다. 동정적인 간호사는 환자에게 위로하고 동정하는 것에 반해 감정이입적 간호사는 지지와 이해를 하게 된다. 능숙한 간호의사소통자는 동정하기보다는 감정이입을 하게 된다. 다행스럽게도 감정이입을 잘하기 위해 환자의 모든 감정을 경험해 보아야 할 필요는 없다. 간호사는 환자가 어떻게 느끼고 있는가를 이해하기만 한다면 감정이입에 도움이 되며 감정이입과 동정의 차이는 아래의 예에서 볼 수 있다.

홍 간호사는 백혈병으로 여러 달 동안 입원한 경험을 갖고 있던 8살 난 창호라는 남아를 간호하게 되었다. 이 아이의 엄마는 홍 간호사가 자신의 아이를 간호할 때 가끔 자리를 함께 하곤 했다. 엄마는 자기 아이의 백혈병에 어느 정도 적응해 왔고 가능한 한 자기 아이와 보다 많은 접촉을 하기를 원했다.

간호사는 이런 상황에 매우 공감을 했다. 간호사는 엄마와 떨어져 병실생활을 해야 하는 창호가 불쌍해서 여러 번 눈물이 나올 뻔했다. 또한 이 어린이의 엄마가 어린이와 함께 있는 것을 보면 눈물이 핑 돌곤 하였다. 간호사는 어린이는 물론 어린이의 엄마도 자기 자신의 눈물을 이해할 수 없으리라고 생각하고 가끔 어린이를 간호하다가 눈물을 보이지 않기 위해 빈번히 방을 떠날 수 밖에 없었다. 그후 간호사는 창호의 목욕이나 기타 다른 간호 업무에 아이의 엄마를 참여시키지 않았다.

창호에게 동정하므로써 홍 간호사는 치료적인 간호의 촉진자라기 보다는 오히려 감정이입적인 의사소통에 방해자가 되었다. 감정이입적 접근으로 간호사는 아이의 간호에 엄마도 포함시킬 수 있어야 했고 간호사는 어린이, 어린이의 가족과 눈물을 함께 나눌 수도 있어야 했다. 눈물을 보이는 것이 간호사와 환자간의 상황과 관계에 부합된다면 함께 눈물을 공유한다는 생각(감정이입적 접근)이 단지 눈물을 뿌린다는 것(동정적 접근)과는 매우 다르다. 눈물을 보이는 것이 반드시 우리를 비전문적인 직업인으로 보여지게 하는 것이 아님을 주목하라.

내가 서울대학교 간호학과 과장으로 재직하던 시절 이 학생을 만인 앞에 칭찬해 주기 위하여…… 라는 서두로 시작한 한 통의 편지가 학장실을 통해 나의 방으로 전달되었다. 내용인즉 근래 서울대학 병원에서 암질환으로 고통을 받다가 세상을 뜬 부인을 애도하는 어느 노년의 남편이 타계한 부인을 생각하면서 병원에 입원해 있는 동안 특별한 정성과 친절을 다해 간호해 주었던 어느 간호 학생에게 느끼던 고마움을 학교와 그 동료들 앞에 공적으로 칭찬해 주지 않고는 천인에 대한 도리를 다 못하는 것이라 생각되어 자신과 부인의 깊은 감사의 뜻을 이렇게 전한다는 것이었다.

편지에 감동된 학장과 간호학과 교수들이 학생을 불러 알아보았더니 그 학생은 임상실습 경험이 처음인 3학년 학생으로 암질환으로 고통받는 환자가 너무나 불쌍해 그 환자에게 도움이 되고 싶은 마음은 간절하나 어떻게 도와야 할지를 몰라 그저 시간이 허락할 때마다 부인 곁에 가서 앉아 손을 잡아주고 환자의 이야기를 들어주고 환자가 고통스러워 하고 울면 함께 울 수 밖에 없었다면서 아무 특별한 도움을 드린 일이 없는데 오히려 의외라는 듯이 부끄럽고 당황해했던 표정이 퍽 감명 깊었던 일을 생각한다.

(홍여신, 대한간호, 1982)

바로 여기 도움이 필요했던 한 사람과 도움이 되기 원하여 접근하는 다른 한 사람간의 만남이 있고 이 만남이 서로의 공통된 목적을 만족스럽게 잘 성취한 한 예가 된다. 많은 간호관련 문헌에 감정이입 과정이 많이 소개되어 있는데 이처럼 간호관련 문헌에 감정이입이 많이 소개되어 있는 것은 감정이입이 왜 간호에서 중요한가를 강조하고 있음을 보여준다.

감정이입적 간호사는 환자의 내적 행동의 판단 및 평가기준으로부터 환자를 정확히 이해할 수 있으며 모든 환자들이 자신의 감정과 관심사를 표현할 수 있도록 모든 채널을 개방시키므로서 라포(rapport)형성을 도와주게 된다. 감정이입의 사용은 환자의 진단이나 예후에 관계없이 임종말기 질환 또는 암과 같은 질환에도 대처할 수 있는 간호사의 능력을 키워주므로서 간호수준의 향상에 직접적인 관계를 맺고 있다.

많은 간호 연구자들은 간호사의 감정이입이 어떻게 환자에게 전달될 수 있는가 하는 문제에 관심을 갖고 연구한 결과 감정이입과 언어적 의사소통 사이에 그렇게 깊은 관계는 없다는 결론을 내렸다. 즉 감정이입 상태가 언어로 전달되기보다는 비언어적 의사소통이 커다란 역할을 하고 있다는 것을 암시한다. 비언어적 의사소통은 인지된 감정이입의 한가지 상태로 눈으로 볼 수 있는 특별한 행동-예를 들면 신체적인 접근, 가까이 기대기, 눈맞춤, 환자의 어깨를 보듬어 주기, 팔을 벌리는 것(arm openness)과 같은 행동을 강조하므로써 감정이입도 학습될 수 있다.

4. 신뢰와 감정이입과 관련된 언어적 기술

간호사가 자신을 치료적으로 사용하여 신뢰와 감정이입의 분위기를 가져올 수 있기 위해서 4가지의 언어적인 의사소통 기술을 학습해야 한다. 4가지의 언어적인 의사소통 기술은 진술에서 “나” 또는 “저” 라는 표현을 사용하기, 반영하기, 감정을 공유하기(sharing feelings)와 언어적인 안심시키기 등이다.

1) "나" 또는 "저" 라는 진술의 표현

“나” 라는 단어의 사용은 환자들이 자기 자신의 느낌을 소유할 수 있도록 도와주는 방법으로 간호사들이 많이 사용하는 표현이다. 이 표현 뒤에 담겨져 있는 의미는 “나는 이렇게 느끼고 있어요” 또는 “나는 이렇게 믿고 있어요” 라는 말을 하므로써 “당신은 내가 이렇게 느끼도록 만들었어요. 사실은 ~합니다.” 라는 표현보다 고압적이고, 독단적 또는 현학적으로 보이지 않고 보다 정확한 진술을 할 수 있게 된다. 첫 번째 문제는 “나” 또는 저 라는 표현을 언제 하느냐 하는 것이다. “나” 라는 표현이 적절하지 못하는 경우도 종종 있다. 예를 들면 환자가 목욕을 해야 할 시간이라면 우리는 흔히 환자에게 “당신이 목욕할 시간입니다.” 또는 “당신이 목욕할 시간으로 알고 있는데요” 라고 말할 수 있다. “당신”을 뜻하기 위해 “우리” 라는 단어를 일반적으로 사용하는 것은 적절치 않다. 위의 예에서 우리가 목욕할 시간입니다 라는 표현은 정확하지 못하다. 환자-단지 한 사람이 목욕을 할 예정이기 때문이다. 우리라는 단어의 부적절한 사용은 기껏해야 생색을 내는 것이고 최악의 경우 혼란을 가중시킨다. 그러면 간호사들은 언제 “나” 또는 “저” 라는 단어를 사용해야 하는가? 우리는 다음의 상황을 살펴보자.

① 정보를 부탁할 때
② 환자에게 투약, 간호에 관련된 이행을 부탁할 때
③ 우리의 의견을 말할 때
④ 우리가 느낀 감정에 대해 토의할 때
⑤ 제의를 할 때

또한 “I” 라는 표현도 잘못 사용될 수 있는 경우가 많다. “I” 라는 진술의 표현을 통해 여러 가지의 결과를 가져 올 수 있다. 예를 들면 “나는 그 일과 상관이 전혀 없어요. (방어하기), 의사 선생님, 그것은 제 잘못입니다. 제가 너무나 죄송합니다(쩔쩔매기)”, “의사 선생님 당신이 너무 마음에 안 들어요. 나는 두 번 다시 그런 일을 하지 않을 겁니다. (비난하기)” 등이 있다. 또한 “나” 라는 진술을 많이 사용하므로써 대화의 주도권을 잡는 것도 가능하다. 간호사가 말을 할 때마다 “나는 이렇게 생각해요” 라는 표현을 계속하여 사용하게 된다면 간호사의 말을 듣고 있는 환자는 간호사의 말에 곧 싫증을 내고 듣지 않게 될 것이다.

<“I” 라는 진술의 사용 연습 1>

왼쪽에 있는 각각 진술을 “I”로 시작되는 진술 또는 ”You”로 시작되는 적절한 진술로 바꾸어라.

· 방으로 이제 돌아가셔야만 합니다.	· 정승희님 방으로 돌아가셨으면 해요.
· 이제 일어나야 할 시간입니다.	· 정승희님, 일어나야 할 시간입니다.
· 오늘 매우 우울합니다.	· 제 생각에 오늘 매우 우울하신 것 같아요.
· 김 간호사, 항상 늦는군요.	· 제가 보기에 항상 늦는다는 생각이 드는군요.
· 사리에 맞지 않는군요.	· 가끔 저는 이해할 수가 없군요.

<“나” 라는 진술의 사용 연습 2>

① A · B 2명이 짝을 짓는다.
② 나 라는 진술을 사용하여 간호상황에 대한 대화를 나눈 후 그 표현이 적절치 않다면 고쳐 주도록 한다.

2) 반영

반영이라는 것은 환자가 감정, 의문 또는 좋은 생각 등을 경험하도록 도와주는데 있어서 특히 매우 유용한 기술이다. 반영에 있어서 간호사는 환자가 의사소통에서 받는 느낌을 언어적 표현을 통해 되돌려 주게 된다. 다음의 예에서 간호사의 반영을 볼 수 있다.

<환자> 오늘은 하루가 너무 길었어요. 저는 온종일 검사를 했으나 어느 누구도 저에게 아무런 결과도 알려주지 않았어요. 의사선생님도 여태까지 오지 않았어요. 갑자기 무섭고 두려운 생각이 들었어요.

<간호사> 전수빈님에게는 정말 오늘 하루가 두렵고 무서운 시간이었군요.

반영에는 중요한 두 가지 면이 있다. 반영의 첫 번째 면은 간호사가 환자의 의사소통 전반적인 흐름에 깔려있는 불평과 불만족에 반대되는 언어를 사용하여 반영을 한다는 점이다. 반영이란 정보를 교환하기 위해서가 아니라 느끼고 있는 감정의 반응을 얻기 위해 사용되는 일종의 도구로서 환자가 자신의 감정을 찾아내고 자신의 감정에 주의를 집중시키도록 도와주어 간호사가 환자의 안내자 또는 협력자가 되도록 도와준다. 반영을 사용하므로써 간호사는 환자와 같은 감정 속에 머물며 어떤 극단적인 접근 방법을 피하게 된다. 예를 들면 간호사가 "왜 그렇게 두려워 하셨나요?"와 같이 묻는다면 환자는 자신이 왜 두려워했는가를 곰곰이 생각하고 분석했을 때의 결과와 간호사가 "정말 두려워했겠네요."라는 반응을 보였을 때와 환자가 왜 그렇게 자기 자신이 두려워했는가를 탐색하기 시작할 때의 결과는 다를 수도 있게 된다. 또 만약 간호사가 환자를 안심시키는 방법을 택하였다면 이때 환자의 감정수준은 환자의 마음을 무겁게 하기보다는 마음을 매우 편하고 가볍게 해줄 수 있을 것이다. 반영이라는 것은 상대방의 감정에 중점을 두고 환자의 감정상태를 깊이 읽어가므로써 환자는 간호사의 언어화와 간호사의 환자감정에 대한 재진술에 반응을 보이게 된다.

반영의 두 번째 면은 환자에 대한 무조건적인 긍정적 관심을 보여준다는 점이다(Rogers, 1961). 즉 간호사의 음색, 몸짓, 신체자세와 얼굴표정 등이 의사소통 전달내용과 일치해야 한다. 간호사의 감정이입적 반응은 환자에게 긍정적인 자존감이라는 겉으로는 드러나지 않지만 은밀히 내재해 있는 중요한 메시지를 전달해 주며 이 은밀한 내재성 메시지는 똑같은 내용의 직접적인 언어적 메시지 보다 훨씬 더 강하다. 그러므로 간호사가 보낸 적절한 메시지는 비난하는 것도 아니며, 환자에게 아첨하거나 쩔쩔매는 것도 아니며, 지나치게 사리적이거나 현학적이지도 않으며 부적절한 메시지도 아니다. 간호사의 메시지는 일관성이 있고 환자의 자존감(self-worth)과 감정상태에 중점을 두고 있어야 한다. 다음의 훈련을 통해 치료적 도구로서의 반영을 연습해 볼 수 있는 기회를 갖게 될 것이다.

<반영 연습 1>

각각의 다음 진술을 듣고 목소리와 반응의 내용이 반영이 되도록 의사소통을 어떻게 할 수 있는 가를 생각해 보라.

〈환자의 진술〉	〈간호사의 진술〉
· 간호사 선생님, 몇 시이지요? 내 동생이 1시간 전에 이곳으로 오기로 되어있는데 아직까지 오지를 않았어요.	· 많이 걱정스럽겠어요.
· 나는 오늘 아무 이야기도 하고 싶지 않아요. 가세요. 혼자 있고 싶어요. 나는 화가 나 서 말을 하고 싶지도 않아요.	· 너무 화가 나서 말을 할 수 없다고요?
· 왜 당신은 나를 귀찮게 하나요? 귀찮아 죽겠어요.	· 마음이 혼란스러워 보입니다.
· 왜 당신은 저와 이야기하기를 원하나요?	· 불안해 보이시는군요
· 환자가 아무 말도 없이 앉아서 창문 밖을 내다보기만 한다. 눈맞춤도 없다.	· 기분이 냉랭하시군요.
· (울면서) 나의 건강이 회복될 것인지 알 수가 없어요.	· 희망이 없다고 느끼셨군요.
· 저는 보잘것없고 쓸모없는 인간입니다.	· 당신 스스로가 보잘것 없다고 느끼시는군요

의사소통에 있어서 느낌을 반영하므로써 간호사는 환자의 느낌에 주의를 집중함은 물론 계속하여 의사소통을 할 수 있게 만든다. 의사소통의 초점은 간호사를 포함한 타인이 아니라 바로 환자의 감정에 있다. 간호사가 반영을 적절히 사용하므로써 환자는 간호사의 반영에 직접적으로 반응을 보이며 타인을 비난하는 것을 중단하게 된다. 환자의 감정에 초점을 둠으로써 간호사는 지금, 여기에서의 의사소통을 유지할 수 있게 되며 환자는 적어도 간호사가 환자에 대해 무조건적인 긍정적인 느낌을 갖고 있다는 것을 알게 되거나 또는 자존감의 발전, 변화의 희망을 갖게 된다.

<반영 연습 2>

5~10명이 한 조를 이루어 다음의 질문에 대해 토의해 본다.

① 의사소통을 잘하려고 하지 않는 환자들에게 어떻게 느낌을 반영할 수 있는가?

② 다른 건강관리 직원들 예를 들면 간호조무사, 의사, 약사들과 관계를 맺으면서 언제

감정의 반영을 하는 것이 유용하겠는가?
당신이 느낌을 반영하는 것이 거북할 때는 언제인가?

④ 어떤 감정을 반영하는 것이 가장 힘들다고 생각하는가?

⑤ 어떤 종류의 간호상황에서 많은 반영을 사용하는 것이 더 쉽겠는가?
어떤 종류의 간호상황에서 반영을 사용하는 것이 더 어렵겠는가?

⑥ 간호사가 환자의 어려운 질문에 답하는 것을 피하기 위해서 반영이 어떻게 잘못 사용될 수 있는가?

⑦ 경험 속에서 상황을 기억해 내고 간략히 진술을 한 후 그에 대한 반영을 해본다.

3) 감정공유하기(Sharing feelings)

의료기관내에 머무르는 환자는 환자 자신들에게 도움이 되는 방법으로 감정을 표현할 분위기 조성이 잘되어 있지 않다. 왜냐하면 병원의 의료시설들이 비교적 융통성이 없고 환자에게 일방적인 순응을 요구하고 있으며 또한 아픈 환자들이 비교적 움직이기가 어렵기 때문이다.

그러므로 말로 언어화하여 감정을 표현한다는 것은 시설기관에서 대단히 중요하다. 간호사들은 환자들이 스스로 자신의 느낌을 표현할 수 있도록 도와주기 위해 환자들과 간호사 자신들의 느낌을 나누는 것이 필요하다. 간호사 자신의 느낌을 함께 나눔으로서 간호사는 환자를 관찰할 수 있게 되고, 환자의 행동을 해독할 수 있게 되고, 관찰된 환자의 행동에 일치하는 감정을 나눌 수 있게 되고, 동시에 환자와 함께 나누었던 간호사 자신의 감정이 간호사 자신의 행동과도 일치하고 있음을 확인할 수 있게 해준다.

다음의 예에서 이러한 현상을 느낄 수 있을 것이다.

상황 : 환자가 다가오는 수술에 대해 걱정을 하고 있다.
관찰된 환자행동 : 환자가 이를 악물고 있고, 불안해 보이며 아무 말도 하지 않는다.
간호사의 환자 감정인식 : 환자는 수술에 대해 두려워하고 있다.
간호사 자신의 인식과 감정에 대한 간호사의 의사소통 : 김명자님, 매우 불안해 보이는군요. 제가 느끼기에 당신이 수술 때문에 불안 초조해 하시는군요.
간호사의 행동 : 환자의 침상 옆에 서서 손을 환자의 어깨에 올려놓고 있다.

환자에 대한 간호사 자신의 감정에 대처할 수 없는 간호사는 환자를 분류하는 데에서 그치게 된다. 즉 환자의 감정을 끌어내고 환자의 내적 평가기준을 이해하기보다는 환자에 대한 정확치 못한 가정을 내리게 될 수도 있다. 다음의 상황을 고려해보자.

무료 양로원에서 살고 있는 석씨 노인이 비누를 몰래 감추며 비축하고 있었다. 어느 날 A 간호사가 석씨 부인의 침보따리 속에 20장의 비누가 있는 것을 발견하였다. A 간호사는 "석씨 부인은 매우 이기적이에요."라고 수간호사에게 보고했다.

A 간호사는 이 상황에서 수간호사에게 보고하기 보다는 석씨 부인과 감정을 함께 나눔으로서 석씨 부인의 감정과 행위에 대한 석씨 부인 스스로의 설명을 끌어낼 수 있었을 것이다. 이 경우에서와 같이 일부 양로원 거주자는 타인을 귀찮게 하지 않거나 또는 스스로 자신의 요구를 해결할 수 있기를 원해 필수품을 비축하기도 한다.

환자의 감정을 다루는데 있어서 고려해야 할 중요사항은 간호사가 먼저 우선적으로 환자자신의 감정을 이해해야 한다는 점이다. 간호사들 자신이 그들 자신의 감정에 어떻게 반응하고 있는가를 알지 못하면 간호사는 환자들이 환자 자신의 감정을 표현하도록 도와줄 수 없게 된다. 환자의 감정과 환자의 행동이 조화를 이루며 일치하고 있어야 한다.

<감정나누기 연습>

① 다음의 상황에서 당신이 어떻게 행동할 것인가를 생각하시오.

a. 내가 즐겁고 기분이 좋을 때 나는 보통________________

b. 내가 기분이 우울할 때 나는 보통________________

c. 내가 매우 피곤할 때 나는 보통________________

d. 내가 두려움을 느낄 때 나는 보통________________

e. 내가 불안할 때 나는 보통________________

f. 내가 자신감이 있을 때 나는 보통________________

② 이때의 반응을 종이 위에 적어보시오.

③ 각각의 상황에서 어떠한 반응을 보일까?에 대해 생각해 보시오.

당신은 모든 상황에서 항상 당신의 감정과 행동이 조화를 이룹니까?

당신 자신 속에서 감정과 행동이 조화를 이루지 못하는 경우를 찾아낼 수 있는지도 생각해 보시오.

④ 다음과 같은 상황에서 환자가 어떻게 행동하게 될 것인지를 적어보시오.

a. 환자가 매우 불안할 때 그들은

b. 환자가 매우 우울할 때 그들은

c. 환자가 복통이 심할 때 그들은

d. 환자가 타인으로부터 무시 받았다는 느낌이 들었을 때 그들은

⑤ 각자가 적은 것을 가지고 서로 정보를 나누어 보도록 한다.

4) 언어적으로 안심시키기(verbal reassurance)

반영과 함께 일반적으로 사용되는 의사소통 기술은 환자를 안심시켜주는 것인데 즉 간

호사가 환자의 말에 귀를 기울이고 있으며, 간호사는 환자가 말하고 있는 것을 이해하고 있으며, 환자가 최상의 간호를 받고 있음을 확인시켜주는 것을 뜻한다. 이렇게 환자를 안심시킴으로써 간호사는 간호제공자로서의 중요한 역할 즉 환자의 자존감을 인정해주고 환자에게 희망감을 갖도록 도와주는 역할을 하게 된다. 그러나 이러한 안심시키기는 자연스럽고 진심에서 우러나온 것이어야 한다. 그렇지 않으면 우리는 허위적인 안심을 시키게 됨으로서 환자의 신뢰감을 잃게 된다. 그러면 안심시키기의 예를 살펴보기로 하자.

① 가능성과 희망이 있다고 말하는 것
② 상대방의 이야기를 잘 듣고 있는 것
③ 간호가 도움이 되고 있다는 것
④ 예측할 수 없고 당황스런 변화가 올 수도 있다는 것. 예를 들면 중풍으로부터의 회복은 서서히 이루어진다는 것
⑤ 환자가 하나의 인간으로서 대우받고 있다는 점
⑥ 환자의 문제를 이해하고 있다는 점

<언어적 안심시키기 훈련 1>

다음의 환자 진술에 대해 환자를 안심시킬 수 있는 표현을 생각해 보시오.
우측에 있는 간호사의 안심시키기 표현을 종이로 가린 후 해보시오.

<환자 진술>	<간호사의 안심시키기>
· 중풍에 걸린지 4개월이 되었는데 더 많은 회복이 되리라는 생각이 들지 않아요.	· 걱정이 많이 되시리라고 생각해요. 그런데 중풍에서 회복되는데는 수개월에서 수년이 걸리지요. 4개월이라면 그렇게 긴 시간이 지난 것은 아닙니다.
· 여기 병원에 있는 어느 누구도 나에게 어떤 일이 일어났는가에 관심조차 없다고 생각합니다.	· 제가 있잖아요. 제가 관심을 갖고 있어요.
· 나는 신문에서 ××병원이 수술하는 데에 큰 돈이 들지 않는다는 것을 보았어요. 그 병원에서 저도 수술을 받을 수 있을까요?	· ××병원이 할 수 있는 수술은 우리 병원에서도 좋은 기계와 장비를 이용하여 할 수 있습니다. 수술비용은 잘 모르겠지만 우리가 터놓고 이야기할 수 있는 한가지는 우리 병원이 수준 높은 간호를 제공한다는 점입니다.

<언어적으로 안심시키기 연습 2>

① A · B 2명이 짝을 짓는다.
② B는 안심받기를 필요로 하는 환자로서 처하게 되는 상황을 생각해낸다.
③ B가 생각해낸 상황에 대해 A는 안심시키는 간호사로서 행동한다.
④ 3~4번 정도 A · B가 자신의 역할을 유지하며 의사소통 상황을 이끌어간다. 간호사로서의 A는 다양한 언어적 표현을 통해 B를 안심시킨다.
⑤ A · B가 역할을 바꾸어 다시 해본다.

5. 신뢰와 감정이입과 관련된 비언어적 기술

임상분야, 관리, 교육이나 학업과 같은 분야에서 타인의 지휘를 받거나 타인을 지휘할 때 의사소통 기술은 매우 중요하다. 비언어적 의사소통이란 언어적 표현없이 행동을 통해 메세지를 전달하는 것을 뜻한다. 사람을 만나기로 약속을 한다는 것은 신뢰적 분위기에서 이루어지는 언어적 합의의 예가 된다. 그러나 만나기로 한 약속을 잊어 버리고 약속장소에 나타나지 않는 것은 상대방에 대한 존중을 하지 않음은 물론 신뢰관계의 발전에도 손상을 주게 된다. 약속을 잘 지킨다는 것은 간호실무의 중요한 부분이다. 비언어적 의사소통에 속하는 것은 눈맞춤, 어깨를 움츠리는것(shruging), 등을 구부리는것, 또는 팔짱을 끼는 것이 모두 포함된다. 불안감을 펜을 빙빙 돌리는 것과 같은 안절부절하지 못하는 행동으로 표현하는 것은 “나는 현재 대단히 불안합니다. 그러나 개방적으로 나의 모든 감정을 표현할 수 없습니다.”라는 의미의 메세지를 전달하고 있다.

간호사가 신뢰와 감정이입의 분위기를 이끌어가기 위해 사용할 수 있는 4가지의 비언어적 의사소통 기술에는 비언어적 안심, 주의집중 하기, 잘 경청하기와 침묵의 사용 등이 있다.

1) 비언어적 안심

언어적인 안심과 함께 몇 가지의 비언어적 안심시키기 방법을 이용하여 간호사는 환자가 관심 속에서 간호를 받고 있고, 환자의 말에 귀를 기울이고, 잘 듣고 있음을 환자에게 보여줄 수 있다. 비언어적 안심시키기는 간호사가 환자를 안심시키기 위해 할 수 있는 모든 것 중 말을 제외한 모든 것을 뜻한다. 비언어적 안심시키기의 사용은 일련의 의사소통 과정 동안에 잠재의식 속에 머무르는 메시지로서 매우 중요하므로 비언어적으로 환자를 안심시키는 태도가 간호사의 모든 의사소통 기술의 한 부분으로 자리잡을 수 있도록 훈련이 필요하다. 간호사가 환자를 안심시킬 수 있는 방법에는 시각적, 청각적, 운동감각적 방법이 있다.

(1) 시각적 방법

· 미소짓기
· 몸을 환자 쪽으로 가까이 기대기
· 동의한다는 의미로 고개를 끄덕거리기
관심을 보여주기(입을 꼭 다물고 시선을 집중해준다)
· 신뢰감을 보여주는 몸짓(양팔을 벌리고 환영한다)
· 눈을 마주친다
· 개방적인 자세를 취한다(팔짱을 끼거나 다리를 꼬지 않는다).

위에서 제시된 모든 행위들이 나는 상대방이 말하는 모든 것을 다 수용한다는 것을 의미하여 또한 이 모든 행위들이 환자를 안심시키는 데에 이용되어야만 한다. 우리는 위의 이런 모든 것들을 한꺼번에 배워 모두 할 수 있으리라고는 기대하지 않는다. 그러나 이러한 상징적인 행동들이 의사소통기술의 한 부분으로 자리잡을 수 있도록 많은 훈련을 해야 한다.

(2) 청각적 방법

· 음(um - humm)의 사용
· 부드러운 목소리 어조
· 편안한 말의 속도
· 상대방이 말하는 것을 끝내도록 허용함.

(3) 운동 감각적 방법

운동감각적 형태의 안심시키기는 접촉(touch)이다. 이미 4장에서 설명한 대로 접촉 지각을 갖는 많은 방법들이 있다. 부드럽고 안심시키는 접촉 지각은 비언어적 안심을 전달해 줄 수 있다.

· 안녕하고 인사하면서 손을 흔들기
· 전박 또는 상완을 접촉하기
· 의사소통하는 동안 환자 손을 잡기
· 상대방의 한쪽 옆 - 팔이나 어깨를 끌어 앉기
· 가볍게 포옹하기(적절한 시간과 장소에) : 반대 성의 환자에게는 오해를 불러일으킬 수 있으므로 주의해야 한다.

주의해야 할 점은 어떤 환자는 타인에 의한 접촉을 싫어할 수도 있다는 점이다. 따라서 간호사는 비언어적 안심시키기로써 접촉지각을 이용할 때에는 주의해야 한다.

간호사가 타인과의 접촉을 갖는 것이 편안치 못하거나 또한 간호사가 우선적으로 접촉을 시도하여 간호를 전달하려고 애쓴다면 이 경우 상당히 일치하지 않는 부적절한 메시지를 전달할 수 있는 실수도 하게 된다. 더구나 동양권의 문화 속에서는 접촉에 대해 성적인 의미를 갖게 되는 경우가 많으므로 특히 반대성의 환자로부터 받게 된 접촉에 대해 우리는 매우 놀라운 반응을 갖게 될 수도 있다. 그렇다고 해서 위의 상황설명이 접촉지각을 통해 안심시키기를 절대로 해서는 안된다는 것을 의미하는 것은 아니다. 오히려 간호사가 보내고자 하는 메시지-어떤 종류의 메시지이던 간에-를 분명하고 정확하게 의사소통하기 위해서 상당한 훈련이 필요하다는 것을 의미한다. 다음의 연습을 통해 우리는 비언어적인 안심시키기 기술을 발전시키고 다듬어 갈 수 있으리라 생각한다.

< 비언어적인 안심시키기 연습>

① A·B 2명이 한 조를 이루어 짝을 짓는다. A는 다음과 같은 건강문제를 가진 환자로 간주한다. 건강문제는 당뇨병, 고혈압, 위궤양 등과 같은 질환이다. A는 B에게 위의 건강 문제로 A자신이 얼마나 고통을 받고 있는가를 설명한다. 이때 B는 A가 겪고 있는 괴로움과 어려움에 대한 설명을 경청한 후 비언어적인 안심시키기를 시각적인 방법으로 보여준다.

② A·B가 역할을 바꾸어 한다.

③ A·B는 다시 청각적, 운동 감각적인 방법으로 비언어적인 안심시키기를 연습해보고 A·B가 역할을 바꾸어 한다. A·B 모두가 환자, 간호사의 바람직한 비언어적인 안심시키기가 될 때까지 다양한 수준으로 연습해본다.

2) 주의 집중하기

환자에게 효과적으로 주의를 집중한다는 것은 첫 째 물리적인 공간상태와 간호사 자신의 관심이 환자와의 적절한 의사소통을 극대화 시켜준다는 것을 의미한다. 예를 들면 오가는 사람들로 매우 혼잡한 복도에서 휠체어를 타고 있는 환자에게 오랫동안 서서 이야기를 하고자 하는 사람은 거의 없을 것이다. 그러나 매우 짤막하고 정감이 담겨져 있지 않은 메시지-예를 들면 점심 식사할 시간입니다, 전화가 왔는데요.-와 같은 말은 이 상황에서도 적절히 의사소통이 될 수 있을 것이다. 환자에게 집중하는데 있어서 기억해야 할 몇 가지의 간단한 사항이 있다.

· 개인적 이야기를 나눌 수 있는 조용하고 아늑한 곳을 찾아야 한다. 한 방에 다른 환자가 있다면, 그리고 그 환자가 침상에만 누워 있는 환자가 아니라면 혹시 자리를 비켜줄 수 있는 가도 확인해 볼 수 있다는 것을 의미한다.
· 환자가 여러 물리적인 환경-의자, 침대…등이 불편하지 않은 가도 확인한다.
· 간호사는 환자 말에 귀를 기울이고 환자는 간호사의 말에 귀를 기울일 수 있는 능력을 극대화시킨다. 일반적으로 1 m 정도 떨어져 있는 것이 적절하다.

· 외적으로 산만한 요소를 모두 제거한다. 환자에게 의견을 물어본 후 문을 닫거나 T.V를 끄도록 한다.

환자가 간호사에게 집중하고 못하고 환자를 산만하게 할 수 있는 기록지, 차트, 종이에 적혀 있는 질문지 등을 피하도록 한다. 너무 많은 책자, 차트 등을 사용하다 보면 책자와 차트 등에 급급해서 환자에게 집중할 마음의 여유와 시간적 여유가 없고(Brammer, 1988) 환자는 자신의 이야기를 간호사가 잘 듣고 있지 않다고 느낄 수도 있다.

환자에게 주의집중하기의 두 번째 면은 환자도 의사소통 자체에 초점을 맞추는 것으로 신체적으로 집중하는 행동을 뜻하며 그곳에 함께 있는 경청자(간호사)에 대한 것도 포함한다. 상대방 쪽으로 몸을 약간 기울인 듯한 자세, 환자와 마주보고 눈을 맞추는 것도 주의집중하는 행동에 모두 포함된다. 이러한 행동들을 직접성 또는 밀접성(immediacy)이라고 하며 두 개인들간의 친밀성은 물론 상호작용에 개방적이고, 관심을 갖고 있으며 호감을 갖고 있다는 지표로도 간주될 수 있다. 고도의 라포 형성을 이루고 있는 사람들은 거리적으로 보다 더 가까이에 접근하고 있으며, 서로 마주보며, 상대방 쪽으로 몸을 기대는 듯이 구부리며, 팔과 다리를 약간 벌린 자세를 취하게 된다. 이러한 비언어적 행동은 사람들이 신체적 언어를 사용하여 자신들이 좋아하는 것에는 접근하고 싫어하는 것을 피한다는 것을 보여주고 있다.

흔히 간호사들은 환자들이 곤란한 문제나 난처한 일들을 야기시키는 경우는 물론 암질환과 같은 말기질환 환자와 노인환자들에게 관심을 보다 적게 갖는 행동을 나타내는 것으로 보인다(Hollinger, 1993: Mehrabian, 1981). 의식적으로 이런 환자들에게 비돌봄적인 자세(noncaring attitude)를 나타내려고 하는 간호사는 거의 없겠지만 신체적인 관심을 주는 행동이 상대적으로 결핍되는 간호를 받게 될 때 환자에게 절망감, 우울감을 주게 됨은 물론 환자자신이 버려졌음을 느끼게 만들게 된다.

3) 적극적인 경청

환자의 현 상태를 가장 효과적으로 사정하는 방법중의 하나는 환자가 우리에게 말하는 것에 귀를 기울이는 것이다. 신체적, 심리적 상태에 관한 정보를 다양한 의사소통 채널을 통해 얻게 되는 동안 환자들 스스로가 자기 자신에 대해 진술하는 것은 대단히 중요하다. 그러므로 적극적인 경청은 간호사에게 있어서 중요한 의사소통의 자원이다. 듣기(hearing)와 경청(listening)의 수준차이는 이미 5장에서 설명을 하였다.

간호사들은 간호업무 수행과정 중에 매우 다양한 메시지를 듣게 된다. 그러나 이렇게 다양하고 많은 메시지를 듣는다는 것이 다양하고 많은 메시지에 경청한다는 것을 의미하지는 않는다. 타인의 이야기를 들은 후에 대부분의 보통 사람들은 그가 아무리 집중해서 듣는다 하여도 들은 것의 약 1/2정도 만을 기억하는 것으로 알려져 있다.

경청하기 위하여 간호사들은 환자의 메시지를 받고, 해독하고 간호사의 언어로 다시 표현하는데 있어서 적극적인 자세로 임해야 한다. 그러므로 적극적인 경청(active listening)이라는 것은 간호사가 환자가 전하는 메시지의 내용, 환자가 메시지를 전하는 방법, 메시지를 전달할 때 환자가 갖는 느낌 등에 집중하는 것을 의미한다(Mulhary, 1983).

적극적인 경청의 가장 중요한 목적은 상대방이 이해하고 있는 대로 그 상황을 이해하고 간호사 자신의 평가기준 내에서 환자의 경험을 재창조하기 위해 메시지를 해독하기 위해서이다.

적극적으로 경청을 하는 간호사는 환자가 말한 것을 환자가 만족스러워 하도록 바꿔서 말하거나 바꿔서 설명할 수 있어야 한다. 적극적으로 경청을 하는 간호사는 환자의 신체적 언어, 환자와의 눈맞춤, 환자의 비언어적 행동을 관찰하여 환자의 메시지에 채널을 맞추어야 한다. 다른 말로 표현하면 시각적, 청각적, 운동 감각적 단어를 포함한 모든 감각적 정보를 통합시켜야 한다. 모든 채널로부터 정보를 받는 것 이외에도 간호사는 받은 정보를 적극적으로 통합시켜 환자의 정서적 상태를 완전히 파악하고 이해하므로써 치료적 의사소통을 용이하게 해준다. 그럼으로써 간호사는 통합의 3가지 수준에서 간호업무를 수행할 수 있게 된다. 세 가지 수준이란 1단계 수준의 감각적 정보, 2단계 수준의 단순한 채널 통합, 3단계 수준의 채널에 대한 충분한 인식을 뜻한다.

적극적인 경청은 인지적인 과정으로서 시간이 흐름에 따라 발달해 가나 쉬운 일은 아니다. 적극적인 경청기술을 개발시키는 가장 효과적인 방법은 자기 자신에게 경청하기 시작하는 것이다. 우리는 어떻게 메시지를 전달하는가? 우리는 어떻게 환자의 메시지를 해독하며 또 어떻게 해독된 메시지를 언어화하여 표현하고 feedback을 주는가? 환자가 들은 것을 이해시킴은 물론 환자가 말한 것을 간호사 자신의 언어로 바꾸는 능력이 얼마나 효과적인가? 이러한 질문들을 간호사들 자신에게 해보는 것이 적극적인 경청의 고수준 기술을 개발시키도록 이끄는 첫걸음이 될 것이다.

<적극적인 경청 훈련>

① A, B, C, D, E 5명이 한 조를 이룬 후 A가 자신의 건강문제를 이야기하고 4명은 경청한다.

② 경청을 한 4명이 경청한 내용을 서로 토의하며 A는 4명이 경청을 잘 했는가를 평가해 준다.

③ 역할을 바꾸어 익숙해질 때까지 해본다.

다음의 예에서 가수가 진정으로 원했던 것은 무엇일까요? 서로 의견을 나누어 봅시다.

노래 시키고 딴전

내 친구 중에 지독한 음치가 있는데 그 친구는 노래방을 무척 싫어한다. 죽어도 못하겠다는 노래를 억지로 시키고 노래가 시작되면 그때부터 각자 떠들기 시작하면서 아무도 듣지 않을 그 노래는 왜 시키는가 말이다.

나는 21년 만에 다시 스테이지 일을 시작했다. 70년대의 오비스 캐빈에서, 모든 통기타 가수들이 선망하는 그 무대에서 햇병아리도 채 못되던 나는 내게 신청곡 쪽지를 건네주며 시선과 귀를 집중해주던 손님들 덕에 가수로 자라났다.

사십대 후반에는 어떤 감회가 있는가? 어느 날 아줌마 아홉 분이 생일을 맞은 친구가 두명이나 되어서 같이 나들이겸 나왔노라고 신청곡을 적은 쪽지를 보내왔다. 그들은 신청곡을 부르기 시작했을 때부터 서로 얘기를 시작하더니, 자기들이 청하는 노래를 부르는 동안, 내내 딴전을 피웠다. 사람들이 먹고 마시는 곳에서 노래한다는 것은, 혹독하고 모진 공부이다. 지독한 집중력을 요하는 자신과의 싸움이다. 딴전이 계속되면 노랫소리도 커지고, 그러면 사람들은 더 큰 목소리로 이야기하고…이렇게 서로 시끄러움을 부추기는 셈이 된다.

누군가 이야기를 하거나 혹은 노래를 할 때 들어주는 것, 집중해서 귀 기울여 보는 것, 그것이 서로에 대한 존중이기도 하다. 아주 작은 인권 살리기이다.

양희은 조선일보 1999.10.18

4) 침묵의 사용

건강 소비자와의 대화 중 갑자기 침묵에 빠져 본 경험이 있습니까? 그때 기분은 어떠했습니까? 불편했습니까? 대화도중에 침묵에 빠지는 것은 대개 어느 한 사람이 이야기하는 것을 끝낸 후 대답을 기다리고 있다는 표시이다. 반면 대화에 참여하고 있는 또 다른 사람은 자신이 이야기를 할 순서라고 생각하지 않고 있다. 간호사들은 건강소비자와의 의사소통 중 침묵에 빠질 때 종종 불편감을 느끼게 된다. 대개 사람들은 5~10초 정도의 짧은 침묵에도 불편해 하는데 특히 대화를 나누고 있는 두 사람간에 인간관계가 형성될 시간이 없는 경우에 특히 불편해 한다. 그러나 침묵을 방해한다는 것은 의사소통에 있어서 중요한 메세지의 상실을 의미할 수도 있으며, 의사소통 상황이 적절하게 사정되지 못하거나 의사소통의 의미가 적절히 이해되지 못한다면 침묵은 잘못 해석될 수 있다.

좋은 인간관계를 맺고 있을 수록 침묵의 시간이 보다 길어진다 하여도 잘 견딜 수 있는데 이러한 현상은 주로 의사소통에 참여하는 사람들이 서로를 보다 잘 알기 때문이다. 좋은 인간관계에서 침묵은 오히려 신뢰, 수용과 답변을 하기 전에 사고를 심사숙고하고 구체화하기 위한 시간을 갖고 있음을 의미한다. 좋은 인간관계에 있는 사람들은 거북함을 느끼는 것 없이 서로가 함께 있는 것을 기쁘게 생각한다.

(1) 침묵에 대한 이해

인간 개개인은 침묵에 대해 매우 다양하게 반응하는데 성격유형에 따라 침묵의 사용은 매우 다르다.

평상시 터놓고 이야기를 하지 않는 말수가 적은 유형, 평상시 말을 많이 하지 않고 아끼려고 자제하는 유형, 자신의 감정이나 개인적 정보의 노출에 당황하거나 원치 않는 유형과 타인에 대한 의심이 많아 정보를 은폐하거나 회피하려고 하는 유형의 네 가지가 있다. 침묵은 개인적 반응이므로 건강의료요원들은 건강소비자가 침묵을 사용하고 있는 방법이나 침묵에 대해 어떠한 반응을 보이는 가를 알고 있어야만 한다.

언어는 의사소통에 있어서 가장 기본적이지만 의사소통은 언어 이상의 많은 것을 포함하고 있다. 즉 언어로 표현되는 메시지 이외에 리듬, 억양, 망설임, 한숨, 말의 속도, 발음과 침묵 등과 같은 모든 요소가 포함된다. 때때로 언어적 메시지 이외에 위에서 제시한 여러 가지 사항들이 보다 더 중요할 수도 있으며 단어 자체보다도 의미가 더 중요한 경우가 많다.

비언어적 의사소통은 생의 초기부터 그리고 다양한 문화적 환경 속에서 학습된다. 특히 언어를 동반하는 비언어적 의사소통 양식은 대개 교실에서 강의에 의해 학습되기 보다는 직관에 의해 학습된다. 문화에 따라 의사소통 내에서의 침묵사용은 다르기 때문에 문화를 구별하는 인식력은 매우 중요하다.

일부 아시아 문화권에서 침묵은 나이 많은 노인들에 대한 존경의 표시이기도 하다. Inuit 종족들은 다른 어떤 인종보다 침묵이 길어지는 경우에도 잘 견디며 또한 타인을 방문하여 방문 목적을 설명하기 전에 수 분 동안 침묵을 지키며 앉아있는 경우도 있다. 우리가 사고를 구체화하고 방해 없이 자신의 견해를 표현하거나 짧은 말을 하는 데에도 시간이 필요하다. 타인을 방해하는 것은 타인에 대한 무례 또는 무시의 표현이다. 아메리카 원주민, 중국과 일본인들에게 있어서 대화의 중단은 지금까지 나누어온 대화의 내용에 대해 생각해 보는 것을 의미한다. 대화의 중단은 대화의 종료라는 표시가 아니라 대화내용의 이해에 있어서 중요한 부분이다.

(2) 침묵에 대한 반응

침묵에 대한 의미와 침묵의 사용 방법에 대해 이해를 한다는 것은 간호사들이 건강소비자와의 의사소통 상황에서 침묵을 보다 더 잘 다루는 데에 도움이 된다.

건강소비자와 간호사와의 대화 중 침묵이 일어난다면 간호사는 침묵의 공백기를 조정하려는 노력을 해야 한다. 침묵의 시간동안 상대방의 자세, 눈맞춤, 불안감, 얼굴표정과 같은 비언어적 표현들을 탐색하여 침묵의 의미를 사정하는 데에 이용할 수 있다. 대화 내에서 침묵의 의미를 찾는다는 것은 간호사로 하여금 침묵에 대해 어떻게 대처해야 하는가를 도와준다.

침묵의 수용은 긍정적인 신체적 언어로 전달된다. 간호사가 침묵을 지키는 가운데 만족스럽고 편안하게 보인다면 건강소비자는 보다 더 편안한 느낌을 가지게 될 것이다. 긍정적인 수용의 분위기는 건강소비자로 하여금 스스로를 보다 자유롭게 표현하도록 도와준다. 간호사는 건강소비자가 저항을 하거나 또는 화를 내고 있다는 생각이 들 때 건강소비자와 직접적으로 정서적 감정에 대해 이야기를 나누도록 한다. 그러나 건강소비자가 저항을 느끼고 있거나 화를 내고 있다는 점에 대해 간호사가 지나치게 집착할 경우 오히려 상황을 악화시킬 수 있으므로 대화시의 자세와 억양 등에도 주의해야 한다.

감정적이거나 불안감이 높은 건강소비자가 이야기를 할 준비가 될 때까지 간호사는 건강소비자 옆에 함께 앉아있으며 건강소비자를 지지해 준다. 간호사와 건강소비자간의 신뢰관계 구축은 고통스러운 사고의 노출을 보다 용이하게 해준다. 비록 간호사와 건강소비자간에 신뢰감이 형성되지 않았다 하여도 침묵의 적절한 사용을 통해 건강소비자는 조절감을 느끼거나 정서적 이완을 느끼며 보다 많은 정보를 노출시키게 된다.

말이 많은 건강소비자에게는 간호사의 침묵이 유익한데 특히 간호사가 몸짓과 신호를 많이 사용하는 경우에도 말이 많은 사람에게 도움이 된다. 몸짓과 신호는 건강소비자로 하여금 말의 속도를 느리게 하고 조용하게 하며, 사고할 수 있는 시간적 여유를 갖도록 도와줄 수 있기 때문이다.

침묵을 이해하므로써 간호사는 건강소비자를 보다 더 잘 이해하도록 도와주며, 침묵의 이해는 간호사들에게 복잡한 인간관계 영역을 조절할 수 있는 기술을 주게 될 것이다.

(3) 침묵의 사용

침묵은 고개를 끄덕거리거나, 눈맞춤과 마주서 있는 것과 같은 비언어적 행동과 함께 이용될 때, 수용, 관심 및 지지와 같은 의미있는 의사소통을 격려하는 데에 이용될 수 있다. 침묵은 화자로 하여금 타인들이 화자의 이야기에 경청하고 있으며, 타인들이 화자에게 관심을 주고 있는 것으로 생각하도록 격려해 준다. 화자의 침묵이 단순히 반대 의견, 비협조와 공격성을 뜻하는 것은 아니다. 침묵에는 친밀감 및 일치감으로 묘사되는 긍정적인 침묵과 적대감 및 악의감으로 묘사되는 부정적인 침묵의 두 가지가 있다.

부정적 침묵은 정서적 위축, 절망, 소외감과 격리감의 표현일 수도 있으며 의사소통의 상실로 표현된다. 부정적 침묵 상태에 있는 사람은 정신 심리 전문가를 만나 상담을 해야 한다. 또한 침묵은 생각하고, 대화를 나눈 내용이나 질문에 대해 곰곰히 생각할 수 시간을 가질 수 있어 자신의 사고를 구체화하고 문제에 대한 인식을 할 수 있도록 해준다. 또한 침묵은 단순히 더 이상 이야기할 것이 없다거나 또는 무엇을 말해야 할지 모르고 있다는 것을 의미하기도 한다.

새롭고 친숙하지 못한 상황에서 침묵은 종종 방어, 인위적인 방벽 쌓기, 타인과 격리에 이용하여 자신의 취약점을 감추기도 한다. 저항, 불편감, 고집과 분노와 같은 것이 침묵으로 표현될 수 있다. 침묵은 어떤 개인이나 집단을 통제하고, 화를 내고 있음을 보여주고, 상대방을 공격하거나 징계하는 방법으로도 이용된다.

예를 들면 남성과 여성의 관계에서 부인을 대신하여 이야기를 하는 남편은 부인에 대해 힘을 행사하며 부인의 침묵은 힘이 없다는 증거가 되기도 한다.

침묵의 사용은 건강관리 요원들에게는 가장 중요하고 효과적이면서도 어려운 기술중의 하나이다. 가끔 간호사들은 환자들에게 연속적인 많은 질문을 던지게 되며 많은 면접자들(interviewer)은 5초 정도의 짧은 침묵에도 불편감을 느끼게 된다. 간호사와 환자가 어떤 한 순간에 아무런 내용도 서로 의사소통을 하지 않는다면 어쨌든 간호사들은 아무 것도 이루어지고 있지 않다고 느끼게 된다. 그러나 침묵은 많은 치료적 요소로써 많이 사용된다. 침묵은 환자로 하여금 내적으로 대화할 수 있고 정보를 조사하고 분류하도록 해주며 또한 자신이 느끼는 감정이나 자신이 처한 상황을 기술하고 설명할 수 있는 단어를 생각해보고 찾을 수 있는 시간을 허용해 준다. 적절한 단어를 찾는 행위자체가 치료적일 수 있는 반면 환자에게 적절한 단어를 찾을 시간을 허용해주는 것도 명백히 유용한 치료적인 의사소통기술이다. 대부분의 쌍방적 의사소통에서 침묵은 정해진 시간 동안에 대화를 하다가 잠시 대화가 중단되는 경우를 뜻한다.

치료적 의사소통의 관점에서 보았을 때 머리를 끄덕거리는 것과 같은 비언어적으로 안심시키는 몸짓과 관련하여 침묵의 반응은 환자로 하여금 계속하여 일련의 사고를 하도록 이끌어 준다. 침묵의 사용에 필요한 시간은 5~10초 정도로써 침묵을 지키는 능력도 의사소통에 있어서는 매우 중요하다. 그러나 침묵도 남용하면 오히려 불편하다. 환자에게 아무런 말도 하지 않고 침묵을 지키는 것이 오히려 실례가 되며 환자를 대화 속에서 밀어내는 결과를 초래할 수 있다. 그러나 적절히 사려깊게 침묵을 사용한다면 치료적 의사소통에 유용하고 힘있는 도구가 된다. 침묵의 사용에 편안감을 느낄 수 있을 때까지 침묵의 연습을 해보시오.

<침묵의 사용 훈련 1>

① A・B 2명이 짝을 짓는다.
② A가 간호사가 되고 B는 환자가 되며 A・B가 함께 의견을 나누어 적절한 간호상황을 만들고 A가 이야기를 하다가 1분 정도 말을 멈추고 아무말도 하지 않는다. 실제 침묵의 시간이 얼마나 되었는가를 측정해본다.

<침묵의 사용 연습 2>

① A・B 2명이 짝을 짓는다.
② A는 자신이 건강, 학교 또는 가정 생활에서 몹시 당황했던 상황(또는 가상적인 당황상황)에 대해 B에게 이야기를 한다.
③ B는 A의 말을 듣고 감정 이입적으로 반응하게 될 것이다. 그리고 대화 중에 3번 정도 의도적으로 침묵을 사용해 본다.
④ A・B가 역할을 바꾸어 다시 한번 한다.
⑤ 환자와 간호사(면담자)로서 침묵이 흐르는 동안 어떤 생각을 했으며 침묵을 사용할 때 어떤 기분이 들었는가를 토의해본다.

앞서 고찰했던 의사소통기술이 간호사 - 환자간의 상호작용에 있어서 반드시 효과적인 것만은 아니다. 의사소통기술의 사용에 있어서 미묘한 차이는 미세한 몸짓, 어조(tone of voice)와 표정을 통해 반영된다. 또한 환자는 간호사가 동일한 의사소통기술을 사용함에도 불구하고 환자들의 채널의식(channel awareness), 환자들이 있는 장소, 의사소통이 이루어지고 있는 상황 등과 같은 많은 요인에 대해 환자들은 다양한 방법으로 반응한다. 의사소통기술을 효과적으로 사용하는 것은 간호사와 환자간의 초기 라포(rapport) 수립에 많은 도움을 준다. 환자는 물론 간호사도 유일하고 독특한 개별적인 인간이기 때문에 라포(rapport)형성을 촉진시키기 위해 사용되어야 하는 단순하면서도 특별한 방법을 공식화 한다는 것은 불가능하다. 어떤 환자들은 간호사가 자신에게 주의를 집중하여 듣는다거나 반영의 진술을 하는 것을 좋아하지 않을 수도 있다. 그러나 또 다른 환자들은 간호사가 환자들을 비언어적으로 안심시키는 것과 간호사의 침묵을 좋아할 수도 있다. 라포형성이란 한 환자에게 가장 효과적으로 적용될 수 있는 의사소통기술을 찾아내기 위해 간호사가 다양한 의사소통기술을 시험해 보고 적용하므로써 시작된다. 그 다음 간호사는 간호상황을 기초로 주어진 양상의 환자에게 어떠한 상황이 일어나며, 환자가 어떠한 이야기를 할 것인지, 동료 간호사로부터의 평가가 어떠한지를 더 잘 예측할 수 있게 된다.

<라포 형성 연습>

① A・B・C 3명이 한 조를 이룬다.

② A는 건강문제, 예를 들면 고혈압이나 당뇨병과 같은 질환에 감정적이고 정서적인 반응을 보이는 환자의 역할을 한다. B는 가정방문 간호를 하는 간호사의 역할을 하며 간호사 B의 역할은 앞서 제시한 4 가지의 언어적 의사소통기술과 4가지의 비언어적 의사소통기술을 이용하여 환자A와 라포형성을 수립하고자 하는 목표를 가지고 있다.

③ C는 관찰자로서 간호사 B가 시각적, 청각적, 운동 감각적인 언어 중 어떤 채널의 언어를 사용하는지는 물론 어떤 종류의 의사소통기술을 이용하는지를 관찰하고 주시하라.

④ 3분 정도의 역할극을 끝낸 후 C는 자신의 관찰 결과를 A・B와 함께 검토해본다. 의사소통기술의 사용이 라포형성에 도움이 되었는지 또는 방해가 되었는지를 함께 토의해 본다.

돕는 관계(helping relationships)를 효과적으로 증진시키기 위해 간호사는 I 라는 진술의 표현, 반영, 공감 갖기와 언어적인 안심시키기와 같은 언어적 기술을 개발해야 할 필요가 있다. 비언어적으로 안심시키기, 환자에게 주의집중하기, 적극적인 경청과 침묵의 사용과 같은 비언어적인 의사소통기술을 알고 있다는 것은 간호사가 자기자신을 치료적으로 이용하는 것을 용이하게 해주며 환자와 간호사간의 인간관계에 있어서 신뢰감과 감정이입을 창조하는 데에 도움을 준다.

치료적 의사소통이란 거의 모든 간호상황에서 이용할 수 있는 개념이다. 지금까지 환자와의 의사소통 관점에서 치료적 의사소통을 매우 중요한 것으로 간주해 왔지만 우리는 의료환경 내에서 다른 동료 간호사 또는 다른 건강전문관리 요원들과의 치료적 의사소통의 기회도 많이 갖게 된다. 치료적 의사소통이 된다는 것은 간호사가 초급 정신치료사나 심리치료사가 된다는 것을 의미하는 것은 아니다. 많은 간호업무를 수행하면서 돌봄의 태도로 타인의 감정에 반응해갈 수 있는 간호사야말로 최고 수준의 간호전문직을 수행해 가는 간호사이다. 그러나 치료적 의사소통만이 간호사에게 필요한 유일무이한 의사소통의 기술은 아니다. 간호사는 정보수집을 하고, 사실을 확인하고, 병력을 얻어내어 환자와 만족스런 수준에서 의사소통할 수 있어야 한다.

□ 학습과제

1. 자기 자신의 치료적 이용에 대한 개념을 설명하고 자신의 경험이나 견해에 대해 논하시오.
2. 신뢰감의 발달에 대한 개념을 설명하고 자신의 경험이나 견해에 대해 논하시오.
3. 감정이입의 사용에 대한 개념을 설명하고 자신의 경험이나 견해에 대해 논하시오.
4. 신뢰와 감정이입에 관련된 언어적 기술을 제시하시오.
5. 나 또는 저 라는 진술의 표현을 설명하고 자신의 경험이나 견해에 비추어 예를 드시오.
6. 반영 기술을 설명하고 자신의 경험이나 견해에 비추어 예를 드시오.
7. 감정 공유하기의 기술을 설명하고 자신의 경험이나 견해에 비추어 예를 드시오.
8. 언어적으로 안심시키기의 기술을 설명하고 자신의 경험이나 견해에 비추어 예를 드시오.
9. 신뢰와 감정이입에 관련된 비언어적 기술을 제시하시오.
10. 비언어적으로 안심시키기의 기술을 설명하고 자신의 경험이나 견해에 비추어 예를 드시오.
11. 환자에게 주의 집중하기의 기술을 설명하고 자신의 경험이나 견해에 비추어 예를 드시오.
12. 적극적인 경청의 기술을 설명하고 자신의 경험이나 견해에 비추어 예를 드시오.
13. 침묵의 이용 기술을 설명하고 자신의 경험이나 견해에 비추어 예를 드시오.

□ References

박정호(1985). 변화 촉진자로써 간호원의 역할, 대한간호, 24(3), 42 - 45.

이성심, 지성애(1989). 간호사 - 환자 상호작용 양상에 관한 연구. 대한간호학회지, 20(1), 61-78.

이지희, 지성애 (1993). 입원환자의 간호사에 대한 치유적 관계형성 경험에 관한 연구. 대한간호학회지, 23(3), 356 - 368.

홍여신(1982). 환자와 간호사와의 인간관계. 대한간호, 21(2), 7 - 15.

Benner P,Wrubel J(1989). The Primacy of Caring. Addison - Wesley Publishing Company.

Bishop A, Scudder J(1991). Nursing: The Practice of Caring. National League for Nursing Press.

Bradley JC, Edinberg MA(1990). Communication in the Nursing Context. Appleton & Lange.

Brammer L(1988). The helping relationship:process and skills. Englewood Cliffs, N. J.: Prentice hall.

Hollinger LM(1993). Factors influencing the perception of touch by elderly nursing home residents and their health caregivers. International Journal of Nursing Studies, 30(5). 445 - 461.

Jones A(1997). At the heart of supervision. Nursing Times, 93: 51

Leininger MM(1984). Caring: The Essence of Nursing and Health. Wayne State University Press, Detroit.

Lomax B(1997). Learning to understand a patient's silence. Nursing Times, 93: 48-49.

Nightingale F(1969). Notes on Nursing Theory. New York Lippincott Company.

Nodding N(1948). Caring: A Feministic Approach to Ethics and Moral Education. Los Angeles: University of California Press.

Rogers CR(1961). On becoming a person. Boston: Houghton Mifflin.

Sundeen SJ, Stuart GW, Rankin EA, Cohen SA(1989). A Nurse-Client Interaction. St. Louis: The C. V. Mosby.

제 7 장 면담시의 정보 수집 기술

1. 정보 수집 기술

간호사가 환자로부터 얻은 다량의 정보를 보다 정확하게 분류할 수 있기 위해 면담과 관련된 몇 가지의 정보수집기술을 갖고 있어야 한다. 면담동안 환자로부터 얻는 자료에는 질병과 관련된 과거와 현재의 경험, 환자가 현재의 질병을 어떻게 해석하는지, 환자의 직업적 그리고 사회적 역할, 성장과 발달수준, 일상생활에 대한 문화적 양상 등이 모두 포함된다. 간호력기록지는 의료환경 예를 들면 양로원, 병원, 지역사회 건강센타, 외래 등에 따라 매우 다양하다. 각각의 간호력기록지는 일부는 개방적 질문을 이용하고 일부는 첵크리스트(checklist)를 이용하여 정보를 끌어내도록 고안되어 있다. 바람직하기로는 첵크리스트형의 간호력기록지를 사용하면서 환자가 틀에 박힌 구조적인 형식의 면담이라고 인식하지 않을 정도의 방법으로 질문을 던지는 방법이다. 또는 다양한 문제를 갖고 있는 환자에게 융통성과 적응성을 주기 위해 간호사 나름대로의 간호기록지를 개발할 수도 있다.

다양한 정보를 얻기 위해 면담동안 계획되었던 면담내용은 변경될 수도 있다. 환자가 말을 하고 싶어하거나 감정의 표현을 하고 싶어한다면 간호사는 면담의 초점을 바꾸고 환자의 감정표현을 촉진할 수 있는 의사소통기술을 이용해야 한다. 정보수집을 얻기 위해 사용하는 기술에는 다음과 같은 것들이 이용될 수 있다.

① 개방형 질문하기(open - ended questions)
② 초점 맞추기(focusing)
③ 탐사하기(probing)
④ 말바꾸어 하기(paraphrasing)
⑤ 명확히 하기(clarifying)
⑥ 직면하기(confronting) 또는 모순점을 비교하기(testing discrepancies)
⑦ 담배, 알코홀, 약물사용과 같은 개인적인 건강관련 습관을 탐색하기
(exploring personal habits - smoking, drinking, medication, drug use)
⑧ 요약하기(summarizing)
⑨ 종결짓기(closing)

1) 개방적인 질문하기

개방적인 질문(open-ended question)은 환자에게 면담시의 반응방법과 반응내용에 대해 넓은 선택의 범위를 주는 질문이다. 그러나 폐쇄형의 질문(closed-ended questions)은 단지 하나의 단어로 된 대답이 필요할 뿐이다. 면담 초기에 또는 새로운 화제가 도입될 때에는 개방형 질문이 매우 유용하다. 개방형 질문은 피면담자 즉 환자에게 어떤 문제, 느낌, 주제 등을 환자자신의 언어로 기술하고 설명할 수 있도록 허용해주며 면담자가 원하는 방향에 따라 다량 또는 소량의 정보를 피면담자에게 줄 수 있다.

개방형 질문은 환자에게 환자의 개인적 경험을 환자자신의 언어로 표현할 수 있도록 허용해주며 면담자가 기대하거나 예측하지는 못했으나 환자로부터 매우 적절하고 필요한 정보를 얻게 도와주기도 한다. 많은 간호사들이 너무 성급하게 한가지 문제 또는 어떤 문제의 한가지 측면에만 초점을 둠으로서 환자가 갖고있는 가치있고 귀중한 정보를 함께 나누지 못하는 경우가 있는 반면 환자에게의 개방적인 접근은 이렇게 한가지 문제, 또는 어떤 문제의 한가지 측면에만 성급하게 집착할 수 있는 문제점을 개선할 수도 있다. 개방형 질문에는 다음과 같은 것들이 모두 포함된다.

① 오늘 기분이 어떠세요?
② 요즈음 어떻게 지내오셨어요?
③ 오늘 어떤 일로 이곳에 오셨어요?
④ 요즈음 하시는 일이 어떠세요?
⑤ 건강상의 문제 또는 가족상의 문제에 대해 저에게 이야기 해주세요.
⑥ 무엇이 문제라고 생각하세요?

환자는 위의 각각의 질문에 대해 반응하는 방법에 대해 상당한 여유와 재량권을 갖고 있다.

<개방형 질문 연습>

다음 각각의 질문을 읽고 개방형인지 또는 폐쇄형인지를 답하라.

- 우리가 만나는 시간으로는 4시가 좋지요?
- 이곳에 자주 오십니까?
- 팔이 아픕니까? 또는 어깨가 아픕니까?
- 따님이 이제는 건강합니까?
- 의사 선생님, 권경환씨에게 걷는 연습을 시켜야 한다고 생각하십니까?
- 두통 때문에 아스피린을 복용하나요?

· 건강습관에 대해 이야기 해주세요
· 두통이 있을 때 어떻게 하십니까?
· 요즈음 어떻게 지내셨어요?
· 따님은 어떻게 지내고 있어요?
· 의사 선생님, 권경화씨를 위해 무엇을 할까요?
· 우리가 언제 만날 수 있을까요?

왼쪽에 있는 각각의 질문을 보다 개방적인 질문으로 바꾸어 보시오. 왼쪽의 답을 가리고 연습하시오. 또 폐쇄적인 질문을 만들어 보고 개방적인 질문으로 바꾸시오.

· 어디가 아픈가요? 그리고 얼마나 아프세요?	· 통증에 대해 저에게 이야기 해보세요.
· 이번 주에 계속 몸이 불편했습니까 ?	· 이번주에는 어떻게 지내셨어요?
· 남자형제, 여자형제가 있나요?	· 가족에 대해 나에게 말해주시오.
· 우울해 보이는 군요. 울적하세요?	· 우울해 보이는군요. 기분이 어떠세요?
· 즐거운 한 주 였습니까?	· 지난 주는 어떻게 보내셨어요?

2) 초점맞추어 질문하기

초점을 맞추는 질문은 개방형 질문도 아니고 폐쇄형 질문도 아니며 개방형 질문과 폐쇄형 질문의 특성을 모두 가지고 있다. 초점을 맞추어 하는 질문은 환자가 반응할 수 있는 영역을 제한하기는 하나 예 또는 아니오 형태 이상의 대답이 나오도록 격려해준다. 개방적으로 질문하기가 앞서 이루어졌던 의사소통에 포함되지 않았던 내용을 추적하는 데에 이용된다면 초점맞추기 질문(focused question)으로 간주될 수도 있다. 즉 어떤 특별한 문제에 대한 정보나 유래에 대해 더 많은 것을 알고자 하는 질문을 초점맞추기 질문으로 간주할 수 있다.

초점맞추어 질문하기의 예에는 다음과 같은 것들이 있다.

· 당지 가족들에 대해 짤막하게 이야기 해주셨습니다.
  저에게 가족들에 대해 더 많은 이야기를 해주실 수 있나요?
· 팔에 있는 통증에 대해 더 자세히 설명해 주세요.
· 이번 주 소변 상태는 어떻습니까?
· 지난번 당신을 만났을 때 불안감을 많이 호소했습니다.
  그 이후로는 어떻습니까?

<개방성 질문과 촛점맞추어 질문하기 연습>

① A·B·C 3명이 한 조를 이룬다.
② A는 집에서 투병생활을 하는 환자이고 B는 가정 간호사이며 C는 관찰자이다.
③ A·B의 대화중 C는 B의 모든 질문을 적어 놓는다.
④ B는 개방형 질문으로 대화를 시작한 후 몇 가지의 초점 맞추기 질문을 한다.
⑤ 2~3분간 A·B가 대화를 한 후 C는 B에게 B가 어떻게 질문했는가를 이야기해준다.
⑥ 각각의 사람이 3가지의 역할을 모두 해보도록 역할 교대를 한다.
⑦ 초점 맞추어 질문하기가 간호사로 하여금 어떤 한 문제에 역점을 두어 다루는 데에 어떻게 도움이 되었는가를 토의해본다.

3) 탐색하기

탐색이란 한 영역에 대해 보다 상세히 알아보기 위해 사용하는 질문이나 진술을 모두 포함한다. 그러므로 초점맞추어 질문하기는 탐색하기의 첫 부분을 구성하고 있다. 동일한 주제에 대한 추가정보를 얻기 위해 간호사가 던지는 문구, 질문과 주목 등이 모두 탐색이 된다. 탐색하기란 개방형 질문과 촛점맞추어 질문하기와 폐쇄형 질문 등으로 이어질 수 있다. 탐색하기에 사용되는 문구는 다음과 같다.

· 저에게 더 이야기 해주세요.
· 저에게 더 이야기를 해주실 수 있나요?
· 이야기하시고 싶은 것 중 빠뜨린 것이나 또는 잊어버린 것이 없나요?
· 저것에 대해서 어떻게 느끼시고 있으세요.
· 그리고…
· 음‥하고 침묵하기

탐색하기는 주의깊고 사려깊게 사용하여 환자로 하여금 환자의 사생활을 침범한다는 인상을 주어서는 안된다. 따라서 간호사가 어디까지 그리고 얼마나 많은 것을 탐색할 것인지를 결정할 수 있기 위해서 많은 훈련과 민감성이 요구된다. 만약 간호사가 환자의 표정 속에서 긴장을 하고 있음을 볼 수 있고 환자의 목소리를 통해 환자가 방어하고 있음을 보게 된다면 간호사는 환자가 긴장을 풀고 간호사에게 개방적이 될 때까지 탐색하기를 중단하고 기다려야 한다.

<탐색하기 연습>

① A·B 2명이 짝을 짓는다.

② A는 환자, B는 간호사이며 A는 가상적인 건강문제, 사회심리적 문제를 B에게 이야기한다.
③ B는 A의 이야기를 듣고 탐색하면서 반응해간다.
④ A는 B의 탐색에 대한 대답을 주게되며 그 대답이 끝난 후 A는 B에게 B가 시도한 탐색에 대한 느낌이 어떠했었는지, 어떻게 하면 탐색하기가 개선될 수 있었는가? 등을 토의해본다.
⑤ A・B가 역할을 바꾸어 다시 여러 번 시도해본다.
⑥ 환자를 불편하게 할 수 있는 탐색하기에 대해 토의해본다.

4) 말바꾸어 하기

면담의 또 다른 중요한 기법은 말바꾸어 하기 능력이다. 말바꾸어 하기는 환자가 의미하는 구절이나 문장을 간호사 자신의 말로 바꾸어 되돌려 주는 것으로 환자의 내적과정에 초점을 둔다는 점에서는 반영과 매우 유사하다. 그러나 반영은 감정이나 느낌에 초점을 두고 중점을 두나 말바꾸어 하기는 의사소통이 되고 있는 내용이 지식적인 것이던지 또는 정서적인 것인지에 관계없이 의사소통 내용의 의미 파악에 중점을 두고 있다는 점에서 반영과 말바꾸어 하기는 다르다.

간호사 자신의 말을 사용하므로써 간호사는 두 가지의 중요한 과업을 수행할 수 있게 된다. 첫째 환자의 말을 간호사 자신의 사고로 바꿀 수 있으며, 두 번째 간호사는 환자와 함께 간호사 자신의 사고로 바꾸어 준 환자의 말을 확인할 수 있다는 점이다. 말 바꾸어 하기는 환자에게 간호사의 해석을 확인하고 조회하며 직접적으로 의사소통 내용에 대해 더 많은 것을 생각할 기회를 주고 있다는 점이다.

말 바꾸어 설명하기에 대해서 지속적으로 제기되는 한가지 문제점은 간호사가 환자의 말을 얼마나 많이 바꾸는가 하는 점이다. 불행하게도 확실하고 신속한 해답은 없다는 점이다. 다음의 질문 속에서 해답을 찾을 수 있는 부분적인 지침이 있다. 환자의 말이 간호사 자신의 말 속에 존재하도록 하기 위해 환자의 말을 어떻게 바꾸어 말할 수 있겠는가? 이 질문에 대한 해답은 결국 의사소통의 3요소인 간호사, 환자와 간호상황에 따라 매우 다양해 질 것이다.

다음의 예에서 바꾸어 말하기를 볼 수 있다.

환자: 나는 오랫동안 관절염을 앓아왔어요. 그러나 더이상 악화된 것 같지는 않아요.
간호사 : 매우 오랫동안 관절염을 앓아왔지만 증상이 거의 똑같지요?

간호사가 "환자의 더이상 악화된 것 같지 않아요"를 "증상이 거의 똑같지요" 라는 말로 바꾼 것을 주목하라. 간호사의 이러한 말 바꾸기는 매우 적절한 선택이었다.

이때 바꾸어 말하기가 "아마도 더 좋아졌어요 또는 관절염에 변화가 있는지를 말하기가 어려운데요" 라는 표현으로 이루어졌다면 설사 환자가 동의하더라도 간호사가 환자의 의미를 확장했기 때문에 바람직한 바꾸어 말하기라고 볼 수는 없었을 것이다. 그러므로 바꾸어 말하기는 환자가 의미하고 있는 것을 왜곡시키지 않기 위해서 주의깊게 사용해야 할 의사소통 기법이다. 바꾸어 말하기에 대한 많은 훈련이 따라야만 바꾸어 말하기를 잘할 수 있다.

<바꾸어 말하기 연습 1>

다음의 왼쪽에 있는 진술을 어떻게 바꾸어 말해야 하는지에 대해 생각해 보라. 즉 본래 진술의 의미를 왜곡시키는 것 없이 자기자신의 언어를 사용하여 표현해 보라. 우측에는 바꾸어 말하기에 대한 두 가지의 답이 제시되어 있다. 하나는 적절하고 하나는 부적절한 바꾸어 말하기이다. 우측을 가리고 익숙해질 때까지 연습해 보시오.

간호사가 줄 수 있는 반응의 대부분이 당신이라는 단어로 시작되고 있음을 주목하라. 이렇게 당신이라는 단어로 시작되는 것은 제 6장에서 언급한바 있는 나 또는 저라는 진술을 사용하는 것에 비추어 보았을 때 모순되고 있기 때문이다. 언어학적으로 보다 정확한 표현으로 바꾸어 쓴다면 제가 생각하기에 당신은 … 이라는 표현이 더 바람직하다. 이러한 표현을 쓰는 것이 더 편하다면 이러한 표현을 사용해도 된다. 주의 깊은 바꾸어 말하기, 몸짓, 얼굴표정, 어조 등을 이용하며 간호사가 환자의 행동이나 말을 해석하거나 판단하고 평가하지 않으며 "당신께서는" 이라는 서두를 사용하므로써 간호사는 환자가 뜻하고 있는 의미를 받아드리고 있다는 메시지를 전달하게 된다.

<바꾸어 말하기 연습 2>

① A · B 2명이 짝을 짓는다.

② 지난 주에 있었던 일 중 가장 중요했던 일을 5분 동안 다음의 방법에 의해 토의해 본다.

㉠ A는 하고 싶은 진술을 1~2개의 문장으로 표현한다.

㉡ B는 A의 진술에 반응을 보여주기 전에 A의 진술을 바꾸어 말해본다.

㉢ A의 진술에 대한 B의 반응에 A가 다시 반응을 보여주기 전 A는 B의 반응을 바꾸어 말해본다.

5) 명확히 하기

가끔 환자는 면담중 간호사가 이해할 수 없는 말이나 행동을 하기도 한다. 이렇게 간호사가 환자를 이해할 수 없을 때 즉시 환자에게 "말씀하신 것을 제가 이렇게 이해해도 되겠느냐?"고 질문을 한다. "네, 이해가 정확했다."고 환자가 말한다면 간호사의 명확히 하기 질문은 매우 적절했다고 볼 수 있다.

특히 환자가 매우 당황하고 안절부절못할 때 또는 간호사가 환자의 이야기를 잘 이해할 수 없을 때 명확히 하기 위한 질문을 계속할 수 있다. 명확히 하기에서 따뜻함과 감정이입이 동반될 경우 환자는 간호사가 환자에게 관심을 갖고 있고 이해하고자 하는 정직한 시도를 하고 있는 것으로 인식하게 된다.

다음은 명확히 하기에 대한 몇 가지의 예가 나와 있다.

① 말씀하신 것을 제가 이해를 못했어요. 다시 한번 말씀 해주실 수 있으세요?
② 말씀하신 것 중 끝 부분을 명확히 이해를 못했어요.
③ 잘 이해를 못하겠는데요. 다른 방법으로 설명해 주실 수 있나요?

<명확히 하기 연습>

① A・B 2명이 짝을 짓는다.
② A는 간호사가 되고 B는 환자가 되며 B는 A에게 앞뒤가 잘 맞지 않는 혼동되는 상황을 생각해본다.
   ex) 여기에는 멋있는 것들이 참 많군요. 기분이 조금은 무시무시하군요.
③ A는 B의 이야기를 듣고 명확히 하기 위한 질문을 함으로서 반응을 해준다.
④ A와 B는 역할을 바꾸어가며 2~3번 반복한다. 혼동되는 상황을 생각하기 어렵다면 경험했 던 혼란되는 일들을 기억해본다. 간호사 - 환자간의 상황에 적절한 혼란의 경험도 생각해본다.
⑤ 가장 혼란스러웠던 경험을 함께 나누어 본다.

6) 모순점 찾아내기

많은 면담에서 환자가 표현하는 정보, 감정, 설명, 신체적 언어가 모두 일치하지 않는 경우를 볼 수 있다. 예를 들면 눈물을 글썽거리는 남자환자가 저는 지금 기분이 좋습니다. 라고 말함으로서 그의 감정을 부인할 수도 있고 양로원의 노인환자가 가족이 매일 양로원을 방문한다고 말했다가 후에 매우 외로움을 느낀다고 이야기하는 등이다. 이 두 가지 경우의 어느 것도 앞뒤 이야기가 일치하지 않는다. 즉 메시지 내용과 감정이 조화를 이루지 못하고 있다. 이때 간호사는 어떻게 해야 하는가? 하는 점이다.

위에서 볼 수 있는 것과 같은 메시지 내용과 느낌의 불일치는 두 가지 종류로 분류할 수 있다. 즉 메시지의 불일치와 정보의 불일치이다. 메시지의 불일치는 단순한 메시지 속에서 환자의 신체적 언어와 환자의 말, 어조, 몸짓 등이 일치하지 않는 것이고 정보의 모순은 어떤 한 시점에서 환자가 준 자료가 다른 시점에서 준 자료와 다르다는 것을 의미한다. 간호사가 환자의 이야기 속에서 모순점을 발견하게 될 때 어떻게 해야 할 것인지를 결정해야 한다.

흔히 그러한 모순점을 무시하고 계속 이야기를 듣거나, 모순점을 발견 즉시 모순점을 짚고 넘어가거나, 또는 후에 더 자세히 탐색하기 위해 적어 놓거나 기억해 놓고 계속 이야기를 진행해 가는 3가지의 선택이 가능하다. 다음의 연습을 통해서 환자의 말과 행동에서 발견하는 모순점을 탐색해 가는 전략을 개발할 수 있을 것이다.

<모순점 발견하기 연습>

왼쪽에 있는 상황에서 간호사가 환자에게서 경험하는 모순점을 언어적으로 어떻게 조사하여 해결할 수 있는가를 생각해 보시오. 우측에는 적당한 해결책이 있습니다.

<환자의 모순점>	<간호사의 반응>
외래진찰실에서 진찰을 받고 있는 환자가 눈을 이리저리 굴리며 몹시 안절부절하고 있었다. 간호사가 어디가 아프냐고 물었을 때 괜찮다고 말했다.	저한테 지금 괜찮다고 말씀하셨는데 눈과 얼굴 표정이 몹시 긴장하고 있는 듯해요. 당신의 마음상태가 어떤지에 대해 제가 정말 혼란스럽군요. (나 또는 저의 진술)
한 노인이 주소를 묻는 간호사에게 2가지의 다른 주소를 알려주었다.	지금 주신 주소와 조금 전에 주신 주소가 다르군요. 어떤 주소가 지금 살고 있는 곳인가요?
한 아이의 엄마가 약간 싱긋 웃으며 자기 아이의 행동이 이상하다고 호소했다.	매우 걱정스러우시겠군요. 그러면서 동시에 약간 미소짓는 것을 보았는데요. 말씀하시는 내용과 얼굴 표정이 일치하지 않는데요.
병원에 입원해 있는 한 환자가 가족들이 면회를 많이 온다고 이야기를 했다. 그러나 그후 그 환자는 항상 외로움을 느낀다고 말했다.	당신은 늘 외롭다고 말하시고 계시군요. 그러나 전에 저에게 가족들이 자주 병원을 방문한다고 말씀하셨어요. 제가 이해하기가 어렵습니다.
한 환자가 퇴원 후 결코 술을 마시지 않았다고 주장했다. 그러나 그는 가끔 의식을 상실하고, 일에 집중할 수 없고 아침에는 두통이 심하다고 호소했다.	당신은 이와같은 일들이 왜 나타난다고 생각하십니까?

이러한 상황들을 쉽게 넘기는 것은 어려우나 이런 상황들을 자주 경험할 수 있다. 위의 연습을 끝낸 후에 10명 정도가 한 그룹을 이루어 다음의 관련된 질문에 대해 토의해 봅시다.

① 기억상실 환자에게 존경심과 전문직업적인 자세를 갖고 어떻게 접근할 수 있겠습니까?
② 알코홀리즘 환자나 어린이에게 양가감정을 갖고 있는 아이의 엄마에게 면박을 주거나 상처를 주지 않고서도 어떻게 이의를 제기할 수 있을까?
③ 간호사가 환자들에게 모순점을 발견했으나 환자가 이 모순점을 설명할 수 없을 때 당신은 어떻게 할 수 있겠습니까?

7) 개인의 건강관련 습관 탐색하기

간호사들이 어려움을 겪는 면담부분은 환자에게 개인적 정보에 대한 질문을 하는 것으로 개인적 정보에 속하는 것은 어떤 한 사회의 문화가 사적인 것으로 간주하고 금기시하는 분야 또는 터놓고 공공연히 이야기할 수 없는 분야들이 모두 속한다. 건강관련 상황에서 화제로 떠올리기기에 부담을 주는 주제는 주로 술, 담배, 약물중독과 성관계 등이다. 이런 담배, 술, 약물, 성습관과 같은 부담스런 화제가 환자에게 불안감을 가져다 줄 수 있는 다른 분야의 화제와 구별되는 특징은 담배, 술, 약물과 성습관과 같은 부담스런 이야기를 화제로 끄집어올리는 것조차도 사생활 침해가 되고 주어진 문화에 금기시 되고 있다는 점이다. 그러므로 간호사들은 이런 부담스런 분야의 화제를 세세히 캐묻기보다는 대충 얼버무리므로써 간호사 자신의 느낌을 반영하지 못하게 된다.

그러나 환자는 간호사가 대충 얼버무리고 지나쳤던 화제가 가장 도움이 필요했던 부분일 수도 있다. 그러므로 간호사는 환자로부터 필요한 정보를 얻는 동시에 환자에 대해 감정이입적으로 반응할 수 있기 위해 사사로운 개인적 감정을 무시하고 제쳐놓고 이러한 부담스런 화제를 올리는 것이 환자에게 도움을 줄 수 있다는 것을 알아야 한다. 이런 분야에 대한 부적절한 정보가 환자에게 오히려 해를 줄 수 있고 또한 간호사 자신이 환자가 이런 부적절한 정보를 갖고 있는 것을 알면서도 모른 척 한다면 이는 환자의 사생활에 대한 존중이 아니라 오히려 환자에게 피해를 주게 된다. 면담동안에 이런 은밀하고 내놓기 꺼려하는 분야에 대한 접근의 중요한 기준은 환자와 간호사간에 신뢰감과 존중이 형성되어야 한다는 점이다. 간호사와 환자간의 관계형성에 소요되는 시간이 비록 짧기는 하지만 관계가 형성되기 전에 준비하는 시간도 없이 단도직입적으로 간호사와 환자가 만나자 마자 즉시 심각한 건강상의 이야기를 하므로써 면담을 시작한다는 것은 매우 거북하고 불편스럽다.

신뢰감이 형성되었다고 가정한 후 사람들은 화제로 떠올리기 거북한 술, 담배, 약물오용과 성에 대한 주제를 어떻게 떠올릴 수 있을까?

앞서 설명한 대로 이러한 이야기들은 매우 예민한 사항이다. 이러한 화제를 떠올리는 방법은 질문이나 요구사항을 바꾸어 말하는 방법만큼이나 중요하다. 환자가 떠올리기 부담스럽고 거북한 이야기를 화제에 올리는 경우 환자가 말과 행동으로 보여주는 모든 것을 간호사가 받아들이고 있다는 것을 간호사는 자신의 태도, 자세, 목소리, 얼굴표정과 말의 속도 등에서 환자에게 전달할 수 있어야 한다.

환자에 대한 간호사의 무조건적인 수용태도는 엄격하고, 판단적이고, 불안해하고 도덕적인 간호사의 태도에 비해 보다 유용하고 필요한 많은 정보를 얻을 수 있게 될 것이다.

신뢰감과 수용감의 분위기가 일단 형성되면 성, 담배, 약물 사용과 알코올 중독에 대한 질문을 주고받는 것도 다른 일상적인 대화를 나누는 것처럼 커다란 부담감을 느끼지 않게 될 것이다. 개방형 질문이나 초점 맞추어 질문하기를 이용하므로써 대화를 시작한 후 이어서 계속 탐색하기, 명확히 하기를 위한 질문과 요약하기를 이용한다. 적극적인 언어적 그리고 비언어적인 안심시키기가 매우 도움이 되는데 왜냐하면 많은 환자들이 비밀스럽고 공개하기 어려운 그리고 놀랍고 두려웠던 자신의 경험을 설명할 수 있는 단어를 찾으려고 애쓰기 때문이다. 또한 가끔 다음의 초점 맞추기 질문과 폐쇄형 질문이 환자의 비밀스럽고 사적인 이야기를 화제에 떠올리는 데에 도움이 될 수도 있다.

- 술 : 술마시는 습관을 가지고 있나요?
- 담배 : 담배를 피우시나요?
- 약물 : 약물 사용을 해보신 적이 있나요? 어떤 약을 들고 계시나요?
- 성(청소년기) : 여자친구(남자친구)를 갖고 있나요? 당신은 여자 친구와 함께 어떻게 시간을 보내나요?
- 성(성인) : 당신과 당신의 부인은 함께 어떻게 시간을 보내시나요?
  부인과의 관계는 어떠세요?

첫 이야기를 꺼낸 후 환자의 반응을 주의 깊게 보고 들음으로써 간호사는 재빨리 면담의 방향이 어느 쪽으로 흘러가야 함을 평가할 수 있다. 예를 들면 더 많은 정보를 얻기 위한 탐색하기와 초점 맞추어 질문하기를 해야할 것인지, 감정이입을 위해 반영, 언어적-비언어적 안심시키기를 해야 할 것인지 또는 일시적으로 그 화제를 떠올리지 않아야 할 것인지를 결정해야 한다. 화제의 언급을 잠시 피해야 할 상황이라면 그 상황에서 간호사는 환자에게"이런 이야기를 하는 것이 별로 즐겁지 않으리라는 것을 알고 있어요." 이 이야기는 다음에 다시 할까요? 라고 환자를 안심시킬 수 있다.

<개인적인 문제에 관한 면담 연습 1>

아래에 환자와 간호사간에 이루어질 수 있는 가상적인 대화의 한 부분이 있다. 고등학교 양호실에서 양호교사와 학생간에 이루어지는 대화이다. 학생은 16세의 여학생이다.

여학생의 말이 끝난 후 간호사가 어떻게 말하는 것이 바람직한지를 생각해 보라. 그후 이어지는 여학생에 대한 간호사의 반응과 함께 사용된 의사소통 기술을 생각해 보라.

여 학 생 : 불면증으로 고생하고 있는데 저의 불면증을 해결하기 위한 처방을 저에게 해주실 수 있나요? 이것이 바로 제가 여기에 온 이유입니다.

양호교사 : 음…. 학생의 친구라던가 교우관계와 학교 생활에 대해 이야기 해볼 수 있겠어요? (도입부)

여 학 생 : (아래를 내려다보면서 안절부절못하며 얼굴이 붉어진다) 남자친구들과 그렇게 많이 나간 것은 아니에요. 선생님께서 원하신 대답이 되었는지요?

양호교사 : 그리고? (안심시키는 목소리를 한다. 또한 이곳에서 그리고는 부드럽고 관대한 탐색이 되어야 한다)

여 학 생:그런데 몇 개월 전 타교에 재학중인 한 남학생을 농구장에서 만나게 되었어요.

양호교사 : 그래서 그 남학생을 좋아하게 되었다는 것처럼 들리는군요 (반영).

여 학 생 : 네, 저는 그 남학생을 좋아했어요. 저는 부모님께 알리지 않고 몇 번 그 남학생을 만났는데 그후 부모님들께서는 그 사실을 아시고 저에게 더이상 그 남학생을 만나지 말라고 하셨어요. 부모님께서는 그 남학생과 제가 어울리지 않는다고요.

양호교사 : 그 남학생과 함께 주로 어떻게 시간을 보냈나요? (초점 맞추어 질문하기, 도입부)

여 학 생 : 몇 번 파티에 갔었어요. 그리고 약간 술을 마셨어요.

양호교사 : 파티에서 얼마나 많이 술을 마신 것으로 기억하고 있어요? (탐색)

여 학 생 : 제가 파티에서 취했었는가를 묻고 계신가요? 제가 한번 맥주 2잔을 마신 후 머리가 어질어질했어요. 그뿐입니다.

양호교사 : 그 후에 계속 술을 마시고 있나요? (탐색)

여 학 생 : 저는 술을 좋아하지 않아요.

양호교사 : 혹시 그 파티에는 술외의 다른 것 예를 들면 담배, 부탄, 본드 등은 없었나요? (감정이입적이고, 이해하면서도 전문적인 직업인의 목소리로, 도입부)

여 학 생 : 더 말씀하실 것이 있으신가요?

양호교사 : 나는 지금 학생에 대해 매우 걱정을 하고 있어요(안심시키기). 내가 학생에게 무엇을 도와줄 수 있는가는 바로 학생이 나에게 해주는 이야기에 달려 있어요.

여 학 생 : ……. 어느 날 밤 그 파티에서 몇 명의 학생들이 담배를 돌려가며 피웠어요. 저는 제눈을 의심했어요. 그러나 그곳에서는 같이 담배를 피울 수밖에 없었어요. 분위기상 ….

양호교사 : 그 후에도 계속 담배를 피웠나요?

여 학 생 : (약간 몸을 떨면서) 부모님께는 절대로 이런 이야기를 하시지 마세요. 부모님들은 저를 가만 놔두지 않을 거예요.

양호교사 : 부모님들을 굉장히 무서워하는 군요(반영, 화제의 초점 바꾸기).

여 학 생 : 너무나 지겨워요. 제가 집에 들어갈 때마다 저는 신문을 당합니다. 어디를 갔다 왔냐? 누구와 함께 무엇을 했느냐? 항상 조심하고 주의해라. 듣기도 싫어요. 지긋지긋해요.

양호교사 : 그런데 학생은 부모님께서 걱정하실 만한 일을 남학생과 하고 있나요?(도입부)

여 학 생 : 걱정하실만한 일이 어떤 것인가요?

양호교사 : 성적으로 접촉을 하고 있나요?

여 학 생 : 아니요. 단지 키스만을 했어요. 그게 전부입니다. 부모님들은 그것도 걱정하고 계십니다.

양호교사 : 제가 본드, 부탄 흡입 등을 했는지에 대해서는 잘 모르지만 약간의 술을 마셨고, 남자 친구와 성적으로 접촉한 사실은 없고, 그렇지만 부모님과 약간의 말다툼을 하고 있군요. 맞습니까? (요약)

여 학 생 : 네, 맞아요. 그런데 저는 부탄, 본드 흡인 등을 하지는 않아요. 담배도 피우지 않습니다. 부탄 흡입 등을 하는 파티에 제가 갔었다는 이야기를 부모님께 절대로 하지 마세요. 부모님들은 아마 저를 죽이려고 하실 거예요.

위의 이야기를 읽고 다음의 질문을 토의해 보라.

① 탐색은 얼마나 적절했습니까?

② 간호사가 자신의 직업적인 역할로부터 간호사 자신의 개인적 가치를 분리해낼 수 있었는가?

③ 화제에 올려진 내용을 지지하지 않으면서도 양호교사는 학생을 어떻게 안심시켰는가?

④ 성, 약물, 술과 같은 부담스런 화제 중 그래도 어떤 것이 당신이 다루기가 가장 용이한가?

우리가 어려운 영역의 환자를 보다 쉽게 다루기 위해 시작할 수 있는 방법을 생각해 봅시다.

<Cocaine 약물 중독 사례>

목요일 오후 늦게 Steve. D라는 심장수술 외과의는 오랫동안 친구로 지내오던 심리치료사에게 전화를 했다. 그는 어느 누구에게도 그들의 대화가 알려지기를 원치 않았으며 다른 동료들의 눈에 쉽게 띌 수 있는 병원 외의 다른 장소에서 심리치료사와 만나 이야기 나누기를 원했다. 그들은 그날 초저녁에 심리치료사의 집에서 만나기로 약속을 했다. 심리치료사는 Steve가 명문가의 배경을 갖고 있다는 것을 기억했다. 그의 부친, 조부, 증조부가 매우 존경받았던 의사였으며 그는 잘 알려진 동부의 명문학교 출신의 우수성적의 회원이었고, 대학을 우등으로 졸업했고 지적이며 매력적인 여성과 결혼하여 세 명의 자녀를 두고 있는 유명한 심장외과 전문의였다. 동료를 포함해 간호사, 환자 모두가 그를 존경했고 좋아했다. 그는 주변 사람들이 부러워하는 모든 것을 가지고 있어 부러움을 사기에 충분했다.

Steve가 그녀의 집에 도착했을 때 그녀는 즉시 그가 긴장하고 떨고 있다는 것을 알아차렸다. 그리고 그는 담배에 불을 붙였는데 그녀는 그런 모습을 전에 한번도 본 적이 없었으며 금연을 항상 주장하곤 했다. 그는 머뭇거리면서 그녀에게 잘못된 무엇인가를 말하려는듯 하였다. 그에게 무엇이 문제인지를 알지 못하면 그를 도와줄 수 없다고 말했고 그가 분명히 문제를 가지고 있음을 알아차렸다. Steve는 무기한으로 병원 전입의사으로서의 자격을 정지 당했다고 말하므로써 말문을 열었다.

인턴 시절부터 설명을 시작했다. 인턴시절 근무시간이 너무 길었고 신체적, 정신적으로 항상 바빴기 때문에 단지 피로로 기진맥진하여 눈을 뜰 수 없을 정도로 피곤할 때에 Cocaine을 사용하기 시작했다. 그녀는 그의 고백에 충격을 받았지만 그런 감정을 밖으로 내색하지 않고 그가 계속 이야기를 하도록 했다. 전문의 수련과정은 매우 힘들었고 Steve는 담당 전문의가 자신에 대해 만족하지 못한다고 느꼈다. 그러나 전문의 수련이 끝났을 때 담당 전문의는 만족스런 평가를 해주었는데, 즉 Steve는 담당 전문의 자신보다도 우수한 훌륭한 경력을 가졌고, 여러 전공의 중 가장 뛰어난 전공의였다고 칭찬해 주었다.

Steve는 전공의 과정을 받는 동안에도 역시 Cocaine을 복용했는데 인턴 시절보다는 약간 더 많이 복용했으나 매일은 아니었다고 말했다. 그녀가 Cocaine을 어떻게 사용했냐고 묻자 그 때에는 단지 흡입을 했을 뿐이었으나 현재는 순화한 Cocaine을 흡연하고 주사를 맞고 있다고 했다. 그러나 주사할 때 Heroine과 Cocaine을 혼합하여 사용하고 있지는 않다고 말했다. 왜냐하면 그가 아직 Heroin과 Cocaine을 혼합하여 사용할 정도로 이성을 잃은 것은 아니었기 때문이다. 그는 2년 반 동안 순화한 Cocaine을 흡연해오고 있었고 최근 일년 이상 주사를 맞아오고 있었다. 그녀는 Steve에게 누가 언제 너의 Cocaine사용을 발견했느냐고 묻자 방안을 왔다갔다하며 마실것을 달라고 요구했다. 그녀를 만나러 오기 직전 이미 그가 Cocaine을 흡연했다고 시인했기 때문에 그녀는 그의 요구를 거절했다. 그녀는 그에게 매우 강경한 태도를 취했고 그에게 그녀의 질문에 즉시 답변을 하던지 또는 떠나든지 둘 중의 하나를 선택하도록 했다. 잠시 머뭇거린 다음 Steve는 말하기 시작했다.

지난 월요일 아침에 심장 판막 수술 스케줄을 잡았는데 수술 3일전부터는 Cocaine을 주사하는 대신에 순화시킨 Cocaine을 흡연했다고 한다. 그는 수술 전에 항상 누군가가 자기 주변에 오기 전에 일찍 손을 씻고, Cocaine주사를 맞은 흔적이 있는 팔을 다른 사람에게 보여주지 않기 위해 수술전 항상 가운을 일찍 입는 나름대로의 원칙을 정해 놓고 있었다. 그날 아침 수술용 메스에 손을 벨 때까지 수술은 순조롭게 잘 진행되고 있었다. Cocaine의 과량 사용 때문인지 무슨 이유인지 그날 아침 약간 비틀비틀 거렸다. 한 동료가 그를 대신해서 계속하여 수술을 하는 동안 그는 밖으로 나가서 다시 손을 씻기 시작했다.

운이 나쁘게도 Steve가 손을 씻기 위해 스크럽실로 들어갔을 때 흉부외과 전임의사 중 가장 나이가 많은 Dr. A가 그 곳에 있었다. Steve는 장갑과 가운을 벗고 Dr. A로 부터 가능하면 멀리 서서 스크럽(scrub : 수술 전에 솔을 이용하여 손을 깨끗이 닦는 것)을 하기 시작했다. Dr. A가 스크럽을 왜 다시 하느냐고 묻자 Steve는 손을 베었다고 말했는데 Dr. A는 다친 손가락을 보자고 말했다. Steve는 손을 내밀어 보이며 별일 아니라고 말했는데 옆에 있던 또 다른 의사가 Steve의 팔 위에 있는 주사 흔적을 보자마자 조용히 그러면서도 단호하게 양팔을 내밀어 보라고 말했다. Dr. A는 Steve의 팔을 보고 수술에 들어가지 말고 그 자리에 그냥 서있으라고 말하며 전공의를 불러 Steve대신에 수술을 하도록 시켰고, 이후 Steve가 할 계획이었던 모든 스케줄을 취소시키도록 했고 Dr. A의 사무실에 가서 기다리라고 했다.

사무실로 온 Dr. A는 언제부터 계속하여 무엇을 Cocaine의 주사를 시작했는가? 얼마나 오래 전부터 그리고 왜 주사를 맞기 시작했는가? 에 대해 상세히 물었다. Steve가 차근차근 말하자 Dr. A는 Steve에게 당신이 약물투약 행위를 한 것에 대해 변명의 여지가 없다고 말했다. 의사는 인간의 생명을 다루고 있으며 인간의 생명에 관한 한 단지 한번의 실수도 허용할 수 없기 때문에 현재의 상태에서는 환자를 만날 수 없다. ……. Dr. A는 긴급윤리위원회를 소집하여 1시간 정도 회의를 했다.

윤리위원회의 위원들에게 자신의 행위를 설명하고자 하는 Steve에게 Dr. A는 Steve를 도와주기 위해 아무 것도 할 수 없음을 분명히 말했다. Steve는 이 대목에서 말하는 것을 멈추었다가 다시 괴로운 듯이 계속하여 말을 하기 시작했다. 그는 윤리위원회의 회의분위기가 대단히 잔혹했으며 참석한 윤리위원회의 위원들은 그를 결코 전에 본적이 없는 눈초리로 쳐다보았다. 그들 모두는 그가 얼마나 많은 양의 약물을 사용해오고 있었는지, 어디에서 그 약물을 구했는지 그리고 있지도 않은 환자의 처방전을 내서 약물을 구했는지 등을 물은 다음 Steve에게 약물중독 치료 센타에 들어가 퇴원 담당전문가에 의해 약물 중독 문제가 없다는 결정이 날 때까지 머물러야 한다고 말했다. Steve는 즉시 자동적으로 병원근무가 중지되었고 이번 주말까지 관계기관에 보고하지 않으면 윤리위원회에서 *Medical Quality Assurance Board*에 보고하여 전문의 면허증은 박탈이 될 것이라고 말했다.

심리치료사는 *Steve*에게 윤리위원회가 요구한대로 할 것인지를 물었다. 그는 잘 모르겠다고 말했고 그게 바로 상담을 원했던 이유라고 말했다. "당신은 나의 *Cocaine* 약물 중독의 의존성을 극복시켜 줄 수 있느냐?"고 물었다. 그녀는 *Steve*가 사용한 약물의 용량, 투약방법, 복용기간 등이 외래 정신 치료를 받기에 부적절하고 위험스럽기 때문에 곤란하며 불가능하다고 설명했다. 그녀는 *Steve*에게 약물을 끊기 위해 죽을 힘을 다하겠느냐고 묻자 *Steve*는 자신이 죽었다 살아난 것처럼 하겠다고 말했다. *Steve*의 친구인 심리 치료사는 *Steve*가 그의 부인과 자녀들에게 무시무시한 유산을 남겨주고 있음을 주지시켰다. 그녀는 *Steve*에게 계속해서 외과의사를 하겠는가를 묻고 계속 외과의사를 하는 것이 쉽지는 않을 것이라고 말했다. 이 사건에 대해 부인과 함께 의논했던 일이 있느냐고 묻자 그는 의논한 적이 없다고 말했다. 그리고 그날 밤 부인과 함께 다시 그녀를 방문하는 부탁에 동의했다. 그가 집으로 돌아간 후 그녀는 얼마간의 계획을 세웠다.

첫 단계는 *Steve*가 약물 중독 치료 센타에 들어가야 한다는 결정을 부인이 지지할 수 있도록 하는 것이었다. 두번째 심리치료사가 알고 있는 약물치료시설 기관 중 *Steve*에게 가장 적절한 곳을 찾아보는 일과 함께 그날 밤으로 입원 할 수 있는가를 알아보는 것이 필요했다. *Steve*가 자신이 살고있는 도시내의 수용시설을 받아들이리라고 생각하지 않았기 때문에 지역으로부터 약 100~125 마일 떨어진 곳에 위치해 있는 약물치료 센타를 고려해 두었다. 그녀는 약물치료센타에 전화를 걸어 소장인 *Mr. B*에게 *Steve*에 대한 이야기를 하고 독방을 주고 그곳에 머무는 동안 가명을 써달라고 부탁했다. *Mr. B*는 그날 저녁 *Steve*와 그 부인이 함께 오는 것을 허락했다. *Steve*와 함께 심리치료사의 집으로 온 부인은 자초지종을 듣고 놀랐으나 그녀의 남편을 돕기 위해 심리 치료사가 제시한 모든 것을 기꺼이 받아 드렸다. 심리치료사는 *Steve* 부부에게 그날 저녁 즉시 약물치료센터에 들어갈 준비를 해야 한다는 것과 약물치료 센터 소장에게 *Steve*의 결정을 알렸다고 말했다. 부인은 남편과 함께 떠나기 전 자신이 치료센타로부터 돌아온 후 자신의 심리치료를 요청했다. 그녀는 남편이 어떻게 *Cocaine* 사용에 푹 빠지게 되었는지를 이해할 수 없었다.

그들이 치료센타로 떠난 후 심리치료사는 *Dr. A*에게 전화하여 그날 저녁 일어났던 일을 모두 이야기했다. *Dr. A*는 심리 치료사에게 *Steve*가 *Cocaine*에 또다시 손대고 싶어하는 욕구가 전혀 없이 *Cocaine*으로부터 깨끗이 손을 뗄 수 있는가에 대해 어떻게 느끼냐고 물었다. 심리치료사는 *Steve*가 약물치료 센타에서 1주를 잘 극복할 수 있으면 가능하겠지만 지금까지의 *Cocaine*약물 사용기간과 투약방법 등을 고려할 때 그리 낙관적이지는 못하다고 말했다. 그렇지만 치료센타 직원들이 *Steve*를 위해 할 수 있는 최선을 할 것으로 생각 한다고 말했다.

그날 밤 그녀는 치료센타 소장으로부터 Steve가 기차에서 사망했다는 전화를 받았다. 그는 분명히 Cocaine의 약물 중독 증상으로 깊은 수면 속에서 사망을 했음에 틀림이 없었다. 부인은 Steve의 사망을 접하고 shock 상태로 병원으로 실려갔다.

(Aguilera, 1990)

Steve에게 해줄 수 있는 일이 아무 것도 없으므로 간호계획은 슬픔과 애도 과정 동안에 Steve의 부인과 아이들을 돕는 것을 포함해야 한다. 부인과 아이들이 Steve없이도 살아갈 수 있는 삶을 재조직해야 한다. Steve는 성공과 그가 노력하는 모든 곳에서 항상 앞서가는 것에 익숙해져 있었다. Cocaine 사용이 점차 심해지고 위험해지는 가운데 Steve의 상관은 Steve의 Cocaine사용을 알게 되었다. 갑자기 그는 약물치료 센타 입원이냐 또는 전문의 면허 취소에 직면하게 되었고 치료센타의 입원에 동의했으나 과중한 Cocaine사용 때문에 양가감정을 갖고 있었다. Steve는 그에게 가능한 상황적 지지 즉 그의 부인을 이용하지 않았다. 그는 치료센타로 가기 전 심하게 Cocaine의 심한 중독 상태에 놓여지게 되었고 결국 치료센타로 가는 도중에 사망하여 부인을 위기상태에 남겨 놓게 되었다.

<개인적인 문제에 관한 면담 연습 2>

① A・B・C 3명이 한 조가 된다.

② A는 건강관리 센타에서 진찰을 받는 환자, B는 간호사로써 환자에게 건강상담을 해주는 면 담자이다. A・B는 2~3분 동안 이야기를 나누어 라포를 형성한 후 B는 초점 맞추어 질문하기나 개방형 질문을 통해 다음에 제시되어 있는 문제의 탐색을 위해 서두를 꺼내 보도록 한다. C는 A・B의 이야기를 써보도록 한다.

a. 담배 피우기旬b. 술마시기旬c. 투약薛d. 약물중독떰e. 성생활

③ A와 B의 면담이 끝난 후 C는 B가 면담자로서 어떻게 면담을 주도했는가를 논평해준다. 즉 A에게 준 질문이 적절했는가? 간호사로서 B의 태도가 편안했는가? B의 몸짓과 표정, 신체적 언어는 적절했는가? 환자로서의 A는 간호사로서의 B가 던진 질문에 어떤 느낌을 받았는 가도 논평해준다.

④ A・B・C가 역할을 모두 한번씩 해보도록 한다.

8) 요약하기

면담이 종료되거나 면담 중 논리적으로 극한 상황에 이르렀을 때 환자가 지금까지 말한 것을 요약하는 것이 간호의사소통에서 매우 유용하다. 요약한다는 것은 사실, 감정, 모순점, 언급되지 않은 분야를 모두 포함하여 환자가 이야기해 온 핵심을 언어로 표현하는 것을 말한다(Brammer, 1988).

심근경색증으로 병원에 2주정도 입원을 했던 46세의 남자 환자가 퇴원할 준비를 하면서 A 간호사와 이야기를 나누고 있었다. 간호사와의 대화내용은 이 환자의 심근경색증에 대한 가족들의 반응에 대한 인지도, 식이, 운동을 포함한 회복기의 간호프로그램에 관한 것이었다. 또 그는 그의 부인에게가 아니라 간호사에게 성생활에 대한 고민도 털어놓았 고 심근경색증으로 인해 그가 근무하고 있었던 광고회사의 부사장직을 계속적으로 유지할 수 있을까? 에 대한 걱정도 털어놓았다.

이 이야기를 듣고 난 후 간호사는 다음과 같이 짤막하게 요약하였다.

지금까지 이야기하신 모든 것을 제가 잘 이해했는지 볼께요. 지금까지 회복후의 건강관리 프로그램, 심근경색증에 대한 가족들의 반응을 말씀하셨습니다. 그리고 아직 부인하고는 이야기를 나누지 않았지만 이 심근경색증이 직장근무 생활이나 부부생활에 영향을 미치지 않을까? 하고 걱정을 하고 있습니다. 그 외에 다른 것이 더 있었나요?

요약하기의 목적은 3가지가 있는데 첫째 요약하기를 통해 간호사는 지금까지의 면담내용을 종합할 수 있으며, 둘째 환자는 자신이 이야기한 것을 간호사가 어떻게 이해했는가를 파악할 수 있으며, 셋째 환자는 간호사의 요약을 통해 자신이 이야기한 내용을 검토하면서 싶은 이야기 중 누락된 부분이 있는 가도 검토할 수 있게 된다. 대부분의 환자가 매우 중요한 정보를 처음보다는 후에 주는 것이 일반적인데 위의 예에서는 간호사의 요약이 끝나면서 환자는 "그런데 지금도 계속적으로 가슴이 약간 조이는 듯합니다"라는 이야기를 할 수도 있다. 요약은 이와 같이 매우 중요하고 의미 있는 정보가 쏟아져 나올 수 있는 논리적이고 합리적인 공간을 만들어준다.

<요약에 대한 연습>

왼쪽에는 면담사례가 있는데 이 면담사례를 1~2 문장으로 요약하라.
오른쪽에 제시된 면담의 요약을 가린 후 비교해본다.

<면담사례>	<요약>
① 여자환자가 외래진찰실에 와서 편두통을 호소하며 안절부절못한다. 최근 2년동안 3명의 의사를 방문했으나 의사들은 해준 것이 아무것도 없었다. 환자는 두 아이를 키우기에 필요한 직장을 잃은 상태였다. 직장을 잃고 나서부터 담배를 하루에 2갑씩 피웠다.	제가 이해하기로는 당신은 오랫동안 편두통을 가지고 있었지만 어떤 의사도 별다른 도움을 주지 못했다. 두 아이를 키워야 하는데 지금 현재 직장을 갖고 있지 않다.

② 외래진찰실에서 진찰을 받던 한 노인 남자의 혈압이 고혈압인 것으로 나타났다. 그동안 약을 계속 먹다가 별일 없는 것 같아서 약을 먹지 않았다. 일년정도 의사의 진찰을 받지 않았다.	당신의 혈압은 지금 높아요. 전에는 혈압약을 먹었는데 혈압이 높지 않은 것 같아 지금은 약을 먹고 있지 않습니다. 당신은 최근 의사의 진찰을 받지 않았습니다.
③ 수술후 정맥염 환자가 약간 피로감을 느끼고 있지만 빨리 회복되는 듯한 기분이 듭니다. 그녀의 남편은 그녀를 보러 병원을 방문한 적이 없었고 이 환자는 그녀의 남편이 어디에 있는지도 모른다며 걱정을 하고 있다.	수술의 결과가 좋다고 느끼고 있군요. 그런데 남편이 병원 방문을 하지 않아 걱정을 하고 계시군요.

9) 종결하기

면담이 끝나면서 요약을 한 후 간호사는 환자에게 면담이 끝나가고 있음을 알려야 한다. 이렇게 면담이 끝나가고 있음을 알리는 것은 특히 면담이 시간의 제약을 받게 될 때 대단히 중요하다. 예를 들면 다른 환자들이 기다리고 있을 때 면담을 하고 있던 환자가 쫓겨 나간다는 인상을 받지 않도록 종결은 매끄럽고 부드럽게 이루어져야 한다. 면담의 종결을 알리는 방법의 하나로 면담이 끝났음을 직접 알리거나 또는 저희가 함께 했던 시간이 거의 끝나가는군요. 오늘 당신과 이야기하면서 정말 즐거웠어요. 하며 환자와 함께 보냈던 시간이 끝났음을 알린다.

그 외에도 다음과 같은 진술의 표현이 가능하다.

- 1분 이내에 면담을 끝내야 합니다.
- 이제 우리의 이야기를 정리해야 겠네요.
- 귀한 시간이 모두 지났네요. 다음에 다시 한번 만날까요?
- 좋은날 다시 한번 뵙기를 원해요.

2. 면담시 피해야 할 위험요소(의사소통을 방해하는 일상적인 방법)

간호사가 성공적인 면담을 할 수 있기 위해서 효과적인 의사소통 전략, 의사소통기술과 의사소통도구가 필요하다.

여기에서 효과적이라는 말의 의미는 의사소통이 이루어지는 방법이 환자와 간호사의 자존감을 존중하고 메시지 내용이 분명하며, 의사소통이 환자와 간호사간의 신뢰감을 증진시키고 환자는 간호사의 영향을 받지 않고 환자의 감정이나 견해 또는 의견을 자유롭게 표현할 수 있는 최대한의 기회를 갖는다는 것을 암시한다. 효과적인 면담의 특징은 앞서 설명한 효과적인 의사소통의 모든 요구조건을 만족시켜야 한다.

의사소통에서의 위험요소는 치료적이지 못한 전략, 기법, 양상 등이 모두 포함된다. 의사소통의 위험요소는 불신감을 초래하고 환자의 반응을 제한하게 된다. 비치료적인 의사소통은 환자와 간호사 모두의 자존감을 저하시킨다. 우리 모두는 타인과 의사소통할 때 비치료적인 기법을 사용하는 경우도 많다. 우리가 의사소통할 때 비치료적인 기법 즉 의사소통의 위험요소를 사용하고 있다는 것을 아는 것 자체가 환자와의 의사소통을 보다 더 효과적으로 할 수 있는 첫 걸음이 된다.

1) 조언주기(giving advice)

조언주기에 대한 충고는 매우 단순하다. 즉 "조언을 주지 말아라"이다. 임상 환경에서 조언주기를 제한해야 하는 몇 가지의 이유가 있다. 첫째 일반적으로 조언이라는 것은 받아들여지지 않는다는 점이다. 둘째 환자가 조언을 받아들여 간호사가 준 조언이 잘못될 경우 환자는 조언을 준 간호사를 비난하게 된다. 셋째 환자가 조언을 잘못 오해하여 간호사가 준 조언대로 주의깊게 따르지 않기가 쉽기 때문이다.

그러면 정확하게 조언이란 무엇인가? 사전에서는 조언을 하나의 의견으로 정의하고 있다. 환자가 간호사에게 어떻게 해야 할 지에 대해 조언이나 의견을 요청했을 때 무심코 준 조언이 환자의 결정에 대해 부적절한 책임을 자초하는 경우가 있다. 간호사의 비공식적인 사사로운 간호사의 개인적 의견을 묻는 것이라면 간호사는 조언을 주는 것 대신에 환자에게 정보를 주고 환자가 최선의 선택을 할 수 있는 전략을 사용하도록 한다. 환자를 자신의 건강관리과정에 적극적인 참여자로 간주해야 하며, 조언을 주는 것은 피해야 한다.

왼쪽에 조언을 주는 진술이 있으며 오른쪽에는 조언을 주지 않는 진술로 바꾸어 쓴 예이다.

<조언>	<조언을 주지 않는 진술>
· 내 의견을 원한다면 나는 네가 ~했으면 하고 생각합니다. (환자가 2 가지중 어느 하나를 선택할 수 있는 상황에서)	· 각각의 선택에 따른 장단점이 무엇이라고 생각합니까?
· 보다 더 열심히 하는 수 밖에 없어요.	· 왜 망설이게 되었지요?
· 그런 어린이를 다루는 방법이 이런 식으로 되어야 한다는 것은 누구나가 다 알고 있어요.	· 전혜린님, 그 어린이를 다루기 위해 취할 수 있는 방법에는 어떤 것들이 있나요?
· 상표등록이 되어있는 약이 상표등록이 되어있지 않은 약보다 더 좋습니다.	· 상표등록이 되어있는 약과 상표등록이 되어 있지 않은 약의 차이를 알고 계십니까?
· 체중감소를 위해서는 계속해서 식이요법을 사용하라는 조언을 드립니다.	· 당신이 원하는 만큼의 체중감소를 위해 어떻게 할 수 있겠습니까?

우리는 가끔 간호상황에서 어떠한 제안이나 의견을 제시하는 것이 적절한 경우도 있다. 이러한 제안이나 의견의 제시를 해야 할 경우라면 이때 제안은 환자가 고려할 수 있는 선택으로서 제시해야 한다. 임상간호상황에서 간호사가 환자에게 많은 영향을 미칠 수 있기 때문에 간호사는 간호사 자신의 선택으로 환자가 최대한의 책임을 지도록 방치한다는 것이 때때로 매우 어려울 수 있다.

2) 환자를 비난하기(blaming)

비난하기는 매우 비효과적인 의사소통의 한 종류이다. 비난이란 직접적 또는 간접적으로 그것은 당신의 잘못입니다 라고 환자에게 이야기하므로써 환자의 자존감을 저하시키는 의미를 내포하고 있다. 비난과 책임 사이에는 미세하지만 중요한 차이점이 있다. 환자는 자기자신의 건강과 안녕에 대해 여러 면의 책임을 지고 있다. 건강소비자는 그 동안 가정, 학교와 지역사회를 통해 현재의 건강상태를 초래해 온 삶의 어떤 특징적인 양상 예를 들면 식습관, 운동, 삶의 양상, 직업에서의 스트레스, 담배 피우기, 술마시기에 관련된 각종 습관과 태도를 지녀왔다.

인간이 혹평과 강한 반박을 받는 분위기 속에서 성장해 오고 교육을 받게 될 때 비난받게 됨을 느끼고 죄의식을 느끼며 자존감이 저하되는 것을 느끼게 된다.

비난의 이러한 비치료적인 특성과 함께 또 하나 기억해야 할 것은 단순한 처벌, 징계 그리고 비난은 어떠한 행동을 바람직한 방향으로 변화시키는 효과적인 방법은 아니라는 점이다.

가끔 행동의 변화가 일어나기도 하지만 이것은 근본적인 변화라기 보다는 단지 일시적인 행동양상의 변화일 뿐이라는 점이다. 예를 들면 투약의 이행을 잘하지 못하는 당뇨병 환자가 간호사로부터 비난을 받았을 때 그 간호사와의 만남을 중단하던지 또는 그 건강센타에 가지 않게 되는 변화가 있게 된다. 이러한 회피의 방법으로 건강소비자는 간호사의 비난과 듣기 싫은 소리를 피하게 된다. 비난도 일종의 충고에 해당될 수 있다. 건강소비자를 비난하는 방법은 수없이 많은데 일부는 명백히 겉으로 드러나나 일부는 또 드러나지 않기도 하며, 일부는 고의적으로 이루어지는 경우도 있지만 일부는 우연히 이루어지기도 한다. 다음은 비난의 예이다.

- 약속을 하기 위해 좀 더 일찍 전화를 했어야만 했다.
- 당신은 담배 피우는 것이 건강에 매우 해롭다는 것을 모르고 계십니까?
- 당신은 접시에 담은 음식을 모두 먹기로 되어 있다.
- 보세요. 저는 당신에게 하루에 3 번 약을 반드시 꼭 드시라고 말했어요. 그런데 어떻게 되었지요?

비난하는 우리의 행동을 바꿀 수 있는 방법은 우선 우리 스스로 우리에게 내재해 있는 비난을 찾아내고 그 비난을 타인은 물론 우리 자신에 대한 존중을 나타내고 의미하는 메시지로 바꾸어 보는 것이다.

<비난 변형 연습>

왼쪽에 있는 비난 섞인 진술을 적절한 목소리, 얼굴표정과 함께 비난하는 진술을 해보라. 그후 목소리와 얼굴표정을 바꾸어 건강소비자의 자존감을 존중해주며 정확한 내용을 전달하도록 하라. 그 후 우측에 있는 비난의 변형을 읽어보고 자신의 비난 변형이 적절했는가를 비교해보라. .

<비난하는 진술>	<변형된 진술>
· 침대에서 나와 무엇을 하고 있었습니까?	· 침대에 누워 안정을 취해야 합니다. 어떤 문제가 있습니까?
· 왜 최근에 2번이나 계속하여 병원을 방문하는 약속을 지키지 못했습니까?	· 두번이나 병원 방문 약속을 지키기 못했군요. 무슨 일이 있었나요?
· 당신이 아이에게 어떤 일을 했습니까?	· 아이에게 어떤 일이 일어났습니까?
· 저녁 식사를 왜 하지 않으셨지요?	· 저녁 식사를 드시지 않았군요.
· 당신은 이것을 즉시 확인하셨어야 했는데요.	· 당신은 이것을 즉시 확인하셨어야 했는데요(목소리와 어조가 중요하다).

3) 화제를 부적절하게 바꾸기(changing topic inappropriately)

이야기 화제를 부적절하게 바꾸는 것은 Satir의 부적절성(irrelevancy) 개념과 관련되어 있다. 일반적으로 간호사는 특별히 환자와 관련된 이유라기 보다는 간호사 자신의 불안감이 높아질 때 부적절한 상황에서 화제를 바꾸는 경향이 있다. 화제를 바꾸는 것이 환자를 도와주는 방법이 아니라는 점에서 화제를 바꾸는 것은 부적절하다. 면담 중 간호사 스스로가 자신이 부적절하게 화제를 바꾸는 것을 알고 있다면 다음의 사항을 검토함으로서 불안의 원인을 생각해 보는 데에 도움이 될 것이다.

· 간호사가 불편감을 느끼는 성적인 문제, 정서적인 문제에 관한 화제를 환자가 다루고 있을 때
· 간호사가 환자를 위해 무엇을 해주어야 할지를 확실히 알지 못하고 단지 듣기만 하는 것이 불편할 때
· 환자가 간호사에게 내재하고 있는 문제를 서술하고 있을 때
· 환자가 말하는 것에 의해 간호사가 당황감을 경험할 때

4) 방어하기(defensiveness)

방어라는 것은 적대적이고 공격적이며 남의 이야기를 듣지 않으며 마치 자신이 공격받고 있을 때처럼 반응하는 것으로 정의된다. 간호사가 환자와 면담중이나 간호업무수행중, 또는 가정에서 일어나는 어떤 상황에 의해 방어적인 자세를 취하게 되는 경우가 많다.

특히 면담 중 간호사가 환자에 대해 방어적인 자세를 취해야 되는 경우라면 이 상황에서 우리는 어떻게 해야 할까? 한가지 방법은 아무 일도 없었던 것처럼 면담을 끝내고 수간호사 또는 간호감독과 의논하여 그 상황에 대해 해결점을 찾도록 한다. 생각해 볼 수 있는 또 하나의 방법은 환자에게 간호사 자신의 정서적인 상태를 간략하게 이야기 해주고 환자에게 이해를 시키는 것이 필요하다. 간호사 자신의 방어 태세를 간략하게 알리는 방법의 예가 아래에 나와 있다.

· 제가 이러한 화제에 대해 약간 불편합니다.
· 오늘 제가 여러 가지 일로 정신이 혼란스럽고 안절부절못하고 있어요.

간호사는 환자와 함께 간호사의 방어적인 자세를 나누기도 하고 나누지 못하는 여러 가지 이유를 가지고 있다.

간호사의 방어감을 환자와 함께 나누어야 하는 이유
· 의사소통에서는 자기노출이 필요하므로
· 자기 자신의 행동을 설명해야 하고
· 신뢰감을 형성할 수 있고
· 간호사로 하여금 방어감을 극복할 수 있도록 도와주므로

간호사의 방어감을 환자와 함께 나누지 못하는 이유
· 환자가 당황하고 간호사에게 압도당할 수 있으므로
· 간호의 약점이나 무능의 표현으로 간주될 수 있으므로
· 간호사가 결국에는 환자와 같이 되므로
· 환자가 아직 노출시킬 준비가 되지 않은 상황을 노출시키도록 압력을 받으므로

5) 거짓 안심시키기(false reassurance)

간호사가 받게 되는 유혹중의 하나는 지치고 우울해 하는 환자의 정서적인 부담을 덜어주고자 하는 것이다. 우리는 이미 앞에서 효과적인 간호의사소통자가 언어적, 비언어적으로 안심시킬 수 있는 방법을 검토해 보았다. 간호사가 매우 좋은 의도로 환자를 거짓으로 안심시킬 때가 종종 있다. 즉 환자를 안심시키려고 애쓰면서 간호사가 환자에게 이루어질 가능성이 없는 것을 약속하거나 사실이 아닌 것을 이야기하거나 또는 일치하지 않은 방법과 태도로 환자를 위로하는 것이다. 거짓 안심시키기의 세 가지 형태는 다음과 같다.

① 가능성이 없는 어떤 것을 약속하는 것 : 걱정하지 마세요. 모든 것이 다 잘될 거예요.
② 진실이 아닌 어떤 것을 말하는 것 : 걱정할 일이 아닙니다
③ 비일치적인 방법으로 위로하는 것 : 걱정이 많이 되시죠. (약간 생긋 웃으며)

거짓 안심시키기는 오히려 환자의 불안수준을 가중시킨다. 간호사의 거짓 안심시키기는 환자를 안심시키기 보다 간호사의 일관성 없는 메시지로 인해 환자가 의심을 하게 되며 이런 태도가 더욱 환자를 안절부절못하게 만든다. 간호사의 일관성 없는 메시지는 간호사의 메시지에 일관성이 없거나 환자의 문제인식에 일관성이 없게 된다는 것을 의미한다.

<거짓 안심시키기를 찾아내고 거짓 안심시키기의 변형 연습>

다음 아래의 진술이 거짓 안심시키기 또는 진심으로 안심시키기인가를 생각하라. 거짓 안심시키기라면 보다 적절한 안심시키기로 바꾸어 보라. 생각해 보고 우측에 있는 답과 비교해 보라.

<간호사의 진술>	<안심시키기의 유형>
· 이야기하신 것 들었어요. 별 희망이 없다고 느끼고 계시군요.	안심시키기
· 걱정하지 마세요. 모든 것이 다 잘 될 것입니다.	거짓 안심시키기- 걱정스러우시겠어요. 제가 도와드릴 수 있는 일이 있습니까?
· 그렇게 나쁜 상황만은 아닙니다. 당신 상태보다 훨씬 더 나쁜 상태에서도 회복된 환자를 보았어요.	거짓 안심시키기- 제가 생각하기에 당신께서는 잘 되리라는 희망을 갖고 계시군요.
· 울고 싶으시지요. 울고 싶을 때 실컷 울어도 괜찮아요.	안심시키기
· 울 필요도 없어요. 끝장난 것도 아닌데요 · (가시돋힌 말투로) 그것에 관해 저에게 이야기 하세요.	거짓 안심시키기- 실컷 우세요. 기다릴께요. 여러 가지 많은 일로 저도 괴로움을 겪고 있어요. 가장 큰 문제가 무엇입니까?

6) 환자 판단하기(judging the clients)

환자를 판단한다는 것은 간호사가 환자를 좋은 환자 또는 나쁜 환자로 평가하는 경향도 모두 포함한다. 보통의 일반적인 간호실무에서 환자에 대한 긍정적인 평가보다는 부정적인 평가에 대해 더 많은 강조를 한다. 그러나 무조건적인 긍정적인 관심과는 다른 긍정적인 평가조차도 많은 문제점을 갖고 있다. 예를 들면 한 간호사가 환자와 면담을 하는 동안 간호사는 환자로부터 좋아하는 이야기를 들을 때에만 참 잘했어요. 참 잘 되었군요 라고 말하면서 머리를 끄덕거리는 습관을 가지고 있다면 환자들은 자신들이 칭찬받고 좋은 느낌을 받을 수 있는 이야기만 하고 건강 문제에 관련된 중요하고 의미있고 적절한 자료와 정보를 누락시킬 수도 있기 때문이다.

환자의 행동을 평가하는 것과 환자를 평가하는 것 사이에는 중요하고 분명한 차이가 있다. 예를 들면 환자에게 자가투약 방법이 부정확하게 이루어졌음을 알리는 간호사의 행동은 매우 적절했으며 사실 이같은 행동은 간호업무이기도 하다. 그러나 이 메시지가 환자에 대한 부정적인 판단을 담고 있다면 이러한 간호업무는 부정적인 결과를 가져오게 된다. 대부분의 환자들은 간호사의 이러한 판단에 대해 비협조적으로 반응해간다. 흔히 환자들은 간호사가 화가 나서 눈썹을 치켜올리거나, 단호한 표정을 짓거나, 큰 목소리를 내고, 환자들을 비난할 때 환자자신들이 평가받는다고 느낀다. 보다 정확히 말해 간호사가 환자를 평가할 의도가 전혀 없었거나 평가를 전혀 하지 않았을 때조차도 환자들은 평가받고 판단을 받는다고 느끼게 된다. 환자들이 이러한 판단이나 평가에 극도로 예민하므로 간호사들이 판단하지 않는 의사소통기술을 개발함은 물론 간호사들이 환자를 평가하고 판단하는 여러가지 방법들에 주목하는 것이 중요하다.

<환자를 판단하기 연습>

이 연습은 의도적이 아니라 무의식적으로 판단할 수 있게 되는 방법들을 찾을 수 있음을 물론 간호사의 판단적인 의사소통을 변화시키도록 도와줄 수 있을 것이다.

① A·B 2명이 한 조를 이룬다.

② A는 판단적 진술, 비판단적 진술을 하되 어조, 몸짓, 얼굴 표정 등을 함께 사용하여 B에게 진술한다.

③ A·B가 역할을 바꾸어 다시 한번 해본다.

④ 상대방이 자신에게 판단적, 비판단적 진술을 했을 때의 느낌이 어떠하였는가를 토의해본다.

<판단적 진술>	<비판단적 진술>
· 당신의 아이를 잘 돌보지 않는군요.	아이를 혼자 키운다는 것은 참어렵습니다.
· 나는 그런 행동을 결코 하지 않습니다.	어떤 동기로 그와 같은 일을 했을까요?
· 당뇨병을 갖고 있으면서도 그렇게 단것을 먹는 것을 보면 당신은 참 멍청하군요.	당뇨병의 식이에 대해 이야기를 나누는 것이 좋을 것 같군요.
· 당신은 약속을 늘 잘 지키지 못하시나요?	늦으셨군요. 무슨 일이 있었어요?
· 당신이 그렇게 지치고 우울한 모습이 아니라면 주변사람들이 당신을 좋아할텐데요.	주변사람들은 당신의 기분에 따라 기분에 맞는 반응을 보여준다는것을 알고 있나요?
· 잔뜩 화난 표정을 하고 계시군요.	무슨 일이 있으셨나요?
· 당신의 남편이 당신한테 함부로 하는 것을 보니 매너가 참 형편없군요.	당신 남편이 당신에게 이렇게 대하는 동기가 무엇이라고 생각하세요?

7) 진술 유도하기 또는 앞질러 말하기(leading statements)

면담시에 흔히 범하기 쉬운 오류로 환자가 하지도 않은 말을 하거나 또는 앞질러 말하기 등이다. 앞질러 말하기는 즉 면담자의 해석이나 관찰이 마치 환자의 해석이나 관찰인 것처럼 되는 것을 뜻한다. 아래에 앞질러 말하기의 몇 가지 예가 있다.

· 기분이 좋지 않고 우울했기 때문에 굉장히 피곤하지요.?
· 당신이 휴가 중 난처한 일이 생겨 아마도 약속을 잊었나 보지요.
· 그렇게 심하게 아프지는 않았지요?

앞질러 말하기에 따르는 가장 큰 문제는 면담자가 말한 내용이 사실인지 아닌지 특히 환자가 스트레스를 받고 있는지를 결정할 수 있는 기회를 환자에게 주지 않는다는 점이다.

<앞질러 말하지 않기 연습>

아래에 간호사와 환자의 면담내용 중 간호사의 효과적인 면담 기술과 앞질러 말하기를 구분해보라. 아래에는 간호사와 환자의 면담내용이 있고 그 아래에는 면담에 대한 논평이 있다. 논평을 가린 후 생각해보고 면담내용과 비교해보자.

환 자 : 저의 반신마비가 온 이 모습에 대해 남편이 어떻게 생각하는지를 모르겠어요. 저와 많은 시간을 보내지만 별다른 이야기를 하지 않아요. 도대체 그가 어떤 생각을 하고 있는지 알 수 없어요.

간호사 : 당신의 남편이 당신의 모습에 어떠한 반응을 보이는지를 알 수 없다고 말씀하시고 계시군요-걱정스러워 하시는군요 – 반영
그런데 당신의 남편이 반신불수가 된 당신의 모습에 얼마나 오랫동안 혼란스러워하고 안절부절 못하셨습니까? – 앞질러 말하기

환 자 : 저는 약 2달 전에 중풍에 걸렸어요. 그는 계속해서 직장에 나갔어야 했고 저는 혀가 둔해서 말을 할 수도 없었고요. 지금도 제 팔이 아주 뻣뻣한 것처럼 느껴집니다. 어쨌든 제 남편은 약 1달 전부터 저와 많은 시간을 보내기 시작했어요.

간호사 : 당신과 당신남편 모두가 당신이 얼마나 회복될 수 있는가를 알지 못하고 있음을 이해할 수 있어요-앞질러 말하기
남편의 행동이 과거에 비해 어떤 변화가 왔습니까? – 탐색

간호사의 앞질러 말하기에 대해 이 환자는 반응을 보이지 않고 있음을 주목해야 한다. 반영을 주려고 시도했던 것으로 보이는 2번째의 앞질러 말하기는 오히려 환자가 갖고 있었던 표면화되지도 않고 명백하지 못하고 모호했던 두려움을 격화시키고 주입시킬 수도 있다. 또한 환자가 자기 자신의 두려움을 언어화하여 표현하는 것을 오히려 어렵게 하고 있다.

8) 도덕적인 관점에서 판단하기(moralizing)

도덕적으로 해석한다는 것은 환자를 판단하는 특이한 형태이다. 도덕적으로 해석한다는 것은 간호사가 간호사 자신의 사적인 가치를 근거로 환자를 판단하는 경우를 뜻한다. 도덕적 관점에서 해석하기는 대개 다음과 같은 진술을 포함한다.

· 어떻게 그 나이에 담배를 피울 수가 있습니까?
· 그렇게 뚱뚱한데도 왜 이렇게 단것을 먹습니까?
· 유산은 죄악입니다.
· 결혼을 하지 않고도 어떻게 임신을 할 수 있습니까?

항상 기억해야 할 점은 우리가 어떻게 하면 어떤 한 문제에 대해 나와 개인적 가치가 다른 건강소비자와 효과적인 의사소통을 할 수 있는 간호사가 될 수 있는가 하는 점이다.

9) 한꺼번에 많은 질문 던지기(multiple questions)

정서적 긴장감을 덜 주기는 하지만 한꺼번에 환자에게 많은 질문을 하는 것도 의사소통의 효율성을 저하시킨다. 한꺼번에 많은 질문을 던진다는 것은 여러 개의 질문이 마치 한 개의 질문인 것처럼 연속적으로 이루어진 질문을 뜻한다. 그 예는 다음과 같다.

"병원 방문 약속을 잊어버리셨나요?-또는 다른 일이 있었나요?-그리고 병원으로 전화는 하셨었나요-그런데 계속 통화중 이었나요?"

"당신은 어디에 살고 계십니까?-아파트에 살고 계십니까? 그리고 당신의 이웃들과는 어떻습니까?"

한꺼번에 많은 질문을 받을 경우 대답하기가 대단히 어렵다. 특히 우울하거나 기분이 매우 저조한 사람들은 어떤 질문에 먼저 답해야 할지 몰라 당황하고 혼란스러워진다. 간호사는 간호사대로 환자가 염려스럽고 걱정이 되어 환자에게 많은 질문을 일시에 하나, 환자들에게 간호사의 질문에 대해 대답할 적절한 시간적 여유를 주지 않게 된다. 간호사는 환자가 간호사의 질문에 대해 설명하기가 힘들다고 생각하고 던진 질문에 대한 환자의 답변을 확인하지도 않고 또 다시 다른 질문을 던지게 되며 그 결과 환자는 혼란스러워질 뿐이다. 환자에게 많은 질문을 한꺼번에 하기보다는 간단하고 따로따로 분리된 질문으로 나누어서 해야 한다. 즉 간호사가 건강소비자에게 질문을 할 때에는 하나의 질문을 던지고 환자가 반응을 보인 후 바꾸어 말하기를 하거나 다른 질문을 던지도록 한다.

<한번에 많은 질문던지기의 변형 연습>

왼쪽에 있는 한번에 많은 질문 던지기의 예를 몇 개의 질문으로 나누어서 변형하되 개방형의 질문으로 하시오. 오른쪽에 그 변형된 질문이 있다.

<한번에 많은 질문던지기>	<변형>
어젯밤 잠을 잘 주무셨나요? 그리고 아침식사를 잘 하셨나요. 그리고 수술부위의 통증은 어떠신가요?	어젯밤은 어떻게 보내셨나요? (기다린다) 아침식사는 어떻게 하셨나요? (기다린다) 지금 수술부위의 통증은 어떠신가요? (기다린다)
제가 당신에 대해 보다 많은 이해를 할 수 있도록 당신의 가족, 당신의 직업, 취미에 대해 많은 이야기를 해주시겠어요?	가족에 대한 이야기를 해주시겠어요? (기다린다) 당신의 직업에 대한 이야기도 해주실 수 있나요? (기다린다)
그런 건강상의 문제가 왜 발생되었지요? 스트레스, 불규칙한 식사, 운동 또는 당신이 먹는 음식 중 무엇이 문제였나요? (악질러 말하기도 된다)	어떤 취미생활을 하고 계신가요? (기다린다) 이런 건강상의 문제가 어떻게 발생되었다고 생각하시나요?

10) 폐쇄형 질문을 지나치게 많이 사용하기 (overuse of closed-ended questions)

앞서 설명한대로 폐쇄형 질문은 대개 1~2 단어의 반응 또는 대답을 이끌어낼 뿐이다. 물론 어떤 특별한 정보 즉 이름, 주소, 복용하고 있는 약의 이름과 같은 질문에는 폐쇄형 질문이 적절한 경우도 있다. 그렇지만 의사소통의 목적이 환자와 새로운 관계를 처음 맺기 시작하거나 비교적 아직도 알려지지 못한 영역의 탐색을 하게 될 때 이러한 직접적인 폐쇄형 질문을 많이 이용할 수도 있다. 예를 들면 한 노인의 약물사용 습관에 대한 정보를 알아보기 위해 다음과 같은 일련의 직접적인 폐쇄형 질문을 취할 수도 있다. 그러나 폐쇄형 질문의 지나친 사용은 간호사를 마치 심문자나 조사자로 그리고 건강소비자를 방어자의 위치에 놓으며 간호사가 말을 많이 해야 한다.

따라서 질문 사항의 첵크리스트(checklist)가 준비되어 있는 경우를 제외하고는 약물을 드시는 경우가 있으면 말씀해 주세요 라고 말한 뒤 적절한 촛점 맞추기와 가끔 폐쇄형 질문을 함께 사용하는 것이 보다 효과적인 의사소통 접근법이 될 수 있다.

<간호사>	<노인>
약을 드시는 것이 있습니까?	예
병원에서 처방을 받은 약입니까?	예
심장에 약간 이상이 있다고 생각합니까?	예
혈압에도 이상이 있습니까?	예
변비는 없으십니까?	있어요. 가끔.
변비약을 드십니까?	예. 가끔.
변비약이 효과가 있습니까?	예
어떤 변비약을 들고 계시나요?	왜 이런 질문을 하시지요?

<폐쇄형 질문의 변형 연습>

왼쪽에 있는 일련의 폐쇄형 질문을 포괄적인 개방형 질문으로 바꾸어 보고 오른쪽에 있는 개방형 질문과 비교하여 보시오.

<폐쇄형 질문>	<개방형 질문>
① 할아버지와 함께 살고 계십니까? 아들과 함께 살고 계십니까? 며느리와의 관계는 좋습니까? 형제들도 있나요?	① 가족관계에 대해서 말씀 해주시겠어요?
② 어디가 아픕니까? 어떻게 아픕니까? 밤에도 아픕니까? 낮에도 아픕니까? 아프기 시작할 때는 어떻게 아픕니까?	② 겪고 있는 통증에 대해 자세하게 설명해 주세요.
③ 주택에 살고 계시나요? 취미생활을 하고 계시나요? 강아지를 좋아하나요? 고양이도 좋아하나요? 책읽기도 좋아하나요?	③ 여가시간을 어떻게 보내시는지 말씀해 주세요.
④ 아침식사는 하시나요? 라면같은 인스턴트 식품을 드시나요? 커피는 좋아하시나요? 맵고 짠 음식을 좋아하시나요?	④ 평상시의 식생활 습관에 대해 말씀해 주세요.

폐쇄형 질문을 개방형 질문으로 건강문제와 관련해 변형하기 연습.

① 4명이 한 조가 되며 각각 4-5개의 페쇄형 질문을 만든다.

② 1명은 패쇄형 질문을 발표하면 나머지 세 명은 개방형 질문으로 바꾸어 본다.

11) 말 되받아 반복하기(Parroting)

말 되받아 반복하기는 의사소통 중 상대방의 말을 반영하거나(reflect), 바꾸어 말하고자 하는 시도로서 상대방의 말 중 어느 한 부분을 계속적으로 반복해서 쫓아하는 것을 말한다. 때때로 상대방의 말 중 일부분을 가끔 반복하여 쫓아하는 것이 간호사가 추적하고자 하는 건강소비자의 특성이나 특징을 강조하는 데에 효과적일 수도 있는 반면 말 되받아 반복하기의 지나친 사용은 마치 간호사를 상대방이 말한 것을 기계적으로 반복하는 앵무새같은 인상을 주게 되므로 피해야 한다. 다음의 예에서 말 되받아 반복하기(parroting)가 어떻게 사용되고 있는지를 볼 수 있다. ( )안은 적절한 반영적 진술이다.

<건강소비자>	<간호사>
저는 제 아이의 건강이 정말 걱정입니다.	당신은 아이의 건강 때문에 정말 걱정입니다. (반영 : 당신 아들건강 때문에 경황이 없으시겠어요. 아이의 체중이 정말 계속해서 줄고 있어요.)
아이의 체중이 계속하여 줄고 있어요.	아이의 체중이 정말 계속해서 줄고 있어요. (반영 : 아이의 체중이 자꾸만 줄어서 걱정이 되시겠어요.)
친구들과 어울려 밤에 자주 집에 들어오지 않습니다.	아이가 밤에 집에 들어오지 않는다구요. (반영 : 정말 걱정이 되시겠어요.)
아이가 경기를 자꾸 해요. 아이가 경기를 할 때 어떻게 해주어야 할지를 모르겠어요.	아이가 경기를 자꾸 합니다. 당신은 아이에 대해 무엇을 해야할지 모릅니다. (반영 : 당신이 아이에게 무엇을 해주어야 할지 걱정이 되시는군요.)

<말되받아하지 않기 훈련>

① 4명이 한조가 된 후 건강문제와 관련하여 문제를 1가지씩 생각해 본다.

② 1명이 발표하면 나머지 3명은 말되받아 하기를 한 후 적절한 방법으로 변형하시오.

12) 어린아이 다루듯 하기(Patronizing the client)

가끔 의사나 간호사가 노인이나 어린이를 의사나 간호사보다 낮은 수준에 놓고 반말을 한다거나, 함부로 말하거나 또는 지나치게 유아적이며 상냥하고 친절하게 말하므로써 상대방의 기분을 상하게 할 수도 있다. 어린아이 다루듯 하기에서 보다 심각한 문제는 사용되는 단어자체보다는 상대방이 성인으로서 인간적인 대우를 받지 못하고 있는 느낌을 받을 수 있는 의사소통 방법이나 태도이다. 물론 어린아이 대하듯 하기에서 사용하는 단어와 어조가 물론 적대적인 것은 아니며 지나치게 다정하고 친절하다. patronizing the client란 건강소비자를 지나치게 어린아이 취급하거나 얕보는 태도로 말하는 모든 것을 포함한다. patronizing the client를 하는 의사소통의 양상에는 다음의 예가 있다.

· 이야기하는 동안 환자는 앉아 있고 간호사는 서 있어 간호사가 환자를 내려다보게 되는 경우
· 단조로운 목소리로 말하는 경우
· 당신 또는 나를 뜻하는 표현에서 우리라는 단어를 사용하는 경우
· 유아적인 단어 · 표현 · 어조를 사용하는 경우

간호사의 patronization 사용은 환자의 자존감을 저하시키고 의존성이나 분노를 증가시키므로 건강소비자를 patronizing할 하등의 이유가 없다. 간호사가 별다른 의도없이 환자를 patronizing할 수 있겠지만 모든 환자들은 간호사와의 상호작용에 있어서 동등하고 대등한 인간관계를 맺기를 원하고 있기 때문이다.

<어린아이 다루듯 하기 연습>

이 연습은 상대방을 어린아이 다루듯이 대하는 경우를 찾도록 도와줄 수 있다.

① A · B 2명이 한 조가 된다.
② A는 아래에 있는 3개의 진술을 가능하면 patronizing하게 말하라. A가 patronizing하게 말한 후 B는 A가 한대로 똑같이 쫓아 한다. 가능하면 목소리 · 어조 · 몸짓 · 얼굴표정도 똑같이 따라한다. A는 자기자신이 어떻게 patronizing 했는가는 발견하기 위해 B의 진술을 집중하여 듣는다.
  a. 오늘 어떠세요?
  b. 이제 우리는 일어나야 할 시간인데요.
  c. 점심식사를 드시지 않았군요. 무슨 일이 있으세요?
③ A · B가 역할을 바꾸어 다시 한번 한다.

④ 다같이 다음의 문제를 검토해 보라.

a. 간호상황에서 다른 동료 간호사가 환자나 보호자에게 patronizing하는 것을 본 적이 있습니까?

b. patronizing의 결과는 어떠했습니까?

c. patronizing하는 동료 간호사가 변화되도록 도와주기 위해 필요한 것은 무엇입니까?

변화에 도움을 줄 수 있는 사람에는 누가 있을까요?(예 - 간호감독, 수간호사, 동료, 환자)

13) 회유적으로 대하기, 환심사기 또는 쩔쩔매기 (placating the clients)

환자에게 환심사기 또는 쩔쩔매기를 한다는 것은 간호사가 환자의 모든 요구에 동의를 하고 모든 것에 책임을 지고 아니요라는 말을 할 수 없는 경우를 뜻한다. 쩔쩔맨다는 것이 환자에 대한 절대적이고 무조건적인 관심을 의미하는 것은 물론 아니다. 환자에게 쩔쩔매므로써 환자에게 의존감이나 분노를 안겨 줌은 물론 간호사의 자존감을 저하시키는 결과를 초래한다. 환자의 요구나 부탁에 대해 아니오(no)라고 이야기하므로써 간호사 스스로가 자기자신을 방어하기보다는 환자의 요구나 부탁에 의해 예(Yes) 라고 말하는 것이 더 용이할 때 쩔쩔매기와 환심사기(placate)를 하고 싶은 유혹을 받게 된다.

14) 감정을 합리화시키기(rationalizing feelings)

감정을 합리화시킨다는 것은 어떤 감정을 갖게 된 것에 대해 합리적인 변명이나 이유를 찾는다는 것을 의미한다. 사실 변명이 합리적인 것은 아니다. 오히려 변명은 어떠한 느낌을 갖게 되었는가를 설명하려는 시도이다. 어떤 경우 감정의 합리화가 지나친 합리적인 사고의 결과일 수도 있다. 지나친 합리화는 Satir의 방어적인 의사소통 형태일 수도 있다. 감정의 합리화는 자신의 불편한 감정이나 느낌으로부터 자신을 보호하기 위해 사용하게 된다. 감정의 합리화를 사용할 때 십중팔구 간호사는 불안감을 느끼고 있는 경우가 많다.

합리화에 대한 실례가 아래에 있다.

- 아, 그것은 ~때문에 그랬을 것입니다.
- 그것은 ~때문에 그렇게 중요하지는 않습니다.
- 대부분의 사람들은 당신처럼 생각하지는 않을 것입니다.
- 나는 당신이 그 일을 이미 해놓았으리라고 생각했었어요.

합리화에 따른 문제점은 감정과 행동이 미묘하게 분리되어 있다는 점이다. 합리화는 또한 어떤 행동을 하게 된 동기에 대한 별로 유쾌하지 못한 일부의 사실을 누락시키게 된다. 감정의 합리화란 환자의 문제가 아니라 간호사의 문제일 수 있으므로 민감한 사항의 이야기를 회피하는 것에 대한 합리화는 결국 이야기를 계속하지 못하고 중단시키는 것에 대해 명백한 이유를 투명하게 제시하지 못하게 된다. 다음의 연습을 통해 간호사가 의사소통 중에 하게 되는 합리화를 인식할 수 있으며 이러한 합리화를 보다 정확하게 현실적이고 실제적인 진술로 변형할 수 있는 힘을 키워 나아갈 수 있을 것이다.

<합리화에 대한 변형 연습>

다음의 의사소통 진술에서 간호사의 합리화를 찾아낸 후 바람직한 진술로 바꾸어 보시오. 그후 아래에 제시된 변형과 비교해 보시오.

☞ 진 술 1

환 자: 저는 이런 문제에 대해 어느 누구와도 이야기 해본 적이 없어요. 지극히 개인적이고 사적인 문제이기 때문에 간호사 선생님께서도 저에게 도움을 주실 수 있으리라는 생각이 들지 않아요.

간호사 : 알겠어요. 그렇지만 저는 할 수 있는 한 당신을 돕고 싶어요. 아마도 아주머니께서 매우 불안하고 두려운 생각이 들어 저한테 한번도 그런 이야기를 꺼내시지 않은 것 같아요. 그렇게 걱정하실 필요는 없어요.

<합리화> 매우 불안하고 두려운 생각이 들어

<변 형> 아주머니께서 그 문제에 대해 저와 이야기를 나누는 것이 대단히 어려웠지요.

☞ 진 술 2

환 자: 저는 이번 임신으로 12kg이나 늘었어요. 어디선가 임신중의 체중 증가는 7~9kg 이내야 한다는 내용을 읽은 적이 있었어요. 제가 앞으로 어떻게 해야 할까요?

간호사 : 걱정할 필요가 없어요. 당신이 알고 있는 정보는 잘못된 정보일 가능성이 높습니다. 요즈음 주로 어떤 음식을 먹고 있습니까?

<합리화> 그것은 잘못된 정보일 가능성이 많으므로 별로 걱정할 필요가 없어요.

<변 형> 걱정이 되시겠군요. 당신에게 보다 도움이 될 수 있도록 보다 많은 정보를 제가 드려도 되겠어요?

☞ 진 술 3

환 자: 할아버지를 병원에서 집으로 퇴원시킨 후 며칠 있다가 어느 날 밤에 갑자기… (목소리가 작아진다.)

간호사 : 목소리가 갑자기 작아져서 끝 부분을 전혀 듣지 못했어요.
<합리화> 목소리가 갑자기 작아져서 제가 잘 들을 수가 없었거든요.
<변 형> 목소리가 갑자기 작아졌군요. 무슨 일이 있었나요? (초점 맞추어 질문)

15) 단절된 침묵(stumped silence)

간호사와 환자 모두가 무슨 말을 해야 할지 몰라 당황해 하면서 대화가 끊겨 침묵에 빠지게 될 때 이것을 흔히 단절된 침묵(stumped silence)이라고 한다. 더이상 대화가 진행될 수 없어 오가는 말이 없어지고 혼란스러워지며 편치 못한 느낌을 간호사와 환자 모두가 받게 된다. stumped silence가 나타나는 경우 간호사는 혼란에 대해 metacomment를 해야한다. 즉 간호사는 자신이 겪고 있는 혼란에 대한 설명을 할 수 있어야 하며 이러한 설명은 환자로 하여금 환자 자신의 혼란으로 초점을 맞출 수 있게 된다.

다음은 stumped silence를 깨뜨릴 수 있는 적절한 예이다.

· 다음에 제가 무엇을 해야 할지를 설명하기가 어렵군요. 당신은 어떠세요?
· 때때로 우리가 무슨 말을 해야 할지 정확히 안다는 것은 어려운 일입니다.
· 곧 계속해서 이야기를 나눌 수 있을까요?
· 지금까지 나누어 왔던 대화를 간략히 요약하고 *metacomment* 할 수 있는 방법도 있다.
· 어떤 방향의 이야기를 해야 할지 잘 모르겠군요.
· 지금까지 우리는 ~에 대해 이야기를 나누었고 당신은 ~에 대해 많은 이야기를 해주셨습니다.
· 말이 끊기기 직전에 나는 ~이야기를 해드렸습니다. 혹시 더 하실 말씀이 있으신가요?

16) 왜 라는 질문하기(why questions)

상대방이 이야기를 하고 있는 동안 받게 되는 유혹중의 하나는 왜 그렇게 하시게 되었죠? 또는 왜 그런 말을 하셨지요? 라고 묻는 것이다. 왜라는 질문하기에 따른 문제점은 왜라는 질문하기가 환자의 감정이나 행동에 내재화 되어있는 동기를 찾아내는 것이며 사실상 환자는 이러한 내재화 되어있는 동기를 설명하기를 원치 않는다는 점이다. 또한 많은 환자들은 간호사들이 왜 라는 질문을 할 때 간호사가 환자자신들을 시험하고 있다고 느끼게 된다. 그후 환자들은 환자자신의 동기를 검토하고 생각하기보다는 간호사가 어떤 사고를 하고 있는가 하고 추측을 하게 된다. 흔히 왜 라는 질문은 환자에게 환자 자신이 조사를 받거나 심문을 당한다는 인식을 주기가 쉽다. 예를 들면

· 왜 그런 식으로 느끼셨나요?
· 붕대를 왜 풀렀나요?
· 왜 운동을 중단하셨나요?

어떠한 질문도 심문을 당하거나 조사를 받는다는 느낌을 덜 주면서도 보다 더 정확한 진술로 바꾸어 쓸 수 있다.

- 왜 그런 식으로 느끼셨나요? → 그것에 대해 더 많은 것을 이야기 해줄 수 있나요? 또는 그런 느낌의 이면에 어떤 생각들을 하고 있나요?
- 왜 붕대를 풀렀나요? → 붕대가 풀어졌군요. 무슨 일이 있었나요?
- 왜 운동을 중단하셨나요? → 운동을 중단하셨군요. 무슨 일이 있었나요?

일반적 지침으로서 환자와 상담하고 있는 동안은 왜 라는 질문은 피해야 한다.

<왜 라는 질문의 변형 연습>

왼쪽에 있는 왜 라는 질문을 똑같은 정보를 의미하는 다른 진술로 바꾸어 보시오. 우측에 제시된 변형을 가린 후 자신의 것과 비교해 보시오.

<왜 라는 질문하기>	<변형>
약 먹는 것을 왜 그만 두셨나요?	약 드시는 것을 중단하셨군요. 무슨 일이 있었나요?
왜 그렇게 불안하십니까?	윤혜런님, 느끼시고 있는 불안감에 대해 이야기 해주시겠어요?
왜 이렇게 기분이 저조하고 우울합니까?	요즈음 어떻게 지내시고 계십니까? 기분이 우울해 보이는 군요. 무슨 일이 있으셨나요.
그 병원이 왜 나쁘다고 생각하십니까?	그 병원이 몹시 나쁘다고 생각하고 계시군요. 무슨 일이 있었나요?
의사 선생님께 당신이 느끼고 있는 것을 왜 이야기하지 않았나요?	의사 선생님께 당신이 느낀 감정을 이야기 할 수 없었던 어떤 동기라도 있었나요?
박소라님, 태어난 아기에 대해 왜 기뻐하지 않나요?	박소라님, 태어난 아기에 대해 더많은 이야기를 해주시겠어요?

3. 통합적인 의사소통 기술 연습

아래에 제시된 면담중의 대화는 의사소통 중에 무심코 경험할 수 있는 많은 실수는 물론 치료적이고 효과적인 자료정보 수집기술의 많은 예를 보여주고 있다. 다음의 면담내용을 읽으면서 의사소통의 기술, 전략 또는 실수를 찾아보라. 의사소통에 있어서의 실수를 혹시 발견하게 된다면 의사소통의 이러한 실수를 어떻게 변형시키므로서 자존심(self-respect)의 증진은 물론 명백하고 분명한 의사소통을 증진시킬 수 있는가를 생각해 보라.

우측에는 효과적이고 치료적인 의사소통기술 또는 전략과 함께 의사소통에서 실수하기 쉬운 부분을 찾아 변형시켜 놓았다. 우측을 가린 후 좌측의 면담내용을 생각하고 변형한 후 우측과 비교해 보라. 연습을 반복하면 면담자로서의 우리 자신에 대한 강점과 약점을 규명하는데 능숙해질 수 있으며 우리의 비효과적인 의사소통 기술도 고쳐 나아갈 수 있을 것이다.

면담 : 김 경옥 할머니는 곧 집으로 퇴원할 68세의 노인이며 류마치스성 관절염을 갖고 있으며 1개월전 화장실에서 미끄러져 넘어지는 바람에 고관절 골절상을 입었고 내부고정(internal fixation) 수술을 한 후 회복 중이며 보행기(walker)를 사용중이다. 면담 목적은 할머니의 일상생활에 대한 적응상황과 삶에 대한 의지와 사기를 측정하기 위함이다.

다음의 밑줄친 곳에 해당되는 의사소통 기술을 생각해 봅시다. 의사소통 기법이 적절하지 못한 곳은 적절한 대화로 바꾸어 봅시다.

<대화내용>

간호사 : (환자와 약 1m 정도의 거리를 두기 위해 의자를 당기고 앉는다) 1.안녕하세요? 지난 주일 동안은 어떻게 지내셨나요?

환자 : 그저 그래요. 잘 알다시피…(한숨짓는다)

간호사 : 2.그런데 한숨을 짓고 계시면서 그저 그래요 라고 말씀하셨어요. 기분이 좋지 않으세요?

환자 : 잘 모르겠어요. 단지 기운이 하나도 없어요.

간호사 : 3.기운이 없고 힘이 안난다고요?

환자 : 오늘 유난히 피곤한 것 같아요.

간호사 : 4.걱정할 필요없어요. 아마 오늘만 그럴 거예요. 그런데 지난주에 무엇을 하셨지요?

환자 : 내가 당신을 화요일에 보았지요. 그런데 수요일에는 아무 것도 할 수가 없었어요. 단지 TV만을 보았지요.

간호사 : 5.으음…

환자 : 그리고 목요일 물리치료사가 와서 나에게 많은 운동을 시켜주었어요. 나는 내가 마치 체육관에 있다는 생각이 들 정도였어요.

간호사 : 6.물리치료사가 할머니를 너무 힘들게 운동을 시켰어요. 아니면 어려운 운동을 하도록 했나요?

환자 : 잘 모르겠어요. 그 물리치료사가 나한테 해주었던 운동방법을 나는 어느 누구도 하는 것을 본적이 없었어요.

간호사 : 7.(계속 조용히 기다린다)

환자 : 그 물리치료사는 나에게 언제 또다시 오게 될까? 왜 나를 귀찮게만 할까?

간호사 :8. 왜 그녀가 나를 귀찮게만 할까? 라는 말이 무엇을 뜻합니까?

환자 : 바로 그걸 이예요. (한숨을 쉬면서) 결코 나의 몸이 회복될 것같지 않은 생각이 들어요.

(울기 시작하면서 말문을 잊지 못한다) 저는 매우 당황하고 곤경에 처해있어요.

간호사 : 9.괜찮아요. 조금만 더 지나면 기분이 한결 더 좋아질 거예요. (기다린다)

환자 : (계속해서 울다가 울음을 그친다. 둘다 아무도 이야기하지 않으면 서로 편치 않아 보인다.) 단절된 침묵

간호사 : 10.지금 무슨 생각을 하고 계세요?

환자 : 내가 넘어지기 전에 교회에서 하는 노인교실에를 다녔는데 지금 그 노인교실에 대해 생각하고 있어요. 재미있는 곳이었어요.

간호사 :11. (머리를 끄덕거린다)

환자 : 노인교실에 나오는 친구들이 지난 주에 오면서 무엇을 했을까? 하고 생각하고 있어요.

간호사 :12.노인교실에서 지금쯤 어떤 프로그램들이 진행되고 있는지를 알고 싶으시군요.

환자 : 그래요. 나는 그 노인교실에 빨리 가고 싶어요. 거기에는 내친구들도 많고요. 또 특별히 가까이 지내는 할아버지까지도 있어요.

간호사 : 13. 그 할아버지와의 관계는 어떠했나요?

환자 : 우리는 자주 보곤 했어요. 주말이면 또 따로 만나기도 했지요.

간호사 : 14.만나시면 차마시고 식사하시나요.

환자 : 예, 종종 그러지요.

간호사 : 15.거의 매주 주말이면 만났나요?

간호사 : 16.병원에 입원한 후에도 그를 본적이 있나요?

환자 : 단지 한번.

간호사 : 17.그 할아버지가 왜 자주 오시지 않을까요?
환자 : 잘 모르겠어요.
간호사 : 18.제가 생각하기에 할아버지 집으로 전화해서 만나자고 하시면 좋을 것 같은데요.
환자 : 아니예요. 그렇게 까지는 할 수가 없었어요.
간호사 : 19.괜찮아요. 그것은 단지 저의 제안이었을 뿐이예요.
환자 : 어떻게 해야 할지를 잘 모르겠어요.
간호사 : 20.어떤 것에 대해서요.
환자 : 간호사 선생님, 저를 도와주실 수 있겠어요?
간호사 : 21.도와드릴 수 있는 것이라면 꼭 도와드리지요.
환자 : 사실 그 할아버지와 부부가 되어 사는 것에 대해 이야기를 한 적이 있었어요. 그러나 결혼식도 올리지 않고요.
간호사 : 22.결혼식을 올리지 않고 부부생활을 했으면 한다는 것을 의미하는군요.
환자 : 아들과 며느리가 어떻게 생각하는지를 몰라서요.
간호사 : 23.아들과 며느리한테 미안하다는 뜻인가요?
간호사 : 24.제가 도와드릴 수 있는 것이 있나요?
환자 : 아들, 며느리의 마음을 알고 싶어요. 아들에게 슬쩍 말씀해 주실 수 있나요? 그리고 또하나 할아버지에게 전화해서 할아버지가 잘 계신지를 알아보아 주시겠어요? 제가 직접하기는 너무나 힘드네요.
간호사 :25.조만간에 그 2가지를 모두 알아보아 드릴께요. 이것 외에 다른 것은 별문제 없나요?
환자 : 없어요. 모든 부탁 다드렸는데요. 혈압약을 먹어야겠어요. 기분이 좋아요. 관절염으로 조금 불편하기는 하지만 맨날 그런걸요.
간호사 : 26.이런저런 이야기를 들을 수 있어서 기뻐요. 이제 빨리 회복되시기만 하면 되지요. 물리치료사와 함께 열심히 운동연습하시고 혈압약을 빼놓지 말고 드시도록 하세요. 관절염 때문에 조금 불편하시기는 해도 늘 그 정도의 불편감은 따를 거예요. 더 악화되지 않도록 조심하셔야 합니다. 주된 관심사는 (웃으면서) 혹시 그 할아버지 아니세요? 오랫동안 그 할아버지를 못 보셨지요. 제가 전화해서 할아버지가 잘 지내시고 계신지를 알아보고 그 소식을 전해 드릴께요. 혹시 제가 빠뜨린 것 있나요?
환자 : 내가 주어야할 중요한 것이 있어요.
간호사 : 27.그게 무엇인데요?
환자 : 할아버지의 전화번호와 이름입니다.
간호사 : 정말 그렇군요 (웃으면서)

4. 의사소통과 역할 관계

간호과정은 상호작용과정으로 일련의 언어적, 비언어적 행동을 표현하는 것으로 목표 지향적이다(King, 1981). 의사소통에 참여하고 있는 두사람 중의 한 명이 간호사인 경우 두 사람간의 상호작용을 나타내는 두 사람간의 의사소통(communication dyads)에 초점을 두고 있다. 양자관계(dyad)라는 것은 메시지의 전달자와 메시지의 수용자로써 동시에 상호작용 속에 있는 두 명이 함께 하는 의사소통 상호작용의 기본적 단위이다. 두 명간의 의사소통은 메시지 전달에 사용되는 의사소통 상황, 의사소통 내용, 의사소통 채널에 따라 매우 다양해진다.

간호사들이 혼자서 독자적으로 고립되어 일을 할 수는 없다. 오히려 다양한 영역에서 상호작용하는 건강관리 전문요원들간의 방대한 그물망 속의 일부분을 담당하고 있다. 방대한 그물망 내의 많은 건강관리 전문요원들이 다양한 의사소통 기술을 사용하고 있기 때문에 효과적인 의사소통기술이 간호사들에게는 성취해야할 하나의 도전이다. 예를 들면 간호사가 환자와 의사소통하는 방법은 간호사가 영양사와 의사소통하는 방법과 매우 다를 수도 있다.

한 명의 간호사에 대해서도 같은 동료 간호사, 의사, 환자, 보호자 그리고 다른 건강관리 전문요원이 바라보는 시각이 매우 다를 것이다. 양자관계(dyad)내에 있는 2명의 사람이 서로에게 어떠한 관계를 맺고 있는가가 중요한 관심사이며 이러한 두 사람간의 관계는 의사소통 내용과는 관계없이 상호작용의 결과를 결정해 줄 수 있기 때문에 대단히 중요한데 항상 바쁘고 신경질적이고 간호조무사에게 화를 잘 내는 간호사는 간호조무사가 말하는 모든 것을 무시하게 될 것이다. Watzlawick은 모든 의사소통 관계는 대칭적(symmetrical)이거나 또는 상보적인(complementary) 관계로 의사소통의 관계가 동등한가 또는 비동등 한지에 따라 결정된다.고 하였다(1967).

1) 대칭적 관계

대칭적 관계는 동등성을 기초로 하고 있으며 양편의 상대방은 각각의 행동을 서로 비추어 주는 경향이 있다. 즉 대칭적인 관계는 동일하고 기본적인 의사소통 행동을 표현하고 교환하는 관계로써 두 명의 친구가 학교생활에 대한 이야기를 나누고, 두 명의 건강소비자가 수술에 대한 정보를 서로 나누거나 두 명의 간호사가 병동내의 업무에 대해 의견을 나누는 것이 대칭적 관계의 예가 된다. 건전하고 바람직한 대칭적 관계에서 각각의 동반자는 기꺼이 서로의 감정과 느낌, 정보를 나누고 보다 건설적인 비평도 기꺼이 수용하게 된다.

2) 상보적(보충적) 관계

상보적 관계는 비동등성을 기초로 하고 있으며 두 명 중 한 명의 의사소통자는 상호간의 관계에서 상위 위치에 있거나 또는 상급자(superior)가 된다. 상보적 관계의 예는 부모-자녀, 교사-학생, 간호사-환자간의 관계가 된다. 상보적 관계가 불건전하거나 또는 나쁜 관계는 물론 아니다. 이러한 상보적 의사소통 관계 형태가 필요한 경우도 있는데 예를 들면 급성으로 매우 심하게 아픈 환자와 이 환자를 간호하고 있는 간호사의 관계에서는 상보적 관계가 더 바람직하다. 심하게 아픈 환자는 간호사에게 전적으로 의지하게 되며 간호사가 환자에게 제공할 간호의 결정권자가 된다.

마찬가지로 대칭적 관계가 항상 바람직하고 건전하고 정상적인 관계가 되는 것은 아니다. 건강치 못한 대칭적 관계의 특징은 경쟁성이며 각각의 동반자가 서로 지지 않으려하고 싸우게 되는 불안정한 행동이 점차 강화되는 관계를 이끌게 된다. 중요한 점은 간호사는 대칭적인 의사소통 유형은 물론 보충적 의사소통 유형을 사용하여 타인과 효과적으로 의사소통할 수 있어야 한다는 점이다. 일부 상호작용은 대칭적 관계를 요구하고 다른 의사소통은 보충적 관계를 요구하는데 이렇게 대칭적 관계 또는 보충적 관계 중 어느 것이 요구되는가 하는 것은 사회적 문화적 상황에 따라 다르다. 대칭적 관계와 보충적 의사소통 유형은 동일한 의사소통내에 함께 존재할 수도 있다.

A·B 두 명의 간호사가 노인병동에서 함께 일하고 있었다. 간호사 A가 간호사 B에게 A가 담당하고 있는 환자 중의 한 명에 대한 도움을 부탁했다(보충적 관계). 간호사 A는 간호사 B에게 환자를 도와줄 수 있는 방법을 가르쳐 주었다. 오후 간호사 A와 B는 그 환자에 대한 정보를 나누고(대칭적 관계) 오후 늦게 수간호사는 간호사 B와 함께 환자에 대한 정보를 함께 나누었다. 간호사B는 다시 간호사 A와 이러한 정보를 다시 나누었는데 이때는 B가 A보다 상위에 있는 보충적 의사소통 관계유형이다.

제시된 두 명의 간호사에서 볼 수 있는 상보적 의사소통에서 대칭적 의사소통 유형으로 변화해 가는 것이 항상성을 유지해 가는(homeostatic)것으로 생각될 수 있다. 즉 간호사는 많은 다양한 요인과 영향에 따라 타인과 대칭성 그리고 보충적 관계를 맺어 나아가게 된다.

그러나 대칭적이고 보충적인 의사소통 유형이 건강하지 못하게 즉 바람직하지 못한 방법으로 사용될 때 의사소통 갈등이 초래된다. 예를 들면 타인과의 관계에서 스스로를 보다 상위에 있는 것으로(보충적인 관계) 인식하고 있는 직업인들이 비난하기와 같은 방어적 행동을 사용할 수 있게 되며, 스스로를 보다 하위에 있는 것으로(보충적인 관계) 인식하고 있는 직업인들은 쩔쩔매기(placating)와 같은 방어적 행동을 사용할 수 있다. 의사소통 갈등이 초래될 수 있는 경우는 양쪽의 파트너가 서로 누가 상급자, 하급자 또는 동등자 인지에 대해 동의하지 않을 때이다.

즉, A는 B와 동등한 관계에 있는 것처럼 행동하는 반면 동시에 B는 A보다 상급자의 위치에 있다고 생각하는 보충적 관계를 주장하기 때문이다. 이런 대칭성 - 보충성의 문제는 간호사들이 다양한 건강관리환경 내에 있는 건강관리요원들과 환자들과 의사소통할 때 간호사들에게 더욱 중요하다. 대칭적 - 보충적 의사소통유형은 상호간에 지지되고 보완해주며 의사소통관계에 포함된 사람들을 위해 건설적으로 사용될 수 있어야 한다. 건강관리 전달체계내에 존재하는 역할관계를 검토하므로써 우리는 타인이 우리에게 갖게 되는 기대감은 물론 우리가 타인에 대해 갖게 되는 기대감을 보다 명확히 해 가는 데에 도움을 얻을 수 있을 것이다.

지금까지 의사소통모델, 의사소통채널, 의사소통양식, 치료적 의사소통 기술, 자료정보수집기술과 의사소통시의 위험요소 등에 대해 살펴보았다. 이런 모든 의사소통 기술과 개념은 다양한 간호상황과 다양한 역할관계 속에서 사용될 수 있다.

<의사소통 기술에 대한 해답>

1. 개방적인 질문
2. 모순점 함께 나누기
   감정에 대해 초점 맞추어 질문하기.
3. 탐색
4. 허위 안심시키기, 부적절하게 화제 바꾸기

(변형) 피곤해 보이는군요. 무슨 일이 있으세요?

5. 비언어적인 안심시키기
6. 한꺼번에 너무 많은 질문하기

(변형) 물리치료사는 당신에게 무엇을 하도록 시켰나요?

7. 침묵의 사용
8. 탐색, 명확히하기
9. 허위 안심시키기

(변형) 눈물이 나오면 마음껏 우세요.

10. 탐색
11. 비언어적 안심시키기
12. 바꾸어 설명하기
13. 개인적인 영역으로 인도해 들어가기
14. 너무 많은 폐쇄형 질문던지기

(변형) 할아버지에 대한 이야기 좀 해주시겠어요?

15. 왜라는 질문하기

(변형) 할아버지가 병원에 자주 오시지 못할 무슨 사정이 있나요?

16. 충고하기
(변형) 혹시 할아버지께 전화해서 할아버지도 잘 지내시는지 한번 알아보시고 싶은 생각은 없으신가요?
17. 방어
(변형) 음음
18. 탐색, 명확히하기
19. 안심시키기
20. 도덕적인 기준제시하기, 판단하기
(변형) 어떻게 그런 선택을 하려고 했나요?
21. 바꾸어 말하기
22. 촛점맞추어 질문하기
23. 안심시키기
24. 요약하기, 종결짓기
  더 많은 정보를 더해줄 기회
25. 탐색

□ 학습과제

1. 효과적인 정보수집 기술을 제시하시오.
2. 개방형 질문하기에 대해 간단히 설명하고 자신의 경험을 반영하여 예를 드시오.
3. 초점 맞추기에 대해 간단히 설명하고 자신의 경험을 반영하여 예를 드시오.
4. 탐색하기에 대해 간단히 설명하고 자신의 경험을 반영하여 예를 드시오.
5. 말 바꾸어하기에 대해 간단히 설명하고 자신의 경험을 반영하여 예를 드시오.
6. 명확히 하기에 대해 간단히 설명하고 자신의 경험을 반영하여 예를 드시오.
7. 직면하기 또는 모순점 제시하기에 대해 간단히 설명하고 자신의 경험을 반영하여 예를 드시오.
8. 개인적인 건강관련 습관을 탐색하기에 대해 간단히 설명하고 자신의 경험을 반영하여 예를 드시오.
9. 요약하기에 대해 간단히 설명하고 자신의 경험을 반영하여 예를 드시오.
10. 종결짓기에 대해 간단히 설명하고 자신의 경험을 반영하여 예를 드시오.
11. 면담시에 초래할 수 있는 일반적인 위험요소를 제시하시오.
12. 조언주기에 대해 간단히 설명하고 자신의 경험을 반영하여 예를 드시오.
13. 비난하기에 대해 간단히 설명하고 자신의 경험을 반영하여 예를 드시오.
14. 화제를 부적절하게 바꾸기에 대해 간단히 설명하고 자신의 경험을 반영하여 예를 드시오.
15. 방어하기에 대해 간단히 설명하고 자신의 경험을 반영하여 예를 드시오.
16. 거짓 안심시키기에 대해 간단히 설명하고 자신의 경험을 반영하여 예를 드시오.
17. 판단하기에 대해 간단히 설명하고 자신의 경험을 반영하여 예를 드시오.
18. 앞질러 말하기에 대해 간단히 설명하고 자신의 경험을 반영하여 예를 드시오.
19. 한꺼번에 많은 질문던지기에 대해 간단히 설명하고 자신의 경험을 반영하여 예를 드시오.
20. 폐쇄형 질문의 지나친 사용에 대해 간단히 설명하고 자신의 경험을 반영하여 예를 드시오.
21. 말 되받아 반복하기에 대해 간단히 설명하고 자신의 경험을 반영하여 예를 드시오.
22. 어린아이 다루듯 하기에 대해 간단히 설명하고 자신의 경험을 반영하여 예를 드시오.
23. 쩔쩔매기 또는 회유적으로 대하기에 대해 간단히 설명하고 자신의 경험을 반영하여 예를 드시오.
24. 감정을 합리화하기에 대해 간단히 설명하고 자신의 경험을 반영하여 예를 드시오.
25. 단절된 침묵에 대해 간단히 설명하고 자신의 경험을 반영하여 예를 드시오.
26. 왜라는 질문하기에 대해 간단히 설명하고 자신의 경험을 반영하여 예를 드시오.
27. 효과적인 면담 기술과 비효과적인 면담기술의 차이점을 설명하시오.
28. 의사소통에서의 역할관계를 제시하고 설명한 후 자신의 상황에 적절한 예를 드시오.

□ References

Aguilera DC(1990). Crisis Intervention:Theory and Methodology. The C. V. Mosby Company.

Benner P, Wrubel J(1989). The Primacy of Caring. Addison-Wesley Puglishing Company.

Bradley JC, Edinberg MA(1990). Communication in the Nursing Context. Appleton& Lange.

Brammer L(1988). The helping relationship: process and skills. Englewood Cliffs, N. J.: Prentice hall.

Nightingale F(1969). Notes on Nursing Theory. New York Lippincott Company.

Nodding N(1948). Caring: A Feministic Approach to Ethics and Moral Education. Los Angeles: University of California Press.

Rogers C R.(1961). On becoming a person. Boston: Houghton Mifflin.

제 8 장 간호사의 개인적 정체감과 직업적 정체감

앙드레 지이드가 그의 나이 40세 때 발표한 좁은 문은 화자인 남자 주인공 제롬이 자신보다 두 살 위인 외사촌 누이인 알리사와의 비극적인 사랑이야기를 고백하는 내용으로 되어 있습니다. 바람둥이로 젊은 남자와 가출까지 하는 어머니를 둔 알리사는 제롬에 대한 사랑과 또한 육체를 멀리하는 덕의 완성 사이에서 고통스러워하다가 마침내 조그만 요양원에서 숨을 거두게 되는 것입니다. 여주인공 알리사가 사랑보다는 덕을 향해 마음을 결심하는 장면을 지이드는 이렇게 묘사하고 있습니다. …조그만 예배당에는 그날 아침 사람이 별로 많지 않았다. 보티에 목사님은 묵도를 위한 설교 자료로서 그리스도의 이 말을 택하셨다. 좁은 문으로 들어가도록 있는 힘을 다하여라.' 알리사는 나보다 몇 자리 앞에 있었다. 나는 그녀의 옆모습만을 보았다. 나는 알리사를 뚫어지게 바라보느라고 자신을 잊고 있었기 때문에 온 정신을 기울여 듣고 있는 그 말씀도 그녀를 거쳐서 듣는 것 같았다 ….

프랑스의 작가 앙드레 지이드는 1869년 파리에서 출생했습니다. 대대로 신교도 집안인 아버지와 엄격한 가톨릭 집안인 어머니 사이에서 조화를 구했으며 지이드는 출생시부터 자신의 독특한 작품의 비밀을 잉태하게 되었습니다. 평생 성서를 끼고 다녔던 지이드는 청교도 중심의 가정교육과 또한 그러한 이상향과는 너무나도 판이한 가혹한 현실을 직면할 때마다 이를 두려워하였던 지극히 내성적인 젊은 시절을 보냈습니다. 26살 되던 해 사촌인 마들렌느와 결혼을 했지만 그의 부인은 처녀로 일생을 마칠 수 밖에 없었습니다. 성서적인 사랑과 육체적인 성을 조화시킬 수 없었던 지이드의 성격결함 때문이었습니다. 이러한 자신의 자전적인 소설이 바로 좁은 문'입니다.

인간은 자신이 경험한 것을 언어 또는 비언어를 사용하여 표현한다. 즉 작가는 글을 통해서, 음악가는 악보를 통해서, 화가는 그림을 통해서 그리고 무용가는 안무를 통해서 자신이 느끼고 경험했던 체험을 표현한다. 따라서 인간의 태도, 행동과 말은 자신의 체험과 사고의 결정체이다.

의사소통은 개인이 개별적으로 체험하는 것으로 인간은 개인적인 체험을 통해 자신이 몸담고 있는 세계를 이해하기 위해 자신의 체험을 분류하는 독특한 방법을 사용한다. 인간의 직업적 의사소통도 개인적 특성에 의해 영향을 받게 된다. 즉 우리가 우리 자신을 하나의 개인으로서 그리고 하나의 직업인으로서 어떻게 간주하고 있는가? 하는 것이 간호 의사소통에 지대한 영향을 미칠 수 있다. 간호사라는 전문 직업인의 개별성을 강조하면서도 간호사가 개인적으로 갖고 있는 정체감 속에는 자아개념과 자아인식 등이 스며 있다.

1. 자아개념과 자아인식(self-concept and self-awareness)

1) 자아개념

자아개념이란 우리가 우리 자신을 어떻게 정의하고 우리 자신에게 어떠한 가치를 부여하는가에 초점을 두고 있다. 우리 자신을 인간으로 이해해 감에 따라 타인과 관계를 맺는 것이 보다 더 용이함을 발견할 수 있게 된다. 우리의 자아개념은 타인이 우리에게 어떻게 반응하는가는 물론 타인들이 우리에 대해 어떻게 느끼고 있는가를 통합한 결과로서 우리의 생애 전체를 통해 발전해 간다. 여기에서 타인이라는 용어에는 두 가지의 중요 집단 즉 의미있는 타인(significant others)과 준거집단(reference group)을 모두 포함한다.

의미있는 타인이란 우리의 삶에 많은 영향을 미치는 개인들을 모두 일컫는 용어이다. 의미있는 타인에는 핵가족과 확대가족 구성원은 물론 친구, 선생님, 기타 개인으로서 우리에게 개인적 영향을 미치는 지역사회 내의 모든 사람들도 포함된다. 의미있는 타인들이 우리에게 미치는 영향을 우리가 의식하지 않는다 하여도 의미있는 타인들은 우리의 직업적인 결정, 개인적인 기호와 취미, 가치를 포함한 일상생활 전반에 관련된 자아개념에 광범위한 영향을 미치고 있다. 의미있는 타인은 우리 자신의 행동, 수행력, 업무 등을 평가하므로써 우리의 자아개념에도 또한 영향을 미치고 있다. 타인에 포함되는 두 번째의 집단은 준거집단으로서 준거집단이란 우리가 구성원으로 되어 있거나 구성원이 되고자 하는 집단으로 공식적 또는 비공식적 집단 모두가 될 수 있다. 예를 들면 학교에서 학생들은 어떤 클럽이나 활동 팀에 참여할 수 있으며 우리가 대한 간호협회의 한 구성원이면서 동시에 미술동호인회에 가입할 수 있다. 각각의 집단은 나름대로의 가치, 자세와 행동양상을 갖고 있으며 이 집단의 한 구성원이 됨으로써 구성원은 그 집단이 갖고 있는 것과 똑같은 가치, 태도, 행동양상들을 지니게 된다.

동시에 한 개인의 자아개념감이 준거집단의 판단에 의해 주로 결정된다면 그 집단에는 개인적 가치감은 전혀 존재하지 않게 되어 거의 개인성과 개별성이 상실되고 만다. 수행도에 대한 관심이나 비평의 타당성을 따져보는 것 없이 학교생활이나 직장생활에서 한 개인에 대해 타인들이 부정적 평가를 하고 있을 때에도 그 개인은 자기자신에 대해 긍정적인 자존감(self-worth)을 유지하는 것이 가능하다. 우리의 자아개념과 감정을 검토해 보면서 의미있는 타인과 준거집단이 우리의 자존감(self-worth)에 어느 정도까지 영향을 미치고 있는가를 사정해 보는 것이 중요하다.

간호사가 타인에 대해 좋은 감정을 갖기 위해서 간호사 자신이 긍정적인 자아개념을 갖는 것 즉 자신에 대해 좋은 감정을 갖는 것이 중요하다. 개인의 자아개념이라는 것은 개인이 자신과 자신의 가치에 대해 갖고 있는 자아인식(self-awareness)과 관련되어있다. 자아인식이란 인간이 타인과 자기자신의 자아개념과 관하여 얼마나 인식하고 있는가에 초점을 두고 있다. 우리는 다음의 질문에 대답할 수 있어야 한다.

나는 누구인가?
나에게는 무엇이 가장 중요한가?
나는 왜 간호사가 되기를 원하는가?

자아존중감은 일생동안 사회화 과정을 통해 계발되는 내적자아를 의미하는 개인적 주체성의 일부로 자기자신이 무엇인가를 할 수 있고, 자신은 매우 중요한 존재이며 가치가 있고 성공할 수 있다는 믿음을 갖도록 이끈다. 또한 자아존중감은 한 개인의 성취도, 직무만족과 의사소통능력과 밀접한 관계를 맺고 있어 힘의 원천이며 성공에 대한 잠재력을 강화시킨다. Coopersmith가 제시한 간호의 자아존중감 모델은 힘(Power), 중요성(Significance), 수행능력(Competence)과 덕(Virtue)의 4가지 요소를 구성되어 있다.

(1) 힘(Power)

간호의 무력감을 지각하는데 영향을 미치는 요소로는 의학과 간호를 구별하지 못한 것, 간호실무를 위한 과학적 근거의 결여, 우리가 가지고 있는 힘에 대한 인식부족, 전문적 단체로서의 힘의 부족 등이다. 간호실무에 이용될 간호연구의 계속적인 성장, 간호이론의 발달, 간호진단의 확인은 우리에게 궁극적으로 힘을 가져다 줄 것이다. 간호진단이 설정되고 이에 기초한 이론들이 계발되면, 간호의 독자적인 영역이 확인될 것이고, 간호에 있어서의 힘의 토대가 설정될 것이다. 간호사들은 환자의 안녕에 영향을 미치고, 환자의 적응과 회복에 영향을 주는 막대한 힘을 가지고 있지만, 대부분이 이러한 힘을 인식하지 못하거나 전반적인 것에서 이것은 별로 중요하지 않다고 생각하고 있다.

(2) 중요성(Significance)

간호는 아주 중요하며, 우리 직업은 근본적인 봉사'로 비쳐지며, 또한 쟁의권을 부인해 왔다. 간호봉사가 중단되면 병원도 문을 닫고, 입원도 그치며 의료봉사도 정지되게 된다. 환자들은 간호의 가치를 이해한다. 심근 경색증으로 입원을 했었던 한 의사는 간호사에 대하여 다음과 같이 피력하였다.

환자한테 간호사가 의사보다 훨씬 더 중요하다는 것을 누가 믿었었는가? 의사들은 이러한 것을 전혀 알지 못한다. 의사로서 그는 항상 간호사를 사무 비서 정도로 생각했었고, 함께 일하는 간호사는 환자한테서 일어난 모든 일을 알고 있고, 효율적으로 처방을 수행하고, 올바른 투약을 하면 좋은 간호사 또는 능력있는 간호사로 여겼는데……, 그러나 지금 그는 한 환자로서 입원을 한 후에는 간호사를 천사로, 자신의 생명의 은인으로, 생명줄로 보게 되었다.

임상 단위에서 가장 중요한 것은 간호사와 의사의 높은 질적인 상호작용과 의사소통이다. 가장 훌륭한 병원은 환자의 요구에 계속적이고 협동적인 반응을 나타내고, 많은 문제를 사전에 배제하도록 의사와 간호사간의 상호작용과 의사소통이 잘 되고 있는 병원이다.

(3) 수행능력(Competence)

자아개념이란 개인의 의식 속으로 들어올 수 있도록 용인된 자아지각의 한 형태로써 자신의 성격, 능력에 대한 지각, 타인이나 활동과 관련되어 있는 자신에 대한 지각으로 인간 자신의 수행력과 깊은 관계를 맺고 있다. 우리 자신의 목적과 기대를 충족시키는 능력은 모든 전문직에 있어서 평생동안의 도전이지만 특별히 간호사들은 그들 직무에서 독특한 어려움을 경험한다. 증가된 업무 압박과 생산성 증가에 대한 요구는 더더욱 우리의 자아존중감을 저하시키고 있다. 의사한테서 간호사에게로 책임과 실제 업무가 천천히 전가되고 있는데, 이는 자주 무계획적으로 점점 증가하고 있고, 감사하다는 인사도 못들으며, 재정적인 보상도 받지 못하고 있다.

(4) 덕(Virtue)

개인의 도덕적 가치와 신조에 일관되게 행위를 조절하는 능력은 간호에 특별한 의미를 가진다. 간호실무에서 윤리적인 딜레마는 잘 고증된 문제로 우리가 일상의 업무에서 협상해야만 되는 것이다. 간호사와 간호의 가치에 대한 보다 나은 인정이 지금 우리 전문직 안에서 시작되어야 하고, 우리의 도덕과 윤리를 보다 중요시해야 한다. 자아개념은 일생을 통한 사회화의 산물이고, 사회적, 역사적인 힘이 자아개념에 영향을 미치지만, 간호 자체는 역사적, 사회적 힘에 영향을 끼칠 수는 없다.

2) 자아인식(self-awareness)

자아인식은 사람들이 타인과 자기 자신의 자아개념 모두를 얼마나 인식하고 있는가에 초점을 두게 된다. 그러므로 자아인식이란 한 개인이 자기 자신에 대한 느낌, 감정을 처리하는 방법, 제한점과 강점, 타인이 자신을 어떻게 인정하는가를 느끼고, 환경과 타인에 대한 반응은 물론 자신의 사고와 반응의 모든 것이 자신이 선택한 결과라는 것을 어느 정도까지 알고 있는가에 대한 인간의 의식적인 이해이다.

자아인식이란 개인으로서 그리고 직업인으로서 계속되는 성장의 한 부분이다. 자아인식은 우리가 타인과 어떠한 관계를 맺고 있는가를 이해하고 의사소통의 양자관계를 이해하는 첫걸음이다. 우리 스스로를 잘 알기 위해 우리가 타인을 바라보는 독특한 방법을 이해함은 물론 타인이 우리를 어떤 시각으로 보고 있는가 하는 것도 이해해야만 한다. 인간은 자신의 정체감과 관련된 자아개념을 결정하는 독특한 체계의 신념과 자세를 가지고 있으므로 유사한 경험에 대해서도 다양한 반응을 보이게 된다.

2. 개인적 정체감과 직업적 정체감

간호사들은 그들이 누구인가에 관한 질문에 어떻게 답하며 동시에 보다 큰 자아인식감을 어떻게 성취할 수 있을까? 이러한 과제의 해결방법은 한 인간의 직업적 자아 또는 직업적 정체감과 관련된 개인적 자아 또는 정체감을 인식하는 것이다. 일상적인 업무 환경에서 이 두 가지 정체감 즉 개인적 역할 정체감과 직업적 역할 정체감 사이에 분명한 경계가 있는 것은 아니다. 간호사는 개인적 역할 정체감과 직업적 역할 정체감이 통합되어 하나의 통합된 자아로서 환자와 상호작용하는 것이 바람직하기는 하다. 그러나 본서에서는 자아개념에 대한 보다 명백한 설명을 하기 위해 두 개의 정체감을 따로 분류해서 설명하고자 한다.

1) 개인적 정체감

간호사로서 첫 걸음을 시작한 후 정말 자신이 무엇이 되었는가에 대해 생각한다면 이때 두 개의 정체감 즉 개인적 정체감과 직업적 정체감이 출현한 것으로 동의해도 괜찮다. 인간의 개인적 정체감이란 한 개인의 가족, 학교 교육, 종교와 친구에 의해 형성된 규범과 가치는 물론 정서적 유형까지도 포함한다. 개인적 정체감은 한 인간을 독특하고 유일하며 타인과는 구별되는 독특한 인간으로 만들어준다. 개인적 정체감은 인간의 감정, 기대감, 삶의 체험, 신체적 자아감(신체상), 지식, 자존감(sense of self-worth)등을 모두 포함한다. 인간의 개인적 정체감과 관련된 건강관리 환경에서의 의사소통은 수평적 또는 동등한 수준이다.

2) 직업적 정체감

직업적 정체감은 간호전문직과 관련된 특성을 포함한다. 우리는 보통 간호체계에서의 간호역할, 간호에 관한 공통된 신념은 물론 타간호사와 함께 간호전문직의 특성과 같은 정보를 나누게 된다. 우리는 또한 복장에 의해 직업인을 분류할 수도 있는데 이러한 복장은 직업적 집단의 귀속의식에 대한 가시적 부호이다. 한 개인의 직업적 정체감과 관련되어 있는 건강관리 환경에서의 의사소통은 흔히 양자중 한 사람이 상위 또는 하위 수준에 있게 되는 수직적 수준이다.

전문직이란 전통적으로 다음의 몇 가지 특성을 지닌 직업을 일컫는다. 첫째, 오랜 기간의 수련을 거쳐 획득한 체계적인 이론과 특수한 기술에 대한 폭넓은 지식을 기초로 하고 둘째, 이러한 지식을 근거로 한 권위가 그 지식의 수혜 대상자에 의해 인정되며 셋째, 해당 전문직내의 새로운 성원의 임용, 수련평가 및 전문직 수행의 통제 등에서 자율성이 부과되며 넷째, 윤리강령 및 그 문화가 전문직 단체에 의해 개발되며 또한 교육과정에 의해 터득되고 다섯째, 전문가로서의 수련에 장기간의 투자가 요청되며 전문직인 업무에 대한 정체감을 기초로 하고 있다고 볼 수 있다(Patterson & Engelberg 1978).

전문화란 본래 분업의 결과로서 생기는 기능분화의 총칭으로써, 한 개의 체계가 구조의 복잡성 때문에 다른 두 개이상의 부분으로 나누어서 작용할 때 체계내에 일어나는 현상을 일컫는다. 이 현상은 분화 또는 이질화라고 하는 분리과정과, 지금까지와는 다른 새로운 고차원의 체계를 만들어 내는 통합과정의 두 가지 측면을 동시에 갖는다. 그런데 사회조직에 있어서 전문화는 기능(역할)의 배분과정으로서 나타나며 이는 조직의 합리화, 능률화를 촉진시키기 위해 필요한 것이다. 현대 사회는 전문화를 요청하나 그것으로 생기는 비인간화, 획일화, 전문만능주의 등의 폐단을 극복하는 것이 큰 과제이기도 하다. 간호가 처한 현 상황에서 간호전문분야를 발전시키고 이를 인정하는 규정설정과 함께 법적 자격 및 자질을 갖추는 것과 실무를 통하여 간호의 존재를 증명해 보이는 것이 간호전문직의 발전을 가져오게 된다(김, 1991).

간호사들은 간호사의 새로운 이미지를 창출하고 고유한 간호지식과 간호기술을 개발하여 독점하여야 하며, 자기표현 기술을 습득해야 하며, 간호사와 간호대상자가 속해있는 사회에 기여해야 하며, 간호와 관련된 정책형성과 의사결정에 참여하기 위해 부단히 노력해야만 간호사로써의 전문적인 권력을 손에 넣을 수 있게 된다(지, 1993; 조, 1991). Taylor는 전문직이란 전문가, 자율성, 권한과 책임감의 특성을 갖추고 인류와 사회에 봉사하는 직업으로 정의를 내렸는데 일반적으로 전문직은 독립된 지식체가 실무를 이끌고 지식체와 실무를 얻기 위해 장기간의 교육이 소요되며 실무 지침을 위한 윤리 강령을 갖고 구성원들은 공통된 가치관과 목적을 갖고 업무에 대한 자율성을 갖는다. 간호학에 있어서의 중요한 문제는 간호사를 다른 전문직과 비교해 볼 때 위의 전문직 기준 조건을 만족시키느냐 하는 문제이다. 대부분의 간호계 지도자들은 간호직이 전문직으로서의 위상을 갖추었다고 생각하고 있으나 일부 간호계 지도자들은 아직도 간호직이 전문직으로의 진입과정에 있을 뿐이지 아직 완전히 전문직으로 성숙된 위상에 도달해 있지 못하다고 주장하고 있다. 위에서 제시된 전문직의 기준 조건을 다시 한번 검토해보고 우리 자신에게 다음과 같은 질문을 던져 보자.

- 위의 전문직 기준 조건과 관련시켜 볼 때 간호사는 전문직입니까?
- 간호학은 의학, 법학, 공학에 비해 보다 상위의 전문직입니까? 아니면 하위의 전문직입니까?
- 간호가 전문화 되어가는 과정 중에 나타나는 문제점들에는 무엇이 있을까요?

간호사들이 건강관리 환경에서 다양한 경험을 얻어감에 따라 개인적인 역할 정체감에서 전문 직업적 역할 정체감으로의 변화를 경험하곤 한다. 경험이 많은 간호사들은 2개의 역할 정체감 즉 개인적 역할 정체감과 직업적 역할 정체감을 통합시켜 조화시키는 방법을 채택하여 개인으로서의 인간적인 따스함을 유지하면서 동시에 환자에게 기량있는 간호를 제공할 수 있게 된다.

<개인적 정체감과 직업적 정체감 연습>

왼쪽에는 개인적 정체감에 대한 진술이 있으며 오른쪽에는 직업적 정체감에 대한 진술이 있다. 각각의 진술에 대해 1~5점까지의 점수를 부여해 보라.

<개인적 정체감>	**<직업적 정체감>**
나는 거의 항상 즐겁습니다.	나는 타인을 돕고자 하는 강한 욕구를 갖고 있습니다.
타인이 나에 대해 어떤 생각을 하는지가 저에게는 커다란 영향을 미치지 않습니다.	나는 늘 새로운 경험을 추구합니다.
나는 비교적 안이하고 게으른 편입니다.	나는 모든 유형의 사람을 모두 좋아합니다.
나는 개방적이고 성실한 편입니다.	나는 늘 타인의 도움을 받기를 좋아합니다.
나는 늘 미래에 대한 기대감을 갖고 삽니다.	나는 선택한 직업에 대해 최선을 다합니다.

② A · B 2명이 짝을 지은 후 각각의 진술에 대해 평가한 점수를 비교해보자. 그리고 유사성과 비유사성을 토의해 보라. A · B가 개인적 정체감과 직업적 정체감에 대해 상호간의 일치를 보였는가?

③ 다음에 대해 생각해 보자.

우리는 언제 개인적 정체감과 직업적 정체감이 충돌을 하는가? 또 언제 두 개의 정체감이 잘 부합되는가? 직업적 정체감의 귀감을 볼 수 있었던 비극적인 역사적 사건의 예를 들어보자.

1912년 4월 14일 밤 11시 40분.

사상 최초로 4만톤이 넘는 호화 여객선이었던 타이타닉호는 영국의 사우샘프턴항에서 뉴욕항으로 처녀 항해를 하던 중 뉴펀들랜드 해역에서 바다를 떠다니는 거대한 빙산과 충돌하여 2시간 40분만에 침몰하고 말았습니다. 배에는 처녀항해를 기념하기 위해서 다수의 저명인사들이 타고 있었고 승객 2208명 중 1513명이 대서양의 바닷물 속으로 희생되었습니다. 인류의 역사상 가장 비극적인 최대의 해난 사고였지만 어린아이들과 여자들, 그리고 약한 노인들을 우선 구해주고 자신들은 국가를 부르며 죽어간 수많은 영국인들의 기사도 정신은 우리에게 깊은 감동을 불러일으키고 있습니다.

그 중에서도 레스토랑에 있었던 오케스트라 단원들의 실화는 유명합니다. 배가 난파되기 전까지 단원들은 승객을 위해 연주를 하고 있었으나 갑자기 덮어닥친 빙산으로 배는 두 조각으로 갈라졌으며 선실은 아수라장이 되었습니다. 그럼에도 불구하고 악단은 연주를 쉬지 않았고 무릎에 차오르기 시작할 무렵 악단은 연주를 끝내려 하였습니다. 그러나 한 바이올리니스트가 갑자기 찬송가를 연주하기 시작하였습니다. 이때 그가 연주하였던 찬송가의 제목은 바로 '내 주를 좀더 가까이'(Nearer my God, to thee)란 노래였습니다. 그러자 다른 단원들도 자리에 앉아 함께 이 노래를 연주하였습니다. 그들은 연주를 마칠 때까지 자리를 떠나지 않았으며 마침내 바닷 속으로 침몰하여 스스로 희생양이 되었던 것입니다.

건강소비자가 간호사와 의사의 직업적 정체감이 부족한 것으로 관찰한 다음의 상황에 대해 생각해 봅시다.

환자 귀찮은 응급실 의사

며칠 전 아기가 고열과 장염증상이 심해서 밤 12시쯤 대학병원 응급실에 갔다. 병원은 비교적 한산하였고 소아응급환자 7명 정도가 순서를 기다리고 있었다. 간호사는 열이 40도를 오가는 아기의 체온만 재고서 장초음파와 엑스레이(X-ray)를 찍어야 한다며 기다리라고 했다. 거의 한 시간이 넘게 우는 아이 달래면서 기다렸다.

그러는 동안 전공이 다른 인턴과 간호사들은 서로 장난치며 웃고 떠들고 있었다. 단지 소아과 간호사 한명 만이 부산을 떨고 다녔다. 기다리다 지쳐서 간호사에게 물어보니 "초음파검사를 담당하는 선생님은 한번 부르기가 힘들어서 환자를 모은뒤 촬영을 해야한다"고 했다. 두 시간 가까이 기다린 뒤에야 담당의사가 왔다. 하지만 그 모습은 잠에서 막 깨어난 듯했고, 귀찮은 듯이 진료를 시작했다.

디지틀 조선일보 1999. 10. 27. 김은희

3. 간호에 있어서의 자기주장과 공격성

현대사회에서 자기주장 기술이 간호 의사소통에 필수적인 요소라는 사실에 대해서는 더 이상 이견이 없다. 간호사는 간호업무 수행에서 자기주장적이어야 하는데 즉 다양한 간호 현장에 있는 건강관리 전문요원, 간호직의 상사, 동료 간호사는 물론 환자들에게 자신의 요구 사항을 표현하고 권리를 방어할 수 있어야 한다. 타인에게 자기주장적으로 반응한다는 것은 자신의 자존감(self-esteem)을 강화시키는 방법이기도 하다. 자기주장 훈련은 1960년대 말 매우 수동적이고 소극적인 정신과적 환자를 위한 치료적 도구로 처음에는 소개되었다(Edinberg, 1975). 그후 자기주장 훈련은 주로 부적절감과 열등의식을 극복하는 데에 도움을 주기 위해 사용되었다. 미국의 많은 간호대학들은 간호교육 교과과정 속에 자기주장 훈련을 도입한 곳이 많으며 부분적으로나마 간호사의 전통적인 수동적 역할을 대신할 수 있는 적절한 방법으로 이용되기도 하였다.

전통적 의미에서의 자기주장 행동은 인간이 자기가 가장 선호하는 대로 행동하며, 불안감 없이 스스로 홀로 설 수 있으며 타인의 권리를 부정하지 않고도 자신의 권리를 발휘할 수 있도록 해주는 대인과정 행동유형의 일종이다(Bond, 1988). 즉 자기주장이란 한 개인이 자신의 감정, 의견, 신념을 직접적이며 정직하고 적절하게 표현하는 것으로 자기 자신의 행동에 대해 책임을 진다는 것을 포함하고 있다. 전통적 의미에서 수동적, 소극적인 행동은 각 개인의 권리가 다음의 두 가지 방법에 의해 침해당하도록 허용하는 대인관계 행동이다. 즉 첫 번째 방법은 한 개인이 자신의 권리를 무시하므로써 자기 자신의 권리를 침해하게 되며, 두 번째 방법은 한 개인이 자신의 권리를 타인이 침해하도록 허용하는 것이다. 수동적이고 소극적인 행동은 타인과의 불유쾌한 갈등의 가능성을 회피할 수 있게 해주나 이러한 수동적이고 소극적인 행동은 다양한 불유쾌한 내적 결과 즉 감정이 상하게 되고 자존감(self-esteem)이 낮아지게 된다(Bond, 1988).

공격적 행동은 한 개인이 자신의 권리를 주장하므로써 타인의 권리를 침해하는 대인관계 행동이다. 공격적 행동은 인간의 정직한 정서나 사고를 표현하는 것이 아니라 타인에게 위압감을 주고 모욕감을 주거나 타인을 굴복시키게 된다(Bond, 1988). 공격적 행동은 반작용적이고 비계획성의 행동이다. 과거에 간호사들은 간호업무 수행 중에 일어나는 타인과의 관계에서 순종적이고 소극적이고, 복종적인 태도를 지니도록 교육받아 왔으며 수동적이고 비자기주장적인 간호사가 직장 외의 다른 사람들은 물론 전문직내의 타인에 의해 가장 좋은 평가를 받아 왔었다. 물론 간호사는 의사소통시에 타인의 권리를 존중해주고 타인을 비난하지 않으면서 타인과 언쟁이나 싸움을 하지 않아야 한다. 그러나 타인에 대한 자기주장적인 자세의 부탁, 요구, 진술도 타인의 양보를 전제로 한다면 공격적인 행동으로 보일 수 있다.

4. Bakker의 영역권 모델

Bakker의 영역권 모델은 건강관리 환경 내에서 타인과의 관계와 인간의 영역개발에 있어서의 자기주장과 공격의 양자 우열을 강조하고 있다. 이 Bakker의 모델은 간호사에게도 응용될 수 있으리라 생각한다. 다음의 상황에 당신은 어떻게 반응을 보이시겠습니까?

"초번 책임 간호사인 홍 간호사에게 밤번 간호사인 이 간호사는 다음과 같이 말하였다. 악으로 연속해서 사흘동안 근무 교대 시간 보다 약 15분 정도 늦게 올 것 같습니다."

이러한 말에 당신은 이 진술을 무시하고 아무 말도 하지 않겠습니까? 아니면 화난 감정을 표현하겠습니까? 아니면 자기주장 기술을 사용하여 늦겠다고 통보한 이 간호사에게 정확히 근무교대 시간에 나와 달라고 진술하겠습니까? 위의 이 진술은 영역권의 문제를 야기시킬 수 있으므로 대단히 중요하다. 영역권이란 타인의 행동을 통제하기 위해 자원, 책임, 권한, 능력과 같은 영역을 얻는 것과 관련된 과정과 요구로 생각할 수 있다. 영역권은 환자와 의사를 포함하여 건강관리 환경 내에 있는 타인과는 물론 간호사들간의 모든 관계와 관련되어 있다.

영역권이란 영역을 방어하기 위해 사용하는 행동과 타고난 본능으로 정의할 수 있다. 인간과 동물을 대상으로 이루어진 연구에 토대를 두고 있는 일부 이론에서는 영역권이란 안전, 정체감과 같은 어떤 기본적 욕구를 만족시키고 있는 것으로 주장하고 있다(King, 1981; Shaw, 1983). 영역권은 인간이 갖고 있는 타고난 본능일 뿐만 아니라 인간에게 볼 수 있는 행위 중 많은 것이 인간이 타인과 사회화 과정을 맺으면서 학습될 수 있다.

1) 영역의 관리

새로운 영역을 얻거나 관리한다는 것은 두 가지 유형의 행동 기술 즉 자기주장과 공격성을 사용하는 것을 요구한다. Bakker의 영역권 모델은 소유권 모델의 하나로 우리가 소유하고 있거나 소유하지 못하고 있는 영역을 모두 포함한다. 우리가 소유하고 있다면 자기주장을 할 수 있으며 우리가 현재 소유하지 못하고 있으면서 소유하기를 원한다면 원하는 영역을 차지하기 위해 공격해야 할 필요가 있다. 공격이라는 것이 매우 나쁘거나 부정적인 행위는 아니다.

사실 우리는 많은 경우에 공격이 필요하고 적절할 때가 있다. 공격적인 태도를 보일 수 있는 많은 방법이 있으며 공격적인 방법은 공격적 행동과 일치되어 있다. 대개 타인보다 한 단계 낮은 관계를 맺고 있거나 어떤 자원을 지배할 권리를 갖고 있지 못할 때 우리의 영역을 확장하거나 공격하게 되는 경우가 많다. 주도권을 잡고, 지배권을 얻고, 자신의 견해를 알리는 것도 경계를 넘는 것으로 간주된다. 경계를 넘는다는 것은 타인의 동의없이 타인의 영역을 빼앗는 것을 의미한다. 소유권의 대상인 영역에는 물리적 또는 지역적인 영역과 (실제적인 소유물과 사무실에서의 공간같은 것) 추상적 또는 심리적 영역(사고, 권리, 특권과 같은 것)이 있다.

한 병동에서 함께 일하는 간호사 A와 B가 있었다. 점심 식사를 하면서 간호사 A는 간호사 B에게 이번 주 토요일에 근무해줄 수 있느냐고 물었다. 사실 그 토요일은 B 간호사가 쉬는 날이었고 A 간호사가 근무하는 날이었는데 A 간호사는 친구의 결혼식에 참석하기 위해서였다. 그 말을 들은 B 간호사는 그날 자신도 나름대로의 계획을 갖고 있기 때문에 토요일 역시 근무를 할 수 없다며 A의 부탁을 거절했다.

이 상황에서 A간호사는 B간호사의 영역을 침범하고 있었다. 즉 A간호사는 B간호사에게 부탁을 함으로서 A간호사의 영역을 확장해 가려고 시도하고 있다. A간호사는 친구의 결혼식에 가서 오랜만에 친구들도 만나고 또 새로운 사람들을 만나보고 싶었다. 그러나 B간호사는 자기주장적인 행동을 보이며 자기의 영역을 지키면서 A에게 아니오 라는 말로 반응하였다. 삶의 다양한 상황에서 자기주장을 이용하여 자신의 영역을 지키고 방어하며 공격을 사용하여 자신의 영역을 확장해 갈 수 있다.

공격의 성공과 가치는 한 인간이 공격적인 행위를 어떻게 사용하는가 즉 공격적인 기술을 사용하는 개인의 능력, 획득하고자 하는 영역의 관심도, 영역을 얻고자 하는 희망에 달려있다. 우리가 적절히 공격하기 위해서 우리가 갖고 있지 못한 영역이 타인에게 영역에 대한 모든 권리를 주는 것이 아니라는 것을 항상 의식하고 있어야 한다. 소유권은 영역을 보호하고 방어할 권리를 모두 갖는 것을 뜻한다. 이런 맥락에서 본다면 공격이란 파괴라기 보다는 성장과 탐구를 나타내며 모험감과 새로운 영역의 경험을 동반하고 있다. 그러므로 공격이란 긍정적 행동의 가능성이 있는 것으로 간주될 수 있다. 공격성의 적절함과 가치를 주의깊게 고려하므로써 간호사는 환자의 간호와 관련된 지식과 책임 면에서 보아 영역을 확장해갈 수 있다.

2) 건강환경에서의 자기주장과 공격

양자간의 상호작용에서 한 사람의 영역이 확장되는 만큼 타인의 영역은 그만큼 감소된다. 한사람의 영역이 타인에 의해 침범될 때 필요한 적당한 반응은 자기주장이다. 영역의 방어는 침범된 영역에 대한 지배를 되찾거나 유지하기 위해 직접적이고 구체적이어야 한다.

위의 예에서 B간호사는 마음에 내키지는 않지만 A간호사의 요구를 들어주고 A간호사 대신에 토요일 근무를 할 수도 있다. B간호사는 A간호사의 요구에 대해 적대감의 반응을 보인 나머지 자기주장을 하지 못했다. 흔히 적대감은 공격자에게 상처를 주기 위해 사용되는 파괴적인 에너지가 되고 만다. 이 경우에도 B간호사는 A간호사에게 화를 내었고 A간호사가 자신을 이용하려 한다고 느꼈을 것이다. B간호사가 A간호사에게 직접적으로 화를 내면서 대면하기보다는 자기주장적인 반응을 보이면서 그 병동에 함께 근무하는 C간호사에게 상황을 이야기 해주는 방법을 선택하였어야 했다. C간호사는 A와 B의 상호작용 속으로 들어와 B간호사에게 A간호사를 그렇게 도와줄 필요는 없을 텐데……. 라는 조언을 할 수도 있고 어쩌면 A간호사에 대한 분노의 감정을 숨길 수도 있을 것이다. 이와 같은 상호작용은 일상생활에서 많이 볼 수 있다.

우리 자신의 행동에 대해 이러한 상호작용을 생각해 보자. 당신의 영역이 침범 당한다고 생각할 때 우리는 얼마나 자주 우리의 영역을 지키지 않기로 마음을 먹는가? 그렇게 방어하지 않는 것이 타인에 관한 현실적인 기대감(어떤 사람들은 간호사 또는 다른 직원들로부터 나오는 자기주장을 잘 받아들이지 않는다), 자기자신에 대한 기대감(자기 상사에게 자기주장을 편다는 것이 대단히 어려울 수 있으므로) 또는 상황의 성격에 대한 기대감(어떤 상황에서는 간호사들이 자신의 영역을 소유하지 못하나 다른 상황에서는 자신의 많은 영역을 소유한다)으로부터 온 것인지를 고려해 볼 필요가 있다. 이러한 고려와 함께 타인이 우리의 영역을 침범할 때에도 자기주장적인 태도를 보이는 것이 긍정적인 결과와 부정적인 결과를 결정해준다.

<자기주장과 공격 검토 학습>

다음의 상황을 검토하고 영역의 소유자는 물론 영역을 찾아 보라. 그후 상황에 대한 반응을 보라. 어느 것이 현존하는 자신의 영역을 지키는 데에 있어서 자기주장적이며 어느 것이 보다 넓은 영역을 차지하고자 하는데 있어서 공격적인가?

① 당신은 주임간호사입니다. 한 환자의 방에 들어가서 환자가 약을 받지 못한 것을 알게되어 그 문제를 책임간호사에게 지적해준다.

② 당신은 병원에 근무하는 ostomy간호사이다. 당신에게 현재 근무중인 간호사중 유일한 등록된 ostomy간호사이므로 1층 로비에 가서 한 방문객을 만나라고 부탁했다. 그때 당신은 정중하게 지금, 제가 그곳에 갈 수 없는데요 라고 말했다.

③ 당신은 간호사 A 팀에 속해있으며 그 병동에 새로이 입원한 한 환자를 담당하기를 원하고 있다. 팀 meeting에서 그 팀원에게 당신의 부탁을 말한다.

④ 당신은 감독간호사에게 가서 당신이 정상근무 시간외에도 열심히 일을 하고 있으며 근무교대시의 출석평점도 매우 좋다는 것을 알린다.
당신의 실수이기는 하지만 당신도 지금까지 한번도 이러한 사실을 홍보하지 못했다.

앞의 두 가지 상황은 자기주장적 상황이고 뒤의 두 가지 상황은 공격적 상황이다. 각각의 네 가지 상황에서 자기주장을 하거나 공격행위를 할 때 이점은 무엇이겠는가?

3) 행위 영역

행위 영역 또는 행동 영역이란 개인이 행동하고, 지배하고, 결정하고, 전문 지식과 기술을 익히고 책임을 지는 것이 자신의 특권이라고 생각하는 것 즉 다른 말로 말해 한 개인이 자신의 소유라고 주장하는 모든 행위를 말한다. 행위영역이란 인간이 수행하는 모든 기능, 자신의 권리와 특권, 한 개인이 자신의 직업적인 역할이라고 귀속시키는 상태 등이 모두 포함된다. 근무환경에서의 간호사의 역할과 직접적인 관계가 있다.

<자기주장과 공격반응이 함께 하는 행위영역>

다음의 상황을 읽고 영역을 소유하는 사람을 정의하고 그 반응이 자기주장적인지 또는 공격적인지를 결정하라. 똑같은 상황에서 우리 자신의 반응과 아래의 반응을 비교하라.

① 근무병동에서 투약 업무를 담당하고 있다. 커피를 마시고 왔을 때 다른 동료 간호사가 당신을 도와주겠다는 의사를 알림도 없이 당신이 해야 할 업무를 하고 있는 것을 발견하고 그녀에게 투약을 하는 업무를 부여 받았는지와 그 업무가 그녀의 일인가를 물었다.

② 당신이 PRN 간호사로서 근무하고 있는 병동의 수간호사가 당신에게 지금까지 당신이 경험해 본적이 없는 영역의 특수한 간호요구를 갖고 있는 환자를 간호하라고 하였다. 당신은 그 수간호사에게 이러저러한 간호 요구를 갖고 있는 환자에 대한 경험이 없다는 사실을 알린다.

③ 당신은 하루종일 몇 명의 건강상태가 좋지 않은 환자를 간호하라는 업무를 받았으나 동료간호사는 매우 쉽고 편한 업무를 받았음을 알게 되었다. 당신은 쉽고 편한 업무를 하고 있는 간호사에게 도와달라고 부탁한다.

상황 1에서 한 병동에서의 투약 행위 영역은 당신의 영역이었다. 다른 동료 간호사가 당신에게 묻지도 않고 당신의 업무를 하므로써 당신의 영역을 공격하였다. 당신의 영역을 방어한다는 반응은 자기주장적 반응이다.

상황 2에서 수간호사가 당신에게 특별한 기술이 요구되는 환자를 간호하라는 업무를 주었다. 당신이 수간호사에게 그런 특수 상황의 환자를 간호해 본 경험이 없다는 것을 말했을 때 이때의 반응은 자기주장적이다.

상황 3에서 당신의 영역은 매우 과중한 업무 담당이었고 당신은 동료간호사에게 당신을 도와달라는 부탁을 하므로써 공격을 시도하였다. 따라서 이 반응은 공격적인 반응이다. 만약 동료간호사가 당신에게 아니오 라는 이야기를 한다면 그녀는 자기주장적인 반응을 보이고 있다. 그러나 그녀가 아니오 라는 자기주장적인 반응을 보이지 못하고 예라는 반응을 보인다면 그녀는 자기영역을 상실하게 된다.

업무환경 속에서 영역을 확보하는 방법을 고려하는 것은 매우 중요하다. 현실적으로 일단 영역이 확보되면 영역을 잘 관리해야 한다. 행위영역의 분야와 경계를 관리하는 기술은 우리 자신의 업무과업, 책임, 우리가 일하고 있는 곳의 업무체계, 의사소통기술을 얼마나 잘 알고 있느냐에 달려있다. 흔히 영역은 영역의 크기를 감소시키고 부가적인 기술을 획득하고, 타인의 도움을 얻는 3가지의 방법으로 관리할 수 있다. 각각의 관리영역은 성공적인 관리의 일부분으로서의 공격적인 행위를 가지고 있을 수도 있다. 스트레스와 갈등을 경험하면서 야기되는 문제를 해결하고 예방하기 위해 자기주장과 공격적 기술을 적절히 사용하는 방법을 익혀야 한다.

1990년 7월 무더운 여름 남편과 오랜 동안 우정을 나누어 온 절친한 친구로부터 한 통의 전화를 받았다. 그의 어머님께서 뇌졸중으로 쓰러지셔서 K 병원에 입원하셨다는 즐겁지 않은 어두운 소식이었다. 물론 내가 간호사이기는 하지만 이런 경우 별다른 도움을 줄 수도 없었다. 시간이 여의치 못해 1주일이 지난 후 나와 남편은 K 병원 중환자실로 갔다. 친구의 어머님은 그 당시 61세로 오전 10시경쯤 다림질을 하시다가 쓰러지셨으며 발견된 것은 오후 5시경이었고 병원으로 옮겨진 것은 오후 7시경이었다고 한다. 그 날밤 응급으로 뇌수술을 받았으니까 나는 뇌수술을 받은 지 1주일만에 그 환자를 방문하게 된 셈이었다. 남편 친구의 어머님은 수술을 받으신 후 계속 혼수상태이었다. 나는 다시 2주 후에 남편과 함께 K 병원을 다시 방문하였다. 그날은 환자의 여러 가족들이 걱정스러운 빛으로 초조하게 서있었다. 수술 후 계속 의식은 없었지만 V/S이 어느 정도 안정되어 있었는데 1시간 전부터 환자의 맥박이 떨어지고, 체온이 떨어지며 혈압도 떨어지고 있다며 가족들은 불안해하고 있었다. 면회시간이 되어 나는 그 환자를 보기 위해 중환자실로 들어갔다. 밖의 날씨는 습도가 높고 너무도 무더운 날씨였는데 중환자실의 냉방상태는 대단히 좋았다. 들어가자마자 춥다는 느낌이 들었다.

환자의 맥박은 90회, 체온은 36° 가 채 안되었다. 20분 정도를 머무르는 동안 환자의 맥박은 서서히 떨어져 65회 정도가 되었다.

나는 아직 임종을 지켜보는 것에 익숙해져 있지 않아 남편 친구 어머님의 임종을 지켜볼까봐 걱정이 되었다. 수술 후 환자는 계속 혼수 상태에 있었고 중환자실 에서는 얇은 환의 만을 걸치고 있었고 그나마 상의는 가슴을 풀어 헤쳐 놓고 있었다. 간호사들은 바쁜 듯이 왔다갔다하고 있었지만 이 환자에게 눈길과 관심을 주는 간호사는 없었다.

갑자기 머리 속에 이 환자가 너무 춥지 않을까? 건강하게 활동을 하는 내가 약간 한기를 느낄 정도이면 혼수 상태로 온종일 가만히 누워있는 이 할머니는 너무 춥지 않을까? 이 환자에게 따뜻한 보온이 필요한 것이 아닐까? 하지만 약간 망설여졌다. 이 환자에게 보온이 필요하다는 나의 주장을 나와는 안면도 없는 K 병원 중환자실 간호사들이 받아들일 수 있을까?

용기를 갖고 간호사 Station으로 갔다. 경기전문대학 간호과에서 강의를 하고 있는 윤혜상 입니다. 지금 제가 여기에 머무른지 20분이 되었는데 환자의 맥박이 90회에서 65회로 떨어지고 있습니다. 체온이 36℃도 안되는데 환자가 너무 춥지 않을까요? 너무 추워서 맥박과 체온 유지가 되지 않는 것 같아요. 보온이 필요한 것 같습니다. 내 말을 들은 간호사는 기분이 유쾌해 보이지는 않았지만 간호조무사에게 담요를 준비해 달라고 부탁을 했다. 중환자실에 준비되어 있던 담요가 없어 다른 병동에 까지 가서 담요를 구해왔다. 환자에게 담요를 덮어주고 기다렸다. 10분 정도가 지나자 벌써 체온은 36° 8′ 가까이 되었고 맥박은 서서히 정상으로 돌아오기 시작했다. 그곳에 있던 환자의 가족들은 너무나 기뻐했다. 그날 고비를 넘긴 그 할머니께서는 9년이 지난 지금까지도 살아계시다.

(윤혜상, 2000. 10)

위의 내용은 자기주장이었을까요? 아니면 공격이었을까요? 당신이라면 이 상황에서 어떠한 태도를 보여 주시겠습니까?

5. 스트레스

스트레스는 인간이 맺고 있는 모든 관계에서 발생이 예측되는 부분이다. 스트레스의 원인과 인간이 스트레스에 어떻게 대처하는가, 결과로 나타난 의사소통의 장벽 원인을 이해하는 것이 필요하다. 병원에 입원해 있는 환자는 질병에 걸려있고, 통증이 심하거나 또는 매우 무기력하다. 지역사회환경에서 일부 환자는 매우 경제적으로 가난하며 도저히 해결되기에 어려운 많은 욕구를 가지고 있다. 간호사들은 질병의 종류와 정도가 다양한 환자들을 다루는 일을 하고 있다. 스트레스라는 용어는 매우 다양한 사람들에게 매우 다양한 모습으로 나타난다.

스트레스라는 용어는 스트레스가 많은 반응, 스트레스를 야기시키는 사건에 대한 생리적 반응(예를 들면 빈맥, 발한, 혈압상승, 불안정한 정서)의 사건, 그리고 사건에 대한 생리적 반응(예를 들면 과식, 과속운전, 과음, 약물복용)을 야기시키는 사건을 설명하는 데에 사용되어 왔다.

스트레스에 있어서 3가지의 중요한 구성요소는 첫째 스트레스 유발사건(자극), 둘째 유발사건이 자신의 자존감(self - esteem)에 위협이 되고 있다는 인식, 셋째 스트레스에 대한 생리적이고 행동적인 반응(response)이다. 스트레스 유발사건은 업무환경 속에서의 간호사에 따라 매우 다양하다. 대개 업무와 관련된 간호사의 스트레스는 환자, 일손이 부족한 것, 투약, 함께 일하는 건강관리요원, 시간, 의사, 공급품과 의료장비, 보상 등인 것으로 알려져 있다. 간호사들이 가장 빈번하게 효과적으로 사용하는 대처기전은 타인과 일어난 사건 또는 상황에 대해 이야기하는 것인데 여기에서 타인은 동료나 가족이 된다. 즉 의미있는 타인과 효과적인 의사소통 기술을 이용하는 것이 스트레스 유발사건에 대한 불건강한 생리적, 행동적 반응을 제거하거나 감소시키는 데에 도움이 될 수 있다.

스트레스에 반응을 해감으로써 fight flight 증후군(갑작스런 자극에 대해 자기의 행동반응을 결정하지 못하는 상태)을 경험한다. Donnelly(1980)는 스트레스에 대처하는 방법으로 반응적인(reactive)것과 적극적인 것(active)의 두 가지 방법을 제시했다.

즉 어떤 사람은 그것은 내 잘못이 아니다와 같은 방어적인 행동을 이용하거나 공격적인 행동을 이용하여 긴장이 많은 상황과 싸우는 방법을 선택하기도 한다. 또 다른 사람들은 스트레스를 자신의 내부로 돌리고 먹고 마시고, 담배 피우고, 잠자고, 우울감에 빠지기 등과 같은 방법으로 만족을 찾으면서 스트레스에 대처해 가기도 한다.

스트레스에 대처해 가는 적극적인 방법은 첫째 스트레스의 증상을 확인하며, 스트레스를 해결해 줄 자원의 위치를 찾는 방법인데 일부 스트레스는 자기주장을 이용하므로써 해결될 수도 있다.

이렇게 스트레스에 대처해감으로써 개인은 운동 또는 이완요법 등을 이용하여 자신의 행동을 조절하는 방법을 배울 수 있게 된다. 패배에도 불구하고 자신의 가치를 유지해가고, 걱정거리와 고통을 제거하고 대인관계와 보상을 유지시켜 주는 것이 스트레스가 많은 상황에 대처해 가도록 도움을 주게된다. 이러한 일반적인 지침을 따르면 자기강화 행동기법(self - modification)과 이완요법(relaxation response)과 같은 특수 프로그램이 많은 도움이 된다고 한다. 현직 간호사들은 근무환경에서 대인관계 갈등으로 스트레스를 가장 많이 받으며 구체적인 대인관계 갈등은 환자치료에 있어서 동조가 불가능한 의학적 견해 및 처사, 의사들과의 성격적 갈등, 간호직 상사들의 무책임한 지도력, 의료진으로부터 공격적인 대우를 받을 때, 의사의 치료에 있어서의 무능력, 협조와 팀웍의 결여, 의사소통 결여 등을 들고 있다(이, 1984).

6. 갈등(conflict)

일부 스트레스는 인간이 조절할 수 없는 상황 때문에 일어나지만 스트레스를 감소시키는 한가지 방법은 스트레스 상황을 초래하는 갈등을 적절히 처리하는 방법이다. 갈등은 항상 두개의 상호 의존하는 집단이 상호작용 하는 곳에 존재하고 있다. 어느 정도의 갈등은 오히려 건전하고 건강하여 갈등이 때에 따라 보다 강화된 관계를 가져오며 인간이 성장하고 무엇인가를 배울 수 있도록 이끌기도 한다. 그러나 과도한 갈등은 인간관계에 손상을 주어 해결할 수 없는 상처를 남기게 된다. 두 극단적인 영역 사이에 있는 어떤 점에 도달하고자 하는 인간의 목표가 있을 때 흔히 갈등이 일어나며 흔히 5가지의 다양한 방법으로 인간은 갈등을 다루게 된다.

① 논쟁, 말다툼, 불화를 초래할 수 있는 상황을 피하기
② 거짓 안심시키기, 모든 것이 잘되리라고 생각하면서 갈등을 가라앉히기
③ 권위적인 태도로 갈등을 억누르기
④ 타협적인 해결을 흥정하고 도달하기
⑤ 내재하는 원인을 규명하고 원인을 이해하여 문제를 해결하기 - 문제해결 접근방식

생존하기 위해 항상 스트레스를 피하는(①번의 유형) 교활한 회피자(artful dodger) 들이 보여주는 반응은 정신적, 심리적 성장을 가져오지 못한다. ②번의 유형에서 볼 수 있는 중재형도 문제의 해결 핵심을 파악하지 못한다. ③번의 유형은 피상적으로는 갈등이 해결된 것으로 보일 수도 있으나 스트레스에 대한 원인을 찾으려는 노력을 하지 않는다. ④번의 유형은 문제해결에 대한 접근을 나타내는 것으로 보통 양편이 모두 양보하고 서로 순응을 해야만 한다. 우리는 위에서 제시한 다섯 가지의 갈등대처방법중의 어느 하나를 이용하여 어떻게 대처해 가는 경향이 있는가를 그릴 수 있어야 한다. ⑤번의 유형에서와 같이 갈등의 원인을 규명하고 근본적인 원인을 해결하려는 시도가 갈등상황을 해결하기 위한 가장 효과적이고 상호 협력하는 접근방법이며 이런 접근방법을 win-win-situation 이라고 부른다. 문제해결 접근방식은 문제해결 방법의 이용을 포함하며 일단 문제가 규명되면 문제의 정확한 핵심을 파악하기 전보다 문제해결은 보다 수월하게 된다.

갈등을 처리할 때 기억해야 할 두 가지 중요한 사항이 있다. 어떤 주어진 상황에서의 갈등해결을 위해 오직 한가지 방법만이 가장 좋은 것은 아니라는 점이다. 갈등상황을 회피하는 것도 받아들여질 수 있는 의사소통 행동이 될 때도 있다는 점이다. 둘째 간호사는 새로운 상황의 요구에 적응하기 위해 그들의 접근방법을 변화시킬 수 있다는 점이다. 갈등상황이 발생될 때 일부 간호사는 방어적인 의사소통 유형을 이용하므로써 간호사 스스로를 방어하는 데에 대부분의 시간과 에너지를 소비하게 된다.

간호사들 스스로가 위협받고 있다고 인식하기 때문에 타인의 말에 귀를 기울이지 않으며 간호사의 행동이 타인에게 미치는 영향과 결과만에 집중하게 된다. 그러므로 간호사들은 이러한 방어적 행동을 예측하고 공격이 한 개인의 자존감(self - worth)의 손상이나 파괴에 초점을 두고 있지 않다는 것과 갈등을 객관화시켜야 한다는 것을 알아야 한다. 채널사용, 자기주장 및 감정이입과 관련된 기술과 기법이 갈등을 해결하는 데에 도움이 될 것이다.

7. 간호사와 간호학생 간의 양자관계

임상영역에서의 일반 간호사들간의 의사소통은 동료간의 의사소통으로 대칭적인 관계를 반영해준다. 학생간호사와 일반간호사간에 임상에서 이루어지는 의사소통은 동료간 의사소통에서 학생이 하위에 있고 일반 간호사가 상위에 있는 one-up/one-down 의사소통까지 매우 다양하다.

간호사들간의 일상적인 보충적 관계는 leader-follower, helper-helpee, clinical instructor-student를 모두 포함한다. 학생도 이러한 양자관계의 구성원이 될 때 이러한 관계의 특성은 간호 교육 프로그램 내에서 학생의 발달수준과 직업의식에 달려있다. 전문적 기술과 경험에 관해 학생들이 학생 스스로를 인식하는 방법과 간호사가 학생을 인식하는 방법이 다를 수 있으며 이러한 차이점이 결국 의사소통 상의 문제점을 가져오고 있다.

"대학병원의 외과병동에서 일반간호사로 근무하고 있는 A 간호사는 항상 고가시성 업무에 우선권을 두고 있었다. 그녀는 항상 환자의 신체적 욕구를 만족시켜 주었다. 학생들이 A 간호사가 근무하는 외과병동에 실습을 나오게 되면 A 간호사는 늘 학생들과 함께 간호를 하면서 학생들이 더 많은 것을 배워야만 한다는 표현을 하곤 했다. 또한 A 간호사는 학생들이 A 간호사의 직접적인 감독 없이도 환자 간호에 대한 책임을 맡을 수 있는지를 의심하는 태도로 행동하곤 했다.

어느 날 첫 실습을 나가게 된 학생 간호사 B 가 A 간호사의 병동으로 실습을 나오게 되었다. 학생 간호사 B는 결장 누공술 환자에게 매일 결장 누공부를 세척하는 간호업무를 부여받았다. 학생 간호사 B는 병동으로 실습을 나가기 전 결장 누공술 환자의 치료법에 대해서 공부했으며 이 분야의 경험을 갖게 되기를 기대하고 있었다. 그러나 학생 간호사 B 가 실습을 나왔을 때 A 간호사는 결장 누공술 세척에 대해 B 에게 학생은 아직 결장누공술 세척을 할 준비가 되어있지 않아요 라고 말하였다."

이와 같은 경우에 학생 간호사는 어떻게 하는 것이 바람직할까요?

임상실습 지도교수에게 상황을 의논하는 것도 취할 수 있는 하나의 방법이지만 만약 임상실습 지도교수와 즉시 상의하는 것이 곤란할 때 학생간호사는 의견의 차이점을 A간호사와 함께 조정할 수 있는 방법을 선택해야 한다. 즉 학생간호사는 A간호사와 커피를 나누면서 학생간호사 자신이 어떻게 느끼고 있는가를 말해야만 한다. 간호학생과 일반간호사는 가끔 그들이 함께 일하고 있는 환경을 매우 다른 시각으로 인식할 때가 종종 있다.

간호학생은 실습하고 있는 병동을 주인의식으로서의 권리가 없는 이질적인 영역으로 간주하는 경우가 많다. 즉 간호학생은 실습병동의 직원들과 실습병동의 의사소통 유형에 익숙하지 않기 때문이다. 강의실이나 교내에서 우세한 자발성과 동질감이 실습병동에서는 확실치 못하고 자신감이 없다는 분위기에 의해 밀려나며 타인에 의한 지배를 받게 된다. 반대로 간호사들은 자신들의 근무환경을 매우 익숙한 곳으로 인식함은 물론 일상적이고 표준적인 사무처리를 잘 알고 있다. 또한 간호사들은 동일한 유니폼을 입고 동일한 돌봄과 기술적인 언어를 사용하며 함께 일하고 있는 동료 간호사들과 함께 신뢰감을 형성해놓고 있다.

학생 간호사와 간호사들 모두는 고정된 근무시간에 함께 일하고 있다. 학생간호사는 그들의 할당된 간호업무가 밀려있고, 실습병동에 걸려 있는 시계가 정확한 시간을 알려주지 못할 때 불안감을 느끼게 된다. 학생들의 시계는 점심 시간이나 퇴근 시간을 알려주고 있으나 병동의 시계는 아직도 실습을 해야할 시간이기 때문이다. 그러나 간호사들은 간호학생이 할당받은 간호업무를 제때에 즉시즉시 하지 못하고 밀려있을 때 그리고 간호학생이 간호사가 던진 질문에 적절히 대답할 수 없을 때에 매우 불안감을 느끼게 된다.

우리 모두는 지금(now) 그리고 여기(here)라는 시간적 공간적 개념에서 살고 있으므로 시간은 매우 귀중하다. 간호사라는 역할 속에서 우리는 정해진 제한된 시간 내에 할당된 간호업무를 끝낼 수 없는 경우도 있다. 간호사가 시간에 우선권을 어떻게 두는가 하는 것은 간호사들이 무엇을 중요하게 생각하느냐에 대한 느낌의 표현이다. 만약 간호사가 학생과 함께 보다 많은 시간을 보내려 한다면 이 간호사는 의사소통의 상호작용에 보다 높은 가치를 부여하고 있다고 생각하는 것이 합리적이다.

어떤 간호사들은 학생들과의 의사소통에 사용되는 시간을 매우 유용하게 활용하는 것에 능숙해져 있는 반면 또다른 간호사들은 간호학생들에게 우선권을 두고자 하는 마음가짐이 적은 경우도 있다. 간호학생과 간호사의 자존감(self - worth)이라는 내적요인과 간호업무의 다양한 수행능력은 물론 시간개념과 병원환경의 인식에 대한 차이가 간호학생과 간호사간의 방어적 의사소통으로 이끌 수 있게 된다. 방어적 의사소통은 결국 폐쇄적 의사소통의 특징인 쩔쩔매며 달래기, 비난하기, 지나치게 사리적이기, 지나친 합리화와 부적절한 반응으로 의사소통이 어려워지고 만다.

효율적이고 일관성이 있고 개인의 자존감(self - worth)을 증진시키는 개방적 의사소통은 물론 폐쇄적 의사소통의 가능성이 있는 곳에서도 간호학생들이 부딪히는 다양한 임상환경에서 효과적으로 의사소통하는 방법을 배울 수 있을까? 간호학생들은 끊임없는 시행착오와 더불어 임상환경에서 접하게 되는 간호사, 수간호사, 실습지도 교수들을 본받아 효과적으로 의사소통하는 방법을 배울 수 있게 된다. 김(1982)은 한국의 간호학생이 임상실습에서 불안을 가장 많이 경험하는 이유는 간호기술의 부족, 간호지식 부족과 의료직원들과의 인간관계라고 보고했다. 간호학생의 반응이 보다 더 적절하면 할수록 간호학생은 그 상황에 부합되는 용납된 의사소통 유형을 선택하고 상식에 어긋나지 않게 의사소통할 수 있는 방법을 선택할 수 있게 될 것이다. 다음의 연습은 간호학생과 간호사간의 효과적인 의사소통의 구성요소를 결정해주는 단계를 나타내고 있다.

<간호학생과 간호사간의 의사소통 훈련>

① 간호학생으로서 실습지도 교수 또는 간호사와 매우 효과적인 의사소통이 이루어졌던 상황 3 가지를 기술하라. 즉 보낸 메시지와 받은 메시지가 동일하고 일치하면서 양쪽의 self-worth가 유지되었던 경우를 기술한다.

② 간호학생으로서 실습 중에 교수 또는 간호사와 의사소통이 비효과적으로 이루어졌던 상황 3 가지를 기술하라. 보낸 메시지와 받은 메시지가 동일하지 않은 경우를 뜻한다.

③ ②의 비효과적인 의사소통에서 무엇이 잘못되었는가를 생각해 보라.

a. 타인의 말을 이해하지 못함
b. 성격
c. 채널의 갈등(conflict of channels, 한사람은 시각적 또다른 한사람은 청각적 채널)
d. 시간
e. 스트레스
f. 신뢰감 결여
g. 능력인식의 차이
h. 의견의 차이

④ 집단토의를 통해 비효과적인 의사소통의 원인을 어떻게 교정할 수 있는가를 생각해 보라.

간호학생, 간호사간의 의사소통에 영향을 미치는 영역적 그리고 시간적 요인 외에도 간호학생들이 간호사와의 의사소통에서 부딪히게 되는 3가지의 공통적인 어려움은 다음과 같은 원인으로 초래하게 된다.

(1) 간호사의 간호학생에 대한 높은 기대감

간호사는 대부분의 학생들이 별 어려움 없이 환자 간호를 제공함은 물론 모든 문제의 해결방법을 알기를 기대하고 있지만 간호학생들은 완벽한 준비가 되어있지 않은 상황에서 임상실습 경험을 시작하게 되므로 이러한 기대가 현실적인 것은 아니다.

(2) 간호학생의 문제정의에 대한 능력부족

문제해결 모델 중 가장 어려운 단계는 문제점의 정확한 파악이다. 적절한 문제제기는 누가 그러한 문제를 갖고 있느냐? 하는 점이다. 아직 간호학생들은 건강문제의 해결능력은 물론 정의능력이 매우 부족하다.

(3) 간호학생이 간호사에게 느낌과 정서 표현을 부담스러워 함

많은 사람들은 그들의 진실된 감정을 감추고 스스로 느끼는 것과는 매우 다르게 행동하는 경향이 있다. 간호가 제공되는 실무환경은 또한 진실된 감정을 감추기를 요구하고 있다. 간호사는 실습을 나온 간호학생에게 간호학생의 느낌과 정서를 표현할 수 있도록 격려해주고 간호학생의 지적으로 부족한 부분을 채워줄 수 있어야 한다. 직업의식을 갖고 환자를 대하는 태도를 이끄는 좋은 간호사라는 개념이 환자와 상호작용 하는 신중한 경험자라기 보다는 피상적 수준에서 고정관념에 박혀 타인의 말에 귀를 기울이지 않는 간호사를 조장하고 있다. 우리는 여러 가지로 간호사로써의 길을 밟아가려는 간호학생의 사기를 꺽고 있지는 않은지요?

8. 간호학생과 임상실습

임상간호교육이란 학습교육을 보충하고 통합하고 활용하여 원리의 응용이 가능하고 개성이 다른 다양한 환자의 신체적, 정서적, 사회적 그리고 영적 욕구를 파악하여 간호를 계획하고 수행할 수 있는 능력을 기르며 환자와 환자가족의 집단교육을 위한 계획과 집단교육 수행능력을 키우는 데에 있다. 따라서 임상실습이란 간호지식의 습득은 물론 태도·간호기술·간호활동을 자극하는 간호 교육과정의 중요한 부분으로 강의실에서 배운 이론과 지식을 실무에 적용해보는 과정이다. 간호교육과정의 목적은 간호학생의 지적, 태도적, 기술 활동적 영역을 변화시키는 데에 있으며 이중 특히 태도적 영역은 간호학생의 간호에 대한 느낌, 감정의 변화와 성숙을 이끌기 위해 가장 중요하며(이, 1976) 간호에 대한 느낌과 감정의 성숙은 간호실무 실습을 통해 이루어진다.

간호학과를 선택하는 시기는 대개 고등학교 졸업시기이며 간호학생의 70%정도에서 스스로가 학과선택을 하며 간호학생들은 임상실습 내용과 학교에서의 학습내용이 다르기 때문에 간호학습에 대해 불만족스럽게 생각하고 있다. 임상실습교육의 문제점으로는 간호철학 및 이념의 빈곤, 이론과 실무의 격차, 간호학생을 위한 의사소통 장치가 없고,

임상실습에서는 바람직한 간호수행의 격려보다는 의욕이 상실되고 있다는 점이다(김, 1979).

신(1996)은 간호학생의 첫학기 임상실습 체험연구에서 간호학생의 실습이 시작되는 시기를 환상기, 실습기간을 혼란기, 실습이 마무리되는 시기를 도전기로 표현하였다. 환상기에서 학생들은 "기본간호학 시간에 마네킹을 이용하여 실습한 내용을 임상에 나가 실질적으로 무엇인가를 해볼 수 있다는 설레임으로 실습 전날에 잠을 이루지 못하였다. 그러나 기다렸던 그리고 생각해왔던 임상실습과 간호전문직은 너무나 환상적이었다." 라고 표현하고 있다.

실습초기에 체험했던 환상기가 지나면서 임상실습이라는 현장에서 많은 혼란을 겪는데 간호학생들은 내던져진 존재인 듯이 느끼는 혼란, 이론과 실무의 괴리로 오는 혼란, 다양한 역할모델로부터 오는 혼란, 인간 존엄성 상실로 오는 혼란, 간호정체성의 혼란을 경험하고 있다. 즉 혼란기 동안에 간호학생들은

첫째 새로운 학습 상황이 변화됨으로써 예를 들면 "이른 아침부터 시작되는 실습, 확인 하던 유니폼" 등의 현실적인 상황의 변화에 의한 충격을 받게 된다.

둘째 간호사로써 준비되어 있지 못한데서 이질감을 느끼는데 예를 들면
"대중 앞에 서면 말도 잘 못하는 내가 그것도 떨워서, 웃으면서 친밀감을 주면서 잘 할 수 있을까? 얼마나 걱정이 되는지 두렵기까지 했다. 병실에 나와 어떻게 무엇을 해야할지 모르겠고, 간호사정을 위해 환자를 만나야 되는데 첫 만남을 어떻게 해야할지 몰라 두려움을 느끼게 된다."

셋째 학교 강의에서 배운 이론과는 너무나 판이하게 다르게 이루어지는 실무에서 이론과 실무 수행의 괴리감을 경험하고 있다. 특히 학교에서 배운 내용대로 실습하고자 하는 간호학생의 간호행위가 지지받지 못할 때에 좌절감과 괴리감을 느끼게 된다. 예를 들면

"투약 시에 환자가 없어 투약을 할 수 없는 데에도 환자의 테이블 위에 약을 놓고 온 후 투약을 했다고 기록하는 간호사, *Whirl Pool*에서 무균법을 지켜야 하는 데에도 소독된 장갑을 착용한 후 장갑을 낀 손으로 담배도 피우고 전화도 받고……, 학교에서는 질 내시경을 넣기 전에 이야기를 해주어야 한다고 했는데 병원에서는 환자가 누워있으면 설명은 커녕 말 한마디도 없이 그냥 집어넣는다. 간호학생이 학교에서 배운 대로 말하면 그런 것 다 지키고 언제 일을 다 할 수 있느냐? 할려면 학생이나 해보라는 식이었다."

넷째 간호학생들은 임상실습을 하면서 간호사가 임상에서 어떤 위치를 차지하고 있는가? 간호직은 얼마나 발전이 가능한가? 간호의 본질은 무엇인가?와 같은 질문을 던지며 실습장소에서 만난 간호사로부터 간호정체성에 대한 해답을 얻으려고 노력하면서 간호정체감에 대한 혼란감을 경험한다.

"의사의 전문성과 환자의 인식에 대한 신뢰도가 부러웠어요. 간호학도 아무나 넘볼 수 없는 과학적인 지식과 전문적인 기술을 갖춘다면 좀 더 자신감을 가질 수 있을 것 같아요. 간호사의 업무가 너무 단순 노동인 것 같아서 싫었어요. 우리가 배우고 있는 그 많은 지식이 임상으로 얼마나 연결될 수 있을까? 하는 의문이 들었어요."

다섯 째 간호학생들은 환자가 인간으로서의 존중을 받지 못하고 또한 간호학생 스스로가 간호사를 포함한 병원직원들과 환자 및 그 가족으로부터 학생신분이라는 이유로 무시를 당할 때 인간존엄성의 상실을 경험하게 된다.

"환자가 아프다고 호소를 하면 그 정도는 다 아파요. 참으셔야지요'라고 퉁명스럽게 쏘아부친다. 회음부 간호를 할 때에도 스크린도 없이 다 내보이면서 한다. 간호사 선생님 중에 우리를 보고 거추장스럽다는 듯이 비켜' 라고 반말을 했을 때 기분이 너무 상했다. 환자 보호자가 내얼굴에 손가락질을 하며 반말을 했을 때 기분이 몹시 나빴다."

여섯 째 간호학생들은 임상실습을 하면서 환자에게 인간적으로 잘 대해주고 학생들을 따뜻이 대해 주며 설명을 잘해주고 학생들을 챙겨주는 수간호사와 일반 간호사들을 바람직한 역할 모델의 표상으로 정하고 그들을 닮아가려고 노력하나 바람직하지 못한 나쁜 역할 모델을 주는 수간호사와 일반 간호사를 보면 혼란감을 느끼는 것으로 알려졌다.

"그 간호사는 내가 지금 까지 접했던 간호사중 환자들을 가장 잘 돌보아 주었고 교대시간에도 환자들과 충분히 많은 것을 이야기했고 실력도 많고 경험도 많았다. 환자들은 아프거나 불편한 점이 있으면 그 간호사 선생님께 이야기했고 그 간호사와 한마디의 이야기라도 더 나누고 싶어했다. 수간호사 선생님은 우리에게 교육적인 많은 면을 보여주셨고, 작은 일도 자상하게 설명해 주셨고, 실습학생에 대해서도 관심이 많으셨고, 인계시간에도 우리를 다 불러서 인계내용을 다 듣게 해주시고, 항상 미소를 띠시고 조용한 목소리로 부드럽게 말씀하시고 우리가 맡은 환자에 대해서도 일일이 지적해 주신다. 앞으로 정말 본받고 싶은 간호사 선생님의 모습이었다. 수간호사 선생님은 간호에 대한 전문인이라는 의식이 뚜렷하여 자신의 기준에 어긋나는 일에는 의사와의 싸움도 서슴치 않는다. 약간은 억척스럽게 느껴지지만 일에 대한 확고한 자신감을 가지고 있는 모습은 아름답게 보였다."

간호학생들은 학생들을 귀찮게 여기고 학생들에게 실습할 기회를 주지 않고 간호사 혼자서 일처리를 하거나 때와 장소를 구별하지 않고 야단을 치는 수간호사와 간호전문직에 대한 확신이 없는 간호사를 좋지 않은 간호사의 역할모델로 보고 있다.

"수간호사와 간호사 모두가 학생들을 귀찮아하고 근육주사, 정맥주사, 투약은 물론 그러한 일에 대한 준비도 못하게 하고 학생들의 인사도 잘 안 받아줍니다. 복잡하니까 여기에 서있지 말고 다른 곳에 좀 가있을래요? 할 일이 없으면 전화나 받아요. 분만 산모가 없어 분만실 밖에 나와 있으면 분만실 안에 들어가 있으라고 해서 그 안에 앉아 있다가 점심시간이 되면 점심이나 먹고 오고……. 수간호사 선생님이 너무나 무서웠다. 간호사들을 민망할 정도로 혼내고 간호학생에게도 학생들은 아무 것도 할 일이 없는데 실습을 왜 나오는 지를 모르겠다'고 하며 화를 내신다. 신졸 간호사가 눈물을 글썽이며 혼나고 있었다. 오리엔테이션때 너 뽑기 싫었다. 월급이 아깝다.' 라는 이야기도 환자와 학생들 앞에서 서슴없이 하는 수간호사 선생님이 너무 무섭고 싫었다. 이러한 무거운 분위기로 가슴이 답답하고 우울한 날이었다. 양호교사는 양호실을 단순히 선생님들의 잡담 장소로 만들고 있었다. 참 실망스러웠다."

그러나 학생들은 환상기와 혼란기의 과정을 경험하면서 자신을 뒤돌아보고 미래를 향한 준비를 하는 도전기를 맞이하게 된다. 특히 간호학생들은 자신이 행한 간호수행에 대해 환자들로부터 긍정적인 평가를 받았을 때 기쁨을 느끼고 있다.

"척수액압 측정과 척수액 채취를 하고 누워있는 환자에게 가서 앉거나 일어서면 두통과 오심이 있을 수 있으므로 주의해야 할 점을 설명하고 나니 즐거웠다. 환자들이 간호학생이 해준 조그마한 것에도 기뻐하고 고마워했을 때 보람을 느꼈다. 이제 안일한 생각을 버리고 좀더 적극적인 태도로 실습을 하려고 해요. 간호학이라는 전공의 선택을 참 잘 했다고 생각해요. 좀더 준비를 잘해서 다음 학기에는 적극적이고 자신감 있게 실습을 하려고 해요. 지금은 완전하지 않으나 앞으로는 어떻게 노력하고 무엇을 어떻게 해야 할 지를 알겠어요."

간호학생들은 임상실습을 통해 간호학에 애착을 가지게 되고 간호학에 대한 노력의 필요성을 느끼고 전문직으로서의 간호사가 되기 위한 준비를 하게 된다. 간호는 간호교육을 통해 형성되고 간호교육에 의해 촉진되게 된다.

건강소비자와 다른 건강관리 전문요원은 물론 간호업무 속에서 접하게 되는 동료 간호사에게 필요한 여러 가지의 중요한 개념과 기술을 다루어 왔다. 자존감(sense of self-worth, self image)과 타인과의 상호작용에서 얻게 되는 자아인식(self-awareness)과 같은 것이 동료 간호사와의 의사소통에 막대한 영향을 미치게 된다.

또한 우리는 건강관리를 하면서 접하게 되는 불가피한 긴장성 상황과 갈등에 대해서도 준비가 되어야 한다. 건강관리 환경에서 일하게 되는 간호사에게 효과적인 의사소통기술이 필요하다. 직접적이나 비적대적인 태도로 우리가 원하고 기대하는 것을 진술할 수 있는 자기주장도 우리가 개발시켜야할 기술중의 하나이다. 또한 보다 능력있고 전문직업성을 소유한 간호사로써 기능해 가기에 필요한 영역감(sense of territory)이나 자원을 확보하기 위한 공격의 사용도 우리가 개발시켜야 할 부분들이다. 간호학생은 간호임상실습에서 접할 수 있는 바람직한 간호역할 모델을 통해 개인적 정체감과 직업적 정체감을 갖춘 성숙한 간호사로 발돋음을 할 수 있다.

□ 학습과제

1. 자아개념과 자아인식 개념을 설명하시오.
2. 간호사의 자아개념과 간호역할 행위간의 관계를 설명하시오.
3. 개인적 정체감과 직업적 정체감간의 차이를 설명하시오.
4. 자기주장과 공격성의 개념을 설명하고 경험을 토대로 예를 들어 보시오.
5. Bakker의 영역모델(territoriality)을 설명하시오.
6. 건강관리 전문요원들이 건강관리 환경에서 상호작용할 때 경험할 수 있는 자기주장(sasertion) 과 공격(aggression)의 예를 들어 보시오.
7. 스트레스의 3가지 요소를 설명하시오.
8. 갈등의 개념을 설명하고 갈등을 처리하는 방법을 제시하시오.
9. 간호사와 간호학생간의 양자관계를 설명하시오.
10. 간호학생들이 간호사와의 의사소통에서 부딪히게 되는 어려움을 제시하고 어려움을 극복하기 위한 해결방안을 간호학생과 간호사의 입장에서 논하시오.
11. 당신이 그리고 있는 바람직한 간호사 상에 대해 논하시오.
12. 당신이 그리고 있는 바람직한 수간호사 상에 대해 논하시오.

□ References

고성희, 김기미(1994). 간호학생의 첫 임상실습 경험에 대한 연구. 대한간호, 33(2), 59-71.

김수지(1991). 간호전문화와 간호규정, 대한간호, 30(5), 46-53.

김영숙(1975). 임상간호교육을 위한 간호학생의 태도조사. 중앙의학, 28(5), 549-554.

김주희(1982). 간호대학생들의 임상실습에 대한 태도 조사연구, 대한간호, 21(1), 45-57.

박상연(1987). 주장훈련이 간호학생의 주장행동과 불안감소에 미치는 영향. 이화여대 대학원, 석사 학위 논문

박송자(1993). 임상실습에 대한 간호학생의 태도: Q 방법론 적용. 대한간호학회지, 23(4), 544-554.

신경림(1996). 간호학생의 첫학기 임상실습 체험연구. 성인간호학회지, 8(1), 156 - 168.

오가실(1974). 임상간호교육의 진행과정. 대한간호, 13(6),

이소우(1984). 간호직과 스트레스. 대한간호, 23(4), 25 - 29.

이숙자(1980). 간호 학생의 임상실습 만족도에 관한 조사연구. 간호학회지, 10(2). 30-41.

이인순(1990). 주장훈련이 간호학생의 주장행동, 자아존중감 및 대인관계 스트레스에 미치는 영향. 충남대학교 대학원 석사학위 논문.

이혜원, 임영신, 송인자, 전광순(1988). 중간관리자의 자아개념과 전문직 태도에 대한 연구. 대한간호, 27(1), 69 - 78.

조결자, 조미영(1991). 간호와 역동적 장. 대한간호, 30(4), 69 - 79.

지성애(1993). 간호사의 전문권력, 대한간호, 32(1), 23 - 30.

Bond M(1988) Understanding assertiveness. Nursing Times, 84(9), 61 - 64.

Bond M(1988) Assertiveness discussion; Making your point. Nursing Times, 84(12), 78-76.

Bradley JC, Edinberg MA(1990). Communication in the Nursing Context. Appleton & Lange.

Brammer 0L(1988). The helping relationship: Process and Skill. Englewood, Prentice-Hall.

Cody W K(1994). The Language of Nursing Science: If Not Now, When? Nursing S cience Quarterly, 7(3), 98 - 99.

King I(1985). A Theory for Nursing. New York: Wiely

제 9 장 간호사와 간호대상자의 양자관계

간호사-환자간의 상호작용은 독특하고 유일하며 일단 간호사-환자간의 상호작용이 일어나면 동일한 시간에 동일한 장소에서 이러한 상호작용은 결코 두 번 다시 발생되지 않는다. 간호사-간호대상자 양자간의 상호작용은 목적에 있어서 다른 많은 양자간의 관계에서 볼 수 있는 상호작용과는 다르다. 양자관계에 포함되어 있는 두 사람은 한가지 목적 즉 환자가 실제적 또는 잠재적 건강문제에 대한 인간적인 반응에 대처해 갈 수 있도록 도와주기 위한 목표설정을 위해 서로 협조한다. 이러한 목표는 간호사와 간호대상자가 공동으로 설정하며 이러한 목표가 달성되면 이때 교류(transaction)가 일어나게 된다(King, 1981).

간호대상자와 간호사간의 상호작용을 이해하는 데에 가장 중요한 요인은 인식(perception) 또는 경험의 해석이다. 간호사는 감각적 자료를 간호사의 경험 속에서 선택하고 조직하고 구축화하는 복잡한 과정을 통해 환자를 인식하게 된다. 그러므로 간호사와 환자는 서로의 개인적 견해와 경험에 따라 상호작용을 다르게 해석할 수도 있다. 즉 환자가 갖고 있는 유사한 경험도 두 명의 서로 다른 간호사에게는 매우 다른 의미로 의사소통이 될 수도 있다. 간호사 또는 환자가 서로에게 상호작용하는 방법은 간호사와 환자의 견해 또는 인식을 기초로 하고 있으며 각각의 인간은 양자의 상호작용에 영향을 미치는 자아 개념을 가지고 있다.

1. 간호사와 환자의 관계

간호대상자와 간호사의 관계는 건강문제의 해결이라는 특별한 목적을 가진 관계로 대개 환자・간호사간의 양자관계이다. 건강문제를 가진 환자가 아동인 경우 정신적 신체적으로 미숙하여 자신의 건강문제에 대한 판단과 결정을 스스로 내릴 수 없으므로 이때는 환자 보호자가 환아의 입장을 대신하게 된다(윤, 1995).

인간의 감정, 가치, 공포, 동기, 선입관과 목표 등이 간호사와 환자간의 관계에 영향을 미친다. 인간의 독특한 성질, 삶의 배경, 기타 인간의 특성을 나타내는 모든 것들이 간호사와 환자간의 양자관계에 영향을 미친다. 우리가 누구이며 우리가 누구였으면 하는가? 타인이 우리를 어떤 시각으로 보고 있다고 생각하는지? 그리고 무엇이 우리의 행위에 동기유발을 시키고 있는지를 아는 것이 우리 자신의 독특함의 한 부분이다.

예를 들면 당신은 당신자신에 대해 얼마나 잘 알고 있는가? 당신자신에 대해 잘 알고 있는 것이 당신의 환자를 인식하는 데에 얼마나 많은 영향을 미치는가? 당신자신에 대해 아는 것이 당신이 환자의 메시지를 해독하고 환자의 메시지에 반응하는 태도에 얼마나 많은 영향을 미치는가? 등과 같은 질문에 답변하기가 힘들다. 간호사가 환자와 갖게 되는 관계는 간호사와 환자에 대한 인식, 간호사 자신의 감정과 사실사이의 일치감과 직접적으로 관련되어 있다. 우리 자신의 느낌과 실제적인 사실사이의 혼동(혼란)은 비효과적인 의사소통을 초래하게 된다. 다음의 상황을 살펴 보라.

87세의 노인인 Mr. Stone은 점차적으로 지남력이 상실되어가고 있었으며 간호사 출신인 부인이 집에서 그를 간호해오고 있었다. 간호사 Mrs. Dixon이 Mr. Stone집을 방문했을 때 지난번 방문까지지는 여러 상황에 잘 대처를 해올 수 있었던 부인이 갑자기 울음을 터뜨리며 아무래도 남편을 양로원으로 보내야 할 때가 온 것 같다고 말했다. 남편은 "집에 가기를 원한다고 계속 말해요. 남편이 더이상 나를 알아보지 못하고 더이상 그와 의사소통을 할 수 없게 되었어요. 어제 남편이 잠옷바람으로 집 밖으로 뛰쳐나가 집을 찾는다고 이리저리 돌아다녀 경찰의 도움을 받았어요. 내가 남편을 위해 예약해 놓은 양로원으로 그를 보내야 될 것 같아요."

Mrs. Dixon은 그녀의 할아버지를 어머니가 양로원으로 보냈던 때를 기억에 떠 올렸다. 사실 그때 할아버지는 지남력은 있었고 사실상 양로원에 입원한 후 의식이 혼미해졌고 곧 그 할아버지는 세상을 떠났다. 그때 Mrs. Dixon은 마음속으로 나는 결코 나의 부모를 양로원으로 보내는 일은 하지 않을 것이다. 라고 생각했다. 그리고 Mrs. Stone에게 남편을 양로원에 보내서는 안된다고 말했다.

(Bradley & Edinberg, 1990)

위의 이야기에서 간호사가 자신의 감정적인 느낌을 사용한 것이 Mrs. Stone에게 전혀 도움이 되지 않았는데 왜냐하면 Mrs. Stone은 굉장히 어렵지만 어떻게 해서든지 최선의 결정을 위한 지지를 필요로 하고 있었다. 그렇다고 해서 간호사의 감정이 전적으로 배제되어야 했었다는 것을 말하는 것은 아니다. 사랑하는 사람을 양로원으로 언제 보내는가에 대한 근본적인 관심사에 대해 간호사는 Mrs. Stone과 감정이입을 할 수도 있었다. 또한 간호사인 Mrs. Dixon은 건강 소비자 인 Mrs. Stone이 스스로 결정을 내리고 그 결정이 나름대로 만족할 수 있도록 함께 이야기하기보다는 남편을 양로원으로 보내서는 안된다는 충고를 한 점을 우리는 주목해야 한다.

우리의 내적 반응을 어떻게 사용해야 하는가? 에 관한 문제는 대단히 복잡한 문제이다. 우리의 자아인식(self-awareness)이 높으면 높을수록 경험의 의미있고 적절한 부분을 현실에 맞추게 된다.

대부분의 사람들은 삶의 전체 과정을 통해 자아인식감의 증진을 발전시키게 된다. 지식의 증가는 단지 환자만이 아니라 주변의 모든 사람들과 상호작용하는 일상생활의 경험을 통해서 얻게 된다. 그렇다고 단순히 경험을 갖는 것만이 간호사를 포함한 모든 사람들이 자동적으로 나타난 현상과 결과를 학습하게 되는 것은 아니다. 보통 자아인식은 자신과 타인과의 상호작용에 대한 적극적인 사고와 타인으로부터 받게 되는 긍정적이고 부정적인 feedback에 대한 고려의 소산이다. 우리의 자아인식이 보다 분명해 지는 것은 경험과 경험에 대한 사고, 경험을 지식과 통합시키는 일련의 과정을 통해서이다. 건강관리 전달체계에서의 급격한 변화도 간호사 - 환자간의 관계에 영향을 미치며 그 결과로써 다양한 의사소통 유형이 간호사와 환자간에 나타나게 된다. 다음의 상황은 우리가 일상생활에서 경험할 수 있는 상황이다.

40대의 부인이 담낭 절제술을 받기 위해 병원에 입원했다. 수술전 X-Ray 촬영에서 식이요법, 약물치료, 체중감소 등의 방법으로 치료가 가능한 열공성 탈장으로 나타났다. 담낭 절제술을 받은 후 퇴원하기에 앞서 이 40대의 부인을 낮동안 간호하도록 업무를 할당받은 학생 간호사는 교과서에서 읽었던 열공성 탈장의 치료방법에 대한 이야기를 나누게 되었다.

그후 학생 간호사는 퇴원을 앞둔 부인에게 치료방법에 대해 어떻게 생각하느냐고 물은 후 계속하여 이 치료방법에 대해 알고 있는 것이 무엇인지? 그리고 이 치료방법을 시도해 보았는지요? 그리고 어떤 것이 가장 효과가 있었느냐?고 물었다.

퇴원하기 직전에 이 부인에게 레지던트가 와서 당신이 만일 추천된 식이요법과 투약을 제대로 이행하지 못할 경우 식도에 상처발생으로 식도협착과 음식물의 역류가 나타나도관)을 이용한 식도확장술이 필요하며 식도확장술에는 통증이 따르게 된다고 이야기해주었다.

위에서 간호학생과 레지던트가 취했던 접근방법의 차이점을 생각해 볼 수 있습니까? 학생간호사는 간호중재의 효과성을 파악하고 건강관리의 목표설정에 환자를 포함시키려고 시도하였다. 환자와 학생간호사 모두는 적극적인 역할을 취했으나 이에 비해 레지던트와 환자와의 대화에서는 레지던트가 적극적인 역할을 취했으나 환자는 소극적이고 수동적인 역할을 취했다. 그리고 레지던트는 환자는 병원에서 지시하는 지침을 지키고 치료수행에 협력해야 한다고 주장했다.

역사적으로 간호사와 환자간의 관계는 신뢰의 분위기 속에서 환자를 돌보고 환자에게 관심을 주는 간호사에게 중심을 두었다. 간호사는 환자의 신체적 요구에 초점을 두고 조력과 도움과 양육의 질적 수준을 강조하면서 환자와 환경사이의 상호작용을 조절해 왔다. 환자의 역할은 전형적으로 의존과 복종의 역할이었다. 이러한 관계는 오늘날의 간호사 - 환자 관계와는 뚜렷한 차이가 있다.

과거의 간호사-환자간의 관계는 시간이 흐름에 따라 간호사, 환자가 적극적인 참여자가 되어 서로 협의하여 의사결정을 해가는 상호작용으로 바뀌어왔다(Artinian, 1983). 간호사-환자간의 관계는 서로의 상호작용이 타인의 행동에 영향을 미친다는 점에서 역동적인 특징이 있으며(Artinian, 1983). 이러한 간호사-환자간의 관계는 상징적인 상호작용 과정으로 간호사와 환자 모두에게 변화와 성장의 결과를 가져오게 된다(Kasch, 1984).

2. 환자권리와 간호사의 역할

(1) 환자 권리

역할이라는 용어는 주어진 상황과 관련되어 주변의 타인들이 받아들일 수 있는 것으로 인식하는 일련의 행위를 포함하고 있다. 최근 환자로써 기대되는 행동이 과거와는 크게 달라졌다. 오늘날의 환자는 19세기초 정도에 보통의 일반적인 의사가 알고 있었던 질병에 대한 지식보다 훨씬 더 많이 질병에 대한 지식을 갖고 있는 사회 속에서 살고 있다. 많은 환자들은 그들 스스로가 자신의 건강관리에 대해 결정한 권리를 요구하고 있으며 혹시 환자들이 그러한 권리를 받지 못한다면 그들은 그러한 권리를 요구하게 될 것이다. 건강관리환경에서 영역권에 대한 논쟁도 많이 변화되었다.

환자의 신체가 병원환경 내에 건강관리 전문인의 소유물이 아니다. 환자의 신체에 관련된 건강정보는 물론 신체는 환자영역의 일부분이다. 환자는 자신의 혈압, 검사결과와 X-ray 판독결과에 대해서 알 권리를 가지고 있다. 오늘날의 환자는 문제제기를 할 권리, 자기주장을 할 권리, 스스로를 치료할 권리, 의사결정에 함께 할 권리를 가지고 있다. 환자에게 중요한 법적 권리는 정보에 대해 알 권리, 치료를 거부하고 치료로 인해 예측되는 결과를 알 권리를 가지며, 환자 자신의 사생활을 보장받을 권리를 가지고 있으며 환자는 자신이 개입된 연구나 실험에 대해서 알 권리는 물론 거부할 권리도 가지고 있다(최, 1993). 물론 환자가 권리만을 갖는 것이 아니라 도덕적 결단을 내릴 수 있는 자유로운 인간으로써 자신의 질병을 통찰하며 질병의 치료를 위해 적극적으로 노력해야 하는 의무도 가지고 있다. 새로운 환자의 역할과 관련하여 건강관리에 있어서의 자조경향(self-help movement)은 건강전문직 요원들과의 상호작용을 고려하고 있다.

다음의 상황에서 의사가 환자의 권리를 무시하고 있는 부분을 찾아봅시다.

환자 경시하는 행동 의사 기본자질 의심

얼마 전 어머니와 조직 검사 결과를 알아보려고 동대문구의 한 종합병원을 찾았다. 유방암이니 수술을 꼭 받아야 한다는 의사의 말을 듣고 충격을 받으신 어머니는 수술 결정에 대한 확신을 못 가지고 수술 후 항암제 투여 등에 대해 물어 보았다. 그런데 의사는 "왜 그런 걸 알려고 드느냐. 자세한 걸 알아서 뭘 하겠느냐?"고 해댔다.

의사의 무례한 행동에 어머니는 다른 병원에 가겠다며 X레이 사진을 줄 수 없느냐고 물었다. 의사는 "다른 병원에 간다면서 왜 물어 보느냐"며 못마땅한 표정을 지었다. 자신의 병에 대해 물어 보는 환자에게 설명해 주는 것은 의사의 당연한 도리다. 단지 돈을 받고 검사나 해주고 결과만을 발표하는 것이 의사가 하는 일의 전부인가. 그것은 의료행위가 아니라 장사를 하는 것에 불과하다.

또 환자에게 암 선고를 내리는 상황에서 거만한 태도로 아무 일도 아니라는 듯 얘기하는 것은 환자를 전혀 생각하지 않는 행동이다. 국가 고시로 의사를 뽑기 전에 인성검사부터 해 인술을 행할 수 있는 사람에게만 자격을 부여해야 한다는 생각까지 든다.

조선일보 1997. 7. 4

모든 인간은 스스로를 간호할 타고난 능력을 갖고 있다. 자가간호란 인간이 자기자신의 건강을 위해 수행하는 모든 활동을 모두 포함하며 환자가 자신의 건강목표설정에 있어서 간호사와 동등하게 또는 간호사의 동료와 같은 역할을 하게 된다. 자가간호 프로그램이 병원조직 내에 포함되어 있는 병원도 있는데 첫째 건강관리가 잘되지 않을 경우 건강관리체계 내에 환자가 분노, 갈등의 감정을 표현할 시간을 제공해주며, 둘째 건강관리체계 내에 환자와 건강전문관리 요원들과의 보충적인 관계로 저하된 self-esteem을 증진시켜 주며, 셋째 환자들이 이용할 수 있는 자가간호기술을 훈련시키며 건강문제에 대한 다른 선택적 방법을 제시해주며, 넷째 전통적인 의학과 다른 치료법에 대한 정확한 평가를 해준다. 환자의 긍정적인 feedback, 도움 받는 환자의 수, 다양한 건강교육과정에의 참석면에서 볼 때 이러한 프로그램 운영에서 얻게 되는 이점은 대단하다.

(2) 간호사의 역할

간호사의 역할이란 환자 간호에 있어서 간호사가 자기자신과 다른 간호사들의 행위에 대해 갖고 있는 기대로써(이, 1991) 이러한 역할개념은 무엇을 해야하고 무엇을 하지 말아야 하는지에 대한 타인의 의견이나 판단 또는 행위를 듣거나 관찰하므로써 습득된다. 대한간호협회는 간호사는 개인, 가족, 집단, 지역사회에 전인적 간호중재와 상담, 교육 등을 수행하므로써 대상자의 지식을 증진하여 건강에 관한 최선의 선택을 할 수 있도록 해야 한다. 라고 간호사의 역할을 제시하고 있다. 간호의 중요한 목표는 환자가 갖고 있는 자기간호에 대한 잠재능력을 극대화시키는 데에 있다.

Orem(1985)은 자기간호라는 이론적 기틀을 토대로 환자의 욕구를 만족시켜주기 위한 3가지의 간호체계를 설명했다. 간호체계는 환자가 요구하는 건강관리 활동의 수행과 간호사와 환자의 역할에 의해 완전보상적(wholly compensatory) 간호체계, 부분보상적(partially compensatory) 간호체계, 지지교육적 간호체계(educative-supportive nursing system)의 3가지 간호체계로 나누어진다.

완전 보상적 간호체계는 환자가 자기자신의 간호수행에 있어서 적극적인 역할을 전혀 못하는 간호체계이며 간호사의 역할은 전적으로 의존적인 상태에 있는 환자를 위한 활동에 초점을 두고 있다. 이렇게 완전보상적인 간호가 필요한 환자는 혼수상태의 환자, 합리적이고 이성적인 판단을 할 수 없는 환자, 의식이 있고 의사소통이 가능하나 신체적인 활동이 불가능한 환자이다. 부분보상적 간호체계는 손가락이 필요한 업무(manipulative tasks) 또는 보행(ambulation)을 포함하여 환자와 간호사가 환자간호활동에 함께 참여하는 간호체계이다.

간호사의 도덕적 결단에 의한 모든 간호행위는 충실히 기록되어야 한다. 특히 환자의 위임이나 동의가 필요한 다시 말하면 환자의 의지와 역행될 수 있는 모든 내용을 세심하게 관찰하여 기록해야 한다. 예를 들면 치료적 도구, 신체적 억제, 투약의 내용 같은 것들이 상세히 기록되어야 한다.

의사소통관계는 간호사와 환자가 서로를 동등한 것으로 인식하는 대칭적 유형(symmetrical pattern)과 간호사가 환자를 도와주는 보충적 유형(complementary pattern)이 교대하며 번갈아 나타난다. 그렇지만 부분보상적 간호체계는 의사소통의 보충적 관계를 향하게 되는데 이 보충적 관계에서는 물론 간호사가 환자보다 우위에 있게 된다. 동시에 부분보상적 간호체계에서는 환자와 간호사가 서로를 위해 행동하고, 안내하고(guiding or directing), 신체적 지지를 제공하고, 심리적 지지를 제공하고, 발달을 지지해주는 환경을 제공하는 것과 같은 5가지 방법의 돌봄을 사용하게 된다. 지지교육적 간호체계에서는 환자가 필요로 하는 간호사의 도움은 위의 다섯 가지 돌봄을 적절히 배합시키면서 이루어지게 된다. 지지교육적 간호체계에서의 의사소통 관계는 보충적 유형과 대칭적 유형이 교대하여 번갈아 나타나나 궁극적으로 대칭적 유형의 균형을 이루게 된다.

의사와 간호대상자는 간호사에게 조정자의 역할, 촉진자의 역할, 변화발동자의 역할과 옹호자의 역할을 기대하고 있다. 특히 의사는 간호사에게 의사의 지시뿐만 아니라 독자적 위치에서 환자를 돌보고 의사를 협조하며 전인간호를 해주기를 기대하고 있으나 환자는 간호사에게 신중하고 상냥하고 친절하게 대해주기를 기대하고 있다(유, 이, 전, 1984).

3. 질병기 동안의 가족관계

인간에게 있어서 심한 질병은 커다란 슬픔, 상실 그리고 삶의 여러 분야에서의 변화를 요구한다. 환자는 고통스럽고 흉터를 남기는 치료를 받아야 하고, 다량의 약물을 투약 받아야 하고, 복잡한 의료기계를 부착하고 오랜 시간을 보내야 하며, 신체상과 자율성에 변화를 초래한다.

불확실성과 애매모호성 속에 직면한 환자는 희망과 공포의 균형을 이루어야 하고, 가지고 있던 직업과 가족에 대해 새로운 방법으로 대처해야 한다.

1) 가족의 역할 변화

질병에 대한 반응을 개념화하는 가장 용이한 방법은 가족과 의료팀을 하나의 체계로 묶어서 생각하는 방법으로 우리들 각각은 개인으로 행동하지만 우리는 체계의 한 부분이다. 간호사는 체계로서의 신체적 기능에 익숙해져 있는데 신체의 어느 한 부분에 문제가 나타나면 그 문제는 신체의 다른 부분에도 영향을 미친다.

동일한 방법으로 가족이나 건강 의료팀의 어느 한 개인에게 나타나는 변화는 체계 내에 속해 있는 타인들에게도 영향을 미치게 된다. 한 체계의 구성원은 우리의 역할을 정의하는 데에 중요한 부분으로 예측이 가능한 인생사의 사건은 물론 그리고 예측이 불가능한 인생사의 사건에 대한 반응과 의사소통 방식에 영향을 미치고 있다.

인생사의 사건에 대한 반응은 생활환(life cycle)내에서 가족 발달 단계, 질병 및 치료에 따라 다양해진다. 질병의 진단은 가족 구성원들이 행사하는 역할에 대해 재정의를 요구하며 육아와 간호 등이 충족될 수 있도록 해준다. 예를 들면 역할의 변화는 환자가 자신의 간호에 필요한 요구를 존중해 주도록 격려하는데 있어서 대단히 중요하다. 가족의 역할이 자아감과 밀접하게 연결되어 있을 때에 역할의 재배치는 매우 복잡하다. 미래에 대한 대처에의 공포와 기회 상실에 대해 커다란 슬픔을 느끼게 된다. 물론 이점을 얻을 수도 있다. 역할의 변화는 환자와 가족이 이제까지와는 다른 유익한 방법으로 관계를 맺도록 유도할 수도 있다. 예를 들어 부인의 질병은 남성 배우자로 하여금 이제까지 해오지 않았던 일 들, 예를 들면 자녀 돌보기, 자신에 대한 지각, 인간관계에 대한 이해를 새로이 하도록 이끈다. 남성 배우자의 역할 변화에 대한 양가 감정은 부인에게 조언을 구하거나 또는 부인이 자녀들에 대한 걱정을 할 때 더욱 복잡해진다. 부인은 질병으로부터 회복될 때 이러한 어머니로써의 역할을 다시 되찾을 수 있는 것이 중요하다.

어떤 가족들은 서로 이와 같은 복잡한 역할들을 타협해가기도 하지만 또 다른 가족들은 매우 어려워 하기도 한다. 현재의 요구를 만족시키지 못하는 과거의 가족역할 유형 속에서 많은 사람들이 갈등을 느낀다. 갈등과 오해가 싹트면서 이러한 갈등과 오해가 환자의 신체적 안녕에 영향을 미칠 수 있다는 두려움으로 표현을 하지 못하는 경우도 많다.

2) 질병과 가족요구간의 균형

가족들의 습관도 질병 상황에서의 요구를 만족시키기 위해 변화되어야 한다. 예를 들면 사생활, 개인적 자율성, 외부 지지, 타인과의 공유성 등이다. 성인과 어린이들이 직면하는 딜레마(dillemas) 중의 하나는 환자 자신의 요구와 가족들간의 요구에 대한 균형 유지이다. 어린이들이 놀이, 그림 그리기와 불평을 통해 타인을 간호하고 돌보려고 노력하면서 그들 자신의 슬픔을 감추는 방법을 택하고 있다. 병든 어머니, 아버지, 아들 또는 딸이 병원에 입원한다는 것은 불확실성의 상황이다. 아버지나 어머니의 역할을 부모는 투석, 유방절제술 또는 항암제 치료 등을 받기 위해 힘을 추수려야 하는 것 외에도 자녀들의 양육에 대해 걱정을 한다.

우리는 질병이 부여하는 개인적 의미와 질병이 가족내의 타인에게 부과하는 영향를 고려해야 한다. 대개 환자에게는 모든 지지와 지원을 보내면서 다른 가족에게는 무심하고 소홀하게 대할 수 있다. 질병이 환자에게 주는 의미와 가족에게 주는 의미를 잘 통합할 수 있도록 환자를 도와주는 것이 바로 간호사의 역할이다.

3) 가족과 의료요원간의 관계

질병에 의해 초래되는 역할 교대는 가족과 의료요원들간의 상호작용에 커다란 영향을 미친다. 환자가 된다는 것은 타인들이 제공하는 간호에 의지한다는 것을 의미하는 것처럼 가족구성원 중 어느 한 사람의 질병은 건강한 가족들은 환자가 건강전문요원들에 의한 치료를 필요로 한다는 것을 의미한다. 가장 위험 부담이 높은 시기에 환자에 대한 간호는 가족들의 손을 떠나 의료요원에게 넘어간다.

어린아이가 아플 때 어린아이의 음식, 수면 요구 등과 같은 육아의 본질적 영역은 간호사에게 양도된다. 이상적으로 부모와 의료요원들은 어린아이의 요구가 만족되는가를 확인하기 위해 어린아이의 간호에 함께 참여해야 한다. 그러나 어린아이의 간호에 대한 견해 차이로 부모의 감정이 격해질 경우 부모가 의료요원들이 제공하는 간호를 재정의해야한다. 부모들이 의료료원들이 제공하는 간호의 재정의를 위해 의료요원에 대한 상당한 신뢰와 존경이 필요하다. 가족 구성원은 자신의 역할을 타당화 하기 위해 전력투구하는 모습을 볼 수 있다. 예를 들면 소아과 병동의 한 간호사는 "아동의 어머니보다 아버지가 병동에서 화를 잘 내는 경향이 있고 제공된 처치에 대해 불평하는 경향이 있다." 라고 설명한다.

어린아이가 몹시 심하게 아플 때 어머니는 아픈 어린아이의 일차간호 제공자가 되고 아버지는 나머지 가족을 위해 실제적이고 정서적이며 재정적인 지지를 제공한다. 아버지가 제공하는 후자의 지지가 어린아이의 건강한 다른 형제에 대해 연속성을 유지하도록 돕는 데에 중요하지만 부친이 이러한 지지 역할을 할 수 없을 때 아버지의 역할은 평가절하 될 수밖에 없다.

단지 1명의 가족이 치료를 받는다 하여도 입원이란 가족구성원 모두에게 심각한 영향을 미치게 된다. 건강의료요원들이 환자간호에 다양하게 참여하지만 간호사들은 환자가족들이 직면하는 과도기적 상황에 잘 타협하도록 도와주어야 하며 어머니가 병원에 입원해 있는 동안 다른 어린아이의 형제가 아플 경우 누가 어린아이를 간호하고 있는지? 또는 누가 어린아이를 돌보고 있는가에 대해서도 관심을 가져야 한다.

4. 질병-안녕의 연속성

환자가 질병에서 평안으로 이어지는 연속선을 따라 움직이면서 정교한 감시체계와 생명지지체계를 갖춘 고도의 기술체계(a world of highly technology)로부터 환자자신의 자기간호수행에 필요한 능력을 얻을 수 있는 상호적 의사결정과 통제의 환경으로 이동해 간다. 또한 동시에 생명을 위협하는 신체적 요구에 대한 강조에서부터 심리적 또는 대처 요구의 만족으로 이동해 간다.

1) 질병의 심리적인 양상

별다른 증상없이 건강하게 지내던 50대의 한 남성이 정기 건강진단 검사에서 심전도가 비정상적인 것으로 나타났다. 정밀검사로 심도자술을 받았는데 심장내과 의사는 동맥경화성 심장 질환이 매우 심하다는 결론을 내리고 수술 스케줄을 다음날로 잡았다. 환자는 당연히 상당히 놀랬고 입원 후 곧 심한 흉부 통증이 시작되었다. 통증 완화를 위해 정맥 투약이 시도 되었으나 통증 완화에 별다른 도움이 되지 않았다. 의사, 간호사 그리고 환자 모두는 좌절에 빠졌다. 환자는 불안, 걱정과 좌절의 상황 속에서 계속적으로 안심하라는 이야기만 들었다.

환자에게 관상혈관계 병동이 안전하리라는 판단 하에 내과 병동에서 관상혈관계 병동으로 이동시키기로 결정되었다. 환자는 이 사실을 알고 더욱 놀랬으며 흉부의 통증은 더욱 심해졌다. 환자는 그의 부인을 불러주되 부인이 놀라지 않도록 해달라는 각별한 부탁을 의사와 간호사에게 하였다. 그렇지만 환자자신은 매우 놀랐고 심한 스트레스를 받고 있었다. 관상혈관계 병동으로 간 환자의 흉부 통증은 조절이 불가능할 정도로 심했고 심실세동까지 나타났다. 환자는 의료팀들의 갈등과 무질서 속에서 효과가 없는 내과 중재를 받다가 응급수술을 받았으나 의식의 회복을 하지 못했다.

동맥경화성 심장질환을 가지고 있으면서도 건강하게 지냈던 50대의 남성환자는 자신의 질병상태를 알게 된 후 심한 스트레스를 받고 건강의 회복이 불가능하였던 환자의 예이다. 여러분이 이 환자를 접했다면 환자에게 어떻게 접근했겠습니까? 5명 정도가 한 조가 되어 이 환자에 대한 간호중재를 논하여 보고 정리해 봅시다.

인간은 사춘기, 노화, 죽음은 물론 질병상태와 관련하여 스트레스를 받게 되며 어떤 특별한 질병의 증상을 초월하여 나타나는 다양하고 특징적인 심리적 양상이 있다.

<질병>	<안녕>
의존적	독립적
수동성	적극성
공포와 불안이 증가	공포와 불안의 감소
자가거절	자가수용
자존심의 저하	자존심의 증가
정체감 상실과 정체감 혼동	정체감 확립

질병의 급성기에 환자는 의존성이 높아지고 타인에 의한 전통적인 건강관리를 받게 될 때 환자에게는 불안감과 걱정이 증가된다. 또한 근로자, 어머니, 아버지, 친구, 이웃 그리고 자녀와 같은 일상생활에서의 역할을 수행하지 못하면서 동시에 익명의 환자 또는 건강소비자가 됨으로서 역할과 정체감의 상실이 따르게 된다. 타인에게 신체적 의존성을 갖게 되는 상태는 결코 선취권이 없으며 선취권을 갖지 못하는 이러한 상태는 건강소비자가 환자로 있는 동안은 불가피하다.

그렇지만 간호사-환자간의 관계 목표는 환자가 가능한 한 빨리 인체기능의 모든 독립성을 성취하는 데에 있다. 질병의 심리적 면은 질병이 문화 속에서 어떻게 간주되는가, 그리고 질병자체의 특성, 환자의 역할, 그리고 이 세 가지의 상호작용에 관련되어 있다. 또한 질병의 심리적 양상은 질병의 발병 시기에 따라 다양해지기도 한다. 질병의 심리적 양상은 특히 간호사가 환자의 질병에 대한 반응을 규명해내지 못한다면 간호사와 환자간에 장벽이 되며 효과적이고 치료적인 의사소통을 방해하게 된다.

윤 등(1995)은 환아의 어머니 또는 환자가 인지한 간호의 질과 간호사의 간호제공 만족과는 일치하지 않으므로 간호사들은 환자 또는 환아의 어머니가 양질의 간호를 받았다고 인지할 수 있도록 스스로 간호업무에 책임감을 갖고 좋은 판단과 지식으로 양질의 간호를 제공하도록 노력해야 하며 간호대상자의 요구와 간호사의 간호행위가 일치해야 할 것이다.

2) 질병의 사회적 양상

첫째 환자가 마음대로 움직이지 못하며, 둘째 환자가 건강을 회복하고 자신의 능력 한계 내에서 정상적인 기능을 되찾고자 하는 요구를 가지고 있으며, 셋째 간호사와 의사에게 협조하여 건강을 회복하고자 하는 바램을 가지고 있는 상황하에서 환자들 스스로가 몸이 불편하고 아프다고 간주하는 사람들이 취하는 역할을 환자의 역할(sick role)이라고 한다. 환자와 간호사 모두는 환자가 자신의 질병관리와 책임에 소홀하거나 질병관리와 책임을 다하지 못하므로써 몸을 마음대로 움직이지 못하는 무능력(incapacities)이 나타나는 것으로 간주하기도 한다. 이와 같은 경우 환자는 질병발생에 대한 비난을 면할 수가 없으며 때에 따라 환자는 심한 후회와 함께 죄의식을 느끼게 된다.

간호사와 환자 모두는 우리가 질병에 대한 책임을 지는 것과 건강에 대한 책임을 진다는 것에 대한 차이를 잘 식별하지 못한다. 우리는 가끔 질병이 죄에 대한 처벌 또는 징계이며 어쨌든 환자가 발생된 질병에 대한 책임을 지는 것이 마땅하다고 믿는 경우도 많다. 정도의 차이는 있겠지만 우리의 일상생활에서 이러한 경험을 한 적이 있다. 예를 들면 우리는 스스로가 자신을 잘 간호하지 못하여 감기에 걸리게 되었다고 생각하는 경우가 많다.

5. 보충적-대칭적 관계의 연속성

완전 보상적 체계에서의 간호사와 환자간의 양자관계는 보충적이며 의사소통의 상호작용에서 간호사가 상위의 역할을 하고 환자가 하위의 역할을 하게 된다. 위에서 설명한 질병의 심리적 양상은 환자가 신체적으로 전혀 움직일 수 없어 간호사가 환자의 모든 것을 관리해 주어야 하는 환경에 처한 환자의 심리적인 특성이다. 이 상태 하에서 환자에게 반대편으로 돌아누워야 할 시간입니다. 또는 왼쪽 둔부에 주사를 놓으려고 해요와 같은 이야기를 하는 것이 결코 환자의 적극적인 반응을 격려해주지 못한다. 완전보상적 간호체계에서는 환자 감정과 자세의 표현이 간호사에게는 도전이 될 수 있다.

그렇지만 양자간의 의사소통에서는 인간의 감정과 자세가 언어적 메시지를 통하기보다는 비언어적 메시지를 통하여 보다 강하게 전달된다. 완전보상적 간호체계에서 간호사가 주도하는 의사소통의 중요한 유형은 언어적인 질문과 지침이나 지시를 제공하는 것이다. 매우 심하게 아픈 환자가 나타내는 반응은 주로 머리를 끄덕거리거나, 손을 흔들거나 또는 얼굴 표정과 같은 비언어적인 상징적 반응(emblem)을 하는 것으로 알려져 있다.

비언어적 반응은 환자들이 자신의 신체적 상태 때문에 발생된 심한 질병을 갖고 있다는 것을 나타내는 반응이기도 하며 동시에 환자의 높은 스트레스와 두려움을 나타내기도 한다. 간호사들은 환자의 이러한 상징적인 반응에 관심을 갖고 단순한 언어적인 지침이나 지시만을 줄 것이 아니라 감정이입과 돌봄의 태도로 환자를 대할 수 있도록 준비되어야 한다. 또한 비언어적 반응이 환자의 구두표현이 불가능하다는 것이나 환자가 느낄 수 없거나 감정이 없다는 것을 의미하는 것은 아니며 돌봄, 관심 또는 다른 형태의 치료적 의사소통으로부터 도움을 받을 수 없다는 것을 의미하는 것도 아니다.

Garvin(1981)은 병원환경에서의 보충적인 관계 속에서 볼 수 있는 의사소통 유형을 13가지의 의사소통 유형으로 분류했다. 아래에 Garvin이 제시한 보충적인 관계에서의 13가지 의사소통 유형이 왼쪽에 서술되어있고 우측에는 각각의 의사소통 유형을 나타내는 상호작용의 예가 있는데 각각의 예에서 장점과 단점을 생각해 보시오.

세 아이의 어머니인 Barbara Hall이 자궁암으로 자궁절제술 수술을 받은 다음 날이었다. 아침 순회를 하는 동안 수간호사는 Barbara의 수술부위 드레싱과 수분배설양을 확인하고 있었다.

다음의 대화에서 간호사는 환자와의 상호작용을 시작하고 이끌어가고 조절하고 있다. 또한 환자가 간호사의 이름을 사용하지 못할 때에도 간호사는 환자의 이름을 부름으로써 환자의 공간을 침범했다. 간호사는 이야기의 주제를 선택하고, 질문을 하므로써 이야기의 내용을 조절했다. 간호사의 질문에 환자는 적절히 대답을 해주리라고 간호사는 기대했다. 상보적(보충적) 의사소통의 장점과 발생이 가능한 문제를 고려해 볼 때 질병의 특성이 보충적 관계에서 중요한 역할을 하고 있다는 것을 다시 한번 강조해야 한다.

<보충적 유형>	<상호작용>
1. 간호사가 먼저 이야기를 꺼낸다.	1. Nr : Barbara씨, 수술부위 드레싱을 보려고 합니다.
2. 간호사가 대화의 처음 주제를 선택한다.	2. Cl : 그래요.
3. 간호사는 질문을 하고 환자는 질문에 답한다.	3. Nr : 수술부위가 어떠세요? 아직도 통증이 있나요? Cl : 아니오. 전혀 아프지 않아요.
4. 간호사가 이야기의 주제에 대해 질문을 하면 환자는 간호사가 제시하는 주제를 따라간다.	4. Nr : 물, 음료 등을 많이 마시고 계시나요? Cl : 20 분전에 아침식사를 할 때 오렌지 쥬스를 많이 마셨어요.
5. 보충적 상호관계에서의 주제는 환자에 관한 개인적인 정보를 다루어야 한다.	5. Nr : 배가 불편하지는 않으세요? (간호사의 손을 환자의 아랫배에 놓고 요정체가 있는가를 촉진해본다.) Cl : 네, 조금 아파요.
6. 간호사의 질문에 환자가 대답을 한 후 간호사는 처음 질문에 관계된 질문을 계속하여야 한다.	6. Nr : 여기가 조금 아픈가요? (손으로 배를 살짝 눌러본다)
7. 계속하여 주제와 관련된 질문을 하되 환자의 대답을 기다리기 전에 다른 질문을 할 수도 있다.	7. Nr : 침대 가장자리에 걸터 앉아 보신 적이 있습니까? 담당 간호사가 오늘 세 번 정도 앉아 있으라는 이야기를 해 주었습니까? Cl : 아직 앉아 있는 것이 너무나 힘든데요.
8. 이어서 환자가 나타날 반응이나 대답을 언어적으로 평가해 보거나 바꾸어 말해본다.	8. Nr : 안즌 것은 쉽게 할 수 있지요. 그런데 앉을 때에 배가 아프다는 것을 의미하지요. Cl : 네, 맞아요.
9. 환자가 수용할 수 있는 같은 부류의 구성원이 되기를 제안한다.	9. Nr : Dr. Jackson에게 그런 이야기를 했나요? 그분이 담당 레지던트 선생님이신데요. Cl : 아침 일찍 저를 보러 오시는 분이 Dr. Jackson인가요?
10. 간호사는 화제를 돌리거나 대화를 종결시키기 위한 자, 그러면, 좋아요, 자 등과 같은 상황 바꾸기에 사용될 수 있는 표현(bracket marker) 등을 사용할 수 있는 적절한 시기를 포착한다.	10. Nr : 네, 맞아요. 자, 그러면 제가 퇴근하기 전에 다시 한번 올 것입니다.
11. 환자는 흔히 간호사보다도 더 형식적인 용어를 사용한다.	11. Cl : 간호사 선생님께서 ~에 대해서 알고 계신것 같은데요.
12. 간호사는 의미있는 암시나 계기를 주기 전에 환자의 말을 방해한다.	12. Nr : (방해하면서) Barbara씨, 퇴원한다는 것에 대해서 생각해 보셨나요? Cl : 아니오.
13. 간호사가 먼저 대화의 종결을 제안한다.	13. Nr : 다음에 또 보지요.

환자와 간호사의 상호작용을 건강한 두 사람의 상호작용과 동일하게 평가해서는 곤란하다. 환자가 질병상태에서 안녕 상태로 회복되어감에 따라 환자는 보다 많은 통제력을 얻게 되며 간호사와 환자와의 관계는 보충적 관계에서 대칭적 관계로 이동해간다. 앞서 설명한 대로 보충적인 관계가 반드시 부정적인 것만은 아니며 보충적 관계를 통해 환자가 건강을 회복할 수 있는 방법을 얻을 수 있기 때문이다. 즉 학생들은 교사-학생, 어린이들은 부모-자녀간의 보충적 관계(complementary relationship)에서 배우는 것처럼 환자들은 간호사-환자간의 보충적 관계에서 간호사로부터 건강을 회복할 수 있는 방법을 배우게 된다.

보충적 관계에서 가장 중요한 점은 간호사가 환자에게 돌봄, 관심과 신뢰감을 표현해 주어야 한다. 보충적 관계가 경직되고 융통성이 없다면 간호사는 환자에 대해 더 많은 통제를 하게 된다. 양자관계가 보충적 관계유형과 대칭적 관계유형이 교대로 번갈아 가며 이루어지기보다는 보충적 관계에 매이게 된다면 방어적 행위가 나타나게 된다. 예를 들면 간호사가 환자를 비난하면 환자는 간호사를 달래게 된다. 건강한 간호사-환자의 양자관계는 역동적이며 환자가 갖고 있는 질병의 특성에 따라 양자관계의 참여자인 간호사와 환자가 서로 다른 역할을 갖게 되는 일련의 단계를 통해 발전해간다. 간호의 목표는 환자를 위해 모든 것을 해주는 것으로부터 환자를 보조해 주고 마지막으로는 환자와 함께 계획을 세우며 환자가 자신의 건강에 대해 전체적인 책임을 질 수 있게 된다. 간호사-환자간의 양자관계가 동등하거나 또는 대칭적인 관계유형 또는 환자가 우위인 보충적 관계로 변화해 감에 따라 요구되는 의사소통의 복잡성 측면을 고려했을 때 간호사에게 보다 많은 요구가 따르게 된다.

6. 간호사-환자간의 효과적인 의사소통의 방해요소

타인은 물론 간호사는 역할 명칭을 이용하여 환자를 분류하는데 이렇게 환자를 분류하는 방법은 간호사와 환자가 파악하고자 하는 것을 선택적으로 결정하고 복잡한 식별과정 속에서 효과의 경제성을 얻게 된다. 즉 환자를 분류하므로써 간호사는 어렵고 복잡한 상황을 보다 쉽게 대처할 수 있도록 도와준다. 그렇지만 이렇게 환자를 분류하여 부르는(stereotyping or labeling) 것은 효과적인 의사소통을 방해하게 된다.

환자에게 붙여주는 라벨(label)은 개인에 대한 잘못된 또는 부적절한 개념과 환자들의 행동과 태도 등을 토대로 이루어진다. 예를 들면 대부분의 노인들에게 지남력 상실이 온 것으로(disoriented) 의식적, 무의식적으로 생각하고 있는 간호사들은 노인들 개개인을 유일하고 독특한 개인으로 간주하는 간호사보다 환자들과의 의사소통이 비효과적으로 이루어 질 것이다. 이렇게 노인들 외에도 라벨을 쉽게 붙여 줄 수 있는 부류의 환자에는 알코올리즘 환자, 말기임종환자, 의식혼란 환자, 신체적 불능환자와 장기적 만성환자 등이 있다.

1) 적대적인 환자

몸이 아픈 환자는 환자 주변의 사람들에게 상당히 부담을 주는 태도와 방법으로 반응을 보이게 된다. 이런 반응 중의 하나가 적대감이며 적대감은 흔히 타인을 향한 적대감이다. 적대감을 갖고 있는 환자의 특성은 흔히 자신의 치료에 대해 만족하지 못하고, 말하기를 싫어하고, 감사할 줄 모르고(unappreciative), 농간을 부리고(manipulative), 비협조적이고(uncooper-ative), 고집이 세고(stubborn), 병원의 규칙을 따르지 않는 경향이 있다(Kelly & May, 1982; Alpert & Wittenberg, 1986). 적대감을 갖고 있는 환자는 환자역할을 거부하고 또 거의 의사소통이 어려운 파괴적인 행동을 보이며 특히 병원환경 내에서의 행동은 call bell을 계속하여 누르거나, 빈번히 변기를 요구하고, 병원 식사에 대해 불평하는 것과 같은 끊임없는 요구를 하는 특성이 있다.

환자의 적대적인 행동을 간호사가 나름대로 정확히 해석하기는 대단히 어렵다. 환자의 이러한 적대적인 행동을 흔히 요구가 많은 환자, 꾀병을 피우는 환자(malingering), 불평하는 환자(complaining) 또는 나쁜 환자(bad patient)라는 낙인을 찍어 주기도 한다. 이러한 낙인은 환자를 비난하는 것이며, 이런 식의 낙인은 또한 자기만족적 예언이 될 수 있으며(self-fulfilling prophecy), 간호사는 환자의 불평과 요구에만 반응을 보여주므로써 불평하고 요구하는 환자의 행동을 강화시키며 불평과 요구에 대한 환자 행동의 강화는 환자에게 더 많은 요구와 불평을 초래하게 된다. 일단 환자가 부정적인 라벨을 받게 되면 그 부정적인 라벨은 한 병동의 간호사 전체에게 퍼져나가 환자가 변화를 보인다는 것을 더욱 어렵게 만든다.

급성으로 몹시 심하게 아픈 노인 환자가 한 병동에 있었다. 그 노인환자는 끊임없이 요구를 하고, 많은 불평을 하고 있어 병동의 큰 골치 덩어리가 되었는데 노인 환자의 적대적 자세는 간호사에서 점차 의사, 다른 건강관리요원들에게로 퍼져나갔다. 이러한 상황은 학생간호사가 그 병동에 실습을 나올 때까지 더욱 더 악화되었다. 그 병동에 실습 나온 학생간호사는 노인환자의 말을 잘 경청하고 드디어 노인환자의 부정적 행동의 바닥에 깔려있는 이유를 이해하기 시작했다. 노인환자는 학생 간호사와 많은 이야기를 나누면서 더이상 불평과 적대적인 태도를 보이지 않기 시작했다. 그후 그 병동에 있는 간호사 모두는 노인환자에 대해 우호적인 태도를 갖게 되었다.

이 이야기는 간호의 핵심을 찔러주는 감동적인 이야기이다. 간호사-환자간의 치료적 의사소통의 한 예가 되기도 했지만 노인환자에 대한 그 병동에 있는 전체 간호사의 자세와 태도를 바꾸어 주어 결국은 노인환자의 적대적인 행동을 변화시켰다.

적대적인 태도를 보이는 환자를 다룰 때에 우선 간호사는 환자를 수용할 필요가 있다.

간호사는 자신이 돌보고 있는 환자는 물론 간호사들 스스로를 잘 알고 이해하는 간호사는 환자의 특이한 행동과 성향을 수용할 수 있어야 한다. 간호사는 자신이 돌보고 있는 환자의 문화적, 그리고 생물학적인 성의 차이는 물론 간호사 자신의 개인적인 편견도 알고 있는 것이 중요하다. 이해, 감정이입, 지지적인 의사소통기술을 이용하여 간호사는 환자를 이해하기 시작하며 또한 환자를 도와 환자의 적대적 행위를 변화시킬 수 있다.

2) 좋은 환자라는 라벨(The Good Patient Label)

간호사가 찾아내기 어려운 문제는 간호사에게 크게 부담을 주지 않기로 마음먹고 침묵 속에서 마음 고생을 하고 있는 환자이다. 간호사들은 이러한 환자를 흔히 즐거워하는 환자(cheerful), 낙관적인 환자(optimistic), 재미있는 환자(amusing), 감사할 줄 아는 환자(grateful)로 라벨을 붙여준다(Kelly & May, 1982). 좋은 환자라는 라벨을 갖고 있는 환자는 병원의 규칙을 잘 지키며 요구 사항도 거의 없고 자기주장도 하지 않는다. 이들은 간호사와 농담도 잘하고 잘 웃으며 간호사와 상호 협조하여 안녕을 향한 목표를 세운다. 좋은 환자는 질병으로부터 회복되고자 하는 동기화가 되어 있다.

Satir의 의사소통유형에서 볼 때 사실상 실제로는 몸이 아플 때에도 간호사들에게 환자의 몸 상태가 괜찮다고 말하므로써 오히려 간호사를 달래거나 간호사의 환심을 사려고 한다. 능숙하고 세련된 좋은 환자는 간호사에게 전달하는 메시지의 내적인 감정을 감추고 위장하는 것에 성공할 수 있을 지라도 이 환자의 언어적 메시지와 신체적 비언어 메시지 사이에는 모순이 있게 된다. 좋은 환자가 갖고 있는 중요한 어려움은 이러한 문제점들을 찾아내는 것이다. 환자의 언어적 메시지와 신체적 비언어 메시지간의 모순점은 남의 눈에 띄지 않고 넘어갈 수도 있다는 점이다. 환자가 약간 얼굴을 찡그리거나 머뭇머뭇 거리면서 질문에 답하는 것과 같은 것은 환자의 고통을 표현하는 것이지만 포착하기가 쉽지는 않다. 환자가 자신의 내면적 느낌, 고통받는 증상 등을 간호사에게 표현하는 경우 결코 좋은 환자가 될 수 없다. 대개 간호사는 좋은 환자에게 미소를 지어 보이고, 칭찬을 해주고, 좋은 환자는 간호사의 칭찬하는 말을 엿들은 경우가 많으며 좋은 환자의 행동에 대한 보상을 받게 된다.

어느 날 아침 *H* 씨는 간호사실 앞을 우연히 지나가다가 간호사가 자기의 이야기를 하는 것을 듣게 되었다. 10호에 있는 *H* 씨는 참 교양이 있어 보이지요. 얼굴도 아주 예쁘고 항상 웃는 얼굴입니다. 심지어는 수술을 받은 후에도 수술부위가 아플 텐데 얼굴하나 찡그리지 않더라구요.

이런저런 이유로 좋은 환자가 자신의 내적인 감정과 자신이 상태를 모두 노출시키기는 대단히 어렵다.

<좋은 환자 되기 연습>

① A · B 2명이 짝을 짓는다.

② A는 관상동맥질환으로 집에서 부인의 간호를 받는 환자가 되고 B는 A의 집을 방문한 가정 간호사이다. 환자 A는 모든 것이 괜찮은 척하면서 한편으로 좋은 환자로 위장하고 싶어한다. 즉 A는 몇 가지의 문제를 감추고 있으나 A가 말한 대로 모든 것이 잘 되어가고 있지 않다는 포착하기 어려운 단서를 주고 있다.

③ B는 A와 면담을 하면서 A가 감추고 있는 단서를 찾아내도록 한다.

④ B는 다음의 비언어적 단서를 주시하면서 A의 말을 경청한다.
a. 눈의 마주침 b. 얼굴표정 c. 몸의 동작이나 자세 d. 어조와 음조

⑤ A · B는 역할을 바꾸어 다시 한번 반복한다.

⑥ A · B가 한 간호사, 좋은 환자의 역할 경험을 나누어본다. 상대방이 좋은 환자였는지를 설명 할 수 있겠는가? 있다면 그때의 단서는 무엇인가?

3) 좋은 간호사라는 라벨(The Good Nurse Label)

많은 건강관리 환경에서 좋은 간호사는 인간중심적(person-oriented)이기 보다는 업무중심적인(task-oriented) 경향이 있으며 이 간호사는 때때로 고가시도 업무 또는 환자에게 손해를 줄 수 있는 업무에 최우선권을 부여할 수도 있다.

내가 근무하고 있는 병동에 간호 학생의 임상실습 지도교수인 *L* 씨가 갑상선절제술을 받게 위해 입원했다. 수술을 받은 후 *L* 씨에게는 수술부위 통증이 있을 때마다 *Demerol*을 투여 받아도 좋다는 *prn order*가 내려졌다. 오전에 갑상선절제술 수술을 받고 난후 저녁 늦게 부터 수술부위에 상당한 통증이 오기 시작했다. 마침 복도 건너편에 있는 방으로 투약을 담당하고 있는 간호사가 다른 환자에게 투약을 하기 위해 들어가는 것을 보았다. *L* 씨는 그 간호사에게 수술부위에 통증이 오기 시작하는데 *prn* 투약을 받을 수 있는지를 물었다. 그러자 간호사는 지금 복도의 왼쪽 편에 있는 입원실을 돌면서 주사를 놓고 있는데 왼쪽 입원실을 먼저 끝낸 후 오른편 복도의 입원실을 갈 것이며 그후에 *L* 씨에게 가서 *Demerol*을 주사하겠다고 말했다.

위에서 언급한 이러한 상황이 흔한 것은 아니지만 비슷한 상황을 종종 볼 수 있다. 간호사는 당장 통증을 호소하는 환자를 돌보는 것 대신에 투약업무를 하는 데에 전적으로 매달려 있었다. 좋은 간호사는 환자의 말에 경청하기 위해 자신이 하던 것을 좀처럼 중단하지 않으며 특히 환자의 말에 경청을 하지 않으며 지나치게 사리적으로 되거나 또는 합리화시키거나 또는 약간 비난하는 경향이 있다.

우리는 흔히 간호에 있어서의 좋은 간호사란 자료수집을 하고 분석하여 어떤 결과를 가져오는 계산이 정확한 실무에 초점을 두나 인간적인 접근(humanistic approach)은 아예 존재하지 않는다. 좋은 간호사는 자기노출을 피할 뿐 아니라 긴장상황에 처해있는 환자의 감정과 경험을 나누지 않기 위해 판에 박은 듯한 상투적인 말과 행동으로 무장을 한다. 그러나 반대로 환자는 긴장이 심했던 질병의 경험 속에서 좋은 돌봄을 머릿속에 떠올릴 때 간호사의 기계적이고 기술적인 능력보다는 간호사의 돌봄 태도를 강조하고 있다. 즉 간호역할에 대한 건강소비자의 인식은 간호기술의 기술적인 능력보다는 간호사의 인간적인 자질에 우선적으로 초점을 두고 있다.

후두 절제술을 받았던 의과대학의 한 교수는 수술에서 회복된 후 병원에 입원 후 수술을 받고 회복되기까지 가장 중요한 것은 간호사의 돌봄이었다고 술회했다.

(*Neuman, 1985*)

불행하게도 좋은 환자가 좋은 간호사를 강화시킨다. 즉 간호사의 시간을 빼앗지 않으려 하고, 간호사에게 이런저런 요구를 하여 문제를 야기시키는 것을 원치 않으며 환자들 스스로가 해결할 수 있는 일이라는 생각이 들어 간호사에게 해결을 요청하지 않으려 하고 간호사가 매우 바쁘고 과로하고 있다고 생각하는 환자가 판에 박은 듯이 상투적으로 일하는 간호사를 만들게 된다.

사실상 마음이 편안한 환자는 없다. 간호사와 타인이 보기에 간단하고 단순한 질환인 경우에도 환자들은 공포와 불안을 갖게 되고 낙심을 하기도 한다. 간호사 - 환자 관계의 상호작용으로 라벨의 사용을 막아야 하며 건강목표와 관련된 의사결정과정에서 환자가 하나의 참여자로서 적극적인 역할을 할 수 있는 환자에게 좋은 환자, 나쁜 환자 또는 그 이외의 어떠한 라벨도 주어서는 안된다.

7. 환자의 간호사에 대한 치유적 경험

간호란 건강문제를 가지고 있는 환자와 간호사간의 상호작용으로 이루어지는 인간관계 과정으로 간호사는 환자의 건강문제를 치유할 수 있는 적극적인 주체로 인식되고 있다(이, 지, 1993). 환자와 간호사와의 관계는 상호 성장할 수 있는 관계이며 간호사와 간호대상자와의 인간관계자체가 중요한 치료적 요소가 되고 있다. 특히 현대 치료의학의 한계점으로 치료될 수 없는 만성질환과 같은 소외와 비인간화의 어려운 투병생활에 대처해야 하는 간호대상자들에게는 치료적 인간관계가 더욱 중요한 요소이다(홍, 1982). 간호사가 제공하는 전문적인 간호행위에 있어서 과학적 간호기술의 정확성뿐만 아니라 간호사와 환자의 상호관계에서 치유적인 관계 형성이 매우 중요하다.

환자와 간호사의 치유적 관계란 간호사가 환자의 건강회복과 건강유지 및 건강성취를 위해 적절한 희망을 갖게 해주고 환자의 행동을 이해하며 지지해 주고 믿고 신뢰하므로써 환자와 우호적인 관계가 이루어져 환자가 간호사에 대해 호의적이고 긍정적인 생각과 느낌을 가지게 되는 관계를 의미한다. 이와는 반대로 비치유적인 관계란 환자가 간호사에 대해 신뢰하지 못하고 부정적인 생각과 느낌을 갖고 있는 관계를 뜻한다. 특히 Benner(1984)는 간호사와 환자와의 관계를 단순한 인간관계가 아니라 치유적 관계로 보고 환자에게 희망을 주고 환자의 행동을 해석하고 이해하며 환자의 건강회복을 지지해주는 관계로 정의를 내렸다. 간호업무는 돕는 역할, 교육과 지도 역할, 환자관찰 역할, 치료적인 중재 역할로 나눌 수 있는데 Benner는 특히 돕는 역할이 가장 주요하다고 강조하며 돕는 역할이 치유적 관계를 형성시켜주고 동통을 경감시키며 환자의 회복에 기여하고 있다고 주장했다.

이와 지(1993)는 입원환자의 간호사에 대한 치유적 관계형성 경험에 관한 연구에서 치유적 관계 형성과 비치유적 관계 형성의 속성을 제시했다. 치유적 관계의 속성으로 자상한 대화, 친절함, 밝은 표정, 보살핌, 즉각적인 문제해결, 이해, 격려, 편안함, 신뢰, 친근함과 공감을 제시했고 비치유적 관계의 속성으로는 대화가 없는 것, 불안함, 서운함, 기분나쁘게 말하는 것을 제시했다. 김과 신(1993)은 간호사나 의사가 환자에 대해 권위적인 태도를 보이며, 환자를 무시하고, 환자에게 무관심할 때 불친절을 경험하고 있음을 제시했다. 구체적인 내용을 살펴보자.

의료인이 보여주는 불친절 현상

· 말씨가 공격적이고 반응이 거칠고 냉정하다.
· 질문에 반응이 없고 질병상태나 치료방향에 대한 설명이 없다.
· 환자의 말에 경청하지 않고 설명을 간단히 하며 반복하여 질문하면 화를 낸다.
· 업무수행이 일률적이며 개별성을 고려하지 않는다.
· 환자의 요구에 신속한 해결을 하기보다는 자신의 업무에 우선 순위를 둔다.
· 환자의 인사에 답하지 않고 외면을 한다.
· 권위적이며 환자의 인격을 존중하지 않고 차별한다.
· 환자의 무지를 면박하며 전문용어를 사용한다.

이러한 불친절로 인해 환자는 불쾌감, 불안, 걱정 등의 심리적 부담감을 느끼며 자존감의 상실을 경험했고 불친절한 의사나 간호사를 불신하여 인간관계가 악화되고 치료이행을 거부하여 회복이 지연되고 질병이 악화되는 비치유적 관계를 경험하게 된다.

다음의 예에서 건강소비자가 간호사로부터 받은 따뜻함과 고마움으로 치유적 관계를 경험했던 부분을 구체적으로 찾아봅시다.

동경의 어느 겨울밤에

땀을 비오듯이 흘리면서 찾아간 병원엔 소아과가 없다는 게 아닌가. 게다가 그곳은 재활훈련전문 병원이라서 당직을 서는 의사는 없고 30대 중반의 간호사 한 분만이 당직을 서고 있었다. 아이는 이젠 호흡마저 불규칙해져 갔고, 당황한 우리 부부는 눈앞이 깜깜해 왔다.

그 간호사가 가르쳐준, 그곳에서 택시로 10분 거리에서 있는 다른 병원으로 가기 위해 택시를 타려고 차도에 나섰을 때였다. 아무래도 맘이 안 놓였는지 그 간호사가 우리 쪽으로 뛰어왔다. 택시기사에게 그 간호사는 자세하게 병원 위치를 알려주고는 우리를 배웅했다.

이름도 성도 모르는 외국인에게 그런 친절을 아끼지 않는 그 간호사의 마음 씀씀이가 얼마나 고마웠는지 모른다.

급히 도착한 동경여자의과대학의 응급실은 우리나라와 달리 너무나 조용했다. 진찰을 마친 의사는 아이의 용변상태를 직접 자신의 눈으로 확인하고는 우리에게 안심하라고 말했다. 그동안 아이의 토물로 간호사의 가운이 더렵혀졌지만 간호사는 얼굴한번 찡그리지 않고 토사물을 치웠다. 그리고 우리 애한테 "괜찮어?"하며 따뜻하게 대해줬다. 그들은 따뜻하고 친절했다. 한결 나아진 아이를 업고 동경여자 의과대학의 병원문을 막 나섰을 때 우리 아이를 돌보아 주었던 간호사가 뛰어오더니 가다가 쓰일지 모른다면서 에티켓대(구토용 봉지)를 줬다. 나는 그 간호사의 손을 덥석 잡고 말았다.

간협신보, 1999. 1. 14

입원환자가 간호사와의 인간관계에서 경험하는 치유적 관계는 환자가 간호사에 대하여 좋았다는 느낌과 고마움, 마음이 편하고 믿을 수 있고 친근하게 느끼고 공감하는 상태라고 정의할 수 있다. 우리는 우리가 만나는 간호대상자와 치료적 관계를 형성하기 위해 대단히 기발한 사고를 필요로 하는 것은 아니다. 인간을 사랑하고 인간을 소중히 여기는 조그마한 마음과 태도로도 간호대상자로부터 치유적 관계를 유도해 낼 수 있다.

8. 공동 작업-문제해결

간호사의 업무수행은 간호사와 환자 또는 건강소비자와의 상호협동이 필요하다. 즉 간호사와 환자의 양쪽이 목표설정은 물론 목표성취를 위해 함께 일하는 것을 의미하며 간호사와 환자의 상호협동은 문제해결과 계약의 사용을 통해 수행된다. 문제해결이란 모든 사람이 일상생활에서 접하게 되는 하나의 과업이다. 아침에 눈을 뜨는 순간부터 수많은 의사결정을 해야 하지만 우리는 일련의 체계화된 단계를 거쳐 의사결정에 도달하지는 않는다.

간호사-환자간의 만남에서 문제해결은 계획적으로 신중하고 객관적으로 이루어져야 한다. 환자는 현실적이고 적절한 목표를 설정하여 변화를 가져오기 위해 간호사의 도움을 필요로 한다. 문제해결 모델은 체계적으로 되어 있어 환자가 스스로의 문제를 해결할 수 있도록 도와주는 데에 사용되어야 한다.

<문제해결 모델>

① 문제를 나열하거나 제시한다.
② 문제의 정의를 내린다.
③ 문제가 해결될 수 있는가를 확인하는 구체적인 기준을 정의한다.
④ 해결책 또는 선택방안의 목록을 나열한다.
⑤ 해결책 또는 선택방안의 우선순위를 결정한다.
⑥ 해결책 또는 선택방안을 시도해본다.
⑦ 시도한 해결책 또는 선택방안을 평가해본다.

위에서 제시한 모델은 문제해결을 용이하게 하도록 도와주는 단계별 문제해결에 대한 단계별 과정이다. 문제해결 방법론과 간호과정은 각각 문제해결에 도달하기 위해 체계적이고 단계적인 방법론을 제시하고 있다는 점에서 유사하다. 즉 문제를 제시하고(사정), 해결방법에 우선순위를 두고(계획), 해결방안을 시도하고(수행), 시도한 해결방안의 결과를 평가한다(평가).

문제해결 방법은 계획된 접근을 통해 환자들이 문제를 표현할 수 있도록 돕고 간호사는 환자 중심적인 돌봄의 방향을 잡을 수 있게 된다. 문제해결과정에서 가장 어려운 부분은 문제정의(problem definition)이다. 사실상 문제정의는 문제와 관련된 주변상황에 대해서도 포괄적이고 광범위한 토의와 검토를 필요로 하지만 일단 문제가 적절히 정의된다면 문제해결 모델의 추후 진행단계는 매우 수월하게 진행된다. 간호사들이 문제해결모델의 사용 초기에 특히 이러한 문제정의가 더욱 어렵다고 느끼게 된다.

9. 건강소비자와의 계약사용(The use of Client Contracting)

간호사가 환자를 도와 환자가 자신의 건강관리에 참여할 수 있도록 돕는 방법중의 하나가 환자와의 계약을 이용하는 방법이다. 환자와의 계약을 통해 환자는 사실상 환자들의 건강관리의 한 부분으로서 완성시켜야 할 구체적인 건강관리단계과정 또는 구체적인 건강관리활동을 상세하게 기술하게 된다. 이러한 계약의 중심적 사고는 강화원리(principle of reinforcement)로써 인간의 행동은 행동의 결과에 의해 통제된다는 사고이다(Steckel, 1980). 환자들이 어떤 일정한 형태의 자기간호를 할 수 있기를 원하는 간호사는 환자의 건강을 증진시키는 환자들의 자기간호활동에 대한 현명하고 바람직한 보상을 주어 긍정적인 결과를 가져올 수 있도록 해야한다. 예를 들면 뇌졸중(stroke)을 갖고 있는 환자가 퇴원을 하고자 할 때 환자가 스스로 관리해야 할 일련의 복잡한 행동을 세세히 제시해 주어야 하는데 환자의 신체적 기능의 변화와 같은 것도 포함시켜야 한다.

간호목표와 관련된 복잡한 행동의 변화를 규명하는 방법중의 하나는 각각의 행동을 보다 작은 체계적인 단계로 나누어 보는 방법이다. 원하는 행동에 이르는 이러한 단계들은 반드시 관찰할 수 있고 측정할 수 있어야 한다. 또한 환자에게 필요한 다양한 건강관리 단계나 활동을 완수했을 때 특별한 보상을 계약에 포함시켜야 한다. 의미있고 유용하고 유익한 계약을 이끌어 내도록 환자와 협력하므로써 간호사는 환자가 건강관리에 있어서의 우선순위를 스스로 규명할 수 있고 주어진 건강관리요법(regimen)에 대한 성공의 기능성을 높여 줄 수 있다.

간호사의 역할은 지난 150년간에 걸쳐 괄목할 만한 발전을 해왔는데 즉 Nightingale 시대에 질병의 고통으로부터 환자를 도와주는 역할에서부터 1980년의 간호진단, 간호처방, 건강유지와 질병예방의 개념에서 볼 수 있는 간호의 역할로까지 확장되어 왔다. 특히 오늘날 간호사의 역할은 타의료요원들과 상호협력하고 조정하는 역할이다. 간호사의 역할은 질병은 물론 안녕과도 관련된 전문화된 기능과 활동을 포함하고 있다. 건강교육, 예방, 이행(compliance)과 건강증진과 같은 개념이 오늘날의 간호사가 생각하고 활동하는 데에 있어서 매우 중요한 부분이 되었다. 건강관리체계 내에서 건강소비자와 효과적으로 의사소통할 수 있는 간호사의 능력이 더욱 크게 요구되고 있다.

환자의 역할도 신체적, 심리적으로 의존하고 있는 환자를 돌보고 간호하는 전통적인 침상간호역할로부터 환자와의 공동적인 관계의 역할로까지 변화했다. 환자의 역할도 수동적인 역할에서 문제해결 방법론을 사용하여 간호목표설정에 책임을 지는 능동적인 역할로 변화해왔다. 환자의 안녕을 증진시키기 위한 건강관리방법을 강조하고 환자의 건강관리 참여를 세세히 기술해주는 것이 간호실무의 전문적 기틀에 대한 중심적 목표이다. 환자와의 상호관계의 질에 특별한 관심을 주는 간호사는 스스로가 환자에게 판에 박은 듯이 상투적으로 대하거나 비효과적인 라벨을 환자에게 사용하지 않게 됨을 발견하게 될 것이다. 문제해결 방법과 행동적 계약의 사용은 간호사와 환자간의 효과적인 의사소통을 증진시키는 중요한 방법이다. 간호사의 조그만 관심으로도 간호대상자와의 치유적 관계를 형성할 수 있음을 주목하라. 간호사의 무관심과 사소한 말과 행동이 간호대상자에게 깊은 상처를 주고 비치유적 관계를 형성하게 됨을 주목하라.

□ 학습 과제

1. 간호사와 환자의 바람직한 관계를 논하시오.
2. 간호사와 환자의 역할을 논하시오.
3. 질병에 대한 심리적 양상과 사회적 양상 그리고 안녕의 개념을 설명하시오.
4. 환자와 간호사의 역할 변화가 간호사-환자관계에 미치는 영향을 서술하시오.
5. 간호사-환자간의 보충적 관계에서의 의사소통 양상을 설명하시오.
6. 적대적인 환자를 설명하고 적대감을 보이는 환자의 간호전략에 대한 자신의 견해를 논하시오.
7. 좋은 환자라는 라벨을 설명하고 이에 대한 자신의 견해를 논하시오.
8. 좋은 간호사라는 라벨을 설명하고 좋은 간호사에 대한 자신의 견해를 서술하시오.
9. 환자가 질병 또는 건강에 관련된 문제 해결을 용이하게 하는 문제해결 접근법과 계약을 설명하시오.
10. 간호사-환자간의 효과적인 의사소통을 방해하는 요소를 제시하고 설명하시오.
11. 여러분이 접했던 의사나 간호사가 여러분에게 치유적 관계의 형성을 유도했던 상황을 논하시오.
12. 여러분이 접했던 의사나 간호사가 여러분에게 비치유적 관계의 형성을 유도했던 상황을 논하시오.

□ References

김문실, 신윤희(1993). 의료인이 지각한 환자의 불친절 경험에 대한 연구. 성인간호학화지, 5(2),127-141.

박성애(1993). 간호사의 역할과 법, 대한간호, 32(1), 13 - 22.

유은광, 이정섭, 전정자(1984). 간호원, 환자, 의사간의 간호역할 기대 비교 연구, 대한간호, 23(2), 37-47.

윤혜봉외(1995). 환아 어머니가 인지한 간호의 질과 간호사의 간호업무 만족과의 상관관계. 대한간호. 34(1), 60-72.

이상미(1991). 간호사의 역할 개념 양상과 간호직에 대한 헌신 몰입에 관한 연구, 21(3)., 307-322.

이소우, 오경옥, 하양숙(1977). 간호원과 환자 관계에 관한 연구. 대한간호학회지, 7(1), 20-28.

이지희, 지성애(1993). 입원환자의 간호사에 대한 치유적 관계형성 경험에 관한 연구, 대한간호학회지, 23(3), 356-368.

조명희, 이광자(1992). 중환자실 환자의 불편감에 관한 연구. 성인간호학회지, 4(2), 209-223.

최남희(1993). 환자의 권리와 간호의 자율성, 대한간호, 32(5), 50 - 54.

한국간호사 윤리강령 해설서(1996). 대한간호협회.

홍여신(1982). 환자와 간호원과의 관계. 대한간호, 21(2), 7 - 15.

Altschuler J(1997). Family relationships during serious illness. Nursing Times, 93: 48-49.

Ann Marriner T(1989). Nursing Theorists and their Work. The C. V. Mosby Company.

Armstrong D(1983). The Fabrication of nurse - patient relationship. Social Science & Medicine. 17(8), 457 - 460.

Artinian BM(1983). Implementation of the intersystem patient - care model in clinical practice. Journal of Advanced Nursing, 8, 117 - 124.

Benner P(1984). From Novice to Expert : Excellence and Power in Clinical Nursing Practice. Addison Wesley Publishing Company.

Bradley JC, Edinberg MA(1990). Communication in the Nursing Context. Appleton & Lange.

Fawcett J(1984). Analysis and Evaluation of Conceptual Models of Nursing. F. A. Davis. Kasch,C. (1984) Interpersonal competence and communication in the delivery of nursing care. Advances in Nursing Science, 6(2), 71 - 88.

Kelly MP, May D(1982). Good and bad patients: A review of the literature and a theoretical critique. Journal of Advanced Nursing, 7, 147 - 156.

King I(1981). A Theory for Nursing. New York: Wiely.

Steckel SB(1980). Contracting with patient - selected reinforcers. American Journal of Nursing, 80(9), 1596 - 1599.

제 10 장 간호사-보건의료인과의 양자관계

간호사가 전적으로 독립적인 건강관리 제공자가 될 수 없음을 잘 알고 있다. 현대의 간호사는 동료 간호사는 물론 간호조무사, 병동사무원, 약사, 의사, 심리학자, 사회사업가, 임상병리사, 영양사와 물리치료사에 이르기까지 다양한 건강관리 협력자들과 인간적으로는 물론 직업적인 관점에서 상호관련을 맺고 있다. 건강관리 환경에서 주로 만나게 되는 협력자와의 관계 즉 간호사 - 간호조무사, 간호사 - 의사간의 관계를 살펴보고 간호사와 타 협력자간의 의사소통에 관련된 몇 가지의 일반적인 문제점을 다루어 보고자 한다.

1. 간호사-협력자간의 상호 돕는 관계의 4가지 차원

간호사-협력자간의 효과적인 의사소통으로 역할관계가 향상된다면 간호사 - 협력자간의 관계는 상호협력적인 관계에서 상호작용을 공유하고 나누게 된다. 이러한 상호작용은 개방성, 동등성을 포함함을 물론 상대방을 서로 포함하고 있다. 상호보완 또는 상호협력 상태는 흔히 업무, 권위, 존경과 정서의 네 가지 차원에서 측정될 수 있다. 업무, 권위, 존경과 정서의 네 가지 차원은 Stevenson(1977)이 처음으로 개념화한 후 간호사 - 의사간의 관계에 적용하였다.

1) 업무

업무란 특정한 건강관리 제공자에게 위임된 활동 부분에 관련된 것으로 간호사, 의사 또는 사회사업가에게 이관된 건강관리활동을 뜻한다. 우리는 역사의 흐름 속에서 많은 건강관리업무가 건강관리제공자간에 이동되어 왔음을 알 수 있다. 예를 들면 한때 의사만이 할 수 있었던 청진기를 이용한 심음의 청진도 이제는 간호사가 할 수 있는 업무영역이 되기 시작했다.

2) 권위

권위란 각각의 건강관리제공자가 타건강관리 전문직과 관련하여 얼마나 많은 힘을 갖는가를 의미하는 것으로 즉 타건강관리 제공자의 눈으로 보았을 때 어떤 건강관리 제공자가 사회적계층 서열(pecking order)의 가장 꼭대기에 있느냐 하는 점이다.

어느 한 사람이 갖고 있는 힘(power)의 양은 대개 그 사람이 소유하고 있는 지식이나 교육의 양에 의해서 결정된다.

3) 존경

존경이란 환자의 요구 또는 건강관리 제공자의 요구중 누구의 요구가 우선하는가에 대한 것을 의미하는 것으로 환자의 요구가 충족된다면 건강관리 제공자간에 상호 돕는 관계가 되는 것이 중요하다. 환자를 위해 무엇이 가장 최선의 방법이 될 수 있는가에 대해 모든 사람의 의견을 수렴한 후 함께 나누었던 의견을 토대로 결정해야 한다. 특히 환자가 장기적인 간호를 필요로 할 때 이런 방법을 이용하여 치료적인 분위기를 만들어 환자에게 이로움을 줄 수 있다.

4) 정서

정서란 건강관리 제공자들이 서로에게 갖는 느낌과 관련된 것을 의미한다. 건강관리 제공자들이 서로의 역할 또는 서로의 직업에 대한 상호존경의 환경속에서 일할 때에 환자의 궁극적인 이익을 위해 보다 효과적으로 협력하며 환자를 도와줄 수 있게 된다. 간호사와 타건강관리 제공자들 간의 상호협력 관계는 자기자신에 대한 존중에서부터 시작된다. 또한 환자를 정서적으로 지지해 주고 타분야의 건강관리 제공자와 함께 건강관리 환경 내에서 일할 수 있기 위해 자존감(self-worth)이 필요하다.

2. 간호사- 보건의료인과의 관계

(1) 간호사-간호조무사 또는 보조원과의 관계

대개 보조원들은 뚜렷한 업무 또는 활동을 가지고 있으며 경우에 따라 특정한 건강관리 환경의 영역에서 간호사보다도 더 오랜 시간을 일해 옴으로써 많은 경험을 갖게 되는 경우도 많다. 대개 보조원들이 간호사의 권위에 대해 이의를 제기하지는 않으며 또한 보조원들이 사회적계층 서열(pecking order)의 하부에 있다는 것도 알고 있다. 간호사와 보조원들간의 효과적인 의사소통에 방해가 되는 주된 요인은 첫째 보조원은 간호사가 무엇을 기대하고 있는지를 항상 알고 있지는 못하며, 둘째 보조원이 자신의 적절한 판단에 대해 인정받고 있지 못하다고 느끼며, 셋째 보조원들은 간호사들이 그들에게 도움을 주려고 하지 않는다고 느낀다는 점이다.

첫번째 장애요소인 업무 기대에서 많은 보조원들이 간호사의 기대감을 명백히 알 기회를 거의 갖고 있지 못한데 이는 보조원과 간호사간의 의사소통 관계에 있어서 상호작용이 없기 때문이다.

예를 들면 보조인력이 건강관리환경에서 계속 불변수로 남아있는 동안 그들의 상사인 간호사는 계속 바뀔 수 있다.

또한 각각의 간호사는 우선권 선정에 다양성을 가지고 있어 보조인력은 함께 일하는 특정한 간호사가 무엇을 기대하는지에 대해 어림잡아 추측할 뿐이다. 간호사-보조원의 상호작용에 있어서 대개 언제, 무엇을, 어떻게 해야 한다는 것을 알려줄 뿐 흔히 왜(why)는 생략되는 경우가 많기 때문이다. 간호사가 보조원에게 한 아래의 2가지 진술은 왜(why)를 포함한 경우와 생략한 경우의 차이점을 보여주고 있다.

보조요원인 B 씨는 환자의 병실에 있는 주전자에 물을 채워주는 일을 하고 있었다. 주임간호사인 K 씨는 B 씨에게 말하였다.

: 202호실 환자의 주전자에 먹을 물을 채워 놓지 마세요.

: 202호실 환자인 오상협씨에게 물이나 음료수를 주면 안돼요. 수술대기중 이어서 NPO를 시켜야 하기 때문이지요.

A의 진술에서 간호사는 왜(Why)라는 이유를 설명하지 않았고 따라서 보조원은 주임간호사가 202호 환자에게 물을 주지 않으려는 말할 수 없는 사적 감정을 가지고 환자에게 화를 내고 있다고 생각하면서 주임간호사 몰래 물을 줄 수도 있다. B의 진술에서 보조원은 간호사로부터 물을 주지 않아야 하는 이유에 대한 설명을 들었기 때문에 주전자에 물을 채워주는 단순한 업무를 신뢰성 있게 행할 수 있게 되었다.

두번째 장애요소인 보조원이 적절한 판단을 내린다는 인정을 받지 못하는 것은 간호사-보조원의 관계 속에서 특히 정서적인 면에서 상호작용이 없다는 것을 보여주고 있다. 간호사들은 보조원이 간호사를 수용하고 존중하기를 기대하는 반면 대부분의 보조원들은 간호사들이 보조원들을 존중해주고 있다는 느낌을 받고 있지 못하다. 보조원이 수행한 업무나 일에 대해 간호사가 격려해주고 칭찬해 주거나 고맙다는 표현을 하는 것이 꼭 필요하다.

세번째 장애요소인 간호사로부터 도움을 받고 있지 못하다고 느낀다는 것은 존중에 있어서의 상호교환이 이루어지지 않고 있음을 보여준다. 대개의 보조원들이 보조원을 도와주지 않는 간호사가 오히려 수간호사와 의사에게는 보다 큰 비중을 두고 잘 대해주고 도와주고 있다고 생각하고 있다.

간호조무사가 공급실로부터 기관절개술 세트를 가지고 간호사실로 들어 왔을 때 복도 끝에 있는 입원실의 call bell이 울리고 있었다. call bell이 울리면 일단 환자의 요구 파악을 위해 간호조무사가 환자에게 가보도록 되어 있었다. 간호조무사는 간호사실에 있는 주임 간호사가 call bell 소리를 듣고도 앉아서 간호기록지를 작성하고 있는 것을 보았다.

간호조무사는 call bell이 울리는 방으로 들어가 환자의 화장실 출입을 도와주었다. 간호조무사는 간호사의 입장에서 보았을 때 간호조무사의 역할은 중요하지 않으며 간호조무사로써 자신이 인정받지 못한다고 생각하였다. 간호조무사의 역할만족은 떨어지기 시작했다.

박과 이(1995)는 정신간호조무 요원의 업무스트레스 및 근무의욕에 관한 연구를 통해 정신간호조무 요원들은 타분야의 의료인들의 권위적인 자세, 과중한 업무, 직업적 지식과 기술의 부족, 동료·타의료요원 및 간호사와의 갈등과 같은 인간관계, 환자와의 갈등, 부적절한 보상, 경직된 근무상황, 인력부족과 물품준비로 스트레스를 경험한다고 보고했다. 그런데 인간관계에서 간호사와의 갈등으로 가장 많은 스트레스를 받는 것으로 나타났다. 간호사들과 간호조무인력과의 관계가 매우 밀접함을 기억하라. 그들은 간호대상자의 건강회복과 건강유지를 위한 간호에 함께 참여하고 협력하고 있음을 기억하라.

가끔 간호조무사는 서면으로 된 업무분담일지를 받는 경우도 있지만 대부분 구두로 된 일방적인 업무분담을 받게 된다. 또한 간호조무사가 수행해야 할 업무의 성격을 이해하지 못했을 때조차도 질문을 하기가 어렵다. 효율적인 간호지도자는 모든 채널을 이용하여 간호사와 직접적으로 의사소통을 할 시간과 기회를 갖으며 환자간호의 계획에 보조원들도 포함을 시킨다. 오랜 동안 환자와 접촉해온 통찰력 있는 간호조무사나 보조원도 환자문제에 대해 창의적이고 유용한 해결책을 내놓는 경우도 있다. 또 보조원들도 환자간호의 계획에 포함시키면 보조원들 스스로도 인정받고 있으며 그들이 하고 있는 업무도 중요하다고 느끼게 되기 때문이다.

(2) 간호사-건강전문요원들과의 역할 관계

간호사-건강전문요원간의 의사소통 목적은 환자에 대한 정보를 교환하고 나누어 공동적인 결정을 내리는 데에 있다. 이론상 간호사-건강전문요원간의 의사소통관계는 대칭적이며(symmetrical) 대칭적 의사소통관계에서는 환자가 독립적으로 기능할 수 있는 목표에 대한 합의와 상호작용 관계가 있게 된다. 건강관리 전문요원들 간의 업무가 때때로 간호업무와 중복될 수 있는데 예를 들면 사회사업가와 간호사 모두는 환자를 면담하여 환자로부터 동일한 정보를 얻기도 한다. 이처럼 사회사업가와 간호사의 업무에는 중복이 있을 수 있으나 사회사업가와 간호사의 환자 간호 접근방식에 있어서는 커다란 차이가 있다.

이상적인 간호사-협력자간의 관계에서 각각의 동반자는 어떤 업무영역에서 보다 더 유능하며 또 다른 업무영역에서는 환자에게 도움을 주는 업무수행에 있어서 상호협동적으로 일하게 된다. 각각의 동반자는 서로 존중해가며 환자의 요구를 만족시켜주고(존중의 차원) 특정한 직업에 대한 상호존중은 물론 타인의 의견을 존중해야 한다(정서의 차원).

<타분야 의료요원과의 의사소통 연습>

상황 1. 환자의 R. O. M. exercise를 도와주고 있는데 한 간호조무사가 당신에게 와서 다음과 같은 질문을 던진 후 대답을 기다리고 있다. S씨가 걷기 연습을 몇 시에 하는 것이 좋을까요? 간호사는 아래 4가지의 형태로 답할 수 있다.

A. S씨에게 지금 무슨 일이 있나요?	명확히 하기
B. 제가 지금 약간 바쁘거든요. 하던 일 끝내고 곧 갈께요. (상대방을 비난하지 않는다)	"나"라는 표현 이용하기
C. S씨에 대해 염려하고 있군요.	반영
D. 제가 잊지 않도록 알려 주셔서 고마워요. 곧 갈께요. (손을 잡으면서)	언어적/비언어적 안심시키기

상황 2. 레지던트가 와서 새로이 입원한 환자에 대해 질문을 했으나 사실상 당신은 그 환자에 대해 알고 있는 것이 거의 없다. 이때 당신은 어떻게 하시겠습니까?

A. 사실 A 환자가 지금 막 입원했기 때문에 제가 알고 있는 것이 거의 없어요.	"나"라는 표현 사용하기
B. A 환자에 대해 알기를 원하시는군요. 곧 알아보겠어요.	바꾸어 말하기

상황 3. 사회사업가가 당신에게 와서 환자가 갖고 있는 합병증에 대해 이야기하기 시작했다. 그 사회사업가는 그 질병에 대해 충분한 정보도 갖고 있지 않으며 이해도 하고 있지 못했음을 알게 되었다. 그러면서 사회사업가는 예후는 어떤가요? - 가족에게 어떤 이야기를 해야 되지요? 라고 물었다. 이때 당신은 어떻게 하시겠습니까?

A. 그 질병에 대해 얼마나 많은 것을 알고 계십니까?	초점 맞추어 질문하기
B. 저는 우리가 우선 환자의 질병에 대해 충분한 이야기를 나누는 것이 필요하 다고 생각합니다.	"나"라는 표현 사용하기
C. 왜 그런 것에 대해 알려고 하지요?	"왜"라는 질문 사용하기 (바람직하지는 않다)

(3) 간호사-의사간의 역할 관계

간호업무에 있어서 간호사-의사간의 관계는 가장 도전을 많이 받는 역할 문제중의 하나이다. 의사와 간호사는 전문직업으로서의 초점이 유사하며, 최근에 급격히 이루어진 간호사의 변화된 역할, 영역문제들이 상호작용하여 협력, 협동은 물론 갈등을 일으킬 많은 기회를 제공해 왔다. 간호사와 의사 모두의 일차적 관심사는 환자의 건강 - 질병상태이다. 각각의 전문직이 각각의 역할을 수행해 온 방법이 지난 수세기를 내려오면서 차이를 보여 왔다. 두개의 전문직 사이에 있어서의 기능상에 중복된 부분이 어느 정도는 있지만 두 전문직의 초점은 독특하다. 최근 간호의 영역이 보다 더 확장되면서 본래 의사의 업무영역이었던 많은 업무가 간호영역으로 들어오게 되면서 간호사와 의사와의 중복된 활동이 보다 더 명백해 졌다. 간호사와 의사간의 긍정적 관계에 필요한 4가지 요소는 상호신뢰, 상호존중, 개방적인 의사소통, 서로에게 협조하고자 하는 태도, 각각의 역할 수행능력이다.

미국의 15개 병원에서 표본 표출한 1044명의 간호사와 536명의 의사를 대상으로 한 설문조사연구에서 간호사의 69%와 의사의 70%는 간호사와 의사의 관계가 긍정적인 관계였다고 응답했고, 간호사의 15%와 의사의 14%는 그저 그랬고, 간호사의 8%와 의사의 2%는 간호사와 의사의 관계가 매우 나빴다고 응답했다(Prescott & Bowen,1985). 이 연구로부터 간호사와 의사간의 의견 차이가 꼭 부정적인 것으로 인식되고 있는 것은 아니며 오히려 간호사-의사간의 꼭 필요하고 건강한 의사소통의 양상이 될 수 있다는 결론을 얻었다.

간호사와 의사는 환자의 건강관리문제에 대해 다른 견해를 가지고 있으며 이러한 견해차이는 각각의 전문직에게 노출되고 있는 다양한 형태의 정보는 물론 두 학문분야가 상이하기는 하나 상보적인(conplementary)태도를 기초로 하고 있다. 간호사와 의사라는 각각의 전문직이 서로 상대방을 상호존중하는 태도를 갖는다면 상호협력이 잘되어 환자의 건강관리에 보다 큰 도움을 줄 수 있을 것이다. 우리의 경험으로 보았을 때 의사가 간호사의 말에 귀를 기울이고 관심을 갖는다는 것이 매우 어려운 반면 간호사는 의사에게 말하는 것을 가장 어려워하고 있다.

성 간호사는 신경외과 병동에서 근무하는 간호사로써 신경외과 전문의인 김씨가 성간호사를 만나기를 원한다는 이야기를 간호감독으로부터 전해 들었다. 그러나 이때 성간호사는 불안해하며 내가 무엇을 잘못했을까?라고 자신에게 물었다. 다음날 병동에서 성간호사는 의사 김씨를 만나게 되었다. 그러자 의사 김씨는 다른 도시에 살고 있는 성간호사의 친척을 만났는데 그 친척이 성간호사에게 안부를 전해달라는 이야기를 했다고 전했다.

성간호사의 잠시나마 위협을 당했던 자존감(self-worth)이 사실상 의사와 간호사간에 효과적인 의사소통을 하기 위해 필수적이다. 자존감(self-worth)은 다양한 역할 관계에 의해 다양한 영향을 받게 된다. 예를 들면 임상환자 간호기술도 훌륭하고 간호사-환자간의 관계도 원만한 간호사가 의사에게 환자의 정보를 전달하거나 간호조무사가 수행해야 할 업무지침 등을 전달할 때조차 자아상(self-image)이 감소되거나 자존감(self-worth)이 위협받는 경우를 볼 수 있다. 어떤 의사는 보건소에서 함께 일했던 간호사에 대해 다음과 같이 회고하고 있다. 아래에 소개된 글로부터 간호사의 바람직한 역할을 토의해 봅시다.

어느 시골 간호사의 철학

내가 얻은 정말 큰 보람은 당시 같이 다니며 함께 고생했던 어느 간호사로부터 간호사의 역할을 배우게 된 것이었다. 맏누나뻘 나이의 그 간호사는 너무 열심이고 헌신적이었다. 출장비라고는 구경도 못했던 시절, 우리는 각자 호주머니 돈으로 버스를 타고 면소재지까지 가서 또 한시간 가량을 걸어 부락에 도달하는데 점심은 항상 국수를 삶아 때웠다.

이런 식의 마을방문이 빈번하다보니 나는 속셈으로 귀찮기도 했다. 그러나 그 간호사의 생각과 행동은 나를 긴장시키기 충분할 만큼 교훈적이었다. 그녀는 마을지도를 그려놓고 색종이를 각각 다르게 오려 붙인 핀꽂이로, 환자발생 가구며 오염의 위험이 있는 우물 그리고 가정방문 일정까지 꼼꼼히 표시하며 한눈에 그 지역의 방역 상황을 훤히 알 수 있게 하였다. 밭두렁 논두렁을 걸어 마을까지 가는 시간에, 조용조용한 목소리로 던지는 한마디 한마디는 간단한 논리였지만 지금까지도 잊지 않고 기억하고 있다.

농촌의 보건문제는 마을문제이고 현장에서 해결해야 하기 때문에 보건소에 앉아서 주민을 기다려서는 안된다는 것이었다. 병원의 환자는 스스로 찾아온 사람이고 단 한사람의 환자만 돌봐주는 것으로도 간호사의 역할은 다할 수 있지만, 지역사회 환자는 모두 마을사람들인데 예방의 중요성을 모르는 이들이 보건소를 찾아 줄리 만무하니 간호사가 직접 마을을 방문하여 간호사의 역할을 수행해야 한다는 것이다.

보건학 이론이 눈부시게 발전한 오늘의 현실에서 35년전 시골 보건소의 이름없는 간호사의 철학을 오늘날 우리 모든 간호사들에게 다시한번 살아 있는 교훈으로 전달하고 싶다. 보건소에 앉아 기다리지 말고 지역사회로 달려가 돌봐주는 능동적인 간호사의 역할이 정착되길 기대하면서…

간협신보 1999. 1. 14

다음의 훈련은 자존감을 증진시킬 수 있도록 도와 줄 수 있을 것이다.

<자존감(self-worth) 증진 연습>

① 10명이 한 조를 구성하도록 한다.
② 간호사의 역할과 관련하여 당신자신에 대해 긍정적이거나 또는 바람직하다고 생각하는 특성, 재능, 행동에 대해 3가지씩을 생각해 본다.
예) 나는 조직적으로 계획을 세워 환자간호를 한다.
나는 타인을 잘 도와주려고 하기 때문에 동료 간호사들이 나를 좋아한다.
③ 종이 위에 기록한다.
④ 기록한 내용을 가지고 함께 의견을 나눈다.
⑤ 이 연습이 어려웠습니까? 기록한 우리의 긍정적이고 바람직한 강점을 계속 키워나가 우리 스스로가 우리자신에 대해 긍정적이고 바람직한 태도를 갖도록 노력한다.

간호사-의사간의 역할 관계에 영향을 미치는 2 가지 요소는 봉급과 근무환경이다. 미국의 경우 1945년 이후 간호사-의사간의 봉급 차이는 극적으로 증가되었다. 2차 세계대전 이후 간호사의 봉급이 의사의 1/3정도였으나 1982년 당시 1/5수준이었다. 이렇게 봉급수준의 커다란 차이는 의사와 간호사간의 상호협력 관계를 방해할 수 있다. 전문직의 특성 가운데 한가지는 그 전문직을 선택하고자 하는 강한 동기나 요구가 있어야 한다는 점이다. 한국의 간호사는 근무경력 1년~4년 사이에 주로 이직을 하는데(강, 1986 ; 김, 박, 1991) 이 시기에 있는 간호사들은 사실상 가장 활동적으로 자신감을 갖고 일할 수 있는 시기이다. 따라서 이 시기의 간호사 이직은 간호의 질적 저하를 가져오게 된다. 간호사는 직무만족이 클수록 장기근무를 하므로(이, 1994) 간호사의 장기근무를 이끌 수 있는 대책이 필요하다

간호사는 근무환경에서 타인과의 상호협력 또는 상호작용이 만족스럽지 못해 이직을 하는 경우가 많은데(김, 박, 1991) 조직에서의 사회화과정의 가장 강력한 힘은 동료간의 상호작용적 역동이다. 이러한 상호작용은 작업환경에 대한 적응과 애착에 필요한 지지와 강화를 제공하므로 이러한 지지가 보장되지 않을 때 간호직을 떠나게 된다. 한국 간호사의 이직을 결정하는 요인은 보수, 근무시간, 간호업무의 자율성, 자가발전의 기회, 업무부담, 승진의 기회, 가정에 대한 책임, 직장내의 인간관계의 순서로 나타났다(김, 1995). 간호사들이 근무 중 가장 힘들어했던 것은 밤번에 혼자서 책임을 지는 것, 근무시간이 일정치 않고 변동되는 것, 업무량의 과다, 타부서 직원과 의사와의 대인관계가 어렸웠던 것을 들고 있다(강, 1986). 간호사의 60~80%가 일하고 있는 병원과 같은 급성 질환 관리센타에서 간호사들이 간호직을 계속하고 싶다는 욕구를 느끼기는 어려운 형편이다. 예를 들면 밤근무, 주말과 휴일 근무와 간호업무수행에 따른 스트레스를 감수하고 누가 간호직에 애착을 갖겠는가?

3. 간호사-의사 협력

간호사는 의료진과의 상호의사소통에 대한 필요성을 느끼는데 이는 의사와 간호사가 환자문제해결을 위해 협동적인 관계를 유지하기 위함이며 특히 전인간호 형태에서 의사와 간호사의 관계가 향상되는 데에 도움이 되었다(김, 1995).

간호사와 의사는 환자가 존재하는 한 역할과 관련된 문제점을 공유하게 될는지도 모른다. 다음의 예를 살펴 보라.

한 환자가 수혈중 혈액 부적합 반응을 보여 혈액 대체를 필요로 하게 되었다. 이런 경우 간호사는 환자 옆에 머물도록 되어있다. 의사가 오더니 혈액을 처방하며 간호사에게 혈액은행에 가서 혈액을 가져다 달라고 부탁했다. 물론 간호사는 의사에게 지금 환자 옆에 있어야 하기 때문에 혈액은행에 갈 수 없음을 설명했다.

(Bradley & Edinberg, 1990)

위의 상황에서 간호사는 어떤 종류의 반응을 사용했을까? 이 질문에 답하기 전에 업무영역과 관련된 몇 가지의 문제들을 논의해 보고자 한다. 업무영역은 권위, 전문기술, 전문지식, 활동과 관련된 주인의식(sense of ownership)또는 활동영역(action territory)과 관련되어 있다(Shaw, 1983). 한 병원의 피고용인으로써 의사와 간호사의 역할 속에 내재되어 있는 몇 가지의 특권, 권리와 책임감 등이 따르게 된다. 위의 예에서 의사가 간호사에게 혈액을 갖다 달라는 부탁을 했을 때에 간호사는 간호사에게 부과된 역할을 철저히 수행하고 있었다. 그러므로 의사는 간호사의 영역을 침범하는 행동을 하였지만 의사의 이러한 행동은 의사의 권리 내에 포함된 행동이었다. 간호사는 의사에게 그 병동을 떠날 수 없다고 말하므로써 간호사의 행위영역을 주장하고 방어했으며 간호사는 특권을 포함하고 있는 행위영역을 방어했다. 왜 간호사는 간호역할에 함께 하는 권리와 의사의 요구에 대해 그 부탁이 간호사의 역할밖에 있는 것이라는 반응을 보였을까? 간호사의 업무지침서에는 혈액은행에 가서 혈액을 가져오는 것이 포함되어 있지 않았다. 간호사의 함축된 역할은 위급한 환자의 요구를 해결할 수 있도록 환자와 함께 하는 것이었기 때문에 병동을 떠나는 것이 간호역할로써 부적절한 행위가 된다.

그렇지만 이런 상황에서 의사의 부탁을 수용하는 부적절한 행위를 유혹할 수도 있는 몇 가지의 이유가 있다. 첫째 단순히 타인에게 호의를 베풀기를 좋아하기 때문이며, 둘째 간호사가 의사의 부탁을 들어주었을 때 그러한 부탁과 무엇인가를 교환하고 싶어할 때 즉 간호사는 의사의 부탁을 들어주는 대가로 무엇인가를 얻어내고자 할 때이며, 셋째 의사에 대해 위협을 느끼고 부당한 요구를 거절했을 때 형성될 수 있는 스트레스를 미연에 방지하기 위해서 간호사는 가끔 부당한 요구를 수용할 수도 있다.

종종 병원 내에서 의사에 의한 간호사 폭력 문제가 발생되고 있다. 다음의 예를 읽고 의사에 의한 간호사의 폭력을 막기 위한 방법들에 대해 생각해 봅시다.

'병원내 폭력' 막을수 없나 ?

의사에 의한 간호사 폭력문제가 병원 내에 끊임없이 발생하고 있으며 주로 밤시간대에 일어나고 있는 것으로 나타났다. 특히 과중한 업무로 스트레스를 많이 받고 있는 수련의에 의해 대부분 폭행이 발생된 것으로 조사돼 의사를 포함한 전체 직원을 대상으로 한 병원 내에서의 교육 강화가 시급한 실정이다.

본지가 최근 서울 B병원에서 발생한 의사의 간호사 폭행 사건을 계기로 90년 이후 발생한 10여건의 대표적인 사례들을 분석한 결과 병원내 폭행사건은 대부분 수련의에 의해 발생됐다. 수련의들은 대개 위급한 환자를 치료할 때, 심리적·정신적으로 긴장상태로 놓여 있거나, 과중한 업무로 인해 스트레스를 많이 받았을 때 간호사에게 폭언과 폭력을 행사하고 있는 것으로 조사됐다.

"수련의들 사이에 콜(call)받는 횟수에 따라 점수가 깎인다는 인식이 널리 퍼져 있으나 간호사는 인력이 부족한 병원의 상황 때문에 미처 돌봄을 받지 못하는 환자를 위해 끊임없이 전화버튼을 누를 수밖에 없는 현실"이라고 말하고 "수련의로서는 자신의 성실함을 인정받아야 한다는 강박관념, 너무 많은 환자 수, 거기에다 권위의식이 더해져 반말과 상소리, 주먹이 나오는 것"이라고 지적했다. 실제로 최근 B병원에서 발생한 수련의에 의한 간호사 폭행사건의 경우도 과중한 스트레스를 받은 수련의가 간호사에게 반말과 상소리를 하면서 일어났다는 점에서 시사하는 바가 크다.

간협신보 (99. 8. 26)

<간호사-의사의 업무영역과 상호작용에 대한 연습>

A, B 2명이 짝을 짓고 임상간호현장에서 일어날 수 있는 다음의 상황을 살펴보자. 각각의 상황을 읽으면서 간호사의 행위영역을 정의해라. 그리고 간호사의 반응을 읽은 후 간호사의 반응이 자기주장적인지 또는 공격적이었는지를 살펴 보라. 당신자신은 의사소통과정에서 어떠한 반응을 주로 보인다고 생각하는가? 임상간호현장에서 부딪힐 수 있는 상황도 생각해 보자.

다음의 예에서 볼 수 있는 것과 같은 간호사 - 의사의 상호작용은 간호사 - 의사간의 역할관계에서 의견의 불일치가 있게 되면 갈등을 초래할 수 있다. 예를 들면 간호사는 자신을 의사와 동등한 위치에 놓고 있는 반면 의사는 자신을 간호사보다 상위에 놓고 있을 때 갈등이 생긴다.

<상 황>	<반 응>
① A 간호사는 간호기록지에 간호기록을 하고 있었다. 의사가 들어와서 A 간호사의 일을 방해하며 환자 B씨의 챠트가 어디에 있지요? 라고 물었다.	간호기록작성을 중단하고 환자 B씨의 챠트를 찾는다.
② 챠트를 검토하던 의사가 매우 난폭한 태도로 3일 전에 지시했던 X-Ray 결과가 챠트에 붙어 있지 않다고 불평했다.	의사 가까이로 가서 그와 같은 난폭한 태도로 말하는 것을 듣고 싶지 않다고 말한다.
③ hand scrub후 수술 가운을 입고 수술기계를 준비하고 있던 중 수술 세트의 겉 방포를 풀어야만 했다. 순환 간호사를 기다리고 있었으나 레지던트가 들어왔다.	레지던트에게 수술기계 겉 방포를 풀어달라고 부탁하기보다는 순환 간호사가 올 때까지 기다린다.
④ 수술후 24시간이 된 환자가 수술부위의 통증을 호소하여 진통제를 투여했으나 통증 조절에 별다른 효과가 없었다.	의사에게 전화하여 진통제를 바꾸어 줄 것을 요구한다.
⑤ 의사가 환자에게 처방을 했는데 그 약물 처방이 왜 필요한지가 매우 궁금했다.	의사에게 그 약물 처방에 대하여 질문한다.
⑥ 레지던트가 양성 반응을 보인 조직 검사 결과를 환자의 가족에게 알려 달라고 당신에게 부탁한다.	의사에게 그러한 조직검사의 결과는 직접 가족에게 이야기 하는 것이 좋겠다고 말한다.

의사와 간호사의 상호작용은 의사와 간호사 양쪽이 서로의 역할을 이해하고 상호간에 역할경계를 동의하는 대칭적인 상호작용관계라면 이 경우 갈등은 없게 된다.

그렇지만 한 쪽은 자신을 보충적인 역할 속에서 상위에 있다고 간주하고 또 다른 한쪽은 보충적인 역할 속에서 하위에 있다고 동의하지 않을 때 흔히 갈등이 발생한다.

최근 간호사-의사간의 관계에 있어 의미 있고 중요한 변화가 왔다. 과거 의사와 간호사의 전통적인 역할관계는 지배-복종(dominance-submission)이 특징인 보충적인 관계였다. 이러한 전통적인 의사-간호사 관계는 임상적인 실무결정에 있어서 조종권력투쟁으로 묘사되기도 했다. 간호사와 의사간의 판에 박은 듯한 전통적인 관계가 아직도 일부에서 목격할 수 있는 상황이기는 하지만 가끔 TV등의 영상 매체에서는 의사-간호사의 전통적인 관계가 크게 과장되거나 너무 빈번히 방영되는 경우가 종종 있다. 일반적으로 의사-간호사긴의 상호작용은 고도의 전문직 수준에서 가능하게 된다.

최근 들어 많은 간호사들은 확고하게 의사-간호사의 관계가 대칭적인 관계이며 의사도 간호사를 건강관련 전문직의 한 동료로 인식하고 있음을 볼 수 있는데(유, 이, 전, 1984) 이런 현상은 특히 미국의 간호 임상 전문가(nurse clinicians), nurse practitioner와 같이 전문지식과 기술을 갖춘 간호사들에게 볼 수 있다.

1) 동료의식의 조건

외과병동에 있는 외과전문의와 대학을 졸업하고 간호사로써 첫발을 내딛는 간호사 사이에 기술과 지식, 교육적 배경, 수입과 책무에 대한 현저한 차이가 있으며 이러한 차이가 의사와 간호사간에 동료관계를 성립시키기가 더욱 어렵게 만든다. 의사와 간호사가 서로 상호존중의 자세를 취하고, 상대방의 능력과 기술, 지식에 대해 상호신뢰를 하고, 상호협동과 의사소통을 하며, 체계를 지지해 갈 때 동료로써 일할 수 있게 된다. 환자에게 수준 높은 질적인 건강관리를 제공하겠다는 목표는 의사와 간호사 양면의 핵심적인 부분이다.

그러나 의사와 간호사의 인간적인 상호작용에 있어서 과연 동등한 상태가 이루어지고 있는가? 간호사는 간호사-의사간의 양자관계를 대칭적-보충적인 관계가 교대로 이루어지고 있는 것으로 인식하고 있는 반면 아직도 일부 의사는 간호사-의사간의 관계에 있어서 교정이나 조절에 대한 피드백이 전혀 없는 보충적인 관계로 간주하고 있으며 그 결과 의사와 간호사의 역할에 갈등을 초래하고 있다.

전문직 단체로서의 간호사는 아직도 열등한 자아상(poor self image)을 가지고 있으며 의사와 상호작용 관계를 갖고 있지 못한데 특히 존중(deference)과 정서(affect)의 차원에서 상호작용 관계를 갖고 있지 못하다. 아직도 많은 간호사들은 의사-간호사 관계를 결정권을 가지고 있는 의사가 상위에 있는 관계로 인식하고 있다. 이 장의 목적이 단지 의사-간호사간의 관계를 진술하는 데에 있는 것이 아니라 간호사들에게 의사-간호사의 관계가 변화하고 있으며 의료실무 환경에 따라 상당한 차이가 많다는 것을 설명하고자 하는 데에 있다. 간호사가 의사로부터 많은 독립성 또는 동료성을 얻기를 원할 때 의사와 간호사간의 의견 차이로 인해 의사소통 문제가 발생할 수도 있다. 즉 의사와 간호사간의 관계에서 여전히 의사는 상위관계를 유지하기를 원하고 간호사는 동등한 관계를 원하기 때문이다. 그러나 최근 의사가 간호사를 동료로 인식해 가는 변화가 오고 있음을 볼 수 있다.

갈수록 커지는 간호사의 역할

대학병원을 거쳐 개원을 한지 12년. 이제는 한의원 운영에 꽤 자신도 붙었지만 아직도 풀리지 않는 숙제는 의사와 간호사의 관계설정과 비중 나누기다. 간호사하면 백의의 천사로서 늘 맑은 미소에 헌신하는 모습으로 의사 옆에서 잔일을 돕는 보조적인 존재로 인식하며 자라온 세대이고 보니 고정된 인식과 현실 속에서 많은 고민을 하게 되는 것이다.

시스템이 확실히 구축된 큰 병원을 빼고 개인 병의원, 특히 한의원의 입장에서 생각해보면 간호사의 역할을 규명하여 관계설정을 하는데 더 큰 어려움이 있다.

우선 현실적으로 개인 병의원의 입장에서 보자면 간호사가 어떻게 하느냐에 따라 개인 병의원은 망할 수도 있고 흥할 수도 있다. 의사의 자존심을 버리고 말하자면 의사 목숨은 간호사에 달려 있다는 말이다. 며칠 전 우리 한의원을 강남 한복판으로 확장 이전을 하면서 어느 매니지먼트의 지도를 받게 되었는데 그가 던지고 간 말이 간호사에 대한 나의 인식을 더욱 주눅들게 만들었다. 병원 운영의 70%는 간호사의 몫이라는 것이다. 10%는 병원의 위치와 분위기고 기껏 의사의 역할은 20% 밖에는 안된다는 것이다. 그렇게 병원의 성공과 실패는 간호사의 손에 달려 있을 만큼 중요하다.

요지는 의사와 간호사의 역할과 비중에 경중이 있다는 것이 아니니 보조적으로 생각하지 말고 분명하고 선명한 위치를 확보해 주어 경영의 파트너로 인식해야 프로페셔널한 한의원이 된다는 말이다. 그럼에도 불구하고 간호사에게 주어야 할 역할 나누기와 비중 실어주기를 잘 못하는 것은 방법을 모르기 때문이다. 간호사의 시대적인 역할과 소명은 환자의 흐름과 필요에 따라 움직여야 된다는 말을 꼭 하고 싶다. 또한 의사와 간호사 사이가 보조적인 관계가 아니라 보완적 관계로 발전되어 의사는 진료를 맡고 간호사는 진료실 밖의 일을 맡는다면 경영 파트너로 좋은 조화를 이루어 나갈 수 있으리라 생각된다.

간협신보1999. 8. 12

2) 공동 영역

간호사들이 현재 보충적-대칭적 역할 관계 문제를 극복하고 간호사-의사간의 의사소통을 강화시킬 수 있는 방법은 공동영역(co-territory)을 만들거나 또는 업무영역(territory)을 공유하므로써 협력하여 공동으로 일하는 것이다(Bigbee, 1984). 공동 업무영역의 설정은 간호사 또는 의사가 혼자서 단독으로 업무수행을 할 수 없도록 만들기 때문에 의사-간호사의 대칭적 관계를 이끌게 됨은 물론 영역을 공유하는 협력관계를 만들어 영역의 크기를 확장하고 과감한 상호협력을 통해 관리를 더욱 간편하게 할 수 있다. 공동영역 설정의 몇 가지 이점이 있다. 첫째 상호협력적인 관리를 통해 영역의 크기가 확장되어 보다 넓은 행위영역에서 주인의식을 갖게 되며, 둘째 상호협력적 관리를 통해 영역의 유지가 용이해 진다. 공동영역 설정은 노력과 시간이 많이 드는 작업으로 영역을 공유하는 사람들과 협력하고 의사소통을 하기 위해 많은 시간이 필요하다. 공동 업무영역에서 어떤 행위에 대해 타인으로부터의 인정을 필요로 하고 있다.

Bakker-Rabdau(1982)는 공동업무 영역유지에 필요한 기본적인 지침을 제시했다.

첫째 누군가가 당신의 업무를 도와주는 경우를 제외하고는 당신의 업무를 철저히 수행해야 하며, 둘째 단체에서 설정한 표준 또는 기준에 따라 업무를 수행해야 하며, 셋째 타인이 동의하지 않는 한 타인의 업무를 하지 않으며, 넷째 타인의 동의를 얻어 타인의 업무를 양도받는 경우 타인이 설정한 업무수행 기준에 따라 업무를 수행해야 한다는 점이다. 공동업무영역의 개념은 상호협력과 밀접한 관계를 맺고 있으며 여기에서 상호협력이란 종종 돌봄에 대한 팀접근 방법으로 실체화된다. 상호협력이란 업무역할, 충분한 수행능력, 협동과 의사소통에 있어서의 상호존중과 동의의 자세를 모두 포함한다.

상호협력적인 실무에서의 환자에 대한 반응은 매우 긍정적이며 환자의 건강문제에 대한 팀접근 방법은 불필요한 반복을 막아주며 의사와 간호사가 서로 상대방의 역할을 강화시킬 수 있도록 도와준다. 공동업무영역은 간호사가 간호전문직이라는 커다란 범위에서는 물론 임상실무영역에 있어서도 통제성과 자율성을 성취하도록 돕는 가장 효과적인 방법이라고 생각한다.

4. 간호사-의과대학 학생과의 관계

대개의 경우 간호사-의과대학 학생간에는 매우 제한된 상호작용을 할뿐이다. 서로 다른 각각의 업무를 갖고 있는 간호사-의과대학 학생은 서로의 말에 경청을 하지도 않을 뿐 아니라 환자에 대한 각각의 관심사도 함께 나누지 않는 것으로 알려져 있다. Webster(1985)는 의과대학 학생들이 병원환경 내에서의 간호사 역할에 대해 혼동을 하고 있다고 보고했다. 학년이 높아짐에 따라 의학과 학생들은 의사의 역할을 구체적으로, 명확한 용어를 사용하여 의사의 역할을 기술할 수 있었으나 간호사의 역할은 더욱 더 불분명해지는 것으로 나타났다. 간호사들이 하고 있는 업무에 대한 정보부족이 의과대학 학생들의 간호사 역할인식에 많은 영향을 미치고 있다.

간호사와 타의료보건 전문요원과의 의사소통에 영향을 미치는 요소에는 각자의 지위, 교육, 성, 기관의 관심 등이 있다. 상호작용의 여러 요소를 고찰해 보는 방법의 하나로 업무영역간의 영향이나 관계를 고려해 보는 것이다. 타의료 보건전문요원과의 어려운 상황을 해결하기 위해서 간호사는 사려깊고 신중해야 하며 의사소통기술과 적절한 의사소통채널을 이용할 수 있어야 한다.

마지막으로 간호사 환자의 간호에 대해 타 의료보건 전문요원과 책무를 나누어야 할 필요성을 인식해야 하며 상호협력하는 실무, 분담된 leadership, 건강관리에 있어서의 팀전달 체제 속에서 공동의 책임을 나누어야 할 것이다. 최근 간호직이 전문직으로서의 위상이 점차 확고해 지고는 있지만 건강관리체계 내에서 타 의료보건요원들과 협력하여 일하고 있다는 것을 잊어서는 안된다.

□ 학습 과제

1. 간호사협력자(coworker)간의 상호적 관계의 4가지 차원의 개념을 설명하시오.
2. 간호사-보조원간의 관계에서 효과적인 의사소통의 방벽이 되는 3가지 주요 요인을 설명하고 방벽을 넘기 위한 자신의 대처전략을 논하시오.
3. 의사-간호사의 역할 관계를 설명하고 바람직한 의사-간호사의 역할관계에 대한 자신의 견해를 논하시오.
4. 영역의 문제를 간호사-의사간의 상호협력과 관련시켜 설명하고 간호사로서의 자신의 입장을 논하시오.
5. 공동영역의 형성이 간호사와 의사간의 상호협력을 어떻게 강화시키는가를 설명하라.
6. 의사와 간호사가 동료의식을 가지고 일할 수 있는 동료의식의 조건을 설명하라.
7. 간호사의 이직요인을 설명하고 이직을 막기 위한 자신의 견해를 논하시오.
8. 간호조무 인력과의 바람직한 인간관계에 대해 자신의 입장을 논하시오.

□ References

강규숙(1986). 일 종합병원 간호원의 퇴직에 관한 연구. 대한간호, 25(1), 28 - 47.

김미영(1995). 간호사 이직 대책에 대한 연구. 대한간호, 34(4), 54 - 69.

김조자(1986). 양질의 진료를 위한 협조적인 간호체제. 대한간호, 26(1), 53 - 62.

김조자, 박지원(1991). 간호사의 이직결정과 관련요인에 관한 연구, 대한간호학회지, 21(3), 383-395.

김춘길(1991). 일부 대학병원 간호사의 업무인지 정도에 관한 조사연구. 대한간호, 30(1), 51-60.

박영숙, 이경옥(1995). 정신간호조무요원의 업무스트레스 및 근무의욕에 관한 연구. 간호학회지, 25(1), 110-123.

유은광, 이정섭, 전정자(19984). 간호원, 환자, 의사간의 역할기대 비교연구. 대한간호 23(2), 37-47.

이혜원(1994), 병원 간호사의 장기근무 유인과 직무만족과의 관계. 대한간호, 33(1), 65-77.

Benner P, Wrubel J(1989). The Primacy of Caring. Addison-Wesley Publishing.

Bigbee J(1984). Territoriality and prescriptive authority for nurse practioners. Nursing and Health care, 5(2), 106-110.

Bradley JC, Edinberg MA(1990). Communication in the Nursing Context. Appleton & Lange.

Mechanic D. Aiken LA(1982). A cooperative agenda for medicine and nursing. New England Journal of Medicine, 307(12), 747-750.

Phillips JR(1979). Health care provider relationships: A matter of reciprocity. Nursing Outlook, 27, 738-741.

Prescott PA, Bowen SA(1985) A Physician - nurse relationships. Annals of Internal Medicine, 103, 127-133.

Stevenson JS(1977). Issues and crises during middlescence. New York: Appleton-Century-Crofts.

Webster D(1985). Medical students' views of the role of the nurse. Nursing Research, 34(5), 313-317.

제 11 장 의료기관의 환경 및 의사소통

간호는 전통적으로 병원내의 두 가지 간호환경에서 간호실무를 제공해왔다. 하나는 입원실이며 다른 하나는 외래 진료소로서 이 두 가지 간호환경은 서로 다른 의사소통기술을 요구하므로 간호사는 각각의 간호환경에 적절하고 구체적인 특정한 역할행동을 가지고 있어야 한다.

1. 입원실에서의 의사소통

입원한 환자가 병원이라는 새로운 환경에서 느끼는 긴장감을 입원 스트레스라고 하며 흔히 병원이라는 낯선 환경, 질병에 대한 공포, 가족으로 부터의 격리 등이 입원환자가 경험할 수 있는 스트레스 요인들이다(박, 1975). 입원실에서의 의사소통은 물리적 환경, 간호활동과 구체적인 의사소통 개념의 세 가지 개념에서 검토하여야 한다. 특히 입원환자들은 입원시의 분위기가 소란스럽고 산만하며 입원실이나 사용하는 의료보조기구가 청결치 못할 때 불편감을 경험하게 된다(조, 이, 1992). 의사소통이란 모든 건강 관련 서비스 분야에서 가장 중요한 활동으로 건강소비자와 보다 효율적으로 의사소통을 하기 위해서는 의사소통을 방해하는 요소를 고려하는 것이 필요하다.

1) 병원에서의 의사소통 방해요소

(1) 물리적 환경

물리적 환경이란 의사소통이 이루어지는 방법, 사용되는 의료장비는 물론 입원실의 배치와 설계, 가구, 조명, 그리고 물리적인 요소에 속하는 모든 것들을 뜻한다. 종종 병원의 물리적인 환경 자체가 환자의 감정 표현을 방해하는 데에 기여한다. 입원한 환자들은 걱정이 많고 불안하며 신체적으로 그리고 정서적으로 어느 정도 타인에게 의존적이다. 입원한 환자들은 그들 스스로가 취향에 맞지 않고 불편한 환경 속에 내던져진 존재로 인식하는 반응을 보이는 경우가 많으며 이러한 반응은 사실상 병원환경에 존재하고 있는 의사소통의 장애로 나타난 경우가 빈번하다.

우리와 상호관계를 맺고 있는 물리적 환경은 의사소통의 내용 또는 상황에 영향을 미칠 수 있다. 예를 들면 실내 가구의 배치 방법도 권위 또는 힘에 대한 차이를 가져오며, 책상이나 식탁을 사이에 두고 마주하며 상호 작용을 하는 것과 나란히 의자를 옆에 두고 함께 앉아 상호작용을 하는 것은 매우 다를 수 있다. 페인트가 벗겨진 벽, 충충하고 칙칙한 색조와 홀대를 받는 느낌 등의 어두운 환경은 정서적 분위기에 영향을 미쳐 상호작용이 진행되는 상황으로도 전달된다.

사생활이 중요한 곳에서는 문에 유리창이 달려있는 방도 방해요소가 될 수 있다. 방해를 받고 있다는 느낌을 주는 소란스러운 환경에서는 상대방에 대한 오해를 하거나 또는 우리 자신도 스스로 오해를 받기가 쉽다. 예를 들면 매우 혼잡한 도로에 면해 있는 소음이 많은 방에서 정규적으로 회의를 해야 하는 경우 서로에게 보다 잘 들릴수 있도록 하기 위해 보다 언성을 높여야 된다. 시간이 흐르면서 서로의 언성이 높아지면 회의 분위기는 붕괴될 수도 있는데 고성을 내야 한다는 좌절감은 상호관계에 영향을 미치게 된다.

병원환경에서의 의사소통 장애요소는 간호사 및 여러 보건의료인력의 전문기술적인 언어(jargon) 사용, 높은 수준의 소음, 엄격한 일과(routine), 바쁜 분위기와 제복(uniform) 등인 것으로 알려져 있다.

(2) 전문기술적 용어사용

전문기술적인 용어의 사용은 의사소통 과정을 방해하는데 임상환경에 익숙해져 있는 병원의료인력은 종종 많은 환자들이 병원 내에서 사용하는 특수언어(jargon)는 물론 의학용어를 이해할 수 없다는 것을 망각하곤 한다. 다음은 유방절제술(mastectomy)을 받기 위해 외과병동에 입원했던 한 환자가 병원의료 인력의 전문기술적인 용어 사용으로 혼란스러워 했던 경험의 일부분이다.

수술전날 담당 과장의 회진시 내가 경험한 느낌은 무엇이라고 명확히 표현할 수 없을 정도로 혼란스러웠다. 한 떼의 의사들이 내가 누워있던 침대 쪽으로 오더니 나를 빙 둘러쌓았고 담당 의사 과장은 나의 복부를 손가락으로 여기저기 누르고 찔러보더니 *fibroma*'일 가능성이 높습니다. 라고 말하였다. 나는 *fibroma*라는 말을 한번도 들어 본적이 없었으나 *sarcoma*와 *carcinoma*라는 말을 들어 본적은 있었다. 말소사 *sarcoma*와 *carcinoma*가 악성 암을 뜻하는 끝어미인 *oma* 같은데… 아무도 나에게 악성암에 대한 이야기를 해준 적이 없었는데 담당 의사 선생님이 다른 사람들에게는 그런 이야기를 했구나. 갑자기 나는 나의 머리 속에서 *fibroma* 라는 메아리가 끝없이 울렸고 나는 온몸이 떨리면서 흐르는 눈물을 억제할 수 없었다. 수술한지 24시간이 지나서야 나는 *fibroma*가 유방절제술을 필요로 하지 않는다는 것을 알게 되었다. 즉 끝어미가 *oma*로 끝나지만 *fibroma*가 악성을 의미하지 않는다는 것도 알게 되었다.

그렇지만 나는 담당 과장이 *fibroma*가 무엇인지에 대해 나에게는 설명도 없이 내 앞의 타인들에게 이야기를 하는 것이 별로 유쾌한 일이 아니었다는 생각을 지워버릴 수가 없었다. 24시간동안 나는 내가 악성암에 걸렸다고 생각하며 불안과 공포에 떨었던 것을 생각하면 그 의사를 용서하기가 쉽지 않았다.

(Roberts, 1977)

무심코 던진 우리의 말이 환자에 커다란 괴로움과 고통을 줄 수 있음을 잊어서는 안된다. 인종차별적 언어, 성차별적 언어 또는 맹세와 같은 특정 단어의 사용은 그 사람 자신 및 태도에 대해 가정을 하도록 만들며 특히 가정이 허위로 밝혀 질 때 상호관계에 치명적인 결과를 초래하게 된다. 입원한 환자와 이야기할 때 적용해야 할 몇 가지의 지침이 있다.

첫째 환자가 이해할 수 있는 언어를 사용하며, 둘째 병원에서 사용하는 용어의 사용이 불가피한 경우 환자에게 그 용어에 대해 설명하며, 셋째 환자의 지적 수준에 맞추어 설명을 하며, 넷째 병원에 처음으로 입원한 환자에 대해 각별한 관심을 가지며, 다섯째 환자의 feedback을 확인하며, 여섯째 환자가 함께 들을 수 있는 환경에서의 병원전문용어(hospital jargon)의 사용을 주의해야 하며, 일곱번째 말을 지나치게 빨리하는 것도 피해야 한다(이, 하, 박, 1985).

(3) 정서적 상태

정서적 상태와 태도는 사람들이 서로를 바라보거나 서로에게 경청하는 방법에 영향을 미치는데 정서적 상태와 태도 등은 내적 장애 요인이 될 수 있다. 어떠한 사실과 감정을 구별한다는 것은 매우 중요하다. 몹시 화가 나거나 혼란상태에 있거나 또는 분노상태에 있는 사람에게 혼란스럽고 화난 감정이 누그러지기 전에 무엇인가를 설명한다는 것은 매우 어렵다.

상황 1. 두 사람 모두가 앉아서, 두 사람 모두가 서서, 한사람은 서 있고 또 다른 한사람은 앉아서 이야기를 하는 동안의 상호작용에 대해 생각해 보자.

상황 2. 정보제공이 항상 만족스럽지 못한 이유를 생각해 보자.
타인이 어떠한 방법으로 정보를 제공하고 있는 가를 관찰하라.

정보 제공이 정보제공을 받는 사람의 입장에서 탐색하고 정보제공을 받는 사람이 이해했는가를 사정해 보자.

사람들은 부정, 억압 또는 투사와 같은 방어기제를 사용하여 내적인 갈등, 상처 또는 고통으로부터 초래하는 불안감으로부터 해방되려고 애쓴다.

수술전날 밤 다음날 수술을 받을 예정인 사람들은 매우 불안해한다. 남자들은 말이 없이 조용해지며 여자들은 눈물을 흘리기도 한다. 수술 받을 사람들을 안심시켜주고 어떤 상황이 전개 될 것인가에 대해 설명을 해주는 일이 우리의 업무이다. 의사들도 물론 그들에게 설명을 해주지만 그들은 의사의 설명을 이해하기가 어렵다. 의사들이 대개 "담낭절제술을 받게 될 것이고 수술 후에는 튜브 관이 삽입될 것입니다"라고 수술환자들에게 이야기해준다. 그러나 간호사들은 수술환자들에게 담낭 절제술을 받은 후 수술부위에 튜브를 삽입하게 될 것입니다. 수술부위의 분비물을 배액시키기 위해 삽입된 튜브는 2~3일정도 지난 후 뽑아내게 될 것입니다. 앞으로 어떤 상황이 일어날 것인가에 대해 알게된 수술환자들의 기분은 한결 좋아집니다.

방어라는 것은 일종의 미해결된 사건이나 관심사로써 해결되지 못한 갈등도 포함되며 여전히 화농상태가 진행되고 있는 소동상태 일수도 있고 또는 밖으로 절대로 노출되지 않을 수도 있다. 대화란 소위 무의식적 에너지에 의해 추진되는 배후적 의미를 지니고 있다. 갈등이란 때때로 표면위로 떠오르지 않고 표면아래에 잠수해 있으면서 활동을 하고 있다. 따라서 말해진 것과 의도하고 있는 것은 다른 것으로 간주된다. 불안은 때때로 과거의 경험과 관련되어 있어 타인이 이야기하고자 하는 내용에 대해 두려움을 갖거나 불안할 때 우리는 화제를 바꾸거나 화제에 응답하지 않음으로써 특정 주제를 피하려고 애쓰는 경향이 있다.

예를 들면 아기를 원하지만 수정문제를 가진 여성은 임신이나 모성에 대한 주제를 화제로 떠올리는 장소를 피하고 싶어한다. 직면하고 싶지 않은 화제에 강제적으로 접하게 되면 정서적으로 또는 폭발적으로 반응하게 된다. 정신적 상처나 고통에 노출될 때 과도반응을 보일 수 도 있다.

(4) 소음 수준

병원은 소음이 매우 많은 장소이다. 많은 사람들이 carts, 차트, 투약약물, 식사 등의 업무활동을 위해 병실을 들락날락거리며 환자와 조용히 개인적인 이야기를 나눌 수 있는 조용한 장소를 찾는 것도 여의치 않다. 특히 이러한 소음의 문제가 매우 심각한 곳은 중환자실이다. 여러가지 환자 감시기구(monitor), 흡인기와 여러 보조기구에서 지속적 또는 간헐적으로 들리는 소음도 괴로웠지만 더 견디기 힘들었던 것은 환자를 관리해주는 여러 의료직원들간에 오가는 말소리였다(Noble, 1979).

소음이 매우 많은 중환자실에서 의사소통이 가능하기 위해서 의사와 간호사는 더욱 목소리를 높였고 의사와 간호사의 목소리가 환자에게도 너무나 크게 들리곤(earshot) 했다.

(5) 판에 박은 듯한 병원의 일과

환자들에게 병원환경내의 여러 규칙이나 지침을 철저히 따르도록 요구하는 경향이 많다(박, 1975). 예를 들면 샤워실의 이용시간을 오전으로 정해 놓으면 환자들은 오전에 샤워를 해야 하며 환자가 샤워를 언제 필요로 하는가? 에는 배려가 없다. 식사시간, 투약시간, 활력증후 측정, 의사의 회진도 병원환경에서 판에 박은 듯이 일상화 되어가고 있다.

(6) 바쁜 분위기

병원환경의 중요한 특성의 하나는 활동과 움직임(activity and movement)이 주가 되는 동적 환경이라는 점이다. 병원이 대형화되면 될수록 동적인 특성이 더욱 명백해진다. 활동수준이 높고 매우 바쁜 분위기를 갖고 있는 병원환경이 간호사 - 환자간의 의사소통에 영향을 미칠 수 있다. 병원환경의 왁자지껄한 분위기 자체가 환자, 간호사 그리고 의료보건 전문직 요원간에 효과적이고 중요한 의사소통의 분위기를 마련해 주지 못하게 된다.

어떤 환자들은 간호사의 업무활동 속에는 급박함과 긴급함이 스며 있으며 환자에게는 중요한 관심사이지만 간호사로부터 중요성을 인정받지 못하고 있는 것으로 알려져 있다. 환자는 중요한 자신의 관심사를 간호사가 경시하므로써 받게 되는 느낌을 말로 표현하는 것조차도 간호사의 바쁘고 귀중한 시간을 빼앗는 듯한 생각을 하면서 간호사에게 그런 느낌을 말하려 하지 않는다. 대부분의 병원인력들이 퇴근하고 보다 병원인력 요원들의 긴장감이 감소되는 분위기가 우세해지는 밤과 저녁시간에 환자들은 간호사와 가장 효과적인 의사소통을 할 수 있다.

마찬가지로 간호사들은 자신들이 너무 바빠 환자들에게 치료적인 돌봄을 제공하지 못하는 이유는 간호사 자신이 환자와 이야기 나누는 것을 불편해 하거나, 병실이 환자와 이야기를 나누기에 적절치 못하다고 느끼거나 또는 바쁜 업무 자체 때문일 수도 있다. 특히 치료적인 돌봄을 제공할 만한 시간이 없다고 느끼는 간호사의 바쁜 분위기가 간호사 - 환자간의 효과적인 의사소통을 방해하고 있다.

2) 의사소통 장애 요인의 극복

건강의료인력으로서 환자 또는 건강소비자에게 정보를 준다는 것은 건강관련 업무의 중요한 부분이다. 환자들은 건강의료요원들이 잘못된 정보를 주었거나 충분한 정보를 주지 않았거나, 잘못된 건강관리를 하고 있는 경우에도 올바른 정보를 주지 않았다는 불평을 하는 경우가 종종 있다. 예를 들면 심장병을 가지고 있는 환자를 대상으로 한 조사연구에서 이들 심장병 환자의 대부분은 심장질환의 초기 에 받았던 건강관련 분야의 조언이 애매하고 부적절했거나 또는 그들의 기대를 충족시키지 못했던 것으로 나타났다.

효과적인 의사소통에 대한 장애요인을 극복하기 위해서 아래의 사항을 고려해야 한다.

- 환자 또는 건강소비자가 알기를 원하거나 알 필요가 있는 것이 무엇인지를 사정한다.
- 주요 요점을 우선적으로 화제로 올리고 다음에 2차적 정보를 제공하라
- 사정을 할 때에는 환자나 건강소비자가 알기를 원하는 것과 그들이 말한 것과 관련된 정보를 논리적으로 제공한다.
- 복잡하지 않은 언어 또는 문장을 사용하고 전문용어의 사용은 피한다.
- 의료요원이 이야기해 준 것을 건강소비자나 환자가 다시 한번 정리하고 요약하여 설명해보도록 기회를 주어 정보상의 오류나 미비한 것이 있는가를 명확히 한다.
- 건강소비자에게 정보를 충분히 이해하고 소화할 수 있는 시간을 주고 질문을 하여 충분히 이해했는가를 확인한다.
- 서면상의 조언이나 지침자료를 제공하여 구두상의 정보를 보다 확실히 하라.

이와 같은 모든 노력에도 불구하고 의료요원들이 제공한 정보를 건강소비자가 모두 이해한다는 것은 용이하지 않다. 자신의 관점에서 의사소통을 하게 되면 의사소통 내용은 애매해지거나 부분적으로 이해될 수 밖에 없다.

다운 증후군(Down's syndrome)을 가진 어린아이의 부모와 의료요원들간의 상호작용에 대한 연구를 통해 의료지식이 거의 없는 일반인들은 의료요원들이 자신들을 무시하고 있는 것으로 받아드리고 있다.

다운 증후군을 가진 어린이의 부모들이 스스로 쌓아온 실제적인 지식은 의사 또는 다른 전문가들로부터 얻을 수 있는 다운 증후군의 과학적 지식에 버금가는 상당한 지식이었다. 부모들이 희망을 가지려고 필사적으로 노력하고 있을 때 자주 의료관련 전문가들로부터 절망적인 메세지를 접하곤 하였다. 다운 증후군에 대한 잘못된 정보는 우선 순위를 결정해야 하는 실제적 행동을 취할 때에 영향을 미쳤고, 의료인들은 부모들이 경험으로부터 습득한 경험적 지식과 이해를 무시하였고, 의사들이 편리한 시간을 고려하여 의료 서비스를 하였고, 부모들이 받고 있는 정서적 상처를 무시하였고, 도움이 정말로 필요로 했던 시간을 잘 알지 못했던 것으로 나타났다.

Nursing Times, 93:37-38.

2. 유니폼(uniforms)

의복은 생물학적 방어이상의 기능을 지니고 있으며 사회적 지위, 가치, 직업 등을 상징하고 개인의 능력과 판단에 대한 신뢰, 개인의 행위, 전문직의 이미지를 반영해 주는 비언어적 의사소통의 한 형태를 나타내므로 의복이 사회활동에 미치는 영향은 매우 중요하다(김, 1992).

유니폼이란 일치하다의 뜻인 Unify라는 어원에서 유래한 것으로 개별적 특성을 살리는 대신에 일치된 또는 고른 모습을 갖추어서 조직의 특성이나 실용성을 살리는 데에 뜻이 있다. 즉 사복에서 개성미를 살린다면 유니폼에서는 직업적 위신과 조직의 특성을 살리게 된다(이, 이, 1988).

(1) 간호 유니폼의 역사

현대적 간호유니폼은 Crimea 전쟁터로 나갔던 Nightingale과 38명의 여성들에서 그 기원을 찾을 수 있다. 수도원 간호사들이 그들의 관습대로 옷을 입은 반면 성직자가 아닌 간호사들은 회색 옷, 소오사 자켓, 흰색의 모자와 짧은 모직의 어깨 없는 망토(cape)를 입었다. 그리고 어깨 위에는 "Scutari Hospital"이라는 붉은 글씨의 수가 새겨져 있는 갈색 스카프를 걸쳤다. 6년 뒤에 Florence Nightingale은 유니폼의 계급제도를 도입하였다. London의 St Thomas 병원에 있는 Nighting School의 수습생들에게 라일락과 흰색의 줄무늬 유니폼을 제공했고, 1867년 감독이 되기 위하여 입학한 귀부인들에게는 특별한 유니폼을 제공했다.

Nightingale은 유니폼이 환자간호에 영향을 미친다며 페티코트, 스커트 앞이 갈라져 있는 폴로네즈 등은 금지시켰다. 특히 패티코트, 쨍그렁거리는 열쇠소리, 삐그덕거리는 소음과 신발 끄는 소리 등이 환자에게는 해롭다고 주장하였다. 19세기 말 경에 문을 연 학교들도 유니폼 제도를 도입하기 시작했다. 1차세계 대전으로 간호유니폼의 길이가 8~10인치 정도 무릎 쪽으로 올라갔다.

요즈음 간호유니폼에는 또 다른 변화가 진행중이다. 캡을 벗어가고 있으며 벨트와 버클도 사라지고 있다. 특히 전문간호사, nurse practitioners와 정신 간호사들이 유니폼을 벗어가고 있으며 유니폼을 입지 않는 것이 비공식적 접근을 유도하여 환자와의 라포 형성에 도움이 되는 것으로 생각되기 때문이다. 소아과 병동의 경우 간호사의 유니폼이 만화그림이 있는 유니폼으로 거의 다 바뀌었다.

(2) 의료요원 유니폼의 조건

병원은 물론 바닥 면에 굴곡과 고저가 있는 지역사회에서 일하는 간호사들은 큐롯과 서츠, 폴로셔츠와 바지, 우주복 형태의 유니폼을 입고 있다. 전통적 간호 유니폼을 주장하는 사람들은 유니폼이 전문직업인처럼 보여야 하며, 타인의 눈에 쉽게 띄어야 하고, 간호사의 마음에 드는 유니폼이어야 한다고 강조하지만 전통적 간호유니폼을 주장하지 않는 사람들은 유니폼에 대해 보다 융통성을 가지고 있다. 간호 유니폼은 멀리서도 눈에 띄어야 하고, 근무하는 동안 전문직으로서의 격의를 갖출 수 있고, 청결해야 한다.

간호사는 흰색의 유니폼과 캡이 전문직 이미지에 중요하지 않다고 생각하나 타의료 전문인력과 일반간호대상자들은 간호사의 흰색 유니폼과 캡이 간호사의 이미지에 매우 중요하다고 생각하고 있다(김, 이, 허, 김, 홍, 1993). 유니폼을 입는 중요한 목적은 환자에게 간호사라는 지위를 알리는 동시에 또한 병원내의 타 보건의료 인력에게 간호사라는 지위를 알려주게 된다. 그러나 최근 이러한 전통적인 흰 간호유니폼과 캡을 사용하지 않는 첫 번째 이유로는 흰 간호유니폼과 캡이 대중매체에서 간호사의 복종적인 역할을 하는 것으로 인식하여 간호사에게 부정적인 이미지를 주고 있기 때문이다(지, 1993). 두 번째 이유로는 짙은 색상이 보다 더 강력한 힘을 갖고 있는 것으로 인식되는 반면 흰색의 유니폼이 인간이 인지하는 권위 또는 힘을 약화시키기 때문이다(Lamar, 1985).

간호사들이 수술장, 분만실, 중환자실과 같은 특수 업무영역을 나타내기 위해 특별한 유니폼을 입기도 하며 요즈음 일부 병원에서는 캡을 사용하지 않기도 한다. 그러나 환자가 간호사, 간호보조인력을 구별하지 못할 때에 의사소통을 방해할 수도 있는데 이런 경우 이름표를 착용하여 환자의 혼동을 막아줄 수 있다.

미국에서 100명의 환자들에게 간호사의 전문직업인 이미지에 대한 의견을 묻는 연구를 하였다. 동일한 간호사에게 여러 개의 서로 다른 유니폼을 입은 사진을 보여주고 어떤 간호사에게 간호받고 싶은지를 묻는 질문을 하였다. 대부분의 환자들이 원했던 간호사의 유니폼은 바지와 색깔이 있는 투피스용 상의를 입은 간호사였다. 또한 환자들은 간호사의 전문적 기술과 자질 및 능력을 깨끗하고 단정해 보이는 것과 연관을 시키고 있는 것으로 알려져 있다. 따라서 간호사가 어떤 종류의 유니폼을 입느냐 하는 것보다는 간호사의 단정한 외모가 보다 더 중요하다.

소아과 병동의 간호사들이 전통적인 간호 유니폼을 벗는 데에 앞서고 있다. 3~5세 어린이 100명에게 1명의 간호사가 5개의 다른 유니폼을 입은 사진을 보여주었다. 어린이의 58%가 상의용 겉옷을 걸친 간호사를 가장 좋아했고, 41%는 전통적인 흰색의 유니폼을 입은 간호사를 무서워하는 것으로 나타났다.

잘못 디자인된 유니폼과 벨트가 허리에 손상을 주는 것으로 알려져 있다. 허리가 아파 병원을 떠나야 했던 간호사 출신의 한 여성은 "병원에서 일을 할 때는 벨트를 착용했으나 무거운 것을 들어 올릴 때는 오히려 벨트를 벗어버리곤 했다"며 벨트가 허리를 지지해주지 못했다고 주장했다. 간호 유니폼이 몸에 너무 꼭 끼이는 것을 피하는 것이 중요하다고 조언했다. 유니폼은 특히 허리 주변이 넉넉하고 헐거워야 한다. 간호유니폼은 무거운 것을 들어올리는 데에 안전해야 하고, 멋있어야 하고, 누구나가 알아볼 수 있어야 하며, 세탁이 용이하며 비용도 저렴해야 한다.

유니폼에 대한 건강 소비자의 의견

전직 교사였던 70세의 *Audrey Gillmore*는 짙은 파랑색의 바지와 연두색의 폴로셔츠를 입고 있는 종양 병동의 간호사에 대해 다음과 같이 언급했다.

T-셔츠와 바지차림은 다소 초라하고 단정해 보이지 않습니다. T-셔츠와 바지차림의 간호사는 정원에서 잡초를 뽑고 있는 나의 딸 보다도 맵시가 나지 않습니다. 특히 T-셔츠의 색상은 오물이 묻었을 때에 쉽게 눈에 띄도록 하얀 색이 더 나을 것입니다. 또한 간호 유니폼을 입으면 누가 누구인지를 구분하기가 대단히 어렵습니다. 명찰의 글씨가 작아서 읽기가 어렵습니다.

유니폼을 입지 않는 이유

혈우병 전문간호사인 *kate khair*는 간호업무 수행시의 불편함과 어린이들이 유니폼을 입은 사람들을 매우 두려워하기 때문에 간호 유니폼을 입지 않는다.

그러나 양로원에서 일하고 있는 *gill bratt*는 전통적 간호유니폼은 노인들이 간호사를 보다 쉽게 알아 낼 수 있기 때문에 전통적 간호 유니폼을 입는다고 말한다.

3. 의료환경에서의 업무 활동 조직

병원환경에서의 업무활동 조직은 관료적이며 관료조직은 다음의 네 가지 주요 특성 - 분업, 권위의 계층적 질서, 규칙과 규정, 전문 기술적 능력을 강조한다(Tappan, 1993). 병원조직에서는 명백한 업무 분담이 있으며 업무 활동은 분담된 업무에 책임을 지거나 분담된 업무를 수행할 사람들에게 분할되며(분업), 병원조직내의 모든 사람은 계층적인 서열로 배열되어 있고, 상급지위와 하급지위가 있으며, 상급지위자들은 행동을 제안하며, 하급지위에 있는 사람들은 행동의 수용자가 되며, 자신의 직속 상관에 대해 책임을 진다(권위의 계층적 질서).

규칙(rule)이 질서와 획일화를 가져오기 위한 방법이라면 규정(regulation)이란 특정집단의 관리나 통제를 위해 당국자에 의해서 행해지게 되며 집단 구성원들의 행동을 정의하고 통제하기 위한 절차를 조정하는 표준 지침이 있어야 하는데 예를 들면 policy manual과 procedure book등이 이에 속한다(규칙과 규정). 특정 기술과 특정 지식을 가진 사람들이 전체 조직의 업무 중 특정분야의 업무를 수행하기 위해 고용된다(전문기술 능력을 강조).

관료주의는 일종의 폐쇄된 체계로써 쉽사리 변화에 적응하기가 어렵다. 관료주의적 병원은 많은 업무가 수행된다는 점에서는 효율성의 좋은 모형이 될 수는 있으나 의사소통은 매우 비효과적으로 된다. 그래서 관료주의에서 얻게 되는 업무의 효율성은 비효과적인 의사소통으로 인하여 잃게 되는 경우가 많다.

(1) 분업(division of labor)

병원 환경 내에서는 여러 보건 의료인력간에 많은 접촉이 있지만 보건 의료인력간의 의사소통은 거의 없거나 아예 없다. 간호사들은 동료 간호사와 의사소통을 주로 하고 의사는 타영역의 전문직 요원보다는 동료 의사와 더 많은 협동 의식을 느끼게 된다. 또한 최근에 가속화되고 있는 간호 전문화는 특정 전문 분야의 소속 간호사들만의 의사소통을 증가시키나 타간호 전문분야에 소속된 간호사의 의사소통 기회를 감소시켜왔다. 즉 수술실 간호사는 수술간호전문 분야에 속해있는 수술실 간호사와 주로 의사소통을 하고 가정간호사는 동료 가정간호사와 주로 의사소통을 하게 된다. 관료적인 구조체계의 병원에서는 종종 부서간의 의사소통이 문제가 된다. 한 부서에서 우선권을 두고 있는 업무활동이 타부서에서는 우선권을 받지 못하는 경우가 있기 때문이다.

소아과 병동에 근무하는 간호사가 중앙 공급실에 기관절개술 기계세트를 요청했으나 중앙공급실 담당자는 사용하고 있는 기관절개술 세트를 중앙 공급실로 내려보내지 않으면 새로운 기계세트를 내려보낼 수 없다고 응답했다.

소아과 병동의 간호사는 호흡곤란이라는 위기상황 때문에 가능한 한 빨리 기관절개술 세트를 구하는 것에 우선 순위를 두고 있지만 중앙공급실의 기능원은 기관절개술 세트를 확보하는 것에 우선 순위를 두고 있어 소아과 병동의 간호사와 중앙공급실의 기능원이 갖고 있는 우선 순위는 매우 다르다. 분업은 서면 메모와 인쇄된 지침을 사용하므로써 의사소통의 수용자가 즉각적인 feedback을 보여줄 기회가 없는 일방적 의사소통을 이용한다. 인간 대 인간의 접촉은 제한되어 간호제공자의 소외감과 소원감을 초래하게 된다.

(2) 권위의 계층적 질서(Hierarchy of Authority)

관료주의는 한 개인이 상관에게 책임을 지는 동시에 상관은 부하직원을 관리하는 권위계층을 뜻한다. 하향식 의사소통은 하위에 있는 사람에게 종종 업무 역할, 병원정책 또는 지침의 전달과 관련이 많고 상향식 의사소통은 보다 상위에 있는 사람에게 관료제도 내에서 무엇이 일어나고 있는가를 알려주는 경우가 많다. 특히 상향식 의사소통을 격려시킬 필요가 있는데 왜냐하면 하향식 의사소통이 상향식 의사소통보다 훨씬 더 수월하기 때문이다. 감독간호사와 평간호사간의 대화 창구를 열거나 또는 빈번한 회의 등은 상향식 의사소통을 격려하고 촉진하며 지휘계통의 서열이 분명한 병원환경에서 공통적인 의사결정에 필수적이기 때문이다.

권위계통 체계를 팀간호(team nursing)에서도 볼 수 있으나 반면 전인간호 방법은 간호팀의 구성원들 사이에 수평적인 의사소통을 증진시킨다.

예를 들면 팀간호 접근법에서는 간호구성원들이 여러 개의 팀으로 나누어지며 각각의 팀은 병원내의 특정한 업무에 배정을 받게 된다. 각각의 팀은 지정된 환자 집단에 대한 책임을 지게 된다. 급성적 질병의 환자는 대개 그 팀의 구성원 중 가장 능력이 많고 가장 경험이 많은 사람에게 배정된다. 어떤 팀의 팀장(team leader)은 근무시간중 그때 그때의 상황에 따라 업무를 팀구성원들에게 분담해주며 수간호사에게 직접적으로 보고한다. 따라서 이 팀간호 접근법에는 명백한 권위계층 제도가 존재하게 되며 의사소통도 물론 동일한 과정을 밟게 된다. 즉 팀장은 수간호사에게 보고하고, 수간호사는 감독간호사에게 보고하고, 감독간호사는 간호과장에게, 간호과장은 간호부장에게 보고하는 형식을 취한다. 아래로는 팀장 간호사는 간호사에게 간호사는 간호보조 인력들에게 의사소통을 하게 된다.

팀간호는 간호사를 중간 관리자의 위치에 놓게 되는데 즉 간호사는 위와 아래의 양쪽으로부터 의사소통을 하는 위치에 있게 된다. 의사소통 과정 중에 의견의 대립이 생기면 당연히 고도의 긴장상태가 초래된다. 팀장은 위와 아래로 부터의 서로 상반되고 상충되는 메시지를 받게 되는 이중 구속(double blind) 상태에 있게 됨을 발견하고 딜레마에 빠지게 된다.

수간호사는 팀장 간호사에게 오늘 서 영희씨를 걷도록 해봅시다. 라고 이야기를 하자 팀장 간호사는 평 간호사에게 오늘 서 영희씨를 걷도록 해봅시다. 라고 말하였다. 그러나 평간호사는 팀장 간호사에게 오늘 서영희씨는 침대에서 일어나기 걷기가 어려울 것입니다. 왜냐하면 도저히 걸을 수가 없다고 걷기를 거부하며 억지로 걷도록 시키려면 의사를 불러오라고 합니다.

병원 환경에서 첫번째의 우선 순위는 환자이나 환자는 계층체계 내에서 가장 밑바닥에 있게 되며 위에서부터 내려오는 지시나 명령을 자연스럽게 받아드리는 성향이 있다.

전인간호 접근법은 한 간호사가 4~6명의 제한된 환자에 대해 24시간 책임을 지는 방법으로 한 간호사가 근무시간이 아닐 때에도 서면상의 간호계획과 같은 다양한 의사소통 채널을 통해 24시간 환자에 대한 전체적인 간호를 제공하게 된다. 전인간호 접근법에서 간호사는 간호를 계획하고 시행하는 직권과 자율성을 갖고 있으며 간호사는 직접적으로 의사와 환자와 의사소통을 하게 된다.

전인간호 접근법의 장점은 첫째 의사소통을 용이하게 한다는 점이다. 한 간호사가 한 환자에 대해 전체적인 책임을 짐으로써 환자에게 신체적 요구가 발생될 때 신체적 요구는 물론 정서적인 욕구의 충족에도 관심을 갖게 되며 간호사는 항상 환자와 직접적인 관계를 맺게 된다.

전인간호 접근법의 간호를 받았던 환자는 전문적인 간호기술과 지식을 갖고 있는 능력있는 간호사가 환자를 간호했으며 간호사가 환자들에게 발생되고 있는 모든 것에 대해 상세한 정보를 주었고 환자들에게 환자의 문제에 대해 이야기할 수 있는 기회를 많이 주었다고 생각하고, 환자와 간호사간의 신뢰적인 관계 형성이 이루어졌다고 인식하는 것으로 나타났다(McClelland. et al, 1987). 전인간호의 두 번째 장점은 획일적인 것이 아니라 사례 중심적인 간호를 하며 환자의 개별적인 증상과 일련의 검사결과를 토대로 간호가 이루어진다는 점이다(Zander, 1985).

(3) 규칙과 규정(Rules and Regulations)

병원 환경내의 규칙과 규정이 폐쇄체계의 조장은 물론 의사소통의 장애요소가 되며 근무 분위기를 경직시키는 경향이 있다. 간호행위에 대한 표준지침이 있으나 이러한 표준지침이 제안, 발의와 창의성을 감소시킬 수 있게 된다. 대부분의 간호체계는 명문화된 서면지침을 갖고 병원내의 환자 안전을 지키고 비용의 효과성을 꾀하게 된다. 병원내의 규칙과 절차의 무시는 환자간호에 위협적인 요소가 될 수 있기 때문이다. 동시에 이러한 규칙과 지침은 업무영역의 경계를 보다 더 확실히 긋게 해준다.

(4) 기술능력의 강조

관료주의의 4번째 특성은 비인간적인 자세(impersonal attitude)이다. 병원조직과 같은 관료주의 체계에서는 가시도가 낮은 간호의 인지적 사고(affective-thinking) 또는 정서적인 느낌(affective-feeling) 측면보다는 가시도가 높은 정신 운동 측면에 대해 보다 높은 가치를 부여한다. 바꾸어 말해 보다 인간 중심적인 간호사와 반대가 되는 업무 중심적인 간호사가 눈에 보이는 업무수행 결과로 인해 보다 높은 보상을 받게 된다. 어떤 간호사들은 환자 중심적이어서 환자에게 보다 높은 비중을 두며 또다른 간호사들은 업무 중심적이어서 업무에 보다 많은 관심을 두고 있다. 또한 일부는 업무와 환자에게 모두 높은 비중을 두며 또 일부는 업무와 환자 모두에게 비중을 두지 않는 경우도 있다. 그러나 업무 중심적인 간호와 환자중심적인 간호가 각각 분리되어 있는 별개의 것이 아니라 서로 연결되어 조화를 이루어야 한다는 것을 꼭 기억해야 한다(McFarland et al, 1984).

4. 병원환경에 따른 구체적인 의사소통 개념

관료적인 체제의 병원 환경에서는 의사소통이 매우 복잡하다. 병원환경 내에서 의사소통의 단절과 오해가 어떻게 발생되는가를 검토하기 위해 공간, 다중 방향성 의사소통, 다중채널식 의사소통과 삼자간 의사소통(triadic communication)을 고찰해 보는 것이 필요하다.

(1) 공간

공간이란 한 사람이 타인과 상호작용 하는데 있어서 편안감을 느끼는 거리를 포함한다.

공간에는 흔히 물리적인 공간과 개인적 공간을 의미하는 추상적 의미에서의 공간감(sense of space)의 두 가지가 있다. 물리적 공간은 간호사 - 환자 양자간의 의사소통 상호작용의 양상과 수준에 영향을 미친다. 예를 들면 한 환자가 간호사와 함께 자신의 불안감을 이야기해 보고자 했으나 4인용 병실에 입원해 있는 상황에서 같은 병실의 타환자들이 자기와 간호사의 이야기를 알게 될 것을 우려하므로써 결국 환자는 자신의 불안과 공포감을 간호사에게 이야기하지 못하게 된다. 간호사 - 환자간의 의사소통을 효과적으로 하는 간호사는 환자의 물리적 공간감을 존중해 주어야 한다. 즉 환자 방에 들어가기 전에 노크를 하는 것, 환자와 이야기하면서 침대의 아래쪽에 서 있는것, 환자의 이름을 불러주는 것 등이 환자에게 영역감(sense of territory)과 물리적 공간(physical space)을 제공해주는 방법이다.

개인적 공간(personal space)은 눈에 보이지는 않으나 자기자신 외의 타인에게 내어줄 수 없는 공간을 말한다. 개인적 공간은 흔히 한 개인을 둘러싸는 덮개와 같은 것을 말하며 덮개의 크기는 여러 가지 요인의 영향을 받는다. 첫 번째 영향요인은 상호작용하고 있는 두 사람의 친숙 정도 또는 두 사람이 상대방에 대해 갖고 있는 자세이다. 상대방에 대해 익숙하게 잘 알고 있는 경우 서로가 낯선 사람인 경우에 비해 개인적인 공간 영역은 보다 좁아질 것이다. 개인의 공간감은 대개 개인이 타인과 유지하려고 하는 거리감속에 반영된다. 한 개인은 상대방이 보다 높은 위치에 있는 것으로 인식하면 할수록 상대방과 더 많은 거리를 두게 된다(Lamar, 1985). 두 번째 영향요인은 인종의 차이에서 오는 것으로 개인적인 공간감은 인종에 따라 매우 다르다. 미국의 백인들은 유럽인들 보다 더 많은 공간을 요구하지만 유럽인들은 남아메리카인들 보다는 또 더 넓은 공간을 요구한다. 세 번째 영향 요인은 거래(transaction)의 특성으로 간호사 - 환자의 상호작용에서 환자는 병원에 입원해 있고 간호사는 환자에 대한 간호를 한다는 사실은 간호사가 환자의 개인적 공간을 침범한다는 것을 합법화 시켜주고 있다.

개인적 관계와 직업적 관계에서의 공간은 친밀감, 사생활 및 경계영역과 관련되어 있다. 경계영역이란 시간, 장소의 선택, 의자의 위치, 또는 사람의 역할 및 지위와 같이 외적으로 식별될 수 있음은 물론 신체적 의미에서 내적으로 지각하기가 어려운 경우도 있다. 경계란 고정되어 있기보다는 인간관계와 라포(rapport: 인간관계에서 두 사람 간에 마음이 통하고, 따뜻한 공감이 형성되고 감정 교류가 잘 되는 것)의 변화에 의해 영향을 받게 된다. 상대방의 경계영역을 존중한다는 것은 지휘적 인간관계의 점진적 발달에 가장 기본적인 요소이다. 지휘 또는 감독이란 업무 진행, 발전가능성의 조사, 힘과 지위의 차이 인지에 보다 면밀한 주의를 필요로 한다. 하급자와 상급자가 지휘관계 밖에서 공유하게 되는 독특한 관계를 탐색해 가는 것이 중요하다.

환자가 급성질병인 경우 약물주사, 수액공급, 환자감시장치의 사용과 같은 간호중재의 필요성 때문에 환자의 개인적 공간이 반복적으로 침해된다. 특히 간호사와 타 보건의료 인력들이 환자에게 자신들을 소개하거나 어떤 목적으로 환자 방에 왔는가를 설명하지 않고 환자의 개인적 공간을 침해할 때 환자의 불안감은 고조된다. 환자는 물론 간호사들 스스로가 안전하고 편안하다고 느끼는 영역감(sense of territory)을 소유하기를 원한다.

종종 간호사실의 좁은 물리적 공간은 간호사의 영역감을 방해하기도 한다. 간호사의 영역은 탈의실의 락커(locker)나 그룹 미팅이 열리는 회의실조차도 매우 좁아지는 경향이 있다. 인간의 생존 경쟁 전략은 힘들고 외로운 경험이지만 힘들고 어려운 경험을 지지해 주고 격려해 주는 경우는 거의 없다. 간호사의 스트레스, 피로감 등은 간호사의 개인 영역이 8시간 근무 내내 환자, 의사, 동료 간호사와 타 보건의료 요원들에 의해 침해되기 때문에 더욱 심해지는 것으로 알려져 있다.

(2) 다방향성 의사소통

병원환경 내에서의 의사소통은 다중성으로 즉 상향식, 하향식, 수평적으로 일어날 수 있다.

① 하향식 의사소통

지휘 및 감독이 때때로 동료 간에도 일어나기 때문에 미묘할 수도 있으며 기본적 고도의 기술을 필요로 한다. 인간관계와 다양한 협의로 인한 복잡성은 현대의 조직 생활에 일반화 되어있는 경쟁 및 방어와도 밀접한 관련을 맺고 있다. 임상분야에서의 지휘 또는 감독은 계속적인 학습과 직업적 실무간에 내재하는 어려움을 조정할 수 있는 가능성도 있는 반면 혼란, 수치심, 의존감과 소외감으로 죄의식을 느끼며 분노에 빠지고 무기력해질 수 있다. 지휘 또는 감독상황에서의 의사소통은 분명하고 애매 모호함이 없어야 하며 따뜻한 분위기, 개인적이며 조직적인 지지 속에서 이루어져야 한다. 효과적인 임상적 감독은 좋은 인간관계의 유지에 필요한 기본적 기법을 요구한다. 타인에 대한 존중, 신뢰관계의 발전, 업무협약에의 협조, 경계 영역의 필요성에 대한 이해, 경청 등을 통해 직업적 성장을 가져올 수 있다.

병원 내에서 간호사들 간에 일어나는 의사소통의 양은 하위 직급의 수준으로 갈수록 많아진다. 상급 지위자들이 많은 정보를 주어야 하기 때문이다. 즉 병원에서 일하고 있는 상급직 간호사는 다른 조직 기구에서 일하고 있는 사람에 비해 타인으로부터 정보를 받을 필요성이 적고 타인에게 정보를 보낼 필요성이 보다 많기 때문이다.

하향식 의사소통은 첫째 업무지침에 관한 구체적인 방향을 제시하고, 둘째 조직내의 절차와 실무에 대한 정보를 제공하고, 셋째 부하직원들에게 업무이행에 관한 이야기를 하기 위한 목적으로 흔히 이용된다. 그러나 불행스럽게도 부하직원들이 이야기하고 상사들이 경청하고 정보와 의견에 대한 이야기를 나누어 상호작용을 할 수 있도록 고안된 하향식 의사소통이 거의 없다는 점이다. 하향식 의사소통을 보완해주기 위한 몇 가지의 방법이 있다.

ㄱ. 당신 자신을 잘 알도록 하시오. 부하직원들은 당신이 당신 자신에 대해 알고 있는 것보다 당신에 대해 더 많은 것을 알고 있다. 어떤 지시가 가장 신속한 반응을 가져올 수 있는가? 하는 점에 비추어 당신이 지휘하고 있는 간호사가 당신에 대하여 이야기하는 것을 경청하시오. 당신이 지휘하고 있는 간호사는 그들의 업무에서 받는 스트레스를 극복하기 위해서 무엇이 중요한지를 알고 있다.

ㄴ. 당신의 비언어적 행위를 인식하도록 하시오. 말은 우리의 전체 메시지 중 단지 7% 만을 구성하는 것으로 알려져 있다. 몸의 기울기, 자세, 음색과 같은 비언어적 몸짓은 당신이 지휘하고 있는 간호사에게 당신이 말하려 하고 있는 것보다 훨씬 더 중요할 수도 있다.

ㄷ. feedback을 받기 위해 상대방이 이야기할 수 있는 시간을 주고 이야기하는 것을 잘 듣도록 하시오. 이런 태도는 당신의 병동 내에서 어떤 일이 일어나고 있는가를 발견할 수 있는 가장 효과적인 방법이다.

② 상향식 의사소통

대부분의 병원 환경 내에서 상향식 의사소통은 거의 이루어지지 않으며 있다 하더라도 매우 적다. 상향식 의사소통은 간호관리자 또는 간호행정자에게 의사결정 자료를 제공하고, 문제영역을 제시하고, 업무수행 평가자료를 제공하고 간호근무 상태를 알려주게 된다. 불행히도 의사소통이 하부에서 상부로 높이 갈수록 메시지 내용이 더 많이 간추려지며 메시지의 많은 내용이 삭제될 가능성이 더 많아진다.

90년이래 대형사고가 연속 발생하고 있다. 한국의 건설 및 조선 업종은 세계적인 수준이지만, 배가 침몰하고 백화점과 다리가 붕괴되고 있다. 이렇게 사고가 다발적으로 발생하는 배경에 관해 부실시공 등의 문제가 지적되고 있지만 여기서 이를 새삼 거론할 필요는 없을 것 같다. 그러나 대형 사고는 기술상의 하자에서 기인하기보다는 이 기술을 활용하는 인간과 인간간의 커뮤니케이션 오류에서 발생하고 있다고 보아야 한다. 즉 커뮤니케이션 부재나 오류는 대형사고의 근본적인 원인이자 직접적이고 간접적인 원인이다. 한국사회는 커뮤니케이션을 그동안 너무 쉽게 등한시해온 결과 이러한 사고가 근본적으로 해결되지 않고 자꾸 발생하게 된다고 본다. 좀더 구체적으로 대형사고가 발생하게 된 직접적인 계기를 살펴보면 반드시 사업장과 관련된 구성원들간의 커뮤니케이션에 틈새가 있음을 볼 수 있다.

예를 들면 성수대교 붕괴의 경우 관리책임자인 동부건설사업소장이 오래 전부터 문제점을 알고 있었음에도 최고 책임자인 서울시장에게 문제의 심각성이 제대로 전달되지 못했다.

사업소장에서 서울시장까지 보고되려면 6단계를 거쳐야 했다니까 그 단계마다 심각성을 느끼는 감도가 약화될 수밖에 없었다. 원활적인 커뮤니케이션체계가 확립되어 있어 서울시장과 사업소장간에 의사소통이 제대로 이루어졌다면 붕괴를 방지하기 위한 충분한 예산이 지원되고 차량통제를 하면서 철저한 보수를 했을 것이다.

1995년 6월 1000여명의 사상자를 내어 우리 모두의 정신을 흔들어 놓았던 삼풍백화점의 붕괴 사고도 이미 직원들은 건물 붕괴위험을 심각하게 알고 있었으며, 안전검사 담당자들도 이를 지적했다고 한다. 사장보다 장시간 백화점 건물 내에서 근무하는 사원들이 문제를 가장 잘 알고 있음에도 최고 의사결정권자인 사장에게 실질적으로 그 심각성이 전달되지 않았던 것이다.

(신호창, 조선일보, 1995, 7)

즉 의사소통이 하부 조직에서 상부 조직으로 올라가면서 심각성과 위험성의 감도가 희석되었기 때문이다. 내부적으로 위기에 대한 인식을 즉각적으로 상부에 알리고, 좌우상하 조직으로 확산시키는 사회내의 의사소통 풍토가 원활하지 못한 것이 대형참사를 빚어낸 원인중 하나로 볼 수 있다.

③ 수평적 의사소통

간호사들은 상급직이나 하위직의 간호사와 의사소통할 때 보다 동급직의 간호사에게 이야기할 때 더욱 편안함을 느끼게 된다. 이와 같은 경향은 간호문화가 어떤 문제에 대한 의사소통을 격려하지 않는다는 사실을 설명하고 있다. 간호사들은 주어진 업무를 완수하고 혹시 주어진 업무를 잘 모를 경우 해답을 찾아볼 수 있어야 한다. 상급 지위자들과의 의사소통을 거부하는 이유는 시간의 부족함 때문이다. 수평적 의사소통은 비공식적인 경우가 많으며 이런 종류의 의사소통은 종종 유언비어 또는 헛소문에서 많이 볼 수 있다.

유언비어 또는 헛소문의 특성은 첫째 매우 신속히 선별적으로 이루어지며, 둘째 누가 어떤 이야기를 누구로부터 듣느냐에 따라 전해지는 메시지에 차이가 있게 되며, 셋째 점차로 공식적인 의사소통 선으로 들어오게 된다. 메시지를 신속히 파급시키기를 원할 때는 비공식적인 의사소통이 이러한 정보의 전달에 효과적으로 사용될 수 있다. 수평적인 의사소통에서 정보의 전달은 일렬로 연속된 사슬 모양인 A에서 B로, B에서 C로, C에서 D로의 정보 전달이 아니라 포도송이 모양으로 정보 전달이 된다. 즉 A는 B, C, D의 3~4명에게 동시에 이야기하고 B, C, D는 또 각각 3~4명에게로 이야기를 하게 된다. 시간이 흐름에 따라 이러한 정보를 알고 있는 사람의 숫자는 많아지나 이런 정보를 알고 있는 사람이 정보의 내용을 반복하지 않기 때문에 점차 우리의 의사소통에서 사라지게 된다.

(3) 다중채널성 의사소통

한가지 채널이상의 동시적인 사용은 간호사가 병원환경에 적절히 반응해가기 위해 필요하다. 긴장감을 가져오는 많은 사건들이 동시에 일어나고 있으며 병원 또는 각 간호단위의 분위기는 매우 바쁘고 활동적이다. 바쁜 분위기의 간호사실과 복도로부터 조용한 분위기의 병실로 들어갈 때 간호사는 분위기의 속도를 조절하고 환자의 인지수준을 고려하여 의사소통 행동을 재조정해야 한다. 환자로부터 정보를 구하고자 할 때 간호사는 무엇을, 그리고 왜 그런 일이 발생했는가를 포함한 의사소통 과정을 먼저 시작해야 한다.

환자들은 간호사들이 갖고 있는 속기기술을 갖고 있지 못하며 이런 현상은 환자로부터 정보를 얻을 때 특히 명백하다. 학생과 신규 간호사는 다양한 출처에서 나오는 메시지를 분류하고 정리하는 데에 익숙해지면 간호사의 역할을 보다 더 능숙하게 할 수 있다는 것을 인지하는 것이 중요하다.

환자들은 병원환경에 익숙하지 않기 때문에 환자는 종종 주변의 다양한 환경 자극에 의한 속도 조절의 지배를 받게 되며 상황의 속도는 환자의 의사소통 행위에 영향을 미치게 된다.

고혈압으로 입원한 A씨는 집에서 가져온 나이트 가운이 없어졌다며 이리저리 찾고 있었다. 담당 간호사도 A씨와 함께 침대의 구석구석을 찾아본 후 팀장 간호사에게 A씨의 가운이 없어졌음을 알렸고, 팀장 간호사는 다시 수간호사에게 이 사실을 알렸다. 수간호사가 세탁실에 연락을 해보았으나 그곳에도 찾고 있는 나이트 가운은 없었고 그 병실의 모든 간호사는 A씨의 잃어버린 나이트 가운에 대해 이야기를 하면서 적극적으로 나이트 가운을 함께 찾았다.

학생의 실습지도 담당인 B교수도 병실에 나와서 가운을 잃어버린 것에 대해 알게 되었고 B교수는 A씨의 병실로 가서 그 나이트 가운을 마지막으로 입은 것은 언제 입니까? 라고 물었다. A씨는 내가 이틀 전 밤에 고열이 심해 땀을 너무 많이 흘렸기 때문에 그 날 밤 야간 당직 간호사가 그 가운을 가져갔다고 답변했다. B교수는 아마도 야간 당직 간호사가 땀에 흠뻑 젖은 가운을 물에 헹구었으리라고 생각하고 A씨의 병실에 있는 세면실로 들어갔고 타올걸이에 찾고 있었던 나이트 가운이 걸려있는 것을 발견했다.

위의 상황에서 간호사는 보다 적절한 속도로 문제해결을 시도하기보다는 환자의 불안을 전체 간호사에게 빠른 속도로 확산시켰다. 때때로 의사소통 문제는 속도 조절은 물론 순간 포착 때문에 일어난다.

70세의 송씨 할머니는 당뇨병을 갖고 있었다. 의사는 식사를 한후 오전 8시에 인슐린 주사를 하라는 처방을 내렸다.

간호조무사는 투약 담당 간호사에게 송씨 할머니가 아침식사를 끝냈고 식판도 치웠다고 알렸고 또한 똑같은 내용의 이야기를 송씨를 간호하도록 되어 있는 학생간호사에게도 이야기를 했다. 투약담당 간호사는 인슈린을 준비하여 송씨 할머니에게 주사하였으나 즉시 간호기록지에 기록하지 않았다. 송씨에게 인슈린을 주사한지 5분 후에 학생 간호사는 인슈린을 준비하여 실습지도 교수와 함께 송씨의 병실로 갔다.

(Bradley & Edinberg, 1990)

위의 상황에서는 2개의 동시적 메시지가 결국은 중대한 의료사고를 자초했다. 다음과 같은 방법으로 의사소통이 이루어지지 않았기 때문이다. 첫째 간호조무사는 두 명의 간호사에게 식사가 끝났음을 알렸으며 두 명의 간호사는 각각 상대방에게 투약처방에 대한 확인없이 자신이 그 Insulin 투약을 해야 한다고 생각했다. 둘째 투약 담당 간호사는 투약이 된 후 즉시 Insulin 투여가 되었음을 기록하지 않았다. 셋째 환자는 학생간호사에게 자신이 이미 주사를 맞았음을 알리지 않았다.

(4) 삼자간 의사소통(Triadic Communication)

의사와 간호사가 환자의 병실에서 이야기를 나누고 있었다. 환자는 탈장 수술을 받았는데 의사는 간호사에게 환자의 처방에 관하여 질문을 하고 있었다. 하루에 2번 정도 걷도록 해보지요 환자는 의사와 간호사가 이야기를 나누고 있었을 때 의사와 간호사를 번갈아 쳐다보며 의사와 간호사간의 대화에 귀를 기울이고 있었다.

얼마나 많은 사람들이 이 대화에 참여하고 있을까요? 양자간 의사소통은 상호작용의 기본적 토대로 얼굴과 얼굴을 마주하며 상호작용을 하는 두 사람을 포함하고 있으나 대부분의 의사소통은 3명 이상이 상호작용 하게 된다. 얼굴을 마주하고 상호작용 하는 세 사람으로 구성된 사회체계를 삼자관계(triad)라고 한다(Wilmot, 1975). 여러 형태의 삼자간 의사소통이 간호에도 존재한다. 위의 상황에서 간호사와 의사간의 의사소통 상호작용을 분석하면 간호사-의사간의 상호작용이 대부분이며 주로 환자에 대한 이야기이다. 의사와 간호사의 상호작용 동안에 환자가 화제의 대상이었으므로 환자가 의사소통에 기여한 것은 아무 것도 없을지라도 분명히 환자는 상호작용에 참여한 제 3의 환자였다. 즉 의사와 간호사 두 명의 의사소통이지만 환자에 대한 이야기를 나누었으므로 삼자간 의사소통이 되고 있다. 삼자방식 의사소통의 상호작용은 3명중 2명이 보다 긴밀해지는 경향을 초래하는데 즉 밀접해진 두 명이 나머지 한 명에게 반대하게 될 것이다. 특히 세 명의 상대적 힘이 서로에게 알려질 경우 세 명중 두 명의 결합에 누가 속하게 될 것인지는 정확하게 예측될 수도 있다. 예를 들면 의사 A, 간호사 B, 환자 C의 삼자간 의사소통에서 A가 대단히 위협적으로 힘이 강하면 자연히 B와 C는 A의 상위적 권위로부터 B와 C를 보호하기 위해 상호협력 하여 서로를 지지할 것이다.

간호사 A는 심도자술(cardiac catheterization)을 받을 계획인 B 부인에게 시술 전 간호 교육을 하고 있었다. B 환자는 간호사에게 환자 자신에게 어떠한 시술이 있게 될 것인가에 대해 아는 것이 전혀 없다고 말했다. 그때 환자의 주치의사인 C가 들어와 환자에게 "당신은 내일 심도자술을 받게 될 것입니다. 여러 번 심도자술의 경험을 했으므로 전혀 걱정하지 마세요."라고 말했다. 그리고 간호사에게는 "내일 10 AM에 환자 준비를 해주세요."라고 말한 후 방을 떠났다.

이 경우 의사 C의 지나친 권위 사용은 간호사와 환자의 연합을 촉진시키게 된다. A와 B는 모두 C의 접근방식 때문에 무력감을 느끼면서 상호적인 지지를 위해 힘을 모을 수도 있다. 의사 C는 간호사와 환자의 이름을 부르면서 간호사에게는 환자에게 제공한 간호교육 내용이 무엇이었는가를 묻고 환자에게는 이해하지 못했던 내용이 있었는가를 물었어야 했다. 그러나 삼자간의 의사소통이 서로에게 개방적이 될수록 간호사 A와 환자 B의 연합 경향은 상당히 감소하게 된다.

이러한 삼자관계는 병원환경 곳곳에 편재해 있다. 예를 들면 수간호사 - 일반 간호사 - 환자, 또는 일반 간호사 - 간호조무사 - 환자간의 삼자관계가 있을 수 있다. 일반 간호사는 간호조무사에 비해 보다 많은 권위를 갖고 있으며 간호조무사는 환자에 비해 보다 많은 권위를 갖고 있다. 일반 간호사의 권위를 상쇄하기 위해 간호조무사가 환자와 연합하는 상황을 경험한 적이 있습니까? 아마도 경험이 많은 간호사일수록 그러한 연합상황을 많이 떠올릴 수 있을 것입니다. 간호사 - 환자 - 가족의 삼자관계에서는 흔히 가족과 환자의 연합형성을 볼 수 있다. 병원환경 내에서 환자의 가족과 간호사의 상호작용이 일어나는 시간은 환자 면회시간이다. 간호사 - 환자 - 가족의 삼자관계에서 간호사는 궁극적인 힘과 조절력을 가지고 있으며 간호사들 스스로 면회시간 동안 가족에 대한 감시자로써 기능하고 있음을 알게 된다. 간호사가 가족-간호사간의 의사소통에 이용할 수 있는 가장 중요한 기술은 감정이입의 사용이다. 우리 자신을 타인의 입장에 놓는다는 것이 쉬운 일은 아니지만 특히 인간의 행동이 잘못 이해되기 쉬울 때는 더욱 어렵다. 가족들에게 지금 환자에게 일어나고 있는 것에 대해 정확하게 알려주는 것은 가족과 환자의 스트레스와 긴장감을 감소시켜 줄 수 있을 것이다.

5. 통원 건강관리 센타에서의 의사소통

통원 건강관리센터(ambulatory care setting)란 보통 입원실밖에 위치해 있는 것으로 흔히 외래 진료실, 학교 양호실, 산업장 의무실과 환자의 가정을 모두 포함한다. 통원 건강관리센터에서의 간호는 건강유지와 건강증진의 제공은 물론 만성질환의 전반적 관리도 모두 포함한다.

건강하거나 또는 통원 건강관리센터에 있는 비급성 질병상태에 있는 건강소비자에 대한 건강관리를 흔히 일차적 건강관리(primary care)라고 한다. 전인간호(primary nursing)에 내재해 있는 철학이 일차적 건강관리(primary care)와 유사하기는 하지만 일차적 건강관리와 전인간호를 혼동해서는 안된다. 일차적 건강관리 제공자는 권위(authority), 자율성(autonomy)과 책무(accountability)를 갖게 되며 대개 건강소비자와 건강관리 체계와의 첫 접촉이 일어나는 상황을 포함하며 이러한 접촉은 보다 산발적으로 일어나는 만성 질환상태에 대한 지속적인 감시도 모두 포함한다. 급성질병 관리센터 보다는 이러한 통원성 건강관리 센터에서는 상담 자원(consultative resources)과 다른 의사나 의료기관에게 보내는 referral 자원의 이용이 쉽게 이루어지지 않는다.

일차적 건강관리를 제공하는 간호사들은 사정기술을 많이 이용하며 또한 건강소비자의 요구를 만족시키기 위해 우선 순위를 설정하고 모든 건강관리 서비스를 위한 조정자(coordinator)로서의 역할을 한다. 일차 건강관리를 제공하는 간호사는 건강소비자의 건강요구를 만족시키기 위해 보다 새롭고 혁신적이며 덜 표준화된 방법을 사용하는데 여기에서 건강소비자의 건강요구란 흔히 장기간에 걸친 감시를 요구하고 예측하기가 어려운 건강요구를 의미한다. 일차적 건강관리는 미래의 간호양식을 나타내 주는데 질병상태에서부터 건강상태까지를 망라한 건강관리는 질병의 진단을 내리고 질병 반응의 치료에서 질병과 건강문제 그리고 건강소비자의 교육으로 초점이 바뀌었다.

현대의 많은 건강문제들은 환경적 요인 즉 폐암에 대한 담배의 영향, 만성 심장질환에 대한 식이와 생활유형의 영향과 같은 환경적 요인에 의해 초래될 수 있다. 만성질환이 사라지기까지는 상당히 긴 시간이 걸릴 것이며 만성질환에 대한 해결책이 하루 저녁에 나올 수 있는 것도 아니다. 이러한 만성질환에 대한 해답이 미래 간호의 중심점을 구성하게 될 것이다. 병원과 같은 임상환경에서의 건강유지와 같은 간호사의 역할보다는 지역사회에서의 만성질환자 관리에 있어서의 간호사 역할을 보다 더 강조해야 한다.

1) 가정 건강관리 환경에서의 의사소통

현재 미국은 병원이나 시설기관에서의 환자간호보다는 가정에서의 환자간호에 역점을 두기 시작했는데 최근 한국에서도 전문간호사제도에 가정간호사가 포함되므로써 앞으로 가정간호사의 역할이 더욱 활성화될 전망이다.

75세의 김씨 할머니는 10년 전에 남편과 사별한 후 혼자 살아오고 있는 생활 보호 대상자로 정부에서 주고 있는 생활보호연금으로 겨우 생계를 유지하고 있었다. 지병으로 당뇨병을 앓아오고 있으며 당뇨병의 합병증으로 말초 혈관질환도 나타났고 시력도 매우 많이 저하된 상태였다. K구 보건소의 지역보건과 소속인 보건간호사가 가정방문 간호서비스를 와서 궤양이 온 왼쪽 발의 드레싱을 교환해 주었다. 김씨 할머니는 외롭고 소외감을 느꼈으며 지역사회 자원에 대한 지식도 거의 아는 것이 없었다.

전인간호(primary care nursing)의 경향은 다양한 정도의 질병과 장애를 갖고 있는 사람이 그들의 가정에서 간호를 받을 수 있다는 점이다. 간호사들은 가정간호를 위한 방문을 하여 주거환경을 사정하고 각 개인이 필요로 하는 간호를 제공하게 된다. 가정간호 제공시의 의사소통은 병원 또는 임상환경에서와는 매우 다르다.

첫째, 환자와의 면담, 간호제공이 간호사의 영역이라기 보다는 환자의 영역에서 이루어지는데 이것은 즉 환자는 자신의 사적인 영역이 침해된다거나 또는 반대로 환자는 간호사가 제공하는 간호에 대한 지배력과 통제력을 더 많이 갖고 있다고 느낄 수 있다는 점이다.

둘째, 환자가 간호사에 대해 주인 의식을 갖게 되는데 이때 간호사는 환자의 긍정적인 역할을 존중해 주는 것이 중요하다. 따라서 환자가 간호사를 위해 하고 싶어하는 것 또는 한잔의 차대접 등을 받아들이는 것도 적절한 반응이라 생각된다.

세째, 가정환경에는 간호사가 쉽게 통제할 수 없는 산만한 요소들이 있는데 즉 라디오, 전화, TV, 방문객 등이 있다. 환자교육과 같은 중요한 방문 동안에는 이러한 산만요소를 통제할 필요도 있다. 그러나 동시에 이러한 방해자들은 환자와 가족, 친구는 물론 다른 지지체계에 대한 훌륭한 정보를 줄 수도 있다.

네째, 가정 방문은 가정의 청결을 포함한 안전성, 환경적인 면에 관한 간접적인 정보를 얻을 수 있는 기회이다. 간호사는 환자에게 필요한 특별한 지시를 하고 추후의 방문이 필요한지도 검토해 본다. 지시나 제안은 서면으로 작성해주고 눈에 쉽게 띌 수 있는 곳에 붙여 놓아야 한다.

일부 간호사들은 간호제공을 위해 환자의 가정을 방문하는 것에 불편감을 느낄 수도 있겠지만 가정간호에 대한 기회와 필요성은 가정에 있는 환자와 의사소통하고 환자를 치료하는 것이 간호전문직에서 증대해 가는 관심사이다. 가정간호환경에서의 환자는 단순한 개인 혼자 만을 보기보다는 가족이라는 상황 내에서 보아야 한다. 그러므로 가정 환경 내에서 간호사는 환자는 물론 가족구성원에게 노출된다.

<가정에 있는 환자와의 의사소통원칙>

① 물리적 주위환경에 관심을 갖고 라디오, TV와 같은 산만 요소를 최소화하도록 한다.

② 환자와 함께 중요 관심사에 대해 이야기를 하거나 procedure를 재검토할 시간이 필요하다면 가족들에게 환자와의 사적인 시간을 부탁한다.

③ 직접적으로 의사소통을 하기 위해 의자나 또는 다른 가구를 옮겨야 할 필요가 있다. 간호사가 머물고 있는 가정이 환자의 지배권 또는 세력권이라는 것을 인식하고 의자나 가구 등을 옮기겠다는 양해를 구하도록 한다.

2) 통원건강 관리센터에 있는 간호사

통원건강 관리센터에서 간호사는 정보 수집자와 정보 제공자로서의 두 가지 역할을 모두 한다. 일차적 건강관리 간호사의 중요한 업무에는 환자로부터 정보를 끌어내고 환자에게 정보를 나누어주는 두 가지의 기능을 모두 하게 된다.

(1) 정보 수집자로서의 일차적 건강관리 간호사

정보수집기술의 사용은 일차적 건강관리 간호사의 역할 중 매우 중요한 부분이며, 정보수집을 위한 의사소통 기술은 면담이며, 면담은 구조적 또는 비구조적인 방법으로 이루어질 수 있다. 간호력은 구조적인 면담에 속하며 흔히 외래진료소에 있는 일차적 건강관리 간호사들이 흔히 사용하는 방법 중의 하나이다. 비구조적인 면담은 환자의 가정에서 간호사들이 보다 자주 사용하게 된다. 간호사들이 간호진단을 보다 분명히 하기 위해서 효과적인 정보수집 기술을 사용해야 하며 또한 면담시 실수하기 쉬운 점도 알고 있어야 한다. 간호사는 적합한 반응을 이용하는 간호사의 능력을 증가시키기 위해 환자와의 면담에 사용하는 대인관계기술의 특성을 이해해야 한다.

때때로 일차적 건강관리 간호사는 환자에 대한 일부 정보가 부족할 수도 있는데 이는 병원에서와 같이 손쉽게 접할 수 있는 의무기록지 등을 얻을 수 없기 때문이다. 따라서 간호사는 필요한 중요한 정보의 1/2정도만을 얻은 후 환자와의 대화나 다른 건강전문요원들의 자문을 구하므로써 얻지 못한 나머지 정보를 조립해 가는 경우가 많다. 환자가 건강관리체계에서의 부정적인 경험을 하게 되면 이러한 부정적인 과거의 경험이 현재의 간호사-환자 상호작용에 영향을 미치게 된다. 예를 들면 환자를 이해하려고 애쓰지 않는 간호사와 만난 환자가 간호사에 의해 압박감을 받았다고 느낀다면 그 다음에 이루어지는 간호사와 환자의 접촉에서 간호사가 동일한 간호사가 아니라 하더라도 환자는 간호사와의 만남을 꺼려하게 될 것이다. 환자는 과거의 부정적이고 불편했던 경험을 또 다시 반복하는 것을 피하고 싶어하며 모든 간호사를 신뢰하지 않게 될 것이다.

(2) 정보제공자로서의 일차건강관리 간호사

간호 또는 건강교육제공자로서의 역할을 수행할 때 현재의 환자수준에 맞추어 출발해야 한다. 예를 들면 환자가 관절염으로 인해 손에 어느 정도의 기능장애가 있을 때 환자에게 자가 인슈린주사를 가르쳐 준다는 것은 현실적이지 못하다. 젊은 엄마에게 아기의 예방접종 중요성을 교육하는 것이 간호사의 목표라면 엄마가 예방접종을 손쉽게 할 수 있는 편의성도 고려에 넣어야 한다. 만일 엄마가 택시를 타고 시내로 나와 외래 병동에서 2시간씩이나 기다려야 한다면 그 아기의 엄마는 매우 불편함을 느끼게 될 것이다. 간호의 목적은 건강소비자에게 무엇인가를 해야 할 필요가 있다는 감각과 자극을 제공하는 데에 있다.

간호사가 항상 건강소비자가 있는 곳에 함께 하는 것이 아니기 때문에 강요 또는 강제적인 것은 통하지 않는다. 건강소비자는 내적으로 동기화 되어야 하고 소비자 자신에 대한 효과적인 건강관리를 수행하기 위해 건강문제를 인식할 수 있어야 한다. 건강소비자와 간호사 모두는 교육상황에 맞는 대인관계 양식을 가져야 하며 교육상황에 그들 자신만의 내재화된 기틀을 갖고 있어야 한다.

일반적으로 간호사는 불변의 의사소통 양식을 가지고 있다. 만약 간호사가 내담자에게 직접적인 지시를 하기보다는 내담자가 자발적으로 장애를 극복하도록 유도하는 비지시적인 경청자(nondirective listener)라면 간호사는 모든 환자의 상황에서 비지시적인 경청자가 되는 의사소통 양식을 아마도 사용하게 될 것이다. 어떤 간호사들은 건강소비자에게 초점을 두고(client-focused) 건강소비자의 건강문제에 대한 단서를 찾아내나 다른 간호사들은 간호사 자신에게 초점을 두어 간호사 자신의 기틀에 따라 반응을 보이게 된다.

정보제공자 또는 교육자로서의 간호사 역할을 수행하는 중에 간호사들은 종종 모든 건강관련 문제에 대한 단일 원인을 부여하는 건강소비자들을 보게 된다. 질병을 한가지 질병에 관련시키는 경향을 선형적 사고(linear thinking)라고 부른다. 선형적 사고의 예는 다음과 같다.

- 발이 젖어 감기에 걸렸다.
- 내가 암에 걸린 것은 내가 받고 있는 스트레스 때문이었다.

사실 감기는 피로, 체내 저항력 감소, 감기에 걸린 타인과의 접촉 등에 의해 걸릴 수 있다. 또한 암은 가계내의 암질환력, 환경 내에서의 발암 물질에 대한 반복적인 노출, 나이와 관련된 여러 가지 요인에 의해 복합적인 영향을 받게 된다. A라는 원인이 X라는 질병을 일으킨다고 말하는 것은 하나의 변수를 질병의 원인이라고 관련시키는 것과 같다. 질병은 보통 다발성 원인에 의해 발생된다. 건강소비자들은 가끔 자신의 건강문제가 한가지 원인 때문에 발생되었다고 귀인하므로써 자신을 책망하게 된다. 이런 경우 간호사는 치료적 의사소통 기법을 이용하여 건강소비자가 갖고 있던 기존의 자존감(sense of self-worth)을 재수립해가거나 건강소비자의 사고유형을 변화시켜야 한다. 선형적인 사고(linear thinking)가 건강소비자의 적절한 건강요법 수행을 방해한다면 간호사는 선형적인 설명과는 다른 보다 종합적이고 복합적인 사고로 건강소비자를 강화시켜야 한다.

병원 간호실무의 체계는 물리적 환경, 활동의 조직, 각 병원마다 특이한 네 가지의 의사소통개념 즉 공간, 다방향적 의사소통, 다채널식 의사소통, 삼자간 의사소통과 깊은 관계를 맺고 있다.

임상실무 환경에서의 간호사는 제시된 4가지의 개념을 간호사와 건강소비자와의 상호작용에 연결시키는 기회를 갖고 있다.

중점을 두어야 할 것은 통원성 건강관리 실무에서의 간호사와 이러한 간호사의 역할이 의사소통에 어떻게 영향을 미치고 있느냐? 하는 문제이다. 통원성 건강관리 환경에서 근무하고 있는 간호사는 건강소비자로부터 정보를 끌어내고 건강관련 정보를 환자에게 제공하는 두 가지의 역할을 하고 있다. 많은 경우 간호사와 환자는 서로의 역할을 바꾸어서 간호사는 학습자 (learner)가 되고 건강소비자가 교육자(teacher)가 될 수 있다. 건강소비자가 다양한 인종과 다양한 문화를 보여주는 간호사-건강소비자 상황에서 이러한 역할의 교대는 꼭 필요하다고 생각한다.

일차적 건강관리에서의 간호는 일차적 건강관리환경에서 일하고자 하는 간호사에게는 가슴이 뛰는 도전을 제공할 수도 있다. 간호사의 역할은 보다 많은 자율성, 보다 독립적인 의사결정과 관련되어있고 효과적인 의사소통기술도 이러한 간호역할 수행에 중요하다.

□ 학습 과제

1. 병원내의 임상실무 환경에서의 간호사 - 환자의 의사소통에 영향을 줄 수 있는 물리적 환경으로 고려해야 할 5 가지 요소를 기술하시오.
2. 간호업무 활동 조직에서 의사소통시 고려해야 할 3 가지 요소를 기술하시오.
3. 간호사-환자의 의사소통에서 고려해야 할 공간에 대해 설명하시오.
4. 다방향성 의사소통의 3 가지 요소를 제시하고 설명하시오.
5. 다중채널식 의사소통에 대해 설명하고 의사소통이 지연되는 환자와의 의사소통 전략에 대한 자신의 견해를 논하시오.
6. 삼자간의 의사소통에 대해 설명하시오.
7. 가정 건강관리 환경에서의 의사소통시 주의해야 할 점을 논하시오.
8. 팀간호 조직과 전인간호 조직의 차이점을 설명하라.
9. 외래 병동 환경에서도 전인간호가 이루어질 수 있는 대처전략을 자신의 입장에서 논하시오.
10. 통원 건강관리 센터에서 일차적 건강관리 간호사로서의 역할을 논하시오.

□ References

김수지(1991). 간호전문화와 간호규정. 대한간호. 30(5). 46-53.

김조자(1987). 양질의 진료를 위한 협조적인 간호체계. 대한간호, 26(1), 53-62.

김조자, 이원희, 허혜경, 김창희, 홍성경(1993). 간호사의 복장 형태에 따른 간호사 이미지에 대한 조사 연구. 대한간호학회지, 23(4), 631-648.

박정옥(1975). 정보제공이 입원환자 불안해소에 미치는 효과. 대한간호학회지, 5(2), 1-9.

이귀향, 이영복(1988). 간호사회학, 서울: 수문사.

이소우, 하양숙, 박은숙(1985). 입원환자가 경험한 입원 스트레스 순위에 관한 연구. 대한간호학회지, 15(1), 17-29.

이지희, 지성애(1993). 입원환자의 간호사에 대한 치유적 관계형성 경험에 관한 연구, 대한간호학회지, 23(3), 356-368.

조명희, 이광자(1992). 중환자실 환자의 불편감에 관한 연구. 성인간호학회지, 4(2), 209-223.

지성애(1993). 간호사의 전문권력. 대한간호, 32(1), 23-30.

Bradley JC, Edinberg MA(1990). Communication in the Nursing Context. APPLETON & LANGE.

Carlisle D(1997). Costume drama. Nursing Times, 93 : 42-45

Lamar EK.(1985). Communicating personal power through nonverval behabior. Journal of Nursing Administration, 15(1), 41-44.

McClelland MR, Kolesar MJ, & Bailey MA(1987). From team to primary nursing. Nursing Management, 18(10), 69-71.

McFarland GK, Leonard, HS, Morris MM(1984). Nursing Leadership and management. New York, John Wiley & Sons.

Noble MA(1979). Communication in the ICU:Therapeutic or disturbing? Nursing Outlook, 27, 195-198.

Professional Practice in Health Care(1997). Breaking down the barriers to effective communication. Nursing Times, 93:37-38.

Roberts C(1977) Doctor and patient in the teaching hospital:A tale of two life worlds. Lexington, Mass: Lexington Books.

Zander K(1985). Second generation primary nursing: A new agenda. Journal of Nursing Administration, 15(3), 18-24.

제 12 장 다양한 상황에서의 인간관계와 의사소통

다양한 건강관리 환경에서 우리는 다양한 의사소통을 필요로 한다. 즉 간호 대상자가 집단으로서 또는 개인으로써 건강 요구를 가지고 있는지? 불평이 많은지? 치매가 있는지? 어떠한 문화권에 속해 있는지, 어떠한 질병을 가지고 있는지? 에 따라 의사소통은 매우 다양해진다. 간호사의 다양하고 의미있는 삶에 대한 많은 경험은 다양한 건강관리 상황에서의 효과적인 의사소통 기술에 많은 도움을 줄 것이다.

1. 불평이 많은 건강소비자

건강 관련 분야의 서비스 제공자들은 흔히 건강소비자로부터 불평을 듣게 된다. 이러한 불평은 특히 자신들이 제공한 서비스에 건강소비자가 고마움을 느끼리라고 기대하는 초보 상태의 건강 서비스 제공자들(novice caregiver)에게는 상당히 당황스러운 일이다. 사실 대부분의 환자들은 caregiver의 관심과 도움에 대해 고마움을 느끼고 있다.

그렇지만 여러 가지 이유로 인해 건강관리 영역에서는 다양한 불평들이 보다 빈번하게 일어난다. 건강 서비스 제공자들에는 의사, 간호사, 물리치료사, 응급구조사, 약사, 영양사, 사회사업가와 그외에도 여러 지원 전담 직원(support staffs)등이 포함되며 이 건강 서비스 제공자들은 불평을 하는 환자들을 피하려야 피할 수가 없다.

1) 환자들이 왜 불평을 하는가?

Webster사전에서는 불평(complain)을 통증, 슬픔과 불편감의 표현인 동시에 비난과 책임을 묻는 방법으로 정의를 내리고 있다. Webster 사전의 불평에 대한 정의가 매우 단순하고 간단하지만 사실 환자들의 불평은 매우 복잡하다. 가장 중요한 의미는 이러한 불평이 언어로 명백히 표현되지 않는다는 점이며 더구나 언어로 표현된 불평이 환자의 가장 중요한 관심사가 아니라는 점이다. 환자의 불평 이면에 숨겨져 있는 의미를 이해하고 찾아내는 것이 환자의 불평에 효과적으로 대처해 갈 수 있다.

(1) 불안과 공포에 대처해 가는 불평

환자들은 건강 문제가 있어 건강관리 제공자들(health care providers)을 찾게 된다. 건강이 나쁘거나 질병 가능성이 있거나 또는 질병에 대한 관심 등은 질병에 대해 많은 지식이 없는 사람들에게 불안과 공포를 불러 일으키게 된다. 건강소비자가 불평을 하게 되면 그 불평 속에 언어로 표현된 문제가 있던지 또는 없던 지에 관계없이 대부분 그들의 관심사는 건강문제와 관련된 불안과 공포에 관련된 것이다. 그래서 이 병원의 음식은 늘 식어 있다. 이 병원의 의사와 간호사는 매우 불친절하다. 이 병원에서 일하는 사람들은 환자들에게 관심이 거의 없다. 간호사는 쌀쌀맞고 손자뻘 되는 의사들이 반말을 한다. 그렇게 여러 번 나를 주사 바늘로 찌르지 않았어야만 한다. 등의 다양한 불평을 할 수 있다. 언어로 표현된 불평이 무엇이던지 간에 환자의 불평은 어떤 문제에 대처하고자 하는 도움에 대한 요구나 부탁으로 간주되어야 한다(Davidhizar, 1992).

의료 기관에서의 병원성 감염(nosocomial infection)에 대한 지식이 보다 넓게 확산되면서 일부 환자들은 그 동안 건강관리 제공자들이 받아 왔던 불평들에 병원 감염에 대한 불평도 포함시키기 시작했다. 건강 제공자들은 전염성 질환을 가지고 있는 옆 침상 환자와 직접적인 접촉을 한 후에도 충분히 손을 씻지 않는다., 옆의 다른 환자가 기침을 너무 심하게 해서 나는 다른 방으로 옮기고 싶다., 수술 후 얻게 된 병원 감염증에 대한 의료비 지불을 할 만한 경제적 여유가 없다. 이미 환자에게 존재해 있는 건강문제 이외에 또 다른 부가적 건강문제를 얻게 되지 않을까? 하는 두려움은 환자의 불안을 한층 더 가중시킨다. 가끔 환자들은 병원성 감염에 대한 정확한 정보가 없으면서도 병원성 감염을 일으킬 것으로 생각되는 막연한 요인들에 대한 강박적인 불안감에 사로잡혀 있다. 잘못된 정보는 환자의 두려움을 보다 더 크게 하고 환자의 불안에 커다란 영향을 미치게 될 것이다.

(2) 인간관계와 관심을 요구하는 불평

인간은 타인과의 인간관계를 원하고 있다(김, 1982). 입원은 환자를 가족과 격리시키고 환자에게 익숙해 있던 환경과는 전혀 다른, 매우 이질적인 환경에 놓음으로써 환자에게 더욱 소외감을 느끼게 해준다. 불평하는 것은 타인과의 인간관계 형성에 대한 기초를 마련해 줌으로써 인간관계 형성에 대한 요구에 대처해 가고자 하는 개인의 시도를 나타낸다. 또한 환자들은 소속감(belong)을 원하고 타인으로부터 인정받기를 원한다. 불평이란 타인으로부터의 인정(acknowledgment)을 요구하는 하나의 방법일 수도 있다.

이 침대는 너무 딱딱해요. 또는 간호사, 당신은 왜 그렇게 많은 질문들을 합니까?와 같은 것들은 침대 또는 간호사에 대한 불평 이라기 보다는 건강제공자들과의 대화를 통해 건강제공자들로부터 인정을 받고자 하는 방법에 더 가깝다. 현명한 건강관리 제공자들은 환자의 이러한 불평들이 타인과의 인간관계를 맺고 타인으로부터 어떤 관심과 주목을 받고자 하는 방법으로 인식하고 이해한다.

(3) 혼란에 대처하고자 하는 불평

대부분의 불평은 이해 부족에서 초래되는 경우가 많다. 많은 건강소비자들은 병원의 이질적인 환경, 여러 처치·절차들, 질병 자체, 질병의 의미 등을 이해하지 못한다. 불평하는 것은 단지 이러한 이해 부족과 혼란을 표현하는 하나의 방법일 수 있다. 어떤 불평들은 이러한 이해 부족과 혼란을 보다 명확히 하고자 하는 표현의 한 방법일 수도 있다.

질병 자체에 대해 혼동하고 있는 환자들은 이런 불평이 자신의 질병에 대한 정보를 얻는데 도움이 되기를 원하면서 병원의료인력에 대해 불평을 할 수도 있다. 예를 들면 주변에 있는 어느 환자도 의사와 간호사들이 환자를 위해 무엇을 하고 있는가를 알고 있는 것 같지 않다. 의사와 간호사들이 사리에 맞지 않는 다른 방향으로 나를 몰고 가는 것 같다.와 같은 것은 불평이라기 보다는 오히려 정확한 정보에 대한 요구이다.

(4) 조절감을 얻기 위한 불평

대부분의 환자는 입원과 더불어 무력감을 느끼고 자신의 신체에 일어나고 있는 변화를 조절할 수 없게 된다. 환자들은 입원과 더불어 갑자기 타인의 행동에 전적으로 의지하며 타인의 행동을 받아들이는 수용자가 되며, 환자 스스로는 부분적으로 밖에 이해할 수 없는 여러 가지 지침에 따르라는 명령만을 일방적으로 받게 된다.

caregiver를 위협하는 듯이 여겨지는 불평은 사실 환자가 조절감을 얻고자 하는 방법 중의 하나이다. 간호사, 당신은 다른 환자와 접촉한 후 충분히 오랫동안 손을 씻지 않았어요! 불행하게도 가끔 스스로가 자신의 질병 관리에서 받는 스트레스와 그리고 특히 병원 감염에 대한 불평은 매우 부정적이고 적대적으로 표현될 수도 있다. 건강관리 제공자들은 환자의 부정적 행위에만 초점을 두게 되거나 또는 밑바탕에 흐르는 근본적인 문제보다는 표현된 불평에만 초점을 두게 된다.

2) 불평하는 건강소비자들을 다루는 지침

건강관리 제공자들은 종종 환자들의 불평에 좌절을 하기도 한다. 환자에게 생명을 위협하는 중요한 문제들이 존재함에도 불구하고 caregivers는 환자의 사소한 불평을 받아주어야 한다. 물론 환자가 비현실적이고 비난적이거나 또는 과장된 불평을 할 때에도 객관성 있는 반응을 주는 것은 상당히 어렵다. 환자의 불평에 적절히 대응해 가는 기술은 환자가 왜 불평하는가를 이해할 뿐 아니라 언제, 어떻게 환자의 불평을 받아 주고 환자의 불평을 면밀히 검토하고 환자의 불평에 어떻게 반응해 가야 하는가에 대한 실용적인 지식을 모두 포함한다. 환자가 부당한 불평을 한다 할지라도 caregiver는 환자에 대한 객관적 자세를 유지하고 감정적으로 반응을 보이지 않는 것이 가장 중요하다. caregiver는 환자의 불평이 대부분 유용하며 매우 긍정적으로 이용될 수 있다는 자세를 갖고 환자와 caregiver와의 상호작용에서 신뢰관계를 구축해야만 한다.

확실성과 신용은 신뢰관계에서 오게 된다. 환자가 caregiver에게 여러 번 계속해서 도움을 요청하는 것은 용이하지 않으며 또한 환자 자신이 거절당하거나 무시당하는 것을 두려워하는 나머지 마음속 깊이 있는 자신의 느낌을 표현할 수 없게 된다. 그러므로 caregiver는 진심에서 우러난 신뢰와 민감성 그리고 관심을 환자에게 보여주어야만 한다.

(1) 불평을 들어주기

환자의 불평을 들어주는 것이 caregiver의 기대된 역할은 물론 아니지만 환자의 불평을 들어주는 것은 매우 의미있고 중요한 업무이다. care를 제공하는 것에 열중해 있거나 너무 바빠 환자의 불평에 주목할 수 없는 caregiver는 그들 스스로 환자가 무엇을 말하고 있는가? 하는 의미있는 통찰력을 놓치게 될 것이다. 어떤 환자는 자신의 병실에 들어온 첫 번째 caregiver에게 불평을 할 수도 있는데 환자의 불평을 처음으로 접하게 된 caregiver는 마음의 문을 열고 환자에게 접근해야 한다. 환자의 불평에 귀를 기울일 수 있고 부정적 느낌을 해소하는 방식으로 환자의 불평에 반응해 가는 caregiver는 caregiver에 대한 환자의 감사와 존경을 받을 수 있으며 보다 긍정적인 건강관리 환경을 도모할 수 있게 될 것이다.

불평을 받아들이는 데에 있어서 가장 중요한 것은 그 불평이 무엇을 의미하고 있으며, 진정으로 환자가 표현하고자 하는 메시지를 사정하는 것이다. 환자의 불평을 효과적으로 잘 받아들이는 caregiver는 타인의 비평을 받아들이고 타인의 말에 열심히 귀를 기울일 수 있는 태도와 기술의 훈련이 필요하다. 상대방에 대한 지나친 그리고 결정적인 비난과 비평은 대개 상대방의 부정적이고 적대적인 태도를 유도하기 마련이다. 아량있게 타인의 비난에 귀를 기울이는 것은 화내지 않고 진솔하고 보다 객관적 태도로 불평(complaints)을 받아들이는 것을 포함한다. caregiver는 마음의 문을 활짝 열고 위협감을 느끼는 것 없이 충분히 불평의 말에 귀를 기울이며, 성급히 불평의 초점을 방어하는 태도는 피해야만 한다.

환자의 불평을 접한 caregiver는 환자의 불평에 주의 깊게 귀를 기울이고 환자의 불평에 어떻게 반응하고 대처해 갈까? 라는 생각보다는 환자가 말하고 있는 것에 관심을 집중해야 한다. 적극적인 경청(listening)은 환자에게 관심을 집중시키고 눈을 마주 보고(eye contact), 환자가 말하고자 하는 내면에 깔린 느낌에 반응해 줌으로써 이루어진다. 불평에 귀 기울여 주는 경청(listening)만으로도 환자를 감동시키고 환자의 불안과 두려움을 감소시키는 효과를 가져 올 수 있다. 불평한다는 것 자체가 자신의 불안을 감소시켜 주는 동시에 불안에 대처해 가는 하나의 방법이다. 환자들도 때때로 그들의 불평에 대한 해결책이 없음을 알고 있으나 누군가가 자신의 감정이나 느낌을 알아주었을 때 마음이 편해지게 된다. 예를 들면 수술 스케줄이 계획되어 있는 환자에게 수술 날짜가 다가오니 굉장히 걱정이 되시지요. 라는 간호사의 말을 듣는 것만으로도 환자는 느끼고 있었던 소외감과 불안감은 많이 사라지게 된다.

환자가 불평에서 환자에게 동의할 수 있는 무엇인가를 찾아낼 수 있다는 것은 동일화 과정을 강화시키고 이해를 보여줄 수 있는 매우 중요한 기술이다. 가족들과 그렇게 오랫 동안 헤어져 있는 것이 매우 어렵다는 것을 저는 알고 있습니다. 라는 caregiver의 말은 환자에게 자신이 갖고 있는 이 어려움은 누구나 갖고 있는 정상적인 느낌이며 예측된 느낌이라는 것을 깨닫게 해준다. 불평이 환자로 하여금 caregiver와의 의사소통을 가능하게 해준다면 그 불평은 대단히 긍정적인 유익함을 내포하고 있다.

(2) 불평을 검토하기

환자로부터 불평을 들은 caregiver는 우선 어떤 행위를 취하기 전에 그 불평에 대한 타당성을 검토해야 한다. care란 먼저 성급하게 어떤 결론으로 이끌거나 정보를 소문에만 의지하는 것이 아니다. 미성숙한 행동에 의해 취해진 조치가 불완전하고 완벽하지 못할 행동을 초래할 뿐 아니라 caregiver의 신용에도 손상을 미친다. caregiver는 불평을 하는 환자의 상황이 충분히 검토될 수 있도록 불평 상황에 처한 환자를 찾아 충분한 대화를 나누어야 한다. 예를 들면 환자가 수간호사에게 아침 약물 투약이 항상 늦는다는 불평을 할 때 수간호사는 약물 투약 업무에 책임을 지고 있는 간호사와 환자의 불평에 대해 충분한 검토를 해야 한다.

또한 환자가 이 병동의 의사와 간호사는 환자와의 신체적 접촉 전후에 손을 적절히 씻지 않는다. 라는 지적을 했을 때에 이런 지적을 접수한 caregiver는 수간호사나 감독간호사에게 이런 환자의 불평을 보고하므로써 적절한 감염 관리가 추후에 이루어질 수 있도록 해야 한다.

가능하다면 관리자는 이런 불평과 직접적으로 관련되어 있는 당사자 모두에게 이런 불평 사항이 접수되었음을 알려 주어야 한다. 예를 들면 환자가 물리 치료실에서 어떤 문제점을 가지고 있었다는 이야기를 했을 때 이러한 문제점을 행정 관리부로 직접 알리기보다는 우선 이러한 문제점에 관련되어 있는 당사자에게 직접 알려야 한다. 적절한 명령 체계를 따르는 것이 보다 짧은 시간 내에 문제 상황을 해결할 수 있게 해준다. 불평을 접하는 caregiver가 당황해서는 안되며 불평을 진지한 태도로 받아들이는 습관을 갖도록 한다. 불평을 진지한 태도로 받아들인다는 것이 단지 즉각적인 어떤 조치를 요구하는 것만은 아니다. 불평이 caregiver와 직접적으로 관련되어 있고 수간호사 또는 감독 간호사와 같은 행정관리자가 이 불평을 검토하고 있다면 관련된 caregiver는 환자의 불평이 정당하고 적절하게 그리고 신중한 방법으로 검토되고 있음을 느껴야 할 필요가 있다. 관련된 caregiver 스스로가 선입관과 편견에 의해 부당한 대우를 받았다는 것이 후에 알려질 경우 관리자는 신뢰감을 잃게 되고 만다. 경험이 부족한 신규 관리자는 미성숙한 반응과 조치를 취하게 되는 것을 막기 위해 어떠한 불평에 대한 직접적이고 성급한 반응을 보이기 전에 보다 많은 생각을 하는 훈련이 필요하다.

(3) 불평에 대한 반응

불평에 대한 문제해결 접근은 환자에게 내재해 있는 의미의 사정을 기초로 해야 한다. 여러 개의 불평이 동시에 존재할 때 불평 조치 순서는 우선순위에 역점을 두고 이루어져야 한다. caregiver는 환자의 불평에 대한 효과적 반응을 기르기 위해 선택할 수 있는 여러 가지 방법으로 유연성 있는 대처를 해야만 한다. 이러한 불평에 적절히 반응해 가는 방법에 침묵, 주의깊은 경청, 수용감 전달(conveying acceptance) 등의 어느 한가지 기술만을 이용하기보다는 침묵, 주의깊은 경청, 수용감 등의 통합적 접근이 환자의 수용감을 키워 주는 방법이 될 수 있다.

<대처를 위한 도움을 필요로 하는 대상자>

건강 관련 서비스 제공자들은 환자에게 계획되어 있는 여러 가지 검사, 처치와 임상병리 검사 등이 적절한 간격을 두고 이루어질 수 있도록 배려해 주어야 한다. 몇 개의 검사나 처치가 너무 촉박한 시간 간격으로 일정이 짜여져 있을 때 한 caregiver는 다른 caregiver와 의논하여 검사나 처치 일정이 적절한 시간 간격을 두고 이루어지도록 조정하여 같은 시간에 행해질 수도 있는 여러 검사나 처치 등도 조정해야 한다. 간호사는 환자의 건강 관련 서비스에 관련된 모든 서비스 제공자들이 환자의 에너지를 너무 많이 소모시키지 않도록 관심을 가져야 한다.

<정보를 요구하는 환자>

환자는 자기 자신에게 어떤 일이 그리고 왜 일어나고 있는가를 알아야 할 필요가 있다. 이때 환자들이 스스로 보다 많은 정보를 가지고 있다고 느낀다면 이 환자들은 caregiver에게 보다 더 협조를 잘할 것이다. 즉 환자들이 왜, 어떻게 이와 같은 검사나 처치가 이루어지는가를 이해한다면 그 환자들은 그만큼 덜 불평을 하게 된다.

환자들에게 자신의 상황이나 조건을 이해하고 있는가를 확인하는 것이 필요하며 필요하다면 caregiver는 행해질 검사나 처치에 대한 정보를 환자에게 제공해야만 한다. 건강서비스 제공자들이 병원감염에 대한 정보를 제공하고 어떤 제기된 문제를 해결하기 위한 특이한 조치의 규명은 물론 제기된 문제를 알고 있음을 환자와 의사소통하게 되면 건강서비스 제공자들의 자신감 있고 식견이 넓은 태도에 의해 훨씬 더 마음을 놓고 안심할 수 있게 된다.

<통제력을 요구하는 환자>

환자의 불평을 듣고 있는 caregiver는 불평하는 환자들이 대개 무기력함과 자신의 무가치함을 느끼고 자신에 대한 통제 능력이 없다고 느끼는 환자임을 인식해야 한다. 환자에게 당신은 매우 중요하고 소중한 존재입니다. 라는 반응을 주는 것은 환자의 불안감을 감소시켜 주는 데에 도움이 될 것이다.

"지금 마음이 매우 신난하리라고 생각해요. 내가 당신을 보다 잘 이해할 수 있도록 지금 당신의 마음이 어떤지 또는 당신의 느낌이 어떤지를 저에게 이야기해 주세요." 라고 환자에게 말할 때 환자는 훨씬 더 불안감이 감소된다. 환자의 말을 주의깊게 듣는 것도 환자 자신에 대한 소중함을 일깨워 주는 매우 중요한 방법이다. 또한 환자자신에게 통제력을 체험하도록 도와주는 방법도 환자에게 자신감을 앙양시켜 주는 중요한 방법이다.

"나는 당신과 함께 우리가 제공한 건강 service에 대한 당신의 관심에 대해 이야기를 나누고 있어요. 당신은 언제 저와 함께 만나서 이야기를 나누시기를 원하십니까?"

가능하다면 환자에게 제공될 검사나 처치에 대한 우선 순위 또는 시간에 대한 결정권을 주어야 한다. 당신은 샤워를 언제 하시기를 원하십니까? 지금 아니면 1시간 후에…와 같은 질문도 환자에게 통제력을 증가시켜 환자에게 자신감을 심어 줄 수 있게 된다. 환자를 환자 자신의 care에 참여시키는 것도 자신이 소외되었거나 자신이 무시되고 있다는 좌절감을 감소시키는 중요한 방법 중의 하나이다. 이렇게 환자를 자신의 care에 참여시키는 것은 환자에게 이런 처치나 검사가 왜 그리고 어떠한 방법으로 이루어질 것인가에 대한 정보도 제공하게 된다. 이러한 참여는 환자 자신의 자긍심(self-esteem)과 환자 자신에 대한 자존감, 인간적 소중함(personal worth)을 증진시키게 된다. 물론 환자가 환자 자신의 care에 대해 모든 통제력을 소유할 수는 없으나 환자들이 내릴 수 있는 결정에 환자들을 참여시키는 것은 매우 중요하다.

이러한 참여가 왜 중요한 역할을 하고 있는가?에 대한 또 다른 중요한 이유는 이러한 참여가 불평을 하는 사람들이 불평을 하는 데에 소요되는 에너지를 매우 긍정적인 방향으로 재편성할 수 있게 해 준다는 점이다. 환자가 목표 설정과 그러한 목표에 어떻게 도달할 수 있는가를 결정하는 방법에 참여할 수 있다면 care에 대한 불평은 감소하는 반면 만족감은 매우 증가될 것이다.

caregiver가 환자에게 당신이 해주었던 불평이 검토되고 있음을 알려주었다면 그후 환자에게 검토가 어느 단계에까지 와있는 가도 알려주는 것이 필요하다. 이런 방법은 또한 caregiver가 기꺼이 환자를 돕고자 하는 자발성 내에서 환자의 자신감을 키워 주는 또 다른 방법이 될 수도 있다. caregiver의 태도(attitude)와 마음가짐은 환자와 caregiver가 함께 하는 상호작용의 인간 환경에 대한 분위기와 상태를 이끌게 된다. caregiver는 긍정적인 자세로 model로써의 역할을 다해야 한다.

어떤 불평이 표현될 때 caregiver는 표현되고 있는 불평의 내용은 물론 그 메시지 이면에 숨어 있는, 잠재해 있는 느낌까지도 경청한 후 주의깊게 메모해 두어야 한다. caregiver는 불평을 적절히 검토하고 불평에 반응할 수 있기 위해 불평 이면에 숨어있는 의미를 사정해야만 한다. 불평은 건강관련 서비스 영역에서의 불가피한, 피할 수 없는 영역임을 받아들이고 인간인 환자의 반응을 다루는 데에 있어서 전문가로 발전해 가기 위해 노력하는 caregiver야 말로 바로 현명한 caregiver이다.

2. 문화적 배경이 다른 건강관리 대상자

최근 들어 교통과 정보의 급속한 발전으로 각 문화권간의 교류가 기하급수적으로 증가해감에 따라 건강관리 환경에서도 우리는 다양한 문화권에 속한 대상자들을 접하게 된다. 건강소비자는 타 문화권에 속한 간호사로부터 간호를 받게 될 때 두려움을 느낄 수도 있는데 이는 간호사가 건강소비자보다 큰 힘(power)을 갖고 있으며 유리한 입장에 있고 건강소비자와는 문화가 다른 인종이며 건강소비자에 대해 감정이입적 태도를 보이지 않는다고 생각하기 때문이다. 즉 간호사는 건강소비자를 힘이 없고 무력하며, 불리한 입장에 있으며 간호사와는 다른 인간으로 간주할 수도 있다.

간호사는 타 문화권에 속해 있는 건강소비자의 자존감을 증진시키기 위해 적극적으로 노력해야 한다. 간호사는 건강소비자의 존엄성을 지켜주므로써 사회 경제적으로 열악한 상황에 처해 있거나 또는 심한 질병상태에 처해 있는 환자에게 매우 중요한 치료자로써의 역할을 할 수 있다. 특히 건강소비자가 속해 있는 문화권에서 사용되는 언어를 간호사가 사용하기가 어려운 경우 건강소비자는 간호사와의 의사소통에 장애가 오게 되어 환자는 필요한 요구사항이나 감정을 표현할 수 없게 된다. 약간의 언어적 의사소통이 가능하다 할지라도 대상자의 불안 수준이 높아지면서 간호사에게 자신의 의사소통을 정확히 하지 못함은 물론 간호사의 메시지를 명확히 이해하기 힘든 경우도 있다. 또한 반대로 환자가 매우 편안한 상황에서는 간호사의 언어적 표현이 없어도 비언어적 행동을 관찰하므로써 간호사와 의사소통이 가능한 경우도 있다.

간호사는 다양한 문화가 갖고 있는 음식과 식이의 상징적 중요성은 물론 환자의 역할, 가족의 역할, 남성과 여성의 역할에 다양한 차이가 있음을 인식하고 이해해야 한다. 이와 같은 문화의 다양한 차이를 이해하므로써 환자의 치료 요법 이행을 도와줄 수 있게 됨은 물론 환자와의 신뢰감 형성에도 매우 도움이 된다. 인간의 태도와 자세, 신념, 가치, 인간관계, 언어사용, 세계관 등은 개인적으로 경험하는 것이지만 대부분 인간이 속한 문화적 배경에 의해 형성된다. 종종 우리는 문화적 차이를 개인의 삶과 건강의 통합적 부분으로 간주하기보다는 환자 측의 문제로 생각하고 회피하려는 경향을 갖고 있다. 간호사가 보다 효과적인 건강관리 전문요원이 될 수 있는 방법은 다양한 문화적 체제와 건강상태에 적절한 간호를 제공하는 방법을 학습하고 문화적 차이를 인정하는 것이다.

<문화적 배경이 다른 건강소비자와 의사소통시 고려해야 할 점>

① 상대방에게 개방적인 태도를 갖고 상대방이 갖고 있는 문화적 차이를 인정해 준다.
② 경청 기술을 사용하고 피드백을 줌으로써 신뢰 관계를 발전시킨다.
③ 의사소통시 언어적 문제가 따른다면 기본적인 단어와 가능하면 간단하고 짧은 문장을 사용한다.

④ 대명사보다는 명사를 사용한다.
⑤ 복잡한 의미를 지니고 있는 합성어는 이해하기 쉬운 말로 바꾸어 말하고 은유나 비유를 피하고 자신이 속한 문화권에서의 생활 경험을 통해서만 체득이 가능한 구어체의 표현을 피한다.
⑥ 건강소비자의 존경에 대한 표현으로 건강소비자가 사용하는 언어의 일부분이라도 시간을 내어 학습하도록 한다.
⑦ 건강소비자의 문화를 존중해준다.

3. AIDS 환자를 접하게 될 때

1) AIDS 환자 간호

아직도 AIDS는 적절한 치료법이 마련되지 못한 가운데 인간의 역사이래 가장 두려운 질병 중의 하나이며 특히 공공 건강관리 영역에 커다란 관심사가 되고 있다. AIDS 감염을 일으키는 HIV는 직접적인 혈행성 접촉, 즉 직접적인 성접촉, 주사 바늘을 통해 전염되나 타액, 신체적 접촉만으로는 전염되지 않으며 AIDS 환자가 사용하는 일상용품에 의해서는 전염되지 않는다. 화장실 사용을 통해서도 전염될 가능성이 거의 없다.

AIDS에 걸린 대부분의 사람들에게 별다른 증상이 나타나지는 않는다. 현재의 혈액검사로 AIDS를 진단할 수 있기 위해서는 AIDS을 일으키는 HIV가 인체 내로 들어온 후 3년이 지나야 한다. AIDS Virus를 갖고 있는 사람의 1/3 - 1/5 정도가 전형적인 AIDS로 발전해 가는데 증상이 나타나기 까지는 AIDS Virus가 인체로 침입한 후 10년 정도가 걸린다. AIDS Virus에 대한 혈액 검사에서 양성 반응 검사를 보이는 모든 사람들은 AIDS Virus의 보균자로써 타인에게 전염시키지 않도록 주의해야 한다. AIDS/HIV에 걸린 사람들은 대개 면역체계의 기능 저하로 사망하는 경우가 많으며 각종 암질환도 함께 나타난다. AIDS는 남성 동성 연애자들과 약물 사용자(정맥 투여자)에게 많으며 AIDS 환자와 성관계를 갖거나 AIDS 환자로부터 태어나는 어린이는 AIDS에 걸릴 가능성이 많아진다.

AIDS 감염은 대개 사회적으로 용납되지 않은 동성 연애자들과 약물중독자들에게 많으므로 AIDS 감염자들과 터놓고 이야기를 나누는 것은 대단히 어렵다. AIDS의 조기 색출이 어렵기 때문에 성관계를 맺는 상대방과의 높은 신뢰감이 필요하며 콘돔 사용이 AIDS 예방에 도움이 된다. AIDS 환자는 물론 환자의 침구류와 소유물을 다루는 간호사는 AIDS에 대한 정확한 정보를 갖고 있음은 물론 AIDS에 걸릴 가능성이 많은 행위에 대한 AIDS 환자 자신의 가치 기준에 대해서도 터놓고 이야기할 수 있어야 한다. 건강관리 체계의 값비싼 대가를 요구하여, 가족 역동에 커다란 충격을 주며 개인에게는 급격한 황폐화를 초래하는 AIDS 환자를 간호한다는 것이 사실상 간호사에게 쉬운 일은 아니다.

AIDS 환자를 간호해 본 경험이 없는 간호사들도 AIDS 환자에 대해 부정적인 태도를 가지고 있으며 AIDS 환자와의 접촉을 통한 전염의 가능성에 대해 위협을 느끼고 있는 것으로 알려졌다(전, 임, 김, 김, 박, 1988). 따라서 이러한 부정적인 선입견은 간호사가 환자와 상호신뢰를 유지하면서 질적인 간호를 제공하는 데에 장애요인이 된다.

2) AIDS 환자와의 대화 지침

① 간호사는 AIDS에 걸릴 가능성이 많은 행위(동성연애, 약물 중독자)에 대한 간호사 자신의 두려움, 관심, 가치 기준을 알고 있어야 한다.
② 간호사는 AIDS 환자에게는 강한 내적 감정이 내재하고 있음은 물론 AIDS 환자가 많은 질문을 갖고 있다는 것을 알고 있어야 한다.
③ AIDS 환자가 궁극적으로는 죽음을 피할 수 없음에 초점을 맞추어 대화를 나누되 치료와 간호를 받아도 AIDS로부터 치료 또는 회복이 될 수 없으며 간호사는 단지 AIDS 환자와 그 가족을 돕는 조력자에 불과하다는 것을 강조해야 한다.
④ 환자는 AIDS에 걸린 것이 꿈이 아니라 현실이라는 것을 알고 있어야 한다.

<AIDS에 걸린 환자와의 의사소통 연습>

① A, B 2명이 짝을 지으며 A는 간호사가 되고 B는 아래에 설명되는 3가지 양상 중 어느 하나에 속하는 AIDS 환자의 역할을 한다.
a. AIDS에 걸리게 될까봐 걱정하는 사람과 결혼을 하였다.
b. AIDS에 걸린 형제를 갖고 있다.
c. AIDS에 걸려 있는 환자이다.
② 5분 정도 A와 B의 역할을 한다. 그 후 다시 교대하여 B는 간호사, A는 3가지 양상 중의 어느 하나에 속하는 AIDS 환자의 역할을 한다.

AIDS로 진단을 받았다는 것은 환자가 사회적으로 낙인(stigma)이 찍혔다는 것을 의미하며 이러한 상황은 간호사로 하여금 AIDS 환자와 사회적, 신체적 접촉을 피하게 하므로써 AIDS 환자에 대한 간호사의 태도와 행위에 영향을 미친다. AIDS 환자를 간호해본 경험이 없는 간호사들도 AIDS환자에 대해 부정적인 태도를 가지고 있으며 AIDS환자와의 접촉을 통한 전염의 가능성에 대해 위협을 느끼고 있는 것으로 알려졌다(전, 임, 김, 김, 박, 1988). 따라서 이러한 부정적인 선입견은 간호사가 환자와 상호신뢰를 유지하면서 질적인 간호를 제공하는 데에 장애요인이 된다. 일부 간호사는 AIDS에 걸린 환자를 심지어 비난하기까지 하여 AIDS 환자로 하여금 생명을 위협하는 질환에 수반되는 두려움, 불안, 분노와 같은 일상적으로 알려져 있는 감정은 물론 죄의식, 자가 혐오, 자가 배척과 같은 감정에 빠지게 만든다. AIDS환자와 의사소통을 한다는 것은 매우 복잡하다. 아직까지도 의학이 AIDS의 치료에 대해 제한된 희망만을 주고 있을 뿐이므로 간호사는 AIDS 환자에 대해 신체적인 간호제공은 물론 심리적인 간호제공을 하는 전인 간호론적 접근을 해야 한다.

4. 노인환자와의 의사소통

많은 노인들이 여러 형태의 감각장애를 갖고 있으며 이러한 감각장애는 노인들의 의사소통 채널에 영향을 미치고 있다. 인간은 노화와 더불어 감각장애로 인한 감각 기능의 저하를 경험하며 이러한 감각기능의 저하는 노화는 물론 환경적 요인에 의해 영향을 받고 있다. 따라서 간호사는 노인과 의사소통을 할 때 감각기능 저하로 나타날 수 있는 현상들을 염두에 두고 있어야 한다. 많은 노인들이 청력이나 시력의 기능이 저하되는데 특히 청력의 경우 45~50%나 저하되고 있는 것으로 알려져 있다.

의사소통의 어느 한 가지 채널에 심각한 감각장애를 갖고 있는 사람은 다른 감각기계를 통해 보상작용을 하게 되는데 예를 들면 시력기능이 저하되면 오히려 청력은 상당히 예민해 지게 된다. 물론 시력과 청력 모두에 심한 기능 저하를 갖고 있는 경우도 있다. 보청기와 안경을 끼고 있고 촉각기능도 저하되어 있으며 의치를 끼고 있어 미각기능마저도 저하되어 있는 노인을 마음속에 그려 보라.

어떤 노인들은 자신이 질병을 갖고 있다는 것을 받아들이지 못하기도 한다. 노인들이 갖고 있는 질병은 대개 만성질환이며 다발성이다. 적어도 노인의 85%정도가 매우 건강하다고 응답하고 있으나 많은 노인들은 불안과 우울을 경험하고 있는 것으로 알려져 있다. 노인들은 건강에 문제가 생긴 환자들에게서 볼 수 있는 심리적 특성으로 타인에게 보다 더 의존적이며 수동적이고 많은 불안을 경험하는데 이러한 불안감은 자존감의 저하를 초래한다. 1차 의료환경에서 노인들을 돌보는 건강관리 인력은 대개 간호사이므로 간호사는 노인들이 노화에 대해 두려워하지 않도록 주의 깊게 다루어야 한다.

1) 청력상실 노인

정도의 차이는 있지만 노인들에게 흔히 청력장애가 나타나는데 노인들의 1/3정도가 매우 경미한 정도에서부터 심한 정도의 청력상실을 가지고 있다. 청력상실은 대개 소리, 특히 고음에 감음성이 저하되므로써 나타나며 양쪽 귀 중의 어느 한쪽 귀에 청력저하가 심하게 나타난다. 보다 잘 듣기 위해 의사소통을 하고 있는 상대방에게 집중하다 보면 피로를 많이 느끼고 수면장애까지도 경험하는 경우가 많다.

청력장애 노인들과의 의사소통에서 고려해야 할 요소는 다음과 같다.

① 노인이 얻은 정보를 정리할 수 있는 시간적 여유를 갖도록 저음으로 천천히 말하되 억양이 없는 단조로운 목소리는 피해야 한다.

② 노인을 마주보고 이야기하고 노인의 시력이 나쁘지 않다면 노인은 시각적 채널을 사용하고 있음을 기억하라. 노인은 당신의 입술, 얼굴과 신체적 언어(body language)에 의존하여 의사소 통을 하게 되는 경우가 많다.

③ 보청기를 사용하고 있는가를 확인해 보라, 보청기를 사용하고 있다면 그 보청기가 당신의 목 소리에 조정되어 있는가를 확인하며 가끔 보청기의 바테리가 소모되었는가를 확인해 본다.

④ 안정된 목소리로 말하라. 소리를 지르거나 고함을 치지 말고 목소리를 크게 내도록 한다. 소리를 지르거나 고함을 치는(yelling)것은 환자를 의기소침하게 하며 특히 노인에게는 역효과를 내게 된다. 노인들은 간호사, 나에게 고함치지 말아요. 당신 말을 들을 수 있어요! 모든 노인들이 청력상실을 갖고 있는 것으로 생각하여 모든 노인들에게 큰소리로 말하는 것은 좋지 못한 방법이다.

2) 시력상실 노인

빛에 대한 수정체의 조절능력은 10대부터 서서히 저하하기 시작하여 노인기에 이르러 시력이 현저히 저하되는 등 다양한 결과를 초래하게 된다. 시력장애가 없는 노인은 매우 드문 편이므로 당신이 간호하고 있는 노인이 어느 정도의 시력장애를 갖고 있는 것으로 생각하는 것이 안전하다 안경처방과 시력교정으로 노인의 시력은 상당히 호전되나 기억해야 할 중요한 점은 노인들이 시력의 문제점을 대개 표현하지 않는다는 점이다. 대부분의 노인들은 시력이 매우 떨어지거나 물체의 상이 왜곡되어 보이는데 노인들은 시력저하, 물체상의 왜곡이 노화의 일부분이라고 간주하는 경우가 많다.

노인이 시력상실을 갖고 있으나 청력상실이 없다면 간호사는 주된 의사소통 채널로써 청각 채널을 이용하여 대상자와 의사소통을 할 수 있다. 따라서 간호사는 노인이 행동하고 말하는 방법 특히 억양, 어조와 음량을 주의 깊게 관찰하라. 노인은 고음에 대한 감음성이 저하되는 청력 상실이 있지만 저음에 대한 감음성은 예민하고 심지어는 멀리서 속삭이는 말소리까지도 들을 수 있다. 간호사는 노인에 대한 주의 깊은 관찰을 통해 언어적 표현 이면에 숨어 있는 감정까지도 파악해 낼 수 있으며 노인들과 의사소통 할 때에는 직접적이고 정직한 접근이 가장 중요하다. 시력장애 노인과의 의사소통시 고려해야 할 사항은 다음과 같다.

① 조명이 적절한지를 확인한다.

② 글씨를 읽어야 할 경우 가능한 한 글씨체를 크게 쓴다.

③ 투약이나 처치가 반복되는 경우 색깔에 따른 부호화를 이용한다.

④ 깊이 감각이 있는가를 주의 깊게 살펴 보라. 계단 모서리에 페인트를 칠해 돋보이도록 한다.

3) 접촉지각 상실의 노인

노인들은 내적, 외적 온도 변화를 쉽게 느끼지 못하는데 이는 중추 신경계의 정보 해독 과정이 지연되기 때문에 나타나는 현상이며 그 결과 일부 노인이 발을 질질 끄는 것

(foot-shuffling)을 볼 수 있기도 하다. 건강관리 요원들은 노인 환자에게 최소한의 접촉만을 하고 있으며 노인과의 신체적 접촉을 불편해 하고 있는데(Huss, 1977) 건강관리 요원들의 노인에 대한 접촉 회피 현상은 caregiver와 노인간의 상호작용을 돕는 질적, 양적 접촉을 박탈하게 된다. 접촉 지각을 상실한 노인을 간호하는 간호사는 다음의 사항을 고려해야 한다.

① 목욕이나 샤워, 관장 등을 할 때 너무 물이 뜨겁지 않도록 온도를 확인한다.
② 병실 내부의 실내 온도를 확인한다.

노인들은 인간관계에서의 지각 - 접촉(touch - contact)의 기회가 현저히 감소되므로 노인의 손을 잡아 주는 것과 같은 접촉 지각을 이용하는 것이 효과적인 치료 도구가 된다(Hollinger, 1993).

4) 소외감과 외로움을 겪는 노인

많은 노인들은 소외감과 외로움을 느끼게 되는데 특히 몸이 많이 아프게 되면 소외감과 외로움을 더욱 많이 느끼게 된다. 특히 일차 의료환경에서 일하고 있는 간호사들이 소외감과 외로움을 느끼는 노인들을 많이 접촉하게 된다. 소외감과 외로움을 느끼는 노인들을 돌보는 간호사들은 다음 사항을 꼭 기억해야 한다.

① 노인들이 가족과 접촉하는 횟수와 접촉의 속성은 어느 정도인가?
② 노인들이 친구와 같은 비공식적인 사회적 지지체와 접촉하는 횟수와 접촉의 속성은 어느 정도 인가?
③ 노인들이 우울(depression)과는 다른 외로움(loneliness)을 느끼고 있는가? 외로움을 느끼는 노인에게는 사회적인 접촉이나 상담이 필요하다.
④ 노인들이 간호사를 노인의 자녀로 대체하여 생각한다면 이러한 생각이 간호사와의 치료적 관계 유지에 문제가 되는 것은 언제이며 또 간호사가 이러한 관계에 불편을 느끼는 것은 언제일까?

노인과 의사소통을 할 때 간호사가 지금과 동일한 상황에서 자신이 노인이라는 입장을 취하고 어떠한 대우를 받기를 원하는 가를 상담할 수 있다면 매우 성공적인 의사소통이 될 수 있다. 동정(Sympathy)과는 다른 공감(empathy)을 사용하며 노인을 비난하거나, 어린아이 다루듯 하기, 지나치게 사리적인 태도로 대하기(superreasonableness), 부적절한 반응을 보이기과는 같은 비효과적 의사소통 기술과는 다른 조화로운 의사소통 기술은 보다 젊은 환자는 물론 노인에게도 간호사 - 대상자간의 치료적 관계 형성에 기초가 된다.

특히 간호사가 노인에 대한 유일한 건강 써어비스 제공자일 때 노인이 질병으로부터 회복된 후 적절한 프로그램과 건강 써어비스를 노인과 연결시키는 간호사의 능력이 퇴원 후 노인의 건강상황 진행과정에 영향을 미치게 될 것이다. 그러므로 간호사는 노인과 효과적인 의사소통을 할 수 있고, 노인으로부터 정확한 정보를 얻을 수 있어야 하며 다른 분야의 건강 써어비스 제공자와 효과적으로 의사소통을 하므로써 사회로부터 소외되어 있고 외로운 노인들의 지지자 또는 후원자로써의 역할을 할 수 있게 된다. 간호사는 의료환경에서 접하게 되는 간호대상자들에게 인간으로서의 존중감과 긍정적인 태도를 보여주는 방법을 배워야 하는데 사실상 모든 인간은 자신의 개인적, 직업적 역할 정체감이라는 가치 체계를 이용하여 타인들을 평가하고 판단하게 된다. 따라서 경험이 적은 간호사들의 노인에 대한 주관적 느낌이 노인에 대한 견해를 결정해 주는 위험 요소를 갖고 있기도 하다.

예를 들면 간호사가 노인에 대해 다음과 같은 즉 - "저 할아버지는 너무 늙었다 저 할머니는 너무 불쌍하다 그 노인들은 너무 지저분하고 더럽다. 노인들은 사리 판단이 흐려져 있다"와 같은 생각과 선입견을 갖고 있을 때 노인들은 스스로에게 다음과 같은 느낌 - "나는 너무 늙었어, 나는 정말 불쌍한 사람이야 나는 너무나 지저분하고 더러운 사람이야. 나는 사리 판단이 흐려져 있다."와 같은 느낌을 소유하도록 만든다. 간호사는 간호대상자들을 존엄성을 갖춘 인간으로 수용하는 자세가 필요하다.

5) 혼동이 있는 노인(confused elderly clients)

혼동이 있는 노인은 대개 기억력, 판단, 인지와 정서 장애는 물론 사람, 장소, 시간에 대해 명확하지 못한 지남력 장애가 있다. 이러한 혼동(confusion)의 원인은 과량투약, 알코홀, 영양불량, 두부손상과 우울이다. 섬망으로 나타나는 혼동은 증상이 갑자기 나타나고, 밤과 낮을 구별하지 못하고, 의식이 혼탁해진다. Alzheimer로 불리는 노인성 치매에서도 이러한 혼동이 나타난다. 치매의 이환율에 대해서는 논란이 많지만 노인의 5% 정도가 Alzheimer씨 치매, 또한 노인의 2~3% 정도는 타 종류의 치매, 7~8% 정도는 섬망 증상을 가지고 있는 것으로 알려져 있다. 치매의 원인과 예후에 대해서도 논란이 많지만 흔히 섬망은 지남력이 회복되는 경우도 있지만 Alzheimer씨 치매는 아직도 회복과 치료가 불가능하다.

혼동상태가 있는 노인과 의사소통을 한다는 것은 상당히 어렵다. 그 이유는 첫째 간호사가 노인의 기본적인 질병상태를 잘 알지 못하며, 둘째 노인 자신의 의식 수준에 따라 노인도 자신의 상태에 대해 놀라 있거나, 불안해하고 우울해져 있으며, 셋째 아직도 섬망이나 치매의 치료 방향이 분명치 못하며, 넷째 노인 환자들의 의식수준이 매우 다양하기 때문이다. 이렇게 의사소통을 곤란하게 하는 점들이 있기 때문에 노인들과의 의사소통에 있어서 더 많은 관심과 주의가 필요하다. 다음은 의식의 혼동상태가 있는 노인 환자들과의 의사소통에서 필요한 지침이다.

· 조용하고 차분히 대해 준다.
· 진실되고 사실대로 대해 준다.
· 필요한 지침은 명료하고 천천히 설명해 준다.
· 의사소통에 청각, 시각, 접촉과 같은 모든 채널을 이용한다.
· 질문은 간단하게 한다.
· 추상적이기보다는 구체적으로 설명해 준다.
· 노인의 질문에 대해 구체적인 답변을 해준다.
· 노인의 설명에 대해 이해하지 못했다면 절대로 노인에게 동의의 표현을 하지 않는다.
· 간호사는 노인이 이해하기를 기대하는 것처럼 행동하라.
· 질문이나 지시사항을 단순하고 간단히 하되 노인에게 어린아이 대하듯 하는 말투를 사용하지 않는다.
· 지리멸렬하고 혼탁한 노인의 설명에 대해 논쟁을 피한다.
· 논쟁하기보다는 이해하지 못하였음을 설명하고 노인으로 하여금 말한 것을 다시 반복하도록 한다.
· 노인이 경험한 착각이나 혼미한 사고의 내용을 함께 이야기하지 마십시오. 단지 사실만을 이야기하십시오. 사고의 혼미가 계속 된다면 정신과적 또는 내과적 중재가 필요한 경우가 많다. 노인이 당신을 믿기를 거부한다 하여도 당신은 인간의 존엄성을 존중하는 태도로 노인에게 대해 주십시오.

6) 임종을 앞둔 노인

죽음을 앞둔 노인은 젊은 사람에 비해 죽음에 대한 반응이 매우 다양한데 노인들은 죽음에 대한 두려움을 언어화하지 않으며 죽음에 대해 평화로운 수용을 보이는 경향이 있고 임종 환자의 간호에는 각 개인의 특유한 반응을 고려하는 것이 중요하다. 노인들이 자신의 죽음에 직면하도록 도와주는 몇 가지의 요인이 작용할 수 있다.

① 죽음을 포함한 인생의 삶이 제공하는 모든 것을 수용하고자 하는 철학적 자세
② 부모, 친구, 배우자, 혹은 자녀의 상실을 통해 죽음에 대처하는 방법을 배우고 죽음에 접하는 많은 기회의 경험
③ 생의 주기(life cycle)로 보았을 때 노인기가 적절한 죽음의 시기라는 인식
④ 사후 세계에 대한 개념을 포함한 종교적인 믿음의 소유 등의 요인이다.

그러나 노인들이 죽음에 대처 능력을 방해하는 요인도 있다.
① 짧은 기간동안 연속적인 많은 죽음을 경험하여 개인이 정서적으로 소진되어 있을 때
② 중요한 사람들이 먼저 죽음을 맞이하여 지지원이 결핍되었을 때
③ 모든 노인들이 쉽게 죽음을 수용한다는 잘못된 가정(assumption)으로 관심을 받지 못했을 때이다.

한 노인이 죽음을 가까이 두고 있었다. 위암의 말기 증상과 통증으로 견디기 어려운 시간 을 보내고 있었다. 때때로 그는 어서 삶의 끝이 왔으면…… 하는 바람이 있지만 또 한편 이러한 고통없이 병실에서 집으로 퇴원하여 오랫동안 살 수 있었으면…… 하는 바람도 있다. 한 부인이 들어와 그 노인 옆에 조용히 앉아서 눈물을 흘리고 있다. 그들은 아내와 남편으로 아이들을 낳고 키우고 또 손자의 탄생을 기뻐하고 계절의 변화가 주는 아름다움에 기뻐하면서 40년간을 함께 살아왔다. 그녀는 잠시 동안 병실에 머무른 후 빈 아파트로 되 돌아갈 준비를 하고 있었다. 남편의 임종이 언제쯤 슬픈 모습으로 다가올 것이며 남편이 죽음을 맞이한 후 어떻게 살아갈 수 있을까?를 생각하고 있었다. 그때 간호사가-바로 당신 이 그 방안으로 들어온다. 그 병실 안에 있는 3명은 모두 마음의 고통을 겪으며 마음이 편치 않게 된다. 3명 모두는 그 노인이 죽어 감을 알고 있음에도 불구하고 그들의 느낌을 어떻게 표현해야 할지를 모르고 있다.

이와 같은 상황에서 대부분의 간호사는 죽음을 앞둔 대상자와 그 가족에게 해 줄 수 있는 말이 거의 없어 고개를 돌리고 그 방을 떠나곤 한다. 이렇게 아무 말도 하지 않고 병실을 떠나는 간호사는"이 상황에 대해 해 드릴 것이 아무 것도 없어요. 더 이상 아무런 이야기를 하지 않는 것이 더 나아요."라는 메시지를 그 가족과 환자에게 전하고 있다. Kubler - Ross(1969)의 연구는 임종을 앞둔 대상자와 대상자 가족과의 의사소통에 관심을 고조시켰다. 임종 환자에 대한 간호사의 머뭇거리는 태도는 임종 상황에 대해 자신의 느낌을 이야기 하고자 하는 대상자의 상태 또는 요구라기 보다는 임종에 대한 간호사의 두려움 또는 불안에 기인하고 있다. 임종을 앞둔 환자와의 의사소통에 있어서 가장 먼저 고려해야 할 사항은 "간호사 자신이 죽음에 대한 두려움, 걱정과 불안에 대하여 타인과 이야기를 나누고 타인의 이야기를 들을 준비가 얼마나 되어 있는가?" 하는 점이다. 이러한 준비에는 상당한 노력과 시간이 필요하다. 이러한 준비가 되었다 하더라도 고려해야 할 두 번째 사항은 임종을 앞둔 환자와의 의사소통 목적이 무엇인가? 하는 점이다. 임종을 앞둔 환자는 간호사와 자신의 느낌에 대해 이야기를 나누기를 원하는 경우도 있다. 대상자가 자신의 죽음이 피할 수 없다는 사실이라는 것을 알고 있는 상황에서도 간호사와 감정이입적 의사소통을 하므로써 간호사는 대상자에게 희망감을 심어 주어 효과적인 의사소통을 성취할 수 있게 된다.

죽음을 앞둔 대상자와의 효과적인 의사소통은 첫째 대상자의 불필요한 두려움을 제거해 주며, 둘째 심리적 우울감을 감소시키며, 셋째 대상자와 대상자의 가족이 서로에게 안녕이라는 이야기를 나눌 수 있고 미완성된 일을 끝낼 수 있도록 도와주고, 넷째 대상자로 하여금 자신이 처한 상태나 환경을 조절할 수 있도록 해주며, 다섯째 간호 제공자들이 주는 돌봄이 적절했는가를 확인할 수 있게 된다. 효과적인 의사소통이 이러한 목적을 만족시켰는가를 확인하며 확인과정에서 만족되지 못한 목적이 있다면 만족되지 못한 목적도 만족될 수 있도록 이끌어야 한다.

간호사는 항상 이러한 목적을 만족시켜 가고 있는가를 확인하며 효과적인 의사소통을 방해하지 않도록 노력해야 한다. 물론 간호사는 죽음의 과정에 포함되어 있는 모든 사람들이 항상 편안하고 완벽한 상태가 되리라는 것을 보장할 수는 없으며 뿐만 아니라 적절한 감정이입적 반응을 통해 죽음의 과정에 포함된 모든 사람이 매우 수월하게 죽음의 과정을 거쳐가게 될 것이라는 것도 보장할 수 없다.

그러나 간호사는 대부분의 경우에 실질적으로 임종환자에게 매우 중요하고 꼭 필요한 사람 중의 하나로 대상자와 그 가족이 대상자의 현재 상황에 대해 이야기를 나누고 싶어하는 사람 중의 하나로 알려져 왔다. 임종을 앞둔 대상자와 그 가족과의 의사소통으로 얻을 수 있는 이점은 여러 가지가 있다. 첫째 간호사가 대상자의 말에 주의깊은 경청을 하므로써 대상자는 자신이 중요하다고 생각하는 것과 관심사를 이야기 할 수 있으며, 둘째 대상자에게 중요한 관심사는 간호사의 중재를 필요로 하는 사항이라면 간호사가 대상자에게 도움을 줄 수 있으며 - 예를 들면 먹고 싶은 특별한 음식, 만나고 싶은 사람 등등…, 셋째 의사소통은 가족들에게 보다 나은 해결책의 가능성이 있는 이야기들은 꺼낼 수 있도록 도와주기 때문이다.

미묘하고 섬세한 정서적 문제에 귀를 기울이고 스스럼없이 의사소통을 한다는 것이 간호사가 모든 간호 대상자에게 고통스러운 문제의 해결을 해줄 수 있는 기술을 갖고 있다는 것을 의미하는 것은 아니다. 사실 임종을 앞둔 환자를 위해 일하면서 직면하게 되는 가장 어려운 문제 중의 하나는 간호사가 임종환자의 고통스런 상황을 변화시킬만한 힘, 간호기술과 확신이 없다는 점이다. 따라서 심리적으로 환자의 고통스런 상황을 피하는 것이 더 쉽다는 생각이 들게 된다. 그러나 임종을 앞둔 대상자가 모든 것을 털어놓고 이야기하고 싶은 사람이 간호사인 경우도 많다. 간호사 입장에서 볼 때 이 경우에는 간호사가 통제력이 없거나 다룰 만한 전문적인 지식과 기술이 없는 문제라 하더라도 이러한 경청의 모험도 개척해 볼 필요가 있다. 물론 임종환자를 돌보는 간호사에게는 계속적인 연수교육, 정서적 지지와 다양한 훈련이 필요하다. 이러한 일이 대상자와 대상자의 가족에게 도움을 줄 수 있다면 간호사에게 약간 어려움이 된다 할지라도 우리는 기꺼이 감수해야 한다.

임종환자의 의사소통과 관련하여 가장 어려운 문제 중의 하나는 대상자의 진단명과 예후를 대상자에게 알리는가? 또는 알리지 않는가? 하는 문제이다. 대개 대상자에게 죽음이 다가오고 있다는 것을 알리지 않게 된다. 정확한 진단에 대해 이야기를 해 줄 책임이 있는 의사도 대상자의 죽음이 다가오고 있다는 것을 이야기하는 것에 대해 불편감을 느끼거나 환자에게 죽음이 다가오고 있다는 것을 알리지 않기를 원하는 가족들의 압력으로 환자에게 정확한 진단명을 알리는 것을 피하게 된다. 이러한 문제에 있어서 고려해야 할 사항을 다음과 같다.

① 대상자는 자신의 진단과 예후에 대해 알 권리가 있다.
② 때때로 대상자가 의식이 명료하지 못하거나 혼미스런 상태가 아니지만 대상자의 정서적 상태 때문에 대상자에게 모든 이야기를 해 줄 필요가 없는 경우도 있다.
③ 가족도 대상자의 간호에 고려해 넣어야 한다.
④ 간호사는 대상자의 내가 얼마나 더 살아야 하나요?와 같은 질문에 구체적인 답변을 주기에 어려우며 이러한 문제들을 대화에 올리는 것도 어렵다.
⑤ 대상자에게 무엇인가를 알리는 임무는 의사로부터 간호사에게 위임될 수도 있다.

환자와 가족에게 진단명을 어떻게 전달해야 하는지를 결정하는 데에 있어서 위의 사항을 고려해야 한다. 간호사는 대상자와 대상자 가족과의 관계에 있어서 일관성이 있어야 하며 죽음에 대한 감정을 처리하는데 있어서 간호사 자신의 사사로운 감정과 느낌을 이러한 문제와 얽혀서 생각하지 않아야 한다. 대부분의 간호사는 임종을 앞둔 대상자의 정서적 상황에 잘 대처해 갈 수 있다고 느끼나 가끔 이런 종류의 상호작용이 불편감을 초래할 수도 있다. 간호사가 소그룹 상황에서 죽음에 대한 자신의 느낌을 표현할 수 있다면 그것도 간호사와 임종을 앞둔 대상자간의 상호 신뢰개발에 대한 첫 걸음을 내딛을 수 있는 계기가 된다. 죽음에 대한 느낌들이 소집단에 의해 수용된다면 그러한 느낌을 표현한 간호사들은 후에 더 많은 느낌도 표현할 수 있게 된다. 죽음에 대한 자신의 느낌을 표현해 본 경험이 있는 간호사는 죽음과 임종 대상자와 효과적으로 의사소통을 할 수 있게 된다.

5. 임종 환자 간호(care of the dying person)

죽음을 직면한 사람들에게 일어나는 다양한 정서 반응, 죽음을 앞둔 사람들의 일반적 공포, 병원, 양로원과 가정환경에서의 환자와 가족구성원에 대한 다양하고 적절한 간호사 역할, 임종간호에의 간호과정 적용 등을 설명하고자 한다.

1) 죽음에 대한 정서적 반응

(1) Kubler-Ross and Kaye의 죽음에 대한 반응

죽음을 앞둔 사람들의 실제적인 정서적 요구는 앞으로 많은 부분이 밝혀져야 하겠지만 정서적 간호가 중요하다는 일반인과 전문인들의 인식에 괄목할 만한 변화가 있었다. Kubler-Ross는 1969년 죽음의 수용(acceptance)을 설명하는 논문을 발표하여 세인의 관심을 끌었고 최근 Kaye(1989)는 죽음에 대한 역동적 대처반응 양상을 제시하며 죽음을 맞이하고 있는 사람은 자주 다양한 정서를 경험하는 동시에 개인의 대처방법이 매우 유동적이고 개방성에 따라 다양하다고 주장하며 죽음과정에 동반된 정서반응을 폐쇄적 반응과 개방적 반응의 2가지로 설명했다.

개방적 반응(open response)은 다소 순응성을 갖고 있으나 때때로 폐쇄 반응(close response)이 더욱 특이하게 나타나기도 한다. 각각의 대처 반응은 마치 여닫는 또는 주로 열리기만 하는 문과 같으며 매우 드물기는 하나 어떤 사람은 모든 문들을 항상 열어 놓은 경우가 있는데 사실 모든 문을 항상 열어 놓는 것이 건강 유지에 필요한 것도 아니며 폐쇄적인 대처 반응이 반드시 건강에 해로운 것도 아니다(Kaye, 1989). 간호사는 대상자가 타인에게 해를 끼치지 않으면서 기능하고 질병에 적응하도록 도와줄 수 있는 모든 대처 반응은 격려해 주어야 한다. 대부분의 사람들이 얼마간의 문들을 열어 놓고 있으나 또 다른 사람들은 대부분의 문을 닫아 놓고 있으면서 평형을 유지하고 있다. 상황이 변화함에 따라 대처전략도 변화하는 것이 좋다.

(2) 죽음의 5단계 과정

비록 임종과정이 각 개인별로 다양하다 할지라도 공통된 반응들이 관찰되어 일반화되는 기초를 이루었다. Elizabeth Kubler Ross는 수년간 임종환자들의 경험에 대한 질적 연구를 통해 대응 기전의 5단계에 대한 개념적 기틀을 개발했다(1969). 이런 각 단계에 대해 익숙해져 있고 이해를 충분히 하고 있다면 훌륭한 간호중재의 토대가 된다. 대개 임종하는 사람들이 순서적으로 5단계의 과정을 거치거나 이런 단계를 모두 다 경험하는 것은 아니다. 그러나 Elizabeth Kubler Ross의 죽음의 과정에 대한 개념적 기틀에 대한 인식을 함으로서 간호사들은 죽음을 맞이하고 있는 개개인을 지지해 줄 수 있고 그들의 복잡하고 다양한 반응을 이해할 수 있다. 이와 같은 죽음의 5단계 과정에 따른 적절한 간호가 고려되어야 한다.

① 부정과 고립(denial and Isolation)

자신의 임박한 죽음을 깨닫게 되면 대부분 사람들은 처음 상황의 실체를 부정하는 반응을 보인다. "사실이 아니야., 뭔가 잘못 되었을 거야., 그들이 틀려 내가 아니야." 등이 부정을 반영하는 말들이다. 환자들은 가끔 다른 진단을 기대하며 여러 의사를 찾아다니거나 좀 더 좋은 결과를 약속하는 치유자를 찾는다. 부정은 임종환자를 위해 좋은 영향도 미칠 수가 있는데, 아주 좋은 않은 상태에서 어렵고 충격적인 소식을 들은 후 그 충격을 흡수하여 죽음이 가까이에 있다는 사실에 대한 확실성을 검사하기 위한 기회를 제공하여 이런 정보를 내면화하고 방어기전을 사용하도록 시간을 갖게 한다.

비록 이 부정에 대한 욕구가 죽음의 초기 단계 동안 가장 강하지만 임종대상자는 그들의 투병기간 내내 부정을 사용할 수도 있다. 그들은 임박한 죽음에 대해 논의를 하고 싶어하는 마음과 그 실체를 부정하는 마음 사이에서 갈등을 겪는다. 간호사는 방어를 위한 환자의 요구에 예민해야 하며 환자의 행동에 모순이 발생할 경우 비록 이것들이 간호사에게 혼돈을 줄 수 있다 하여도 간호사는 갈등을 일으키는 메시지에 초점을 맞추기보다는 임종환자가 사용하는 방어기전을 수용하도록 시도해야 한다.

본래의 대응기전이 약해 부정으로 대치될 때 개인적인 생의 철학, 독특한 대응기전 상태에 대한 지식 등이 주요 결정요인이 된다. 이 첫 단계 도중 가장 중요한 간호활동은 임종 대상자들의 반응을 받아들이며 정직한 대화를 할 수 있게 자신을 여는 것이다.

② 분노(anger)

부정 단계의 "아니야, 내가 아니야.는 점차 왜 하필이면 내가 ……?" 라는 반응으로 대치된다. 두 번째 단계는 분노로 종종 임종대상자의 주위에 있는 사람들이 분노의 대상이 되어 희생자가 될 수 있기 때문에 힘들고 어려운 상황이다. 이 단계에서 임종환자는 이 세상에 옳은 것은 하나도 없다. 라는 감정을 표현한다. 간호사들은 call light에 빨리 응답하지 않고 음식 맛은 형편이 없고, 의사들은 무엇을 하고 있는지 잘 모르겠고, 가족들은 성의가 없고, 방문객들은 너무 오래 머물거나 혹은 금방 가버리고 말고……. 그러나 이렇게 임종을 맞이하는 사람을 자세히 살펴보면 그들의 분노는 이해가 간다. 그들은 원하는 것이 있으나 소유하지 못하고 그들이 원하지 않는 것을 소유하게 되는데 그들이 왜 분개하지 않겠는가? 왜 그들이 미래를 즐기는 사람을 시기하고 결코 다시 보려 하지 않겠는가? 그들의 실현 불가능한 욕망과 생에 대한 미완성 과업이 분노의 원인이 된다. 아마도 그들의 불평과 욕구들은 이러한 것들 안에 둘러 쌓인 채로 아직도 살아 있는 존재라는 것을 환기시킨다.

이런 시간에 가족들은 죄의식, 당황, 슬픔, 임종대상자의 분노에 대한 분노 등의 다양한 감정이 나타날 수 있다. 가족들은 왜 그들의 의도가 오해되거나 그들의 행동이 인정받지 못하는지 이해할 수 없고, 그들이 하는 일이 옳은지 틀리는지 의문점을 갖는 것이 보통이다. 간호사들은 그들의 불편감을 해결할 수 있는 방법에 대한 넓은 안목을 가지고 가족을 도와 임종대상자를 위해 좀 더 편안한 환경을 만들어야 한다. 만일 가족이 대상자가 임박한 죽음에 대해 반응하고 있다는 감지가 되면 지지관계가 쉽게 형성되고 죄의식도 예방될 수 있다. 또한 간호사는 대상자의 분노반응에 대해 보호 역할을 해야 한다. 가장 좋은 간호는 환자에게 충분하게 잘 해주지 못한 일들에 대한 비판을 받아들이고 대상자에게 함축되어 있는 감정들의 분출구인 분노에 대해서도 반응하기보다는 받아들이도록 한다. 환자의 분노에 대한 간호사 자신의 느낌은 단단한 방패 역할을 해 줄 수 있고 좀 더 객관적인 태도를 보여줄 수 있는 동료와 논의하는 것이 간호사에게 유용하면서 타당한데, 이것은 간호사와 환자의 관계를 치료적으로 유지해 줄 수 있기 때문이다.

③ 흥정 또는 협상(bargaining)

부정과 분노가 임박한 죽음의 실체를 바꿀 수 없다는 것을 깨닫게 된 후 임종 대상자는 피할 수 없는 현실을 연기해 보려고 협상을 시도한다. "만일 God이 또 한 번의 크리스마스를 맞이할 수 있게 해준다면……, 그리고 또 한번의 생일을 허락하신다면 더욱 착실한 신자가 되겠다."고 하거나, "의사들이 생명 연장을 위한 치료를 적극적으로 할 수 있게 협조를 한다."거나, "생의 연장을 위해 죽음을 돌이킬 수 있다."고 생각하는 그 어떤 것도 약속한다.

대부분의 협상은 God과 하게 되며 보통 혼자하며 비밀을 지키는데, 가끔은 성직자들과 하기도 한다. 간호사는 임종 대상자가 그런 협상 내용대로 시도한다 해도 생의 연장이 원하는 대로 되지 않을 때 그 협상을 명예롭게 생각하지 않거나 죄의식을 느끼고 실망을 할 수 있다는 것을 생각해야 한다. 이런 숨겨진 감정들을 임종 간호대상자에게서 발견하는 것이 중요하다.

④ 우울(depression)

환자의 모든 신체적 기능들이 크게 쇠퇴하고 이전부터 있어 온 증상들이 심해져 입원을 하게 되었을 때 4단계의 죽음과정인 우울은 더욱 심해진다. 노인 환자들은 이미 많은 상실의 경험으로 우울하며, 즐거웠던 과거와 젊은 시절은 이미 가버리고 몸의 전반적 기능과 몸의 일부분들이 상실되는 등 우울을 초래하는 요소들이 매우 많다. 다른 형태의 우울과 달리 임종 대상자의 우울은 격려와 안심을 시키는 일들이 도움이 안된다. 임종대상자에게 기운을 내게 하고 사물에 함축되어 있는 좋은 면을 보라고 격려해도 그들은 임박한 죽음 외에는 아무 것도 생각하지 않는다. 또한 임종대상자들에게 그들 생애의 가장 중요한 모든 것을 상실하는 것을 깊게 슬퍼할 일이 아니라고 믿게 하는 것도 비현실적인 일이다.

임종대상자의 우울은 보통 혼자 침묵상태로 있는데, 간호사는 쾌활한 어조로 환자에게 대화하는 것보다 차라리 조용히 그들 곁에 앉아 있거나 손을 잡아 주는 행위가 더 의미가 있음을 이해하는 것이 중요하다. 임종 대상자의 곁에서 서로 솔직하게 혹은 침묵으로 미래를 곰곰이 생각해 보는 것이 4 단계 동안의 의미있는 간호활동이 된다. 간호사는 가족의 우울도 이해하여 돕도록 하며, 임종대상자를 즐겁게 해주려는 그들의 노력이 환자의 기분을 좋게 해주기보다는 환자의 정서적 준비를 방해할 수 있다는 것을 설명해야 한다. 또한 이런 형태의 우울은 다음의 수용단계와 평화로운 죽음을 맞이하기 위한 접근을 위해 각 개인에게 필요하다는 것을 강조해야 한다. 기도에 관심을 갖고 성직자 방문을 원하게 되는 것이 이 단계에서 흔히 나타난다. 간호사는 대상자의 영적 요구에 특별한 관심을 갖고 성직자-대상자간의 관계가 어떤 방법으로든 원활하게 되도록 격려해야 한다.

⑤ 수용(acceptance)

많은 임종대상자들에게 몸부림치는 시간은 끝나고 마지막 휴식기간이 잇따르며, 긴 여정을 위한 힘을 얻는다. 이 수용단계를 행복한 단계로 오해해서는 안되며 이것은 개인의 죽음에 관계된 용어로 조금은 평화로운 느낌으로 표현될 수 있다. 수용단계 동안 환자와는 언어적 의사소통보다는 비언어적 의사소통이 좀 더 적당할 수 있다. 그들의 침묵과 위축은 사람들과의 접촉이 없는 고립된 결과를 원하는 것이 아니라는 점에 주의해야 한다. 환자 가까이 에서 만져 주고, 편안하게 해주며, 함께 있어 주고, 대상자들의 관심사가 점차 줄어들기 때문에 대상자의 환경을 단순하게 해주는 것이 필요하다.

이 단계 동안 가족들은 그들의 사랑하는 대상자를 지지하고 이해하기 위해 협조를 바라는 강한 욕구를 가지고 있다.

1994년 겨울 남편은 Canada 파견 근무를 끝내고 한국으로 돌아왔다. 여름이나 겨울이면 잠시 시간을 내서 여동생, 오빠의 가족들과 한적한 곳에서 정을 나누며 머리를 식히곤 하였다. 아이들도 이러한 만남의 시간을 즐거워하여 기다리곤 하였다. 그 다음해 여름 우리 가족 10여명은 3년만에 함께 동해안을 찾았다. 비가 와서 콘도에만 머물다가 바람이 심하지만 날씨가 활짝 개인 날 우리 가족은 모두 송지호로 나갔다. 모두들 물놀이를 하고 뜨거운 햇빛아래 몸을 태웠다. 나는 약간 운동신경이 발달한 편이지만 수영은 잠수 밖에 못하기 때문에 바닷가를 가도 아이들과 함께 얕은 곳에서 파도타기를 하곤 했다. 같이 텐트 속에서 막내 동생의 두 살난 조카를 보고 있다가 막내 동생이 텐트로 돌아오자 나는 물 속으로 들어가서 비닐로 만들어진 에어 보트에 몸을 실었다. 간간이 밀려오는 파도를 타며 여유있는 시간을 보냈다. 그런데 갑자기 조금 전 까지 보였던 물밑의 바닥이 보이지 않았고 해변으로부터 너무 많이 떨어져 있다는 느낌이 들었다. 해변의 모래밭에 앉아 있을 때 늘 멀리 있다고 생각했던 하얀 색과 파랑 색의 바가지로 위험 수역의 경계 표시를 알려 주는 곳 까지 밀려와 있었다. 그런데 내가 왜 혼자서 에어 보트를 탔을까? 내가 물에 빠져 목숨을 잃는 것은 아닐까?

내가 물에 빠져 죽는 것은 아닐까? 아니야, 그럴 리가 없어. 지금까지 성실하고 정직하고 살아왔는데……설마 하나님께서 나를 이렇게 일찍 데려가시지는 않을꺼야.

갑자기 두려운 생각이 들었다. 멀리서 응급 구조 요원이 더 이상 나가지 말라는 호각소리가 들려 왔다. 그런데 나는 노를 빼놓고 보트를 타고 있었기 때문에 내 마음으로는 해변가 쪽으로 가고 싶지만 보트가 말을 듣지 않았다. 마침 옆을 보니 사각 튜브를 타고 있는 남자 청년이 있었다. 제가 저쪽 해변가 쪽으로 가고 싶은데 도와주실 수 있으세요? 아직까지는 마음의 여유가 약간 있었다. 그러자 그 청년은 제 튜브를 붙잡으세요. 이것이 나의 실수였다. 그때에 나는 이성을 잃었던 것 같다. 그 청년이 수영을 못하기 때문에 튜브를 타고 있다는 생각을 하지 못했던 것이 나의 실수였다. 나는 그 청년의 튜브를 무리하게 붙잡으려다가 오히려 내가 탄 보트가 뒤집혔다. 나는 물 속으로 곤두박질 치며 소금물을 마셨다. 나의 잠수 실력은 10m 정도는 되나 갑자기 당황해서 잠수라도 해서 해변가 쪽으로 가야한다는 생각이 떠오르지도 않았다. 나는 뒤집혀진 보트를 양손으로 꼭 잡고 내 머리위에 보트 모자를 쓴 채로 물에 떠있었다. 죽음의 그림자가 내 머리 위를 스치고 지나갔다. 죽음이라는 것이 이렇게 가까이에 있는데 나는 늘 멀리 멀리 있다고 생각했다.

못다한 일들이 너무나 많은데… 미완성되어 있는 일도 너무 많은데…. 나의 두 아이-소영이와 수빈이가 엄마가 없는 이 세상에서 얼마나 슬퍼하고 추워할까?

나는 무엇을 위해 이렇게 열심히 살았던가? 나의 소중한 두아이 - 소영이와 수빈이의 구김살 없고 해맑은 얼굴이 떠올랐다. 아직도 소영이와 수빈이가 이제 겨우 초등학교 3학년과 6학년인데……. 엄마가 너희 둘을 혼자서 오뚝 설 수 있도록 키워 놓지도 못했는데 엄마가 먼저 가서 너무나 미안하다. 엄마가 없어도 훌륭하고 씩씩하게 잘 크고 이 다음에 다시 만나자. 엄마의 생이 이토록 짧다고는 생각해 본 적이 없었다. 소영아, 수빈아! 안녕! 그리고 윤한, 늘 해외 출장이 많아 함께 붙어 산 날이 많지 못했지만 저는 정말 당신과 행복한 나날을 보냈어요. 늦게 만나 결혼을 했지만 다음에 다시 만날 수 있다면 보다 일찍 만나 아름다운 사랑을 나누고 싶어요. ……멀리서 구조 요원이 오는 모습이 보여요. 그러나 나는 저 구조 요원이 올 때까지 보트 모자를 쓰고 견디어 낼 자신이 없어요. 윤한, 제가 일찍 작별을 하느라고 아이들에게 채워줄 수 없는 모든 것을 소영이와 수빈이에게 채워 주세요.

3~5분 정도의 시간이었을 텐데 나는 구조 요원이 나에게 올 때까지 수 시간이 되는 듯한 시간의 지루함을 체험했다. Neuman은 즐겁고 기쁠 때 시간의 흐름은 빠르게 느껴지고 고통스럽고 무료할 때 시간의 흐름을 매우 느리게 느낀다고 하였다. 수분이 수시간 정도로 길게 느껴진 후 나는 구조 요원의 손에 의해 구조되었다. 그 후에도 그날 내가 죽음 앞에 서 있었던 상황과 소영이와 수빈이를 생각하면 눈물이 흐른다. 대학원에서 노인간호학 세미나 시간에 죽음 앞에 섰던 나의 체험 - 특히 소영이와 수빈이 때문에 마음이 가장 아팠다는 이야기를 하자 듣고 있던 대학원 동료 학생의 눈에는 이슬 방울이 맺혔고 지금은 회복이 되었지만 그 당시 건강 상태가 약간 좋지 못했고 5살의 아이를 두고 있는 K 교수는 나와 함께 눈물을 펑펑 쏟고 울었다.

(윤혜상, 1996. 7.)

위의 글에서 필자가 체험한 죽음의 수용 5단계를 찾아 볼 수 있을까요? 혹시 죽음이라는 극한 상황 앞에 서 보신 적이 있습니까? 5명 정도가 한 조를 이룬 후 자신의 체험을 나누어 봅시다. 그러한 체험이 없었다면 지금 그러한 극한 상황에 서게 되었을 때 어떤 느낌이 들까요? 미완성 상태에 있는 것이 무엇이며 가장 먼저 완성시키고 싶은 것이 무엇인지에 대해 서로의 의견을 나누어 봅시다.

(3) 임종 대상자의 두려움

죽음을 앞둔 대부분의 사람에게는 불안감이 있는데 불안이란 성격상 매우 모호하고 어떤 구체적인 위험과 관련된 것이 아니기 때문에 dying person이 불안을 처리하도록 도와주는 것은 한 개인이 특이한 공포와 단절하도록 일차적으로 도와주므로 불안 제거에 특별히 역점을 두어야 한다.

dying person이 공포를 경험한다는 것은 거의 공통적인 경험인 반면 관련있는 특이한 공포는 개인에 따라 다르다. Dying person에 의해 표현되는 공포는 개인적 요구에 대해 보다 더 사려 깊은 관심을 요구하는데 일반적인 공포에는 다음과 같은 것들이 있다.

① 미지의 세계에 대한 두려움(Fear of unknown)
② 외로움에 대한 두려움(Fear of loneliness)
③ 가족과 친구와의 헤어짐에 대한 두려움(Fear of loss of family and friends)
④ 자아 조절감의 상실(Fear of loss of self-control)
⑤ 고통과 통증에 대한 두려움(fear of suffering and pain)
⑥ 슬픔에 대한 두려움(Fear of sorrow)
⑦ 퇴행에 대한 두려움(Fear of regression)
⑧ 신체의 훼손, 부패와 미숙한 장례에 대한 두려움 등이 있다.

- Fear of the unknown : 근본적인 불안은 전혀 알려져 있지 않은 죽음이라는 미지의 세계에 대한 불안이다. 죽음을 맞이하고 있었던 한 환자는 죽음을 이전에 한번도 경험하지 못하였기에 낯설고 모르겠다고 묘사했다.
- Fear of loneliness : 아프다는 것은 그 자체가 다른 인간들로부터 격리를 시킨다. 주변의 인간들로부터 더욱 더 격리되어 가고 있다는 것은 죽음이 더욱 가까이 오고 있으며 죽음과 더불어 영원히 격리된다고 생각한다. 이는 임종환자의 죽음이 가까워짐에 따라 간호사의 call light에 대한 반응이 더욱 늦어졌다는 것에서 관찰되었다.
- Fear of loss of family and friends : 죽음으로 가족과 친구들에 대한 상실을 두려워한다.
- Fear of loss of body : 아픔이 개인의 신체상을 훼손할 때, 신체의 어느 한가지 기능만의 상실 이 아닌 자신의 상실, 자신의 가족들에게 더 이상 사랑 받지 못하리라는 두려움과 거부에 대한 두려움 그리고 혼자 남으리라는 두려움이 있다.
- Fear of loss of self-control : 소모성 질환(debilitating disease)은 자신에 대하여 점점 더 통제 할 수 없도록 만들며, 특히 정신적인 기능이 영향을 받는 경우에는 더욱 심하다. 죽어가는 사람으로 하여금 어떠한 의사 결정권이라도 갖도록 허락하고 격려하는 것과 권위를 갖도록 하고 작은 일상생활의 과업들과 결정에 대한 통제를 유지하도록 하는 것이 중요하다.
- Fear of loss of identity : 인간 접촉, 가족과 친구들의 상실, 그리고 자신의 신체와 통제에 대한 상실은 자아 정체감의 상실과 밀접하게 연결되어 있다. 자신의 신체에 대한 느낌을 상실하므로써 자신의 자아에 대한 위협을 느낀다. 죽음의 과정에서 해리와 소멸(annihilation)로 향해 움직이도록 하는 거센 힘에 부딪혀 자아의 통합성 유지에 위기를 느낀다.

죽음에 대한 특별한 공포를 언어화하여 표현하는 것이 두려움의 완화에 도움이 되며 일단 두려움에 대해 간호사와 이야기를 나누게 되면 특이한 공포에 대처할 수 있는 계획을 세울 수 있게 된다.

예를 들면 알지 못하는 미지세계에 대한 두려움을 다루면서 간호대상자가 묻는 질문에 대해 정직하게 답하며 또한 대답을 들을 수 있는 질문과 대답을 들을 수 없는 질문을 구별할 수 있도록 도와주는 것이 중요하다.

또 다른 예로서 자가조절의 상실에 대한 두려움을 대처하도록 도와줄 때 시간과 장소가 허락한다면 자가조절을 할 수 있도록 격려해 준다.

슬픔에 대한 두려움에 대처하도록 도와주는 예는 다음과 같다. 우선 슬픔의 출처를 알아낸 후 한꺼번에 모두를 처리하기보다는 하나하나 세심하게 처리해야 하며 대상자가 슬픔을 수용할 수 있도록 도와주고 선택의 여지가 없다는 것을 명확히 해 두어야 한다. 간호중재는 dying person에게 남아 있는 joy와 pleasure를 경험할 수 있도록 도와주는 데에 초점을 두어야 하는데 이는 모든 상실이 한꺼번에 동시에 오는 것이 아니라 하나씩 둘씩 서서히 오기 때문이다.

2) 임종환자와 간호과정

Dying person에게 전체적이고 개별화된 간호제공을 하는 것은 가족에게는 물론 dying person에게 효과적이고 적절한 죽음의 경험을 갖도록 도와주는 중요한 요인이다. 간호제공의 역할이 직접적 또는 간접적이던지 간에 간호사는 dying person에 대한 유능하고 온정적인 간호를 할 수 있는 중요한 위치에 있으며 이러한 간호에는 인간의 신체적, 정신적, 영적 요구에 대한 관심을 포함한다.

dying person의 신체적 요구에 대한 관심은 의학적 치료모델보다는 오히려 간호학적 간호모델에 토대를 두고 있고 통증완화 간호와 증상조절은 dying person에 대한 신체적 간호와 관련되어 있다. 영양, 배설, 수면, 운동, 피부와 구강간호, 통증조절과 같은 요구에 관심을 갖는 기본적이고 효과적인 간호가 중요한 편안감을 제공하며 신체적 인간으로서의 존경심을 표현하게 될 것이다. 신체적 요구와 관련된 간호사정과 간호중재가 간호실무의 기초가 되나 본 장에서는 dying person의 정신적, 영적 간호요구에 초점을 두고자 한다.

(1) 간호사정

인간의 정신적, 영적 요구 사정은 간호기술과 지각력 모두를 필요로 하는데 특히 dying person의 정신적, 영적 요구에 대한 사정을 할 때 필요하다. 간호대상자의 행동을 관찰하는 동시에 간호대상자의 말에 귀를 기울이고, 간호대상자의 가족, 사적으로 의미있고 중요한 개인과 간호 대상자 자신의 민감한 질문에 의해 정신적, 영적 요구에 대한 자료수집을 할 수 있다. 폭이 좁은 제한된 사정 지침에만 따르는 것은 오히려 역효과가 난다.

초기의 자료수집과 자료분석을 통해 적절한 간호진단을 내리며 간호진단의 적절한 진술에는 두려움(fear)과 같은 일반적 진단은 물론 관련된 원인과 요인 등도 포함시킨다.

간호사의 민감성은 dying person에 대한 중재와 사정의 토대가 되어야 하며 dying person이 죽음에 대한 자신만의 독특한 경험을 가질 권리가 있다는 것에 대한 이해도 포함된다. 이러한 이해는 죽음에 대한 정서적 반응이 개인에 따라 차이가 있다는 것을 수용하고, 허락하고, 존중하는 것을 뜻하며 간호사가 각각의 간호대상자와 협력하여 가능한 범위까지 목표(goal)를 설정할 수 있는 방향을 제시한다.

(2) 간호진단

dying person에게서 나타나는 간호진단은 아래와 같다.

① 불안(anxiety)
② 비효과적인 부정(ineffective denial)
③ 두려움(fear)
④ 사회적 상호작용 장애(impaired social interaction)
⑤ 영적 비탄(spiritual distress)

(3) 간호계획

각 개인의 간호진단에 따라 적절한 간호를 계획하며 간호진단에 따라 예측된 결과와 간호중재를 설계한다. 예를 들면 간호진단으로서의 영적 비탄은 여러 가지 이유로 선택될 수 있다. 불안 또는 두려움과 같은 간호진단에 비해 영적 비탄이 간호사들에게는 낯설지만 이 영적 비탄은 다른 많은 간호진단보다 총체적이고 포괄적이며 dying person의 간호에서 대단히 중요한 주제이나 아직도 이 주제에 대한 존재 인식이 없어 다루어지지 못하고 있다. 영적 비탄(spiritual distress)을 갖고 있는 간호대상자에 대한 간호사의 역할은 독특하고 전체론적 관점을 반영시켜야 한다. 간호사는 dying person의 요구를 도와주는 가장 중요한 역할을 할 수 있으며 단순히 성직자들에게 전화나 하는 것이 간호사의 책임이라고 생각해서는 안된다. 영적 비탄의 간호진단에 대한 장기 및 단기의 목표는 아래와 같다.

① 간호대상자는 자신의 존재와 현재 상황에 대해 긍정적인 의미를 표현한다.
② 간호대상자는 죄의식을 덜 느끼고 타인을 용서하고 미래에 대한 희망을 경험한다.
③ 간호대상자는 높은 수준의 인간관계, 의미있는 타인과의 관계에서 편안감을 표현한다.
④ 간호대상자는 자신을 수용한다.
⑤ 간호대상자는 자신에게 중요한 종교적 의식, 고백성사 또는 종부성사와 같은 성예전, 또는 영적 의식에 가능한 한 많이 참석한다.
⑥ 간호대상자가 평화로움을 느낀다고 진술한다.
⑦ 간호대상자는 통합감과 완성감을 경험한다.

(4) 간호중재

적절한 일반적 간호중재는 다음과 같다.

- 간호대상자와의 관계를 발전시키기 위해 정규적으로 대상자와 시간을 나눈다.
- 간호대상자에게 전념하고 함께 하는 시간을 갖는다.
- 적극적인 경청과 관심을 주는 의사소통 기술을 사용한다.
- 효과적 의사소통 기술을 사용한다.
- 타인에게 개방적이며 수용적이어야 한다.
- 간호대상자의 고통에 민감하게 대처한다.
- 온정과 감정이입의 마음을 표시한다.
- 인간적 태도를 갖고 간호한다.
- 가능하다면 적절하게 자신의 취약점도 표현한다.
- 적절하게 접촉을 이용한다.

간호사는 간호대상자 하나 하나의 말에 귀를 기울이면서 간호대상자가 자기 성찰과 회상을 하도록 격려해 준다. 간호사는 간호대상자가 자신의 삶에 대한 현재의 의미는 물론 고통스러움도 표현할 수 있는 방법을 찾도록 도와주면서 환자가 내적 자원을 찾아내고 이용하도록 격려해 주며 무엇보다도 현실적이고 적절한 희망을 증진시켜 준다. 환자들을 격려하여 보다 높은 수준의 인간에 대한 자신의 견해를 토의하도록 해주며 언어적 그리고 비언어적으로 간호대상자의 관점, 감정, 신념을 수용해야 하며 dying person에 대한 최고의 존경심을 표현해야 한다.

다른 중요하고 의미있는 타인과의 접촉을 격려하여 간호대상자, 의미있는 중요한 타인, 보다 높은 수준의 인간간에 연결 고리가 있다는 느낌을 증진시켜 준다. 간호사는 개인이 중요하고 의미있는 타인에게 "안녕"이라고 말할 수 있도록 도와주는 방법을 찾아야 한다. dying patient에게는 자기자신에 대한 수용이 중요한데 삶에 대한 재음미 과정을 통해 간호대상자가 분노, 실망, 공포, 고독감을 표현하고 자기 용서를 위해 노력할 때 간호사는 간호대상자의 말에 귀를 기울여야 한다.

간호사는 dying person이 좋아하는 것, 종교의식, 성예전, 또는 영적의식을 존중해 주어야 하며 대상자의 부탁을 받고 여건이 적절하다면 간호대상자와 함께 기도하고 성서 또는 다른 종교 서적을 읽어 준다.

간호사가 이런 정도의 참여 수준으로 마음이 편치 못할 때 간호대상자의 영적 믿음에 대해 지지해 주고 대상자의 선택에 따라 성직자에게 보내기도 한다. 이완요법, 음악치료와 같은 특수한 간호중재는 일부 환자가 평화를 찾는 데에 도움을 줄 수 있으며 간호대상자와의 언어적 의사소통이 불가능하면 간호사가 환자 옆에 조용히 앉아 있기만 할 수도 있다.

간호사는 dying person을 지지하여 내적 그리고 외적 통합력을 이룰 수 있도록 해주고 dying person이 자신의 괴로움을 뛰어 넘고 괴로움을 수용하고 괴로움과 자신을 동일시하도록 도와주며 통합성을 이루어 가면서 나타내는 눈물과 불평을 수용해 주어라.

① 급성의료센타에서의 간호중재

간호사와 간호대상자가 죽음에 동반될 수 있는 종합적 정서를 토의할 기회를 갖지 못한다면 간호사와 간호대상자가 죽음에 대한 인지적 차원은 물론 정서적 차원에 대처하기가 매우 어렵다. 이러한 토의가 어느 정도까지 일어날 수 있는가 하는 것은 간호사가 간호대상자를 간호하는 환경, 간호활동 중 간호대상자로부터 사고, 감정, 표현을 이끌어 내는 간호사의 능력에 달려 있다.

병원환경에서 간호사의 일차적 역할은 보통 dying person에 대한 직접적인 간호제공자로서의 역할이며 간호과정은 간호사가 dying person의 신체적, 정신적, 영적 요구에 역점을 두는 전인적 간호를 제공하는 기틀이다. 죽음이 보다 더 임박할 때 사용하는 간호의 방법과 수단 선택에 환자가 참여할 수 있는가를 결정할 수 있기 위해 간호사는 환자의 정서적, 인지적 상태를 사정하며 환자의 특별한 바램과 좋아하는 것을 가능한 한 빨리 이야기하는 것이 적절하다. 사실 이러한 이야기를 나누기에 가장 바람직한 시간은 가능하면 급성의료센타에 입원하기 전이다. 환자가 간호에 관한 이야기에 참여할 수 있다면 간호사는 명확한 설명을 해주고 환자가 이용 가능한 선택을 이해했는가를 확인해야 한다.

간호사들이 환자에게 선택에 관한 교육을 해야 할 때 오늘날의 급성의료환경(acute-care setting)내에 있는 과학기술은 간호팀에게 어려운 도전이 되고 있다. 환자들이 고려해서 선택해야 할 사항의 하나는 자신이 선호하는 생명구조 또는 생명유지 방법에 관련된 선택이다. 간호사는 이러한 선택의 암시를 이해하고 환자가 이같은 일에 관련된 선택을 진술할 수 있으면 이러한 진술에 대한 정서적, 인지적 의식을 갖고 있는지를 사정해야 한다. 환자의 소망에 일치하고 모든 간호제공자들(care team)과 의사소통을 할 수 있다는 결론에 도달할 때에 간호사는 환자, 가족, 의사, 다른 의미 있는 사람들을 임종환자의 간호에 포함시키는 배려를 해야 한다. 간호사는 dying patient에게 직접적인 간호를 제공하면서 가족들의 요구에도 초점을 둘 책임이 있는데 가족들의 요구를 만족시키고, 계획을 세우는 것은 물론 많은 요구를 사정하고 진단하는 것도 dying person에 대한 총체적 간호(holistic care)의 구성 요소가 된다.

중환자 및 가족에 대한 초기 간호계획 개발과 관련하여 dying person, 적당한 법적, 윤리적 그리고 사업상의 문제를 위한 대리인 선임, 책임있는 사람, 사후 문제의 방향결정(advance directives)에 대한 사전 동의와 관련된 토의가 있어야 한다. 이런 논제들이 환자에게 정서적 부담감을 안겨 주지만 환자가 토의에 참여할 수 있는 동안 간호사는 가족들을 지지해 주고 특히 이런 논제들이 한번도 거론된 적이 없을 때에는 이런 논제들에 대해 사려깊게 생각하고 결정을 내리도록 도와준다.

가족의 대처자원에 대한 간호사의 사정에 따라 그 가족들을 추후지원을 받기 위해 지역사회내의 agency나 적절한 지지단체에게로 보낸다.

dying patient care와 관련된 어떠한 환경에서 던지 통증완화는 건강관리팀의 일차적 목표인데 치료목표는 통증의 경험을 예방하는 데에 있다. Dying patient가 통증에 대한 불안감을 갖고 있으며 간호사를 부르고 통증을 다시 경험하고 통증이 완화되기를 기다리는 주기적인 반복을 경험하며 좌절을 겪지 않아야 한다. 일정한 펌핑에 의해 제공되는 진통제는 dying patient에게 자기자신에 대한 통제와 일정 수준의 편안감을 제공해 준다. 간호사가 24시간 약물투여 스케줄을 세심히 살펴볼 때 간호사는 환자들에게 통증이 조절될 수 있다는 안전감과 편안감을 제공해 줄 수 있다. 약물을 투여하는 이러한 2가지 방법은 진통제의 약물효과가 떨어지고 통증이 나타나는 주기를 아예 없애 버리는데 간호사는 dying person이 진통제에 의해 조절될 수 있는 심한 통증을 경험하지 않도록 도와주는 후원자가 되어야 한다.

② 양로원에서의 간호중재

죽음을 앞둔 노인은 병원에 머무는 것 보다 더 오랫동안 양로원에 머무르게 되므로 양로원에서 한 노인이 죽음을 맞이하는 것은 병원에서 죽음을 맞이하는 것과는 다르다. dying person은 양로원에서 죽음을 맞이할 것인가? 또는 병원에서 죽음을 맞이할 것인가? 에 대한 신중한 선택을 할 수 있으며 이러한 사실의 이해와 함께 양로원 관리요원들은 양로원 거주 노인의 선택을 존중해 주어야 한다. 또한 양로원 거주자의 가족들도 대개 이러한 선택의 결정에 참여하게 된다.

양로원 내의 임종을 앞둔 사람들은 관리직원들의 지속적인 관심을 필요로 하고 있다. 노인들이 생명을 영위하고 있는 동안 그들을 죽어가고 있는 사람들이 아니라 살아 있는(living person)으로 대우하고 간호하며 의사소통과 인간관계도 유지되어야 한다. 양로원에서 근무하고 있는 간호사가 dying elderly의 간호에 마음이 편치 못하여 dying elderly를 회피하는 행동이 분명하다면 이 간호사의 불편감을 인식하여 대처하고 불편감을 교정할 수 있는 전략과 계획을 세워야 한다.

Dying person이 타인 즉 가족과 간호제공자의 존재를 느끼고 간호대상자 자신들을 위로하고 또 dying person을 신체적, 정신적, 영적으로 간호하는 사람들이 필요하다는 것을 느껴야 한다.

dying person에 대한 최선의 간호를 제공하고 양로원의 모든 직원들은 재원자들이 요구하는 간호를 제공할 수 있기 위해 필요한 특별한 자격과 요구 조건을 만족시켜야 하며 의사소통 채널(channel)은 효율적으로 유지되어야 한다. 간호사가 보다 성공적으로 이같은 차원의 간호를 제공할 수 있다면 능숙한 간호제공자는 물론 초보자도 dying person의 요구를 성공적으로 만족시켜 줌으로서 완성감을 느낄 수 있게 된다.

dying person이 아주 오랫동안 양로원의 재원자 이었다면 양로원 내의 다른 재원자들과 세워왔던 접촉과 연결을 맺어 왔을 수도 있다.

양로원에서 어느 재원자 하나가 심하게 아프다면 다른 재원자들에게 적절한 시기에 이 사실을 알려야 하는데 보다 나이 많은 사람들이 죽음과 삶에 대해 상당히 현실적이며 보다 고령자들은 가끔 임종을 앞둔 친구들을 더 잘 처리할 수도 있다. 재원자들이 다른 친구의 상실이 임박해 온 것을 마치 가족이 임종하는 것처럼 슬퍼할 때 이같은 경험을 통해 지지와 위로를 받게 된다.

③ 가정에서의 간호중재

dying patient에 대한 간호상황에서 간호사는 각각 노인의 삶의 경험에 따라 독특한 믿음과 가치를 다루어야 한다. 이러한 간호상황에 처한 간호사는 각각의 dying person이 갖고 있는 문화의 영향을 많이 받고 있는데, 특히 간호사가 간호대상자의 가정에서 간호를 제공할 때 간호대상자는 간호사가 제공하는 간호에 대해 깊은 영향을 미치게 된다.

호스피스 간호(Hospice care)란 죽음을 불가피하게 피할 수 없고 가까이 있으며 현재의 인간능력으로는 치료가 가능하지 않다는 것을 인식하는 간호의 견해를 의미한다. 호스피스 간호제공자들은 호스피스 병상에 있는 환자는 물론 호스피스 병동에 입원해 있지 않은 가정에서 죽음을 맞이하고 있는 간호 대상자들을 위해 통합된 서비스를 제공하고 있다.

병원 또는 양로원이 아닌 일반 가정에서도 dying elderly에 대한 간호를 할 수 있다. 환자의 평소 활동 양상, 의복과 린넨을 놓거나 정리하는 특이한 방법, 좋아하는 의자, 특별한 가구배치 등이 있으면 이러한 환자의 선호와 기호를 존중해 주고 확인하는 것이 dying elderly에게 가능한 최선의 간호를 제공하는데 있어서 가장 중요하다.

dying person에 대한 직접적인 간호는 대체로 가족 또는 다른 caregiver의 책임인데 간호사는 간호활동을 도와주기도 하나 가장 중요한 역할은 caregiver를 지지해 주고 caregiver를 도와 새로운 간호계획을 세우고 간호에 더 잘 수용될 수 있는 간호전략을 제시하고 간호중재 결과를 평가하고 조정하는 역할이다. 간호사는 caregiver의 용기와 정력에 대해 긍정적 관심을 갖고 환자간호의 중요성에 설명해 주고 caregiver가 새로운 성취감을 갖도록 도와준다.

환자가 생명을 유지시켜 준 사람과 따뜻함의 관계를 경험하고 가정에 머물면서 느끼는 단순한 즐거움도 즐기도록 격려해 준다. resource person으로 활동하는 것이 간호사에게는 매우 가치 있고 보람있는 일인데 가족과 환자는 가끔 간호활동을 보다 용이하게 하는 데에 필요한 장비와 물품이 필요하며 간호사는 이런 물품들을 제공해 줄 수가 있다. 간호사는 식이요구, 개인적 간호요구, 영적 요구와 같은 환자간호에 역점을 두고 도와줄 수 있는 지역사회의 자문관으로서 가족에게 지침을 제시해 줄 수 있다. 빈틈없는 간호사는 환자의 요구는 물론 caregiver의 요구도 잘 조정하게 될 것이다. 임종기간이 지연된다면 caregiver는 일상생활로부터 일정 기간동안 쉬고 싶어하는데 간호사는 이러한 caregiver의 요구를 인식하고 환자에 대한 지속적 간호가 계속되는 동안 caregiver가 잠시동안 쉴 수 있는 방법을 제시해야 할 것이다.

가끔 caregiver는 자신의 슬픔과 임박한 상실감은 물론 dying person에 대한 간호제공에 있어서 신체적 요구를 경험하게 된다. 간호사는 환자와 caregiver 모두를 도와주는 전략상의 위치에 있다.

간호제공 환경이 병원, 양로원, 또는 지역사회 내의 환자가정에 관계없이 죽음의 경험은 괴롭고 어려운 그리고 도전적인 일이다. 죽음의 경험은 나이 집단에 따라 매우 다양한 반응을 나타낸다. 대개 노인들은 친구들 그리고 사랑하는 사람들의 죽음을 지켜보았기 때문에 늙어 감에 따라 그들이 위기가 나타날 수 있는 시기가 다가옴을 알게 되나 중년을 포함한 젊은 사람들은 죽음이 가까이 있다거나 죽음이 다가온다는 것을 거의 의식하지 못하며 그와 같은 위기 상황이 그들에게 임박해 있다고 생각하지 않는다.

노인들이 죽음에 대한 개인적 견해와 선호에 대해 이야기를 나눌 기회를 갖는 것이 중요한데 노인들에게 개인적 믿음과 선택을 주장할 기회를 제공하는 것은 인생의 종말이 다가올 때 보다 편안한 경험과 마음의 평화를 용이하게 해줄 것이다.

(5) 간호 평가

나약한 노인들의 간호와 관련된 간호활동과 죽음을 맞이하고 있는 사람(dying patient)에게 수행된 간호활동을 주기적으로 조사하고 검토하여 간호목표를 성취했는가를 확인해야 한다. dying patient에 대한 간호경험은 가끔 정서적 부담을 주며 평가하기에 상당히 어려운 경험이다. 간호사와 가족들은 간호사가 환자와 가족을 위해 만족스러운 결과를 가져온 간호활동을 확인해 내며 지도자적 역할을 하게 될 때에 비로소 서로에게 도움이 된다.

간호의 목적은 인간의 안녕감(wellness) 성취와 건강회복과 건강유지에 있다. 죽음을 맞이하고 있는 간호대상자들을 간호할 때 현실을 토대로 한 간호가 필요하다. 가족과 간호제공자들은 dying person에 대한 care를 검토하고 질적으로 수준높은 간호를 제공하고 죽음에 대한 인지, 태도와 반응을 계속적으로 고려한다면 환자의 권리를 존중했고 환자의 요구는 만족되었다는 평가를 내릴 수 있다.

6. 임종 환자의 가족과 친구에 대한 지지

"Thomas Mann은 죽어가는 사람보다 살아있는 사람들의 일거리가 더 많다."라고 언급하면서 임종대상자의 가족이나 친구들을 간호계획에 포함시켜야 한다고 하면서 "그들은 많은 욕구를 가지고 있고 임종과정 동안에 간호중재가 필요로 한다."고 하였다. 이런 과정 동안에 제공되는 적절한 지지는 임종환자와 함께 있는 사람들의 불필요한 스트레스를 예방하고 안락감을 제공한다. 임종대상자의 경험과는 다른 반응이 임박한 죽음의 실체에 대응하면서 나타나는데, 가족과 친구들은 그들은 살아있고 의미있는 사람은 죽어간다는 그 사실을 수용할 준비가 되기 전 부정, 분노, 타협, 우울의 단계를 보낸다.

다음 아래의 반응들은 가족과 친구들에게 나타나는 것들이다.

(1) 부정과 소외(denial and isolation)

이 단계는 환자의 죽음에 대해 생각하고 말하는 것에 낙담을 하는 시기로 환자 방문의 횟수가 줄어들고, 환자상태가 좋아져 머지않아 집으로 돌아올 거라고 말하며, 먹기 시작하며, 말기 환자를 위해 특별치료를 한다는 의사나 병원들을 찾아다니는 행동 등이 포함된다.

(2) 분노(anger)

병원의 의료인들의 돌봄에 대해 비난을 한다. 그들 환자의 문제에 좀더 빨리 관심을 가져 주지 않는다고 비난하며 왜 다른 사람들은 행복하게 잘 살아가는데 본인들에게만 이런 일이 일어나느냐?고 질문을 한다.

(3) 흥정과 타협(bargaining)

만일 환자를 집으로 모시고 가면 그들의 상태가 좋아질 수 있느냐고 간호사에게 말한다. 기도 중에 혹은 솔직하게 표현을 하면서 만일 좋은 상황이 주어진다면 환자에게 잘 해줄 것이라고 말한다. 만일 환자가 어떤 원하는 기간까지 살 수만 있기를 바라면서 또 다른 행위들을 열심히 하기 시작한다(예 : 교회를 열심히 간다. 좋은 일에 앞장 선다. 술을 먹지 않는다).

(4) 우울(depression)

가족과 친구들은 의료진에게 좀더 의존적이 되며, 자주 울거나 환자와의 만남을 적게 한다.

(5) 수용(acceptance)

이 단계 동안 사람들은 가장 많은 시간을 환자와 함께 보내기를 원한다. 환자와 함께 지냈던 아름다운 추억을 이야기하면서 환자를 어떻게 떠나 보내야 하는지를 묻는다. 또한 환자를 위해서 어떤 특별한 일을 해주고 싶다고 요청한다(예 : 좋아하는 음식을 가져다주고, 어떤 필요 없는 처치는 빼 버리고, 편안한 방법을 제공한다).

그들은 환자의 임종이 언제쯤 될 것 같은지 물으면서 환자가 없을 때의 그들의 생활에 대해 정리하기를 원한다(예 : 집의 변경, 재산문제, 지지를 위한 다른 사람들과의 강화).

명백하게 간호지지의 형태는 가족과 친구들의 각 단계에 대한 간호행위가 서술되었다 할지라도 각 단계를 가족과 친구들에게 적용할 때는 그들이 경험하는 각 단계는 환자의 단계와 일치하지 않을 수 있다.

예를 들어 환자는 이미 여러 단계를 거친 뒤 죽음을 받아들일 준비가 되어 본인이 살아있는 동안 죽음이 가족에게 미치는 영향에 대해 터놓고 이야기하기를 원하지만 가족들과 친구들은 다른 단계에 있기 때문에 환자의 수용을 받아들이지 않는다.

간호사는 각자의 이런 단계의 불일치를 깨달아 개개인에게 맞는 간호중재를 제공해야 한다. 가족과 친구들에게 적절한 지지를 제공하여 각 단계를 지내는 동안 임종환자에 대해 적절한 논의를 하여 죽음을 수용할 수 있도록 해야 한다.

7. 사별 간호(Care of the Bereaved Person)

노인집단을 대상으로 일하는 간호사는 직업적 실무에 따라 직접 또는 간접적으로 빈도의 차이는 있지만 죽음을 앞둔 사람들의 간호와 상실, 사별과 같은 중요한 상황을 접하게 된다. 그러므로 노인집단을 대상으로 일하는 간호사는 이러한 주제에 대한 확고한 지식과 간호과정을 통해 상실, 사별과 같은 주제들에 대한 실제적 응용을 이해하는 것은 매우 중요하다. 상실, 사별과 죽음을 앞둔 사람들의 간호가 서로 관련을 맺고 있지만 이러한 것들은 서로 독립적이며 다르다. 본 장에서는 두 부분으로 나누어 첫 부분에서는 상실, 사별과 죽음에 대한 기초적 지식을 다루고 두 번째 부분에서는 다양한 환경 내에서 죽음을 맞이하고 있는 사람과 가족간호에 초점을 두고자 한다.

1) 상실과 사별(loss and bereavement)

산다는 것 자체가 상실의 경험이다. 상실과 사별상태 동반과 그 결과로서의 비탄반응은 인간 삶의 공통적인 그러나 매우 고통스러운 사실이다. 사별이 정신적 차원은 물론 신체적 차원을 갖고 있다는 이해는 매우 진부한 이야기이다. 사별기 동안의 면역체계와 신경 및 내분비기계의 변화가 오며 노인은 특히 상실과 사별에 의한 영향을 많이 받는다.

사실 늙는다는 것은 대부분의 사람들이 상실로 정의되는 다양한 신체적, 정신적, 사회적 변화를 경험하는 것이다. 노인은 가끔 배우자, 친지 그리고 친구의 죽음으로 단시간 내에 많은 상실과 직면하게 되며 이와 같은 사별은 대부분의 노인들에게 적응력을 요구하게 되며 일련의 상실을 경험한 노인들은 장기간에 걸쳐 만성적 비탄상태에 빠지게 된다.

(1) 사별의 특성

심리학자인 Saunders, C. M.은 1968년이래 상실과 사별분야를 연구해 왔는데 1989년에 사별의 특성을 제시하였다(Saunders, 1980).

① 비탄 과정동안 일어나는 정신력의 결과는 인간의 신체적 평안을 결정하는 생물학적 요소를 갖고 있으며
② 사별은 소모과정 이라기 보다는 적응반응이며
③ 사별과정은 과거에 존재해 있던 성격적 특성에 대한 설명이며
④ 사별 결과에 대해 영향을 미치는 내적, 외적 요인들이 존재하며

⑤ 사별에는 쇽, 상실의 인식, 철회, 회복, 새로이 태어나기 등의 5단계 과정이 있으며
⑥ 사별 동안 정서적, 생물학적, 사회적 기능수준이 다양하며
⑦ 사별과정 완료에 소요되는 시간은 개인에 따라 다양하며 가끔 기대보다 훨씬 더 길어지기도 한다.

(2) 사별의 정서적 단계(Phases of Bereavement)

① 쇽(Phase 1-Shock)

상실에 대한 초기 반응은 쇽으로 이 shock은 예측할 수 없었던 갑작스러운 죽음의 경우에는 물론 예측된 죽음인 경우에도 일어난다. 쇽의 기간과 강도를 결정하는 많은 요인들이 있으며 이 요인에는 죽은 사람과의 애착수준, 죽음의 상황, 지지해 주는 사람의 존재 여부 등이 포함된다(Saunders, 1989).

쇽 단계의 일반적 특성으로는 믿을 수 없고, 혼동되고, 어쩔 줄 몰라 하고 현실감이 없고, 퇴행과 무기력함이 나타나며 놀라있는 상태이다.

이 시기의 특이한 증상에는 입과 목이 마르고, 한숨을 쉬며, 근육의 힘이 없어지고 울며, 부들부들 떨고, 수면장애, 식욕부진, 자기중심적이고, 죽은 사람에 대한 생각에 사로잡혀 있고, 정신적으로 꿈꾸고 있는 듯한 태도를 보인다(Saunders, 1989). shock phase 기간은 일정치 않아 몇 분 정도로 짧고 간단한 경우도 있지만 수일에서 수개월 동안으로 길어지는 경우도 있다.

② 상실의 인식(Phase 2-Awareness of Loss)

일단 shock phase가 지나가고 나면 사별한 개인은 상실에 대한 급성적 쓰라림을 겪게 된다. 이 시기의 일반적 특성은 격리성 불안, 갈등, 정서적 기대감에 대한 무의식적 행동화와 지속적으로 stress를 받는 것 등이 모두 포함된다.

제 2기의 특이 증상에는 하품, 울부짖음, 분노, 죄책감, 좌절, 수치, 수면장애, 죽음에 대한 공포, 과민반응, 몽상, 불신, 부정, 잃어버린 사람에 대한 존재를 지각하고 찾게 된다(Saunders, 1988). 여기에서 찾는다(searching). 라는 말은 유족들이 친숙하고 익숙한 곳에서 고인을 찾는 경향을 있다는 것을 말한다. 존재를 지각한다(sensing the presence). 는 의미는 유족이 아직도 고인이 살아 있는 것으로 지각하거나 또는 실제로 고인의 모습을 보았다고 이야기하는 것을 뜻하는데 이러한 경험들은 보통 고인에게 만족과 위로가 되고 있다. 제 2기와 관련된 정서적 격함 때문에 보통 제 2기는 신체적으로 매우 심하게 지치게 된다. 유족은 철회와 에너지 유지에 대한 필요를 경험하는데 이것이 이 슬픔에 가득한 유족을 제 3기로 밀어 넣게 된다(Saunders, 1988).

③ 철회(Phase 3-Conservation-Withdrawal)

제 3기는 철회의 시기이며 임상적 우울과 매우 유사하게 보일 수 있으며 이 시기는 특히 유족들에게 매우 고통스런 시기이며 일반적 특성으로는 철회, 실망감, 사회적 지지의 감소와 무기력함 등이 있다. 이 시기의 특이한 임상증상에는 피로감, 수면량이 많아지고, 면역체계가 약해지고, 움직이지 않거나 꼼짝 안하고 있거나, 강박적으로 반성을 하거나, 슬퍼하는 일종의 전환점이다. Saunders(1988)는 제 3기 말기에 유족은 의식적 또는 무의식적으로 3가지 방향 중의 어느 한 방향을 선택하는데 즉 앞으로 전진해 나가던지, 현 상태에 머물러 있던지 또는 죽기를 결심하게 된다고 제시했다.

Saunders에 따르면 배우자를 잃은 많은 노인들은 2번째의 선택 즉 현 상태에 머물러 있기를 선택하고 커다란 변화를 원치 않는데 왜냐하면 커다란 변화는 훨씬 더 많은 힘과 에너지를 요구하기 때문이다.

④ 회복(Phase 4-Healing)

이 시기는 신체적 상처에서 일어나는 치유와 매우 유사하며 제 4기의 일반적 특성에는 억제의 위장, 정체감(identity)의 재구성, 역할포기 등이 있고 특이 증상에는 신체적 회복, 에너지 증가, 수면회복, 면역체계 회복, 용서, 망각, 의미 찾기, 고인과 관련된 사건의 종결(closing circle), 그리고 희망을 갖게 된다. 사건의 종결(closing circle)은 사별이라는 외상을 종결시킨다는 상징적인 뜻을 갖고 있으며 이에 따라 치유가 일어나게 된다.

⑤ 새로이 태어나기(Phase 5-Renewal)

이 시기에 유족은 새롭고 보다 높은 수준에 도달하게 된다. Saunders는 비탄이 죽음과 부활의 경험과 매우 유사한데 낡은 부분은 낡은 생명과 함께 소멸되므로 새로운 생명으로 태어나기 위한 준비를 동시에 하게 된다. 제 5기의 일반적 특성에는 새로운 자아의식, 역할수용, 고인이 없이도 사는 것을 배우는 것이 포함되고 특이 증상에는 새로운 활력, 기능적 안정, 신체적 요구 관리, 스스로 사는 것, 기념 반응(anniversary reaction), 외로움과 발돋움 등이 있다.

Saunders는 다양한 내적, 외적 중재요인들이 사별에 영향을 미치며 내적 중재요인에는 나이, 성별, 성격, 건강, 고인에 대한 양가감정 등이 있고 외적 중재요인에는 사회적 지지, 갑작스러운 죽음 또는 만성적 질환이었는가? 고인이 자녀, 배우자, 친구였는가?, 사회경제적 상황, 종교, 죽음이 불명예스러웠는가?, 동시적으로 발생한 위기가 있었는지 등이다(Sanders, 1988).

노인의 사별 원인 중 배우자의 죽음이 가장 빈번하며 여성이 남성에 비해 오래 살고 여성이 배우자 보다 나이가 적다는 사실이 복합적으로 작용하여 배우자 사별 문제는 여성에게 많은 영향을 미친다. 일반적으로 배우자의 죽음은 삶의 경험 중 stress가 가장 많은 것으로 받아들여지고 있다. 사회적 지지, 강한 종교적 믿음, 사별을 극복하겠다는 신념,

사별 전의 양호한 건강상태 등이 정신 사회적 또는 신체적 기능부전을 보다 더 감소시키고 있는 것으로 알려졌다.

미망인들에게 매우 도움이 된 것으로 보고된 특수한 이러한 대처 전략에는 바쁘게 보내고, 사회모임에 참석하고, 새로운 기술을 배우고, 죽음을 다시 한번 생각해 보고, 종교와 기도자(prayer)를 이용하고, 이미 고인이 된 배우자와 이야기를 하고, 배우자가 실존하는 것으로 지각하고, 행복했던 기억을 회상해 보는 것을 포함한다. 도움이 되지 않는 전략에는 항우울제, 정온제, 진정제와 알코올의 사용, 자신에 대한 비난, 더 많은 수면을 취하고, 타인에게 화를 내거나 또는 화내는 것을 피하고 환상을 꿈꾸는 것 등이 포함된다(Gass, 1987b).

보다 젊은 미망인이 특유의 강력한 방법으로 비탄을 표현하고 남성 홀아비가 보다 많은 거부를 함으로서 남성이 고통을 내면화하고 있으며, 배우자를 잃고 홀로 된 사람들의 정신사회적 건강에 대한 연구결과 위협 인식을 보다 적게 하고, 감정에 초점을 보다 덜 두고 문제에 초점을 보다 더 둔 대처, 보다 많은 자원, 보다 젊은 나이가 정신 사회적 건강기능 부전의 감소에 직접적 효과를 나타내는 것으로 알려졌다.

(3) 죽음 후의 가족지지

환자가 죽은 뒤 가족에 대한 간호사의 지지가 필요하다. 어떤 사람들은 몇 분 동안이라도 혼자 앉아 죽은 사람을 보고 만지려 하고, 어떤 사람들은 간호사와 함께 임종한 대상자를 함께 보기를 원하기도 하며 어떤 사람들은 그 방에 전혀 들어가지 않으려고 한다.

간호사는 가족이나 친구들의 각 개인적 바램을 존중하여 그들이 가지고 있는 태도나 신념에 의거하여 행동한 것에 대해 가치판단을 하지 말아야 하고, 그들의 슬픔을 터놓고 표현할 수 있도록 해야 한다. 울거나 소리지르는 행위들이 조용히 그들의 감정을 억누르고 있는 것보다는 차라리 죽음에 대한 좋은 대응방법이 될 수 있다. 불행하게도 대부분 사람들은 죽음에 대해 참아내는 자세가 좋다는 인식을 하고 있다.

장례 절차와 하관 절차는 전문가들의 도움이 필요하다. 생존자들은 슬픔과 죄의식, 그 밖의 다른 감정들로 인해 아주 취약한 위치에 있기 때문에 비싼 장례식이 죽은 대상자를 사랑한 것과 같다고 생각한다. 그래서 어떤 경우에는 많은 돈을 들여서 장례식을 치루어 남아있는 가족들이 가지고 있는 돈을 다 써버리거나 몇 년간 부채를 안고 살아가기도 한다.

그러나 남아있는 가족들의 미래의 삶의 안녕도 고려해야 하기 때문에 간호사든 성직자든 이웃이든 의미있는 몇 사람이 가족을 도와 현실에 맞는 장례 절차를 치룰 수 있도록 계획을 세우도록 해야 한다. 덧붙여 장례식이 끝난 뒤 몇 주 후 가족 누군가를 점검해 보는 것이 중요하다. 장례 절차의 흥분이 사라지고 나면 방문객들도 몇 명 없고 비로소 죽음의 영향을 처음으로 깨닫기 시작된다.

사망 뒤 첫 몇 일 동안의 쇽기간이 지나면 6~8주까지의 강한 슬픔 단계, 삶의 흥미를 다시 깨닫게 되는 등 3단계를 거치게 된다. 언급한 대로 강한 슬픔이 발생되는 시기에는 몇 가지 자원만이 지지에 필요하다. 여러 연구에서 과부의 사망률이 높은데, 특히 배우자 사망 1년 후가 가장 높은 것으로 나타났다.

슬퍼하고 한탄하는 것은 개인의 안녕에 있어 잠재적인 위협이 될 수 있으므로 적절하고 가치있는 중재가 계획되어야 한다. 간호제공자는 방문간호사, 교회 단체요원, 사회사업가, 혹은 다른 사람들을 가족과 접촉하게 하여 사망 뒤 몇 주간 가족들이 위기에 노출되지 않도록 해주어야 한다. 과부 대 과부 등 비슷한 슬픔의 과정을 경험했던 집단들의 지지와 협조가 필요한 가족들에게 전화번호를 제공하는 것도 유용한 방법이다.

(4) 유족 간호와 간호 과정

심각한 상실로 고통을 겪고 있는 사람에게 전인간호를 토대로 한 사별간호(bereavement care)를 제공하고 상실로 인해 고통을 겪고 있는 사람과 전문적인 돌봄의 관계를 맺는 것은 간호전문직의 의무이다. 환자가 특별한 도움을 필요로 하는 상황에 있을 때 간호사는 계속하여 환자상황을 사정하고, 문제를 진단하고, 간호계획을 세우고, 계획을 시행하고, 효과성을 평가해야 한다.

① 간호사정

유족의 사정은 사별과정에 대한 지식, 숙련된 의사소통 기술, 열정과 적절한 시간이 필요하며 언어적 표현은 물론 비언어적 표현에도 민감해야 한다. 간호사는 남아 있는 유족이 고인에 대해 갖고 있는 양가감정의 정도나 죽음을 둘러싼 상황을 사정하며 사정을 토대로 유족에 대한 사별 과정기를 규명하며 환자 자료수집과 분석을 완전히 한 후 적절한 간호진단을 해야 한다.

② 간호진단

노인 사별에 관련된 많은 간호진단은 아래와 같다.

- 기능장애성 애곡 · 불안
- 비효과적인 거부 · 공포
- 건강 유지의 변화 · 역할 수행 변화
- 사회적 상호작용 장애 · 영적 비탄

사정 동안 수집한 자료에 따라 간호사는 각각의 진단에 대해 적절한 원인이나 관련요인을 기록한다. 상실 후의 사별과 가장 직접적 관련을 맺고 있는 간호진단은 기능장애성 애곡이지만 본 장의 초점은 정상적 사별이므로 실제적 간호진단을 잠재성 간호진단으로 변화시켜 정상적 사별에 대한 강조가 가능하다고 생각한다.

③ 간호계획

간호계획은 사정 결과로써 규명된 간호진단에 달려 있는데 아래에 서술된 간호 목적과 전략은 정상적 슬픔(normal grieving)을 용이하게 해주고 기능부전성 슬픔(grieving)을 막아 주는 것이다.

사별간호의 장기목표는 대상자가 상실에 순응하게 되며 새로운 생활을 다시 시작하게 되는 데에 있다.

단기목표는 대상자자가 슬픔에 대한 감정과 느낌을 언어로 표현하며, 사별에 대한 즉각적인 신체적, 정신적 요구에 적절히 대처하며, 언어적 표현을 통해 상실을 인정하게 되며, 이용 가능한 사회적 지지원의 이용에 동의하는 것이다.

④ 간호중재

사별 간호대상자에 대한 간호중재는 모든 환경으로 확대될 수 있다. 간호사의 중요한 책임 중의 하나는 간호대상자의 지지와 격려 그리고 상실의 인정에 대한 시도로 지지와 격려는 신체적, 정신적 면에서 이루어지되 환자에게 안전감을 줄 수 있어야 한다. 간호사는 환자의 상실을 이해하고 있음을 보여주고 대상자 개개인의 독특한 방법으로 자유롭게 상실감을 표현할 수 있게 해준다. 영적 고통을 경험하고 있는 듯한 흔적이 있을 때 간호사는 환자의 고통이 존재함을 인지하고 언젠가는 이러한 고통이 사라질 것이라는 기대를 갖도록 격려해 준다.

사별 간호대상자가 상실에 대한 느낌을 언어로 표현하도록 도와주고 지지해 주며 언어화할 수 있도록 도와주기 위해 간호사는 유족이 슬픔(grief)과 관련된 다양한 모든 정서를 표현하고 수용하고 확인할 수 있도록 도와준다. 필요하다면 울거나 많은 이야기를 할 기회를 제공할 수도 있다. 환자는 별다른 방해를 받지 않고 어떤 상황을 돌이켜 보곤 한다.

간호사는 대상자(grieving person)에게 사별에 대한 실제적 정보를 제공하며 상실로부터 초래한 직접적 문제에 대한 현실적이고 실제적 도움이 환자가 슬픔의 과정(grieving process)을 잘 헤쳐 나갈 수 있도록 도와준다. 환자는 자기자신 또는 타인에 대한 좌절을 경험할 수 있으나 인내를 갖고 견디도록 격려해 주는 것이 중요하다. 대상자 스스로가 슬픔으로부터 헤어 나와 잠시라도 쉴 수 있도록 해주고 타인의 도움과 위로를 수용하도록 격려해 준다. 사회적 지지망을 최대한 이용하는 것이 환자가 상실에 적응해 가도록 돕는 열쇠가 될 수 있다. 상실에 대한 순응은 대상자가 슬픔을 해소하는 것이 무엇을 의미하는가에 대한 견해를 발달시키도록 도와줌으로써 완성되며 환자가 새로운 정체감을 발달시키고 새로운 삶의 기술을 배울 수 있도록 도와주는 것도 포함된다.

간호사는 개인이 변화된 현실을 토대로 고인과 새로운 관계를 발전시키고, 자신을 채워줄 수 있는 방법을 발견하고 이용하며, 사랑하는 사람의 죽음에서 초래한 2차적 상실을 인식하고 도와줄 수 있어야 한다. 삶을 새로이 시작한다는 것이 매우 어려운 변화이기는 하나 간호사는 변화를 가져올 수 있는 최적의 위치에 있다. 간호사는 대상자에게 새로운 활동과 새로운 관계에 참여한다는 양해를 구하되 재출발 과정을 강요하거나 서두르지 않는 것이 중요하다.

(5) 간호평가

간호중재의 평가는 실제적 결과와 예측된 결과를 비교하여 얻을 수 있지만 사별간호의 효과성 평가에는 몇 가지의 어려운 문제가 있다.

한가지 문제는 가끔 중요한 상실 후 회복에 수년이 걸리는 것처럼 사별과정(bereavement process)이 많은 시간을 요한다는 점이며 또 다른 문제는 각 개인의 사별양상(bereavement pattern)이 매우 독특하다는 점이다. 마치 하나의 처방과 같은 지식을 사별(bereavement) 각 단계에 일정하게 활용하는 것은 적절치 않으며 환자의 특별한 반응을 경시하는 태도이다.

□ 학습과제

1. 건강소비자들이 불평하는 이유, 불평의 의미와 caregiver의 불평에 대한 대처 방법을 서술하시오.
2. 문화적 배경이 다른 건강소비자와 의사소통할 때 고려해야 할 사항을 서술하시오.
3. AIDS 환자와 의사소통할 때 고려해야 할 사항을 설명하시오.
4. 청력 상실을 갖고 있는 노인과의 의사소통에서 고려해야 할 요소를 서술하시오.
5. 시력장애 노인과 접촉지각 상실 노인의 간호시에 고려해야 할 요소를 설명하시오.
6. 죽음에 대한 5단계의 정서적 반응을 설명하시오.
7. 임종 대상자가 겪게되는 두려움을 설명하시오.
8. 임종 대상자의 간호 중재를 설명하시오.
9. 사별의 특성과 사별의 5단계를 설명하시오.
10. 유족간호 중재를 간단히 설명하시오.

□ References

김수지(1982). 인간이해, 대한간호. 21(2), 10 - 15.

이소우, 하양숙, 박은숙(1985). 입원환자가 경험한 입원 스트레스에 관한 연구. 간호학회지, 15(1), 17 - 29.

전춘영, 임영신, 김조자, 김용순, 박지원(1988). AIDS환자에 대한 간호사의 태도와 지식 조사연구. 대한간호,27(4), 75 - 87.

Burnside I(1988). Nursing and the aged, McGrowHill.

Baine EM(1991). Perspective Gerontological Nursing. Sage Publications.

Burke & Walsh(1992). Gerontological Nursing, Mosby.

Davidhizar R(1992). When Your Patient Complains. Infection Control Hospital Epidemiology. 13(2), 428 - 431.

Elliopoulos C(1993). Gerontological Nursing, Lippincott. , Philadelphia.

Hollinger L M(1993). Factors influencing the perception of touch by elderly nursing home residents and their health caregivers. International Journal of Nursing Studies, 30(5). 445-461.

Huss A(1977). Touch With Care or Caring Touch? American Journal of Occupational Therapy. 31, 11-18.

Kubler-Ross E(1969). On death and dying. New york, McMillan.

Saunders CM(1991). Risk factors in bereavement outcome. Journal of Social Isues, 44(3), 97-111.

Stanley M, Beare PG(1995). Gerontological Nursing. F. A. Davis Company Philadelphia.

찾아보기

【ㄱ】

【ㄴ】

【ㄷ】

【ㄹ】

【ㅁ】

【ㅂ】

【ㅅ】

【ㅇ】

【ㅈ】

【ㅊ】

INDEX

【M】

【N】

【O】

【P】

【R】

【S】

저자 : 윤혜상
서울대학교 간호대학 졸업
가톨릭 대학교 대학원 간호학 박사
서울대학교 대학원 석사
서울대학교 병원 수술부 근무
현재 가천의과학대학교 간호학과 교수

저서 : 의학용어(2002), 개정4판, 청구문화사
수술실 환자간호(2008), 개정3판, 청구문화사
노인간호학(2006), 개정판, 청구문화사
기초의학(2009), 초판2쇄, 청구문화사

의료환경에서의
의사소통과 인간관계

1996년 8월 20일 초판인쇄
2000년 8월 25일 개정판발행
2006년 3월 10일 개정3판발행
2009년 8월 10일 개정3판2쇄발행

지은이 : 윤혜상
펴낸이 : 이상태
펴낸곳 : 청구문화사
주 소 : (120-831)서울특별시 서대문구 연희 1동 436-1번지
전 화 : 02-332-0541(代) FAX : 02-337-9577
등 록 : 1990년 11월 2일 제9-247호

가격 15,000원

ISBN 89-88352-69-6 93510